ZHONGLIU ZHUANKE
HULI SHIJIAN

主编 ◎ 李旭英 李金花 黄钢

肿瘤专科

护理实践

中南大学出版社
www.csupress.com.cn
·长沙·

图书在版编目(CIP)数据

肿瘤专科护理实践 / 李旭英, 李金花, 黄钢主编.
—长沙: 中南大学出版社, 2022.11
ISBN 978-7-5487-4945-5

Ⅰ. ①肿… Ⅱ. ①李… ②李… ③黄… Ⅲ. ①肿瘤—
护理—教材 Ⅳ. ①R473.73

中国版本图书馆 CIP 数据核字(2022)第 102267 号

肿瘤专科护理实践
ZHONGLIU ZHUANKE HULI SHIJIAN

李旭英　李金花　黄钢　主编

□ 出 版 人	吴湘华
□ 责任编辑	谢新元　陈　娜
□ 责任印制	唐　曦
□ 出版发行	中南大学出版社
	社址: 长沙市麓山南路　　　邮编: 410083
	发行科电话: 0731-88876770　　传真: 0731-88710482
□ 印　　装	长沙印通印刷有限公司

□ 开　　本　787 mm×1092 mm　1/16　□ 印张 32.25　□ 字数 745 千字
□ 互联网+图书　二维码内容　字数 4.3 千字　图片 14 张　PPT 1534 页
　　　　　　　　　视频 1 小时 26 分钟 57 秒
□ 版　　次　2022 年 11 月第 1 版　　□ 印次 2022 年 11 月第 1 次印刷
□ 书　　号　ISBN 978-7-5487-4945-5
□ 定　　价　179.00 元

编委会

主　编　李旭英　李金花　黄　钢
副主编　胡美华　陈婕君
　　　　谌永毅　孙　玫
参　编（按姓氏拼音排序）
　　　　陈婕君（湖南省肿瘤医院）
　　　　陈　英（广西医科大学附属肿瘤医院）
　　　　陈　勇（湖南省肿瘤医院）
　　　　谌永毅（湖南省肿瘤医院）
　　　　邓诗佳（湖南省肿瘤医院）
　　　　邓　莉（湖南省肿瘤医院）
　　　　郭立文（湖南省肿瘤医院）
　　　　龚　钰（湖南省肿瘤医院）
　　　　黄　钢（湖南省肿瘤医院）
　　　　胡美华（湖南省肿瘤医院）
　　　　黄　芳（湖南省肿瘤医院）
　　　　胡辉平（湖南省肿瘤医院）
　　　　黄小波（湖南省肿瘤医院）
　　　　金灿欢（湖南省肿瘤医院）
　　　　李旭英（湖南省肿瘤医院）
　　　　李金花（湖南省肿瘤医院）

李　华(湖南省肿瘤医院)

李媛媛(湖南省肿瘤医院)

李卫平(湖南省肿瘤医院)

李伟玲(湖南省肿瘤医院)

林　琴(湖南省肿瘤医院)

刘高明(湖南省肿瘤医院)

陆箴琦(上海复旦大学附属肿瘤医院)

卢　雯(湖南省肿瘤医院)

彭　维(湖南省肿瘤医院)

强万敏(天津医科大学肿瘤医院)

覃惠英(中山大学附属肿瘤医院)

邱翠玲(湖南省肿瘤医院)

宋小花(湖南省肿瘤医院)

孙　玫(中南大学湘雅护理学院)

沈波涌(湖南省肿瘤医院)

宋彩云(湖南省肿瘤医院)

谭　艳(湖南省肿瘤医院)

汤新辉(湖南省肿瘤医院)

王玉花(湖南省肿瘤医院)

王　婧(湖南省肿瘤医院)

王　睿(湖南省肿瘤医院)

王　英(湖南省肿瘤医院)

叶　沙(湖南省肿瘤医院)

易彩云(湖南省肿瘤医院)

易丽丽(湖南省肿瘤医院)

袁玉莲(湖南省肿瘤医院)

袁　忠(湖南省肿瘤医院)

周　新(湖南省肿瘤医院)

朱丽辉(湖南省肿瘤医院)

朱小妹(湖南省肿瘤医院)

序

20 世纪早期，熊彼特提出著名的"创造性毁灭"理论：一旦现有的技术受到竞争对手更新、效率更高的技术产品的猛烈冲击，创新就会毁灭现有的生产技术，改变传统的工作、生活和学习方式。今天，网络技术的影响波及全球，各种教育资源通过网络可以跨越时间、空间距离的限制，使学校教育成为超出校园向更广泛的地区辐射的开放式教育。而融媒体教材，正在以一种新型的出版形式影响着教育和教学。

随着社会的进步，人民大众对享有高质量的卫生保健需求日益增加，特别是目前国内外对高层次护理人才的需求增加，要求学校护理教育更快、更多地培育出高质量的护理人才。为加强高校优质课程资源共享，实现优势互补，共建共享高质量融媒体课程，推动我国护理专业教育质量的提升，针对远程教育的教学特点，我们组织全国三十余所高等院校有丰富教学经验的专家编写了这套百校千课共享联盟护理学专业融媒体教材。

融媒体教材建设的实质就是将纸质图书与多媒体资源进行链接，使资源的获取变得更加容易，使读者能高效、深度地获取知识。在本套教材中，我们以纸质教材为载体和服务入口，综合利用数字化技术，将纸质教材与数字服务相融合。学生可以随时随地利用电脑和手机等多个终端进行学习。纸质教材的权威、视频的直观以及其中设计的互动内容，可以让学习更生动有效。

另外，本套教材在编写中根据《国家中长期教育改革和发展规划纲要（2010—2020年）》《全国护理事业发展规划（2016—2020 年）》提出的"坚持以岗位需求为导向""大力培养临床实用型人才""注重护理实践能力的提高""增强人文关怀意识"的要求，注重理论与实践相结合、人文社会科学与护理学相结合，培养学生的实践能力、独立分析问题和解决问题的评判性思维能力。各章前后分别列有"阅读音频""学习目标""预习案例""本章小结""学习检测",便于学生掌握重点,巩固所学知识。能切实满足培养从事临床护理、社区护理、护理教育、护理科研及护理管理等人才的需求。

　　由于书中涉及内容广泛,加之编者水平有限,不当之处在所难免,恳请专家、学者和广大师生批评指正,以便再版时修订完善。

唐晓元

2022 年 11 月

前　言

近年来，我国肿瘤发病率仍呈上升趋势，随着肿瘤学科的发展，肿瘤的综合治疗、检测、诊疗方法不断突破并广泛运用于临床，促进了肿瘤专科护理发展的同时，对肿瘤护理专业护士提出了更高的专业要求。为适应人民群众不断增长的健康需求和经济社会发展对护理事业发展的新要求，适应肿瘤护理学科发展和建设的新挑战，急需培养一批具有系统理论知识和娴熟临床实践技能的肿瘤专科护理人才，更好地服务于广大肿瘤患者。《肿瘤专科护理实践》的编写，解决了肿瘤专科护理实践课程的重要性与实践教材的缺乏形成的矛盾，填补了专业教材的空白，为积累临床经验、深化教学改革、凝塑实践成果奠定了坚实的基础。

《肿瘤专科护理实践》作为"百校千课共享联盟专科护理实践融媒体教材"丛书之一，密切结合医疗技术的进展，依托多学科合作，突出专科护理的内涵，结合肿瘤专科教育、专业经验的分享和专业团队功能的共同运作进行编写。本教材共十三章，内容涵盖肿瘤科病室的设置与管理、肿瘤治疗方法及护理、肿瘤患者常见症状的护理、肿瘤患者危急重症的预防与处理、肿瘤患者的营养管理、肿瘤患者的心理护理与社会支持、肿瘤患者的康复护理、肿瘤患者的延续护理、肿瘤患者的安宁疗护、肿瘤专科常用护理技术、肿瘤穿刺护理技术等，充分考虑到学科知识体系的完整性，以临床需求为导向，形成集基本理论、方法、实践操作为一体的内容体系和护理思路，具有科学性、新颖性、指导性、可操作性。肿瘤科病房的设置中加入了肿瘤专科护理门诊、肿瘤日间病房、早期临床研究病房的构建与布局。该书除函括肿瘤基本理论、知识、技能之外，也纳入了肿瘤诊疗最新技术与热点，如肿瘤精准医疗、机器人手术运用于肿瘤领域、肿瘤幸存者管理、肿瘤患者安宁疗护等。同时将肿瘤常用专科护理技术、危急重症的处理，结合临床实际建立了标准化的护理技术流程图，给读者提供清晰、易懂、实用性强的指引。

同时，本教材巧用信息化方式延伸学习内容的广度和深度，每个章节不同位置设有二维码，将教材中的重点、难点，通过扫描二维码，以视频、PPT、微课、操作流程等形式呈现，增强教材的可读性、趣味性、直观性，也节省了查阅课件资料的时间，将复杂问题简单化。本教材主要针对从事肿瘤专业的临床护理人员、护理管理者、医学院校肿瘤护理相关的教学师资及医学生，但愿本教材能为我国肿瘤专科护士教育作出有益的探索，为人才的培养提供宝贵的经验、借鉴。

我们衷心地感谢所有的编者和出版工作人员。由于编者水平有限，加之时间较为仓促，书中疏漏之处在所难免，恳请广大读者批评指正。

编者

2022 年 11 月

目 录

第一章

肿瘤护理学概论

肿瘤是指机体在各种致癌因素作用下，局部组织的细胞异常增生而形成的新生物。随着全球人口的日益老龄化及环境污染，肿瘤的发病率持续升高，已成为当前严重危害人类身体健康和生命的疾病之一。肿瘤治疗手段随着医学技术的发展不断增多，肿瘤护理专科的发展有了新的飞跃，国内外肿瘤护理形成了自己独特的理论体系。肿瘤的发生、发展、治疗、康复及预防和控制具有一定的规律，本章重点阐述肿瘤的预防与控制、诊断、分期以及肿瘤专科护理发展。

第一节　肿瘤的预防与控制

肿瘤控制最有效的方法是预防，肿瘤的防治工作是我国卫生工作的重点之一。党中央、国务院高度重视卫生与健康事业发展，将卫生与健康事业发展摆在了经济社会发展全局的重要位置，提出了推进健康中国建设，肿瘤防控进入高速发展新时代。

一、肿瘤流行病学特征

（一）全球肿瘤流行病学特点

世界卫生组织（WHO）国际癌症研究机构（IARC）发布 2020 年全球最新癌症负担数据，预估了全球 185 个国家 36 种癌症类型的最新发病率、病死率情况以及癌症发展趋势。数据显示，2020 年全球新发癌症病例 1929.3 万例，其中男性 1006.5 万例，女性 922.7 万例（表 1-1-1）；全球男性新发病例数前 10 位的癌症分别是：肺癌 143.6 万，前列腺癌 141.4 万，结直肠癌 106.6 万，胃癌 72 万，肝癌 63.2 万，膀胱癌 44.1 万，食管癌 41.8 万，非霍奇金淋巴瘤 30.4 万，肾癌 27.1 万，白血病 27 万，这 10 种癌症占男性新发癌症总数的近 70%。全球女性新发病例数前 10 位的癌症分别是：乳腺癌 226.1 万，结直肠癌 86.6 万，肺癌 77.1 万，宫颈癌 60.4 万，甲状腺癌 44.9 万，子宫内膜癌 41.7 万，胃癌 37 万,卵巢癌 31.4 万,肝癌 27.3 万,非霍奇金淋巴瘤 24 万,这 10 种癌症占女性新发癌症数的 71%。全球发病率前 10 位的癌症分别是:乳腺癌 226.1 万,肺癌 220.7 万,结直肠癌 193.2 万,前列腺癌 141.4 万,胃癌 108.9 万,肝癌 90.6 万,宫颈癌 60.4 万,食管癌 60.4 万,甲状腺癌 58.6 万,膀胱癌 57.3 万,这 10 种癌症占据新发癌症总数的 63%。全球乳腺癌新发病例高达 226.1 万例,超过了肺癌的 220.7 万例,乳腺癌取代肺癌成为全球第一大癌。乳腺癌发病患者数增加,主要原因之一是乳腺癌风险因素的不断变化,比如推迟生育、生育次数减少,这在正经历社会和经济转型的国家中最为明显。超重和肥胖以及缺乏运动,也是造成全世界乳腺癌发病率上升的原因。癌症新发人数前 10 的国家分别是:中国 456.9 万,美国 228.2 万,印度 132.4 万,日本 102.9 万,德国 62.9 万,巴西 59.2 万,俄罗斯 59.1 万,法国 46.8 万,英国 45.8 万,意大利 41.5 万。

表 1-1-1　2020 年全球前 10 位新发癌症病例

全球发病率前 10 位癌症			男性			女性		
部位	人数/万	占新发癌症数/%	部位	人数/万	占新发癌症数/%	部位	人数/万	占新发癌症数/%
肺	220.7	11.4	肺	143.6	14.3	肺	77.1	8.4
前列腺	141.4	7.3	前列腺	141.4	14.1	甲状腺	44.9	4.9
结直肠	193.2	10.0	结直肠	106.6	10.6	结直肠	86.6	9.4
胃	108.9	5.6	胃	72.0	7.1	胃	37.0	4.0
肝	90.6	4.7	肝	63.2	6.3	肝	27.3	3.0
膀胱	57.3	3.0	膀胱	44.1	4.4	子宫内膜	41.7	4.5
食管	60.4	3.1	食管	41.8	4.2	卵巢	31.4	3.4
甲状腺	58.6	3.0	非霍奇金淋巴瘤	30.4	3.0	非霍奇金淋巴瘤	24.0	2.6
宫颈	60.4	3.1	肾	27.1	2.7	宫颈	60.4	6.5
乳腺	226.1	11.7	白血病	27.0	2.7	乳腺	226.1	24.5
总人数	1217.6	62.9%	人数	697.2	69.4%	人数	656.5	71.2%

注:2020 年全球新发癌症病例 1929.3 万例,其中男性 1006.5 万例,女性 922.7 万例。2020 年全球发病率前 10 的癌症占新发癌症总数的 62.9%,以上男性新发病例数前 10 位癌症占男性新发癌症总数的 69.4%,女性新发病例数前 10 位癌症占女性新发癌症总数的 71.2%。

2020 年全球癌症死亡病例 995.8 万例,其中男性 552.9 万例,女 442.9 万例(表 1-1-2)。2020 年全球男性癌症死亡病例占总数的 55.5%,其中肺癌死亡人数达 118.9 万人,远超其他癌症类型,2020 年全球男性癌症死亡人数前 10 位的癌症分别是:肺癌

118.9 万，肝癌 57.8 万，结直肠癌 51.6 万，胃癌 50.3 万，前列腺癌 37.5 万，食管癌 37.4 万，胰腺癌 24.7 万，白血病 17.8 万，膀胱癌 15.9 万，非霍奇金淋巴瘤 14.7 万，这 10 种癌症占男性癌症死亡总数的 77.2%。2020 年全球女性癌症死亡病例占总数的 44.5%，2020 年全球女性癌症死亡人数前 10 位的癌症分别是：乳腺癌 68.5 万，肺癌 60.7 万，结直肠癌 42.0 万，宫颈癌 34.2 万，胃癌 26.6 万，肝癌 25.3 万，胰腺癌 21.9 万，卵巢癌 20.7 万，食管癌 17.0 万，白血病 13.4 万，这 10 种癌症占女性癌症死亡总数的 74.5%。

表 1-1-2 2020 年全球前 10 位癌症病死率

男性			女性		
部位	人数/万	死亡总数/%	部位	人数/万	死亡总数/%
肺	118.9	21.5	肺	60.7	13.7
肝	57.8	10.4	肝	25.3	5.7
结直肠	51.6	9.3	结直肠	42.0	9.5
胃	50.3	9.1	胃	26.6	6.0
前列腺	37.5	6.8	卵巢	20.7	4.7
食管	37.4	6.8	宫颈	34.2	7.7
胰腺	24.7	4.5	胰腺	21.9	4.9
白血病	17.8	3.2	食管	17.0	3.8
膀胱	15.9	2.9	白血病	13.4	3.0
非霍奇金淋巴瘤	14.7	2.7	乳腺	68.5	15.5
人数	426.6	77.2%	人数	330.3	74.5%

注：2020 年全球癌症死亡病例 995.8 万例，其中男性癌症死亡病例 552.9 万例，以上男性死亡人数前 10 位的癌症占男性死亡总数的 77.2%；女性癌症死亡病例 442.9 万例，以上女性死亡人数前 10 位的癌症占女性死亡总数的 74.5%。

在全球范围内，由于人口老龄化的加剧，预计 2040 年相比 2020 年，癌症负担将增加 50%，届时全球新发癌症病例数将达到近 3000 万。这在正经历社会和经济转型的国家中最为显著。癌症负担增加与常见癌症类型的变化在同时发生，许多国家正经历着已知癌症风险因素流行率的显著增加，这些因素目前在高收入工业化国家中盛行，包括吸烟、不健康饮食、肥胖以及缺乏运动。对癌症的预防和治疗干预措施，需要纳入国家层面的卫生计划，这是减轻未来全球癌症负担并缩小转型国家与已转型国家之间日益扩大的差距的关键手段。

（二）中国肿瘤流行病学特点

癌症现已成为中国高发疾病之一。由于中国是世界第一人口大国，癌症新发人数远超世界其他国家。中国新发癌症人数位居全球第一，中国癌症死亡人数位居全球第一（表 1-1-3）。2020 年中国男性癌症新发病例数前 10 位的癌症分别是：肺癌 53.9 万，胃癌33.2万,结直肠癌31.9万,肝癌30.3万,食管癌22.3万,前列腺癌11.5万,胰腺癌7.0万,膀胱癌6.6万,甲状腺癌5.3万,非霍奇金淋巴瘤5.0万,这10种癌症占男性新发癌症数83.7%。2020年中国男性癌症死亡病例数182.0万,占总数的60.6%,其中肺癌、肝癌、胃癌、食管癌死亡数最多。2020年中国女性癌症新发病例数前10位的癌症分别是:乳腺癌41.6万,肺癌27.6万,结直肠癌23.6万,甲状腺癌16.8万,胃癌14.7万,宫颈癌11.0万,肝癌10.7万,食管癌10.1万,子宫内膜癌8.2万,卵巢癌5.5万,这10种癌症占女性新发癌症数81.0%,2020年中国女性癌症死亡病例数118.3万,占总数的39.4%,肺癌、结直肠癌、胃癌、乳腺癌死亡数最多。《健康中国行动(2019—2030年)》指出,癌症患者承受着沉重的疾病负担,存在着巨大的未满足需求。在中国,每10分钟就有55人死于癌症;全球约有50%的胃癌、肝癌和食管癌病例来自中国。另外,诊断时间过晚也加重了患者的疾病负担。在中国,约有55%的肝癌患者在确诊时已处于Ⅲ期或Ⅳ期,这一数字在美国和日本分别为15%和5%。中国还有着独特的流行病学特征和患者类型。比如,中国肺腺癌患者的表皮生长因子受体(epidermal growth factor receptor, EGFR)突变率为61%,而美国仅为11%。中国的癌症发病率持续上升,与发达国家相比,国内的基本医疗条件仍有明显差距。虽然中国每百万人口肿瘤医生数量已从2005年的14人增加到2018年的26人,但仍落后于美国(美国每百万人口肿瘤医生数为60人)。恶性肿瘤治疗效果也呈相似趋势,2005—2015年国内淋巴瘤的5年生存率从44%升至61%,美国则超过90%。

表1-1-3 2020年中国癌症新发病例数前10位的癌症发病情况

男性			女性		
部位	人数/万	占新发癌症数/%	部位	人数/万	占新发癌症数/%
肺	53.9	21.8	肺	27.6	13.2
肝	30.3	12.2	肝	10.7	5.1
结直肠	31.9	12.9	结直肠	23.6	11.3
胃	33.2	13.4	胃	14.7	7.0
食管	22.3	9.0	卵巢	5.5	2.6
前列腺	11.5	4.7	食管	10.1	4.8
胰腺	7.0	2.8	甲状腺	16.8	8.0
膀胱	6.6	2.7	宫颈	11.0	5.2
甲状腺	5.3	2.2	子宫体	8.2	3.9
非霍奇金淋巴瘤	5.0	2.0	乳腺	41.6	19.9
人数	207.0	83.7%	人数	169.8	81.0%

注:以上2020年中国男性新发病例数前10位的癌症占男性新发癌症数的83.7%;中国女性新发病例数前10位的癌症占女性新发癌症数的81%。

二、肿瘤遗传与基因组学

遗传和变异是人类生命活动的两个基本特征。遗传使同种的个体生命体征得以传承，相似的特征也得以延续；变异则是基于生存环境、方式和基因的区别，最终同一种类的个体及群体之间呈现差异。

肿瘤遗传与基因组学PPT

肿瘤是多因素、多步骤引起的疾病，在疾病进程中伴随着一系列细胞核内遗传物质的改变，如突变、缺失、插入、重排、基因扩增等，这是肿瘤细胞遗传物质的不稳定性倾向所致。2020 年全球肿瘤报告明确指出，遗传性肿瘤是影响人群健康和社会经济发展的重要因素之一。

(一)遗传性肿瘤与基因组学的发展与基本概念

1.遗传性肿瘤

遗传性肿瘤(hereditary tumor)是指肿瘤基因发生胚系(germline)变异后，使得自身对某种或某些肿瘤易感易发，个体又可以将这样的变异基因往后代传递，继而导致相关家庭成员发病的肿瘤。它具有易感性和遗传性，是遗传因素或遗传倾向的肿瘤，是一类可防可控的疾病，约占肿瘤人群总数的 5%～10%，目前显示出升高的趋势。例如，女性常见的乳腺癌，其患病者中遗传性乳腺癌比例约占 10%。

2.基因

基因(gene)是指可以遗传的某一表型的遗传物质。从分子遗传学水平把基因定义为：基因是合成一种有功能的多肽链或者 RNA 分子所必需的一段完整的 DNA 序列，这些认识基于基因克隆和序列分析等系列研究。散发性肿瘤在环境中致癌物质的诱导下，由特定的驱动基因导向，受微环境影响，与其他多个功能不同的基因相互作用，导致相关蛋白功能失调，是一种多基因疾病，其发病机制复杂，给肿瘤的防治带来挑战。遗传性肿瘤也属于多因素疾病，且与肿瘤发生的微环境密切相关，但肿瘤的发生发展是固有的肿瘤基因变异所致，如遗传性乳腺癌患者，在其家族里有源可循。

3.肿瘤基因组学

肿瘤基因组学(oncogenomics)研究的是肿瘤从正常组织、癌前病变、早期癌再到进展期癌发生发展过程中每个阶段分子的变化，包括 DNA、RNA 到蛋白质水平的改变，以功能基因组为切入点，进行肿瘤相关基因组研究的科学。

20 世纪 90 年代初，人类基因组计划(human genome project, HGP)正式启动。美国、英国、法国、德国、日本和我国科学家共同参与了这一预算达 30 亿美元的人类基因组计划。它与曼哈顿原子弹计划和阿波罗计划并称为三大科学计划，其宗旨在于为 30 多亿个碱基对构成的人类基因组精确测序，从而绘制人类基因组图谱，破译人类全部遗传信息。2000 年 6 月 26 日，人类基因组计划测序草图完成；次年 2 月 12 日，由美国 Celera 公司和政府资助的人类基因组计划分别在 *science* 和 *nature* 杂志上公开发表人类基因组精细图谱及其初步分析结果，2006 年 5 月 18 日，*nature* 发表了最后一个 1 号染色体的基因测序。自此，人类基因组计划测序图谱完成，为癌症基因组学奠定了基础。

人类基因组序列和结构信息使得系统分析肿瘤发生和演变过程中的遗传学改变成为可能。与此同时，测序技术也在不断更新，从桑格测序到下一代测序（NGS）等，基因组测序的速度迅速提升。对常见肿瘤进行高通量突变谱分析，以及新一代测序技术在诸如肺癌、乳腺癌、皮肤癌和结直肠癌等肿瘤样本全基因组、全外显子组及全转录组中的应用，极大地推动了主要类型的肿瘤基因组体细胞突变的检出，进一步深化对疾病的理解。国际癌症基因组联盟（International Cancer Genome Consortium，ICGC）通过对全球大规模基因组研究进行整合继而对至少50种癌症的特征完成描绘，这些研究所获取每种肿瘤数百例患者的基因组数据将帮助人类更深入地从分子水平层面了解癌症、对其进行分类并精准指导抗癌药物的开发。例如，在卵巢癌和胰腺癌中鉴定出的可被药物干预的遗传学损伤，在针对这些恶性程度很高的肿瘤制定新治疗策略中具有重要意义。

（二）遗传性肿瘤的特点

遗传性肿瘤具有以下特点的可以考虑作为遗传性肿瘤诊断的依据。

1. 发病具有家族聚集性

在同一个家族中，不同辈分的人员里出现多个或者同一种肿瘤的患者。例如，在患有遗传性非息肉病性结肠、直肠癌患者的家族里，通常会出现多个男性结肠、直肠癌患者，多个女性结肠、直肠癌或子宫内膜癌患者。

2. 肿瘤发病年龄偏小

通常在50岁以前或者更年轻时发生肿瘤。部分遗传性肿瘤甚至在出生时就发生，例如视网膜母细胞瘤。

3. 同一种肿瘤可以发生在不同的肿瘤相关综合征

例如，遗传性乳腺癌除了可以发生在常见的遗传性乳腺癌/卵巢癌综合征外，也可以发生在多发性错构瘤综合征等。

4. 同一患者患有多个或双侧性肿瘤

例如，几乎所有的双侧性视网膜母细胞瘤都是遗传性肿瘤。

5. 罕见的肿瘤

例如男性发生的乳腺癌。

6. 明确的相关肿瘤基因胚系变异

外周血检测确定的胚系肿瘤基因变异则可视为遗传性肿瘤确诊的重要依据。最常见的遗传性肿瘤是乳腺癌，其相关的重要致病基因是 BRCA1 和 BRCA2。

（三）遗传性肿瘤咨询与基因检测的伦理原则

遗传性肿瘤患者可表现为致病基因变异的家族传递性，从而将肿瘤的易感性往后代逐步传递下去，通常呈现出孟德尔的常染色体显性遗传规律。这突出了遗传咨询在遗传性肿瘤防控中的重要桥梁作用。近年来，二代测序技术快速发展，随着基因组学技术应用范围逐步扩展到临床检测，临床肿瘤遗传咨询工作也进一步得到认知和重视。在遗传性肿瘤咨询和基因检测中，我们需要依据医学服务中的四大伦理要求注意以下六方面原则。

1. 尊重原则

包括尊重人的自主权、知情同意权、隐私权和保密权。

2. 有利/不伤害原则

医疗措施都具有一定的风险，医护人员应尽量避免让患者受到任何医疗伤害，当出现特殊情况不能避免时也应尽量把伤害降到最低。

3. 公正原则

目前对于遗传性肿瘤的各种检测和预防性手段费用都较昂贵，应确保医疗资源的公平性。

4. 保护后代原则

全球各人类遗传学协会已陆续出台指导方针，建议如果儿童时期没有癌症风险，基因检测应推迟到成年期。在我国，基于保护后代的出发点，儿童期接受癌症易感基因检测一般只针对儿童期发病且有干预手段来降低风险的恶性肿瘤。

5. 尊重不知情原则

在基因检测活动中，个人依据自己的意愿和价值观对于可能带来伤害的检测结果选择不被告知，并应得到他人的尊重的权利。这也是联合国教科文组织通过的《关于人类基因组和人权的普遍宣言》中提倡的。

6. 社会公益原则

基因信息一旦向他人和社会披露，将对个人的就业、投保、升学、婚配等产生无法估量的后果，需要更加具体的指导原则和有效的监管措施的共识或者政府相关部门的规范指南。

明确特定癌症共有的基因组变化以及患有某一特定癌症的个体之间基因组变化的差异等共性和个性基因组变化、了解癌细胞的基因组及其与正常细胞的差异将为开发更有效、特异的药物提供合适的靶点。患者携带某种基因的变异，通过对遗传性肿瘤患病风险的测算，以及产前诊断或胚胎植入前遗传学检测等手段，可有效阻断这种变异基因往后代传递。肿瘤基因组学的研究对于人们认识肿瘤并最终战胜肿瘤具有重要的意义。

三、肿瘤的预防与控制

肿瘤的预防与控制主要与一级预防和二级预防有关，一级预防是指病因预防，目的在于鉴别、控制和消除危险因素和病因，提高机体防癌能力。二级预防是指早发现，早诊断，早治疗。三级预防主要是指提高治愈率、生存率和生存质量，注重健康促进、康复等治疗。

肿瘤的预防与控制PPT

（一）一级预防

肿瘤的一级预防又称病因预防，是指针对已知病因或危险因素，采取有效和适宜的干预策略和措施，消除、阻断、降低、延缓甚至逆转致癌作用，达到降低癌症病死率和患病率的目的。一级预防是三级预防中的第一道防线，促进一般人群的健康生活方式，减少接触环境中危险因素，预防癌症的发生为目标。大量的研究表明，控制及消除这些危险因素是肿瘤预防最有效的措施。因此，对一些已知的肿瘤发生危险因素，如职业致癌因素和环境污染等，各级政府应行严格的管理限制，控制或消除已知的肿瘤危险因素。此外日常生活中吸烟，饮酒，不良的饮食生活习惯也与某些肿瘤的发生密切相关，戒烟、健康膳食等可预防肿瘤的发生。

（二）二级预防

肿瘤的二级预防也称发病学预防、"三早"预防，即早期发现、早期诊断和早期治疗，是指在疾病发生的早期阶段(有症状或无症状)，通过一定的方法和技术手段，达到早期发现和早期诊治的目的。二级预防是现阶段癌症预防的重点，主要针对高风险人群筛检癌前病变或早期肿瘤病例，抓住肿瘤治疗的最佳时期，早发现并治疗癌前病变、隐匿的癌症或早期癌症，使肿瘤患者得到及时治疗，防止癌症的发展，从而促进痊愈、提高生存率。WHO估计，现有的癌症筛检技术和方法如果应用得当，可降低约三分之一癌症病死率。但目前就诊癌症患者中，早期病例通常不足10%，临床发现的肿瘤大部分为中、晚期病例，临床治疗花费大而收效小，资源浪费严重。因此，若能做到在癌症浸润发展和转移前开展筛检，发现早期癌症或癌前病变，就有可能使患者得到根治，延长患者生存时间，减少癌症的死亡。大量的实验和临床实践发现，肿瘤的发生是一个漫长的过程，一般需要数年甚至数10年，其生长具有多阶段性，因此打断其中任何一个或几个环节均有可能阻断和制止癌前病变或癌症的发生发展，从而达到预防癌症发生的目的。

（三）三级预防

三级预防，也称为临床预防或康复预防，即对已经确诊的癌症患者进行积极的医学治疗，争取获得最佳疗效，定期随访，防止转移。三级预防的意义在于对晚期患者进行综合性的治疗，正确有效地进行姑息治疗和康复治疗，帮助他们减轻痛苦，改善生活质量，延长生存期。三级预防的重要任务是采取多学科综合治疗(MDT)，正确选择合理、最佳诊疗方案，及早控制癌症的发展。由于大多数癌症死亡不是原发癌症所致，而是远距离转移的后果，因此，积极开展以控制癌症转移和改善患者的生存质量为目的的癌症三级预防研究，是肿瘤预防和肿瘤临床工作者面临的主要任务之一。

四、我国肿瘤防控的现状

（一）防控政策

我国肿瘤防控的现状PPT

《"十三五"卫生与健康规划》《"健康中国 2030"规划纲要》《中国防治慢性病中长期规划(2017—2025年)》《健康中国行动(2019—2030年)》等一系列政策和方针引领我国癌症防控工作，进一步确定了未来一段时期我国癌症防控工作目标和具体措施。最新颁布的《健康中国行动(2019—2030年)》中癌症防治行动的具体目标为：到 2022 年和 2030 年，总体癌症 5 年生存率分别不低于 43.3%和 46.6%；癌症防治核心知识知晓率分别不低于 70%和 80%；高发地区重点癌种早诊率达到 55%及以上并持续提高；基本实现癌症高危人群定期参加防癌体检。并从个人、社会和政府两个角度制定详细行动计划，从健康危险因素预防、早期筛查与体检、规范化治疗、癌症防治攻关和科技创新部署多个层面推进癌症防治行动目标的有序实现。

（二）我国肿瘤防控主要阶段成果

近年来，我国非常重视肿瘤防控工作，肿瘤防控已经成为健康中国战略及健康行动的重要内容。

1.已建立并完善我国癌症防控体系

以国务院重大疾病部际联席会议制度为核心的国家肿瘤防控工作机制及综合防治网络初步形成。2011年，我国成立国家癌症中心，其主要职责为：协助卫生部制定全国癌症防治规划；建立全国癌症防治协作网络，组织开展肿瘤登记等信息收集工作；拟定诊治技术规范和有关标准；推广适宜有效的防治技术，探索癌症防治服务模式；开展全国癌症防控科学研究，组织有关培训、学术交流和国际合作等。在全国癌症中心的推进下，目前21个省级癌症中心相应成立，组建了国家级、省级、地区级和乡村级的癌症防治网络。全国建立肿瘤专科医院149所，5200多所综合医院和680多家中医院设置了肿瘤科，肿瘤科床位累计超20万张。

2.癌症监测信息网络形成

国家癌症中心组织开展全国肿瘤登记随访工作，截至2019年，人群肿瘤登记处达574个，覆盖全国31个省份4.38亿人口。我国肿瘤5年生存率比10年前提高了近10%，达到了40.5%。国家癌症中心每年发布《中国肿瘤登记年报》，完成编制《中国癌症地图集》，完成了以县（区）为单位的区域性癌症流行情况共享数据库，基本摸清我国癌症分布与死亡规律。

3.主要癌症筛查及早诊早治工作广泛持续开展

构建了涵盖城市、农村和淮河流域地区的早诊早治工作体系。截至2018年，农村癌症早诊早治项目点已达259个，覆盖全国除台湾省、香港地区、澳门地区外的31个省市自治区，试点地区高发肿瘤的早诊率达75%以上。城市癌症早诊早治项目已覆盖全国20个省份42个城市，惠及301万余人。部分项目开展早、效果较突出的淮河流域地区，食道癌患者5年生存率分别达到了77.0%和61.4%，胃癌患者的5年生存率分别达到77.7%和75.0%。农村妇女"两癌"检查项目合计为超过8500万名农村妇女进行了宫颈癌检查，为超过1900万名农村妇女进行了乳腺癌检查。癌症早诊早治作为慢病防治的重要抓手之一，在早期发现、早期诊断、早期治疗的同时，提高群众认知，发展癌症综合防治，与其他慢性病防治相结合，成为建设慢性病综合防控示范区的重要组成部分，为下一步在全国大范围推广适宜癌症的筛查及早诊早治工作做好了技术和专业人才队伍的储备。

4.肿瘤临床规范化诊疗质控平台体系建立

成立了国家肿瘤规范化诊治质控中心，26个省份成立肿瘤质量控制中心。组织制定了《临床诊疗指南》和《技术操作规范》的肿瘤专业分册，制订常见肿瘤诊疗临床路径112个。根据国际癌症诊疗技术发展，建立"单病种多学科"诊疗模式，有效提升癌症诊断、放疗、化疗、癌痛控制、安宁疗护等全流程诊疗服务能力，推进全国肿瘤临床诊疗规范化进程。

5. 癌症诊疗保障水平不断提高

保障范围从住院向门诊延伸，癌症门诊放化疗等门诊大病医疗费用基本纳入医保统筹基金支付范围，参照住院费用进行支付。将抗癌药物纳入国家药品价格谈判机制和医保药品目录动态调整机制，药品价格大幅降低。全面实施城乡居民大病保险、重特大疾病医疗救助，鼓励社会资本提供公益性支持，有效降低癌症患者就诊经济负担。

6. 一体化网络平台建立

顺应大数据时代发展，积极响应国家"互联网+医疗健康"战略规划，全国抗肿瘤药物合理用药监测平台正式启用，国家肿瘤临床医学研究网络稳步推进，国家肿瘤临床大数据平台和癌症防控信息管理平台初步建立，基本实现早诊早治项目评估、筛查、随访等一体化。

五、我国肿瘤防控的前景与展望

我国肿瘤防控的前景与展望PPT

随着健康中国成为国家战略目标，政府在癌症及慢性病防控中起到主导作用，为新时期我国癌症防控发展提供重要机遇。我国癌症防控工作重点：一是健全死因监测和肿瘤登记报告制度，结合现代信息、网络技术，持续推进肿瘤登记信息化建设，构建癌症防控大数据平台。二是加强危险因素控制和环境支撑，提高防癌抗癌意识。个体层面要尽早关注癌症预防，践行健康生活方式，减少致癌相关感染。在社会和政府层面，制定工作场所防癌抗癌指南，开展工作场所致癌职业病危害因素的定期监测和评价，做好个体防护管理工作。三是对发病率高、筛查手段和技术方案比较成熟的重点癌种，如胃癌、食道癌、肺癌、宫颈癌、乳腺癌等，制定筛查与早诊早治指南；开展癌症筛查、诊疗技术人员培训，加强农村贫困人口筛查，针对特困人口开展重点癌症的集中救治。四是加强肿瘤诊疗规范化管理制定，并推广应用常见癌症诊疗规范和临床路径，完善诊疗质控体系；加强医疗保障和抗肿瘤药品供应保障工作，促进基本医疗保险、大病保险、医疗救助、危急救助、商业健康保险及慈善救助等制度间的互补联动和有效衔接，切实降低癌症患者就医负担；加快构建癌症中医药防治网络，提升中医药防治能力。五是加强癌症防治科技攻关，在科技创新2030重大项目中，充分发挥国家医学研究中心及其协同网络，在临床研究、成果转化、推广应用上的引领示范带动作用，持续提升我国癌症防治整体科技水平。

癌症防控工作需要系统整合综合医院、疾控机构、妇幼保健、科研单位等专业机构和区域慢性病防治资源，积极与慢性病防控示范区、健康城市等国家慢性病防治行动对接、整合，着眼区域健康产业布局，从癌症的筛查及早诊早治向慢性非传染性疾病的综合防控过渡，搭建区域慢性病综合防控可持续发展平台。未来我国癌症防控工作会在人群癌症防控、诊疗技术创新及转化、癌症防治高层次人才培养，以及基层慢性病综合防控模式及机制探索方面深入拓展，切实有效地降低因癌症导致的疾病负担，积极推进健康中国建设目标的实现。

（宋彩云、黄钢）

第二节　肿瘤诊断与分期

一、肿瘤的诊断

肿瘤的诊断是为临床治疗所服务。随着医学新技术和新方法的不断出现，肿瘤的诊断依据也变得更精确可靠。目前把肿瘤的诊断依据分为5级。

肿瘤的诊断PPT

(一)临床诊断

仅根据患者的临床症状、体格检查，参考疾病的发展规律，结合肿瘤学知识及临床医生的实践经验，在排除非肿瘤性疾病后所作出的推测诊断，一般不能作为治疗依据，仅能用于回顾性死因调查。

(二)专一性检查(理化)诊断

指在临床符合肿瘤表现的基础上，结合具有一定特异性的影像、理化检查阳性结果而做出的诊断，包括实验室检查、生化检查、X线、B超、CT和MRI检查等。如肝癌患者甲胎蛋白(AFP)升高、大肠癌患者癌胚抗原(CEA)升高；肺癌患者X线胸片上所见的肿块影；食管癌患者钡餐造影；骨肿瘤患者CT和MRI影像等。

(三)手术诊断

经外科手术或各种内镜检查，仅以肉眼看到的肿物而作出的诊断，未经病理学取材证实。

(四)细胞病理学诊断

根据各种脱落细胞学、穿刺细胞学检查而做出的诊断，包括白血病时的外周血涂片检查等。

(五)组织病理学诊断

各种肿瘤经粗针穿刺、钳取、切取、切除后，制成病理切片后进行组织学检查后的诊断，包括白血病的骨髓穿刺涂片检查。在这5级中，其诊断的可靠性依次递增，细胞学和组织病理学是肿瘤确定诊断的主要依据，也是公认的肿瘤诊断的金标准。对在院外已确诊的肿瘤患者，尚须复查全部病理切片和/或涂片，以保证肿瘤病史资料的完整性，纠正可能产生的诊断失误。

二、肿瘤的命名与分类

(一)肿瘤的命名

肿瘤的组织来源、生长部位、生物学行为和临床表现均各不相同,种类繁多,命名也较复杂,命名主要能反映肿瘤组织类型和良恶性质。肿瘤的一般命名原则有以下几种:

1. 良性肿瘤

命名原则为"解剖学部位+组织学类型+瘤",如甲状腺腺瘤、子宫平滑肌瘤等。有时加一些形态学描述词,如乳腺大导管乳头状瘤、皮肤鳞状细胞乳头状瘤。

2. 恶性肿瘤

(1)癌:指上皮组织恶性肿瘤,命名原则同上述,仅将"瘤"改为"癌"、如子宫颈鳞状细胞癌、膀胱移行细胞癌、胃腺癌等。所谓血癌、骨癌、脑癌均系泛指(癌症为恶性肿瘤之统称)。

(2)肉瘤:指间叶组织恶性肿瘤,如纤维肉瘤、脂肪肉瘤、横纹肌肉瘤、平滑肌肉瘤、骨肉瘤、滑膜肉瘤等。

(3)母细胞瘤:通常限指胚胎性幼稚组织的恶性肿瘤,如视网膜母细胞瘤、肾母细胞瘤、神经母细胞瘤、小脑髓母细胞瘤、肝母细胞瘤、肺母细胞瘤等。少数则为良性,应冠以限定词"良性"、如良性脂肪母细胞瘤、良性软骨母细胞瘤等。骨母细胞瘤属例外,有"良性"和局部侵袭性(低度恶性)之分。

(4)交界性肿瘤:指组织形态上和生物学行为上介于良性和恶性之间的肿瘤。

3. 肿瘤的特殊命名

有些肿瘤不能按上述原则命名,而使用一些特殊命名法:

(1)某些恶性肿瘤成分复杂、组织来源尚待进一步研究或沿用习惯,在肿瘤名称前冠以恶性两字,如恶性神经鞘瘤、恶性畸胎瘤等。

(2)有些来自于胚胎组织或神经内分泌系统的肿瘤称为母细胞瘤,恶性者如神经母细胞瘤、肾母细胞瘤、髓母细胞瘤等。良性者如骨母细胞瘤,软骨母细胞瘤等。

(3)以"病"命名的肿瘤有霍奇金(Hodgkin)病、鲍文(Bowen)病、白血病、蕈样霉菌病、派杰(Paget)病等。

(4)以人名命名的肿瘤有尤文(Ewing)瘤、卡波西(Kaposi)肉瘤、克鲁根勃(Krukenberg)瘤等。

(5)以"瘤"命名的恶性肿瘤,如精原细胞瘤、卵黄囊瘤等。

(6)有一些本质上不是肿瘤的疾病而被称为"瘤",如胆脂瘤、淀粉样瘤、动脉瘤等。

(二)肿瘤的分类

1. 根据肿瘤的生物学行为分类

根据肿瘤的生物学行为,传统上肿瘤可分为两大类:良性肿瘤和恶性肿瘤。病理学上区分良、恶性肿瘤的主要标准见表1-2-1。

表 1-2-1　良性肿瘤和恶性肿瘤的主要特征

主要特征	良性肿瘤	恶性肿瘤
大体表现	边界清楚,常有包膜	边界不清,常无包膜
分化与异型性	分化良好,无明显异型性	分化不良,常有异型性
排列与极性	排列规则,极性保持良好	极性紊乱,排列不规则
细胞数量	稀疏,较少	丰富,密集
细胞核形态	常常正常	多形性,深染,多核仁
核分裂像	不易见到	多见,可出现不典型核分裂
生长方式	膨胀性或外生性	浸润性
生长速度	通常缓慢生长	生长相对较快
复发	完整切除,一般不复发	易复发
转移	不转移	多有转移
对机体的影响	一般较小	较大,甚至危及生命

2. 根据肿瘤的组织来源分类

根据肿瘤细胞形态特点判断其来源和生物学行为进行分类。肿瘤大致可分为以下几大类：①上皮组织肿瘤(epithelial tumors)；②间叶组织肿瘤(mesenchymal neoplasms)；③淋巴造血组织肿瘤(lymphohema topoie - ticneoplasms)；④神经组织肿瘤(neurogenic neoplasms)；⑤胚胎残余组织肿瘤(embryonic neoplasms)；⑥组织来源尚未肯定的肿瘤。有些肿瘤的组织来源仍有争议,如滑膜肉瘤、腺泡状软组织肉瘤、透明细胞肉瘤等。

上皮组织来源的癌及间叶组织来源的肉瘤为常见的恶性肿瘤,其病理学的主要区别概括如表 1-2-2。

表 1-2-2　癌与肉瘤的主要区别

特征	癌	肉瘤
组织来源	上皮组织	间叶组织
发病率	常见	相对少见
发病年龄	中老年多见	青壮年多见
肿瘤外观	切面颗粒状,常有坏死	切面鱼肉样,常有出血
组织学特点	巢状	弥漫性
网状纤维染色	网状纤维围绕癌巢	网状纤维围绕单个瘤细胞
免疫组织化学特点	上皮细胞标记阳性	间叶组织标记阳性
超微结构	上皮超微结构特点	间叶组织超微结构特点
转移	主要为淋巴道转移	主要为血道转移

三、肿瘤的分级与分期

（一）肿瘤的分级

常用的肿瘤分级方法是简明的三级分级法，按肿瘤的分化程度分为高度分化、中度分化和低度分化，或是用数字表示分为Ⅰ级、Ⅱ级和Ⅲ级。高度分化的鳞状细胞癌，癌细胞分化成熟、角化明显，并形成细胞间桥及角化珠；中度分化鳞状细胞癌，癌细胞显示棘细胞的特征，其各层细胞区别不明显，仍可见到少数角化不良细胞；低度分化的鳞状细胞癌既无棘细胞样细胞，亦无细胞间桥和角化珠，癌细胞异型性大，且排列松散，仅少数细胞略具鳞状细胞的形态。

中枢神经系统肿瘤分成4级，Ⅰ级为良性，Ⅱ级、Ⅲ级和Ⅳ级分别代表低度、中度和高度恶性。Ⅳ级肿瘤包括胶质母细胞瘤、松果体母细胞瘤、室管膜母细胞瘤、髓母细胞瘤、幕上原发性神经外胚层瘤和非典型性畸胎瘤样/横纹肌样瘤。

（二）肿瘤的分期

国际抗癌联盟（Union for International Cancer Control，UICC）制定了一套TNM分期系统，其目的是：①帮助临床医生制定治疗计划；②在一定程度上提供预后指标；③协助评价治疗效果。分期的原则是按原发肿瘤的大小、浸润的深度和范围以及是否累及邻近器官，有无局部淋巴结转移情况以及血行远处转移情况来确定肿瘤的发展阶段。针对每一系统，设立了两种分期方法，即临床分期（治疗前临床分期，又称TNM分期）和病理分期（手术后病理分期，又称PTNM分期）。

1. 临床分期-TNM

T：原发肿瘤；

Tis：原位癌；

T_0：未见原发肿瘤；

T1、T2、T3、T4：原发肿瘤范围的递增程度；

Tx：组织病理学对病灶不能做出估计；

N：区域淋巴结；

N_0：未发现区域淋巴结中有肿瘤；

N1、N2、N3：区域淋巴结肿瘤侵及程度；

N4：邻区淋巴结中有肿瘤；

Nx：对区域淋巴结不能做出估计；

M：远处转移；

M_0：未见远处转移；

M_1：有远处转移；

Mx：对远处转移不能做估计。

2. 手术后组织病理学分类-PTNM

PT 原发肿瘤；

PTis：浸润前期癌（原位癌）；

PT_0：组织病理学检查未见原发肿瘤；

PT1、T2、T3、T4：术后组织病理学显示原发肿瘤范围的递增程度；

PTx：术后及组织病理学对病损不能做出估计。

对某些部位的原发肿瘤尚需记录下列记号：

G：组织病理分级；

G1：高度分化；

G2：中度分化；

G3：低度分化或未分化；

Gx：分化程度不能判断。

L：淋巴结侵袭；

L_0：未见淋巴结受侵；

L1：浅表淋巴结受侵；

L2：深部淋巴结受侵；

Lx：淋巴结受侵不能判断；

V：静脉受侵犯；

V_0：静脉内无肿瘤；

V1：静脉出端有肿瘤；

V2：静脉远端有肿瘤；

Vx：静脉受侵不能判断；

PN：区域淋巴结；

pN_0：未发现区域淋巴结中有肿瘤；

PN1、N2、N3：区域淋巴结肿瘤侵及程度；

PN4：邻区淋巴结中有肿瘤；

PNx：对区域淋巴结不能做出估计；

PM 远处转移；

PM_0：未见远处转移；

PM1：有远处转移；

PMx：对远处转移不能做出估计。

四、肿瘤的转移途径

恶性肿瘤在生长过程中向邻近或远处转移，其中包括向周围组织的直接蔓延，也包括向远处身体其他部位转移。

肿瘤的转移途径PPT

（一）直接蔓延

直接蔓延为瘤细胞从原发部位出发，持续地、不间断地沿着组织间隙、淋巴管或血管侵入邻近组织或器官，如晚期宫颈癌可侵入直肠和膀胱。

（二）转移

恶性肿瘤的瘤细胞脱离生长的原发部位，通过血道、淋巴道、腔道等，运行到与原组织或器官不相连续的部位，在那里增殖，生长出同样一种类型的肿瘤，称为转移。所形成的肿瘤称为转移瘤或继发瘤。转移是恶性肿瘤难以根治的主要原因。常见的转移途径有以下三种。

1. 淋巴道转移

淋巴道是癌最常见的转移途径。瘤细胞侵入淋巴管，沿着淋巴液引流的方向经输入淋巴管到达局部淋巴结。例如，肺癌首先到达支气管肺门淋巴结，乳腺癌发生对侧腋窝淋巴结转移。有时瘤细胞虽然通过区域淋巴结，但并不转移，而是越过它，发生远处跳跃式转移。

2. 血道转移

由于肉瘤间质含丰富的血管，瘤细胞侵入血管腔内，沿血液抵达远处器官或者瘤细胞经淋巴道再进入血道而转移到远处脏器。血道转移瘤发生的部位和循环途径有关，最常累及的器官是骨、肺、肝和脑等。血道转移是肉瘤常见的转移途径。

3. 种植性转移

主要发生于体腔内器官的肿瘤，当肿瘤侵入脏器浆膜，瘤细胞脱落，像播种样种植在体腔浆膜的表面，可发展成大小不等的散在瘤结节，称为种植性转移。肺癌、肝癌、胃癌等较常见发生。某些种植性转移同样可以是医源性的，因此，在恶性肿瘤切除手术及进行各种活检穿刺、检查时，要严格按照手术的操作规程。

（黄小波、宋彩云）

第三节　肿瘤护理发展

肿瘤护理具有专业技术性强和高风险因素特点，更应加强内涵建设，创新管理模式，注重专科化管理，提升肿瘤护理专科护士的能力。

一、肿瘤专科护理的概述

护理专科化发展是全球临床护理发展的方向。肿瘤专科护理是一门关于肿瘤预防、护理、康复的专科护理学科。随着现代临床肿瘤学的迅速发展，肿瘤护理模式的转变，肿瘤专科护理更注重内涵建设，专科化管理；注重对肿瘤患者的整体康复，提高肿瘤患者的生活质量；扩展肿瘤护理的服务范畴，包括专科护理前移后延，如以社区人群为对象，对肿瘤高危人群的危险因素进行分析，帮助社区人群建立健康的生活方式，促进和维护社区人群的健康。

随着肿瘤学科的飞速发展，各种诊疗手段和治疗方法的不断更新，需建立一套肿瘤专科护理的培养方案，能够把握肿瘤学科发展的相关信息。肿瘤专科护理是专科护士的领域之一，目前对专科护士（clinical nurse specialist, CNS）的定义普遍认同美国护士会的定义：CNS 是指在护理专业的某一特殊领域内，通过学习和实践达到硕士或博士水平，具有较高的专门护理知识和技能、丰富的临床实践经验的专家型临床护理人员，称之为临床护理专家。肿瘤专科护士是为肿瘤患者提供照顾支持的多专业团队中核心成员之一。世界各国根据肿瘤种类及护理工作内容，将肿瘤专科护士分工进行了细化。如美国在肿瘤专科护士方面又细分为放射治疗护士、化学治疗护士、疼痛护士等。英国则培养了大量的乳腺专科护士、临终关怀专科护士。值得注意的是，肿瘤专科护士并不同于肿瘤科护士，前者是经过系统培训与认证的肿瘤领域的专家型临床护理人员，而后者则是在肿瘤专科病房工作的普通注册护士。

二、肿瘤专科护理的发展

（一）国外肿瘤专科护理发展

成立于 1851 年的皇家马斯登癌症中心，是世界上第一所致力于癌症诊断、治疗、研究和教育的医院，癌症护理成为癌症医疗服务中不可或缺的一部分。19—20 世纪，全球陆续成立癌症诊所、医院和医学中心，癌症护理的重要性愈加凸显。早期的癌症护理主要是针对接受手术的癌症患者提供缓解病痛的护理。1930 年后，随着放疗的普遍引进，及 20 世纪 90 年代肿瘤内科的兴起，肿瘤护理逐步地开拓了更宽广的领域。如肿瘤护理人员直接参与化学治疗的健康教育、执行、照护以及患者追踪等工作。在 20 世纪 70 年代，国际抗癌联盟（UICC）和美国癌症协会（American Cancer Society，ACS）合作开展肿瘤专科护士的培训。1974 年，美国癌症护理协会（Oncology Nursing Society，ONS）正式成立，1976 年英国皇家马斯登医院和美国纪念斯隆–凯特琳癌症中心（国际上两所最早的肿瘤专科医院）决议召开国际肿瘤护理会议并出版刊物，以加强国际肿瘤专科护士的协作。1978 年《癌症护理》杂志出刊，同年在伦敦召开第一届国际肿瘤护理会议，推动了全球肿瘤护理事业的发展。1978 年第 12 届世界肿瘤大会首次出现了护士代表的身影。1980 年的第 13 届大会上，护士代表第一次报告论文，阐述了对癌症患者实施"整体护理"的发展方向。1978 年和 1980 年的两次会议研究制定肿瘤护理教育计划，明确肿瘤护士在肿瘤防治中的作用。1984 年，国际肿瘤护理协会（International Society of Nurses in Cancer Care，ISNCC）成立。它的基本任务是：推动和发展国际肿瘤护理事业，传播肿瘤护理理论知识，协助世界各国建立肿瘤护理组织。ISNCC 是联合国（United Nations，UN）、WHO、UICC、国际护士学会（International Council of Nurses，ICN）的非政府团体成员。在发达国家，专科护士已逐步健全了教育、考核和认证体系，严格地实行专科准入制度。

（二）国内肿瘤专科护理发展

30 年代，北京协和医院开设了肿瘤科，是我国最早设立的综合医院肿瘤科。我国最早专治肿瘤的医院是上海中比镭锭治疗院，即上海复旦大学附属肿瘤医院的前身。我国第一所肿瘤专科医院（原日坛医院）于 1958 年由中国医学科学院建成，1961 年改为肿瘤研究所、肿瘤医院。此后，全国各省市相继建立肿瘤专科医院、肿瘤防治研究所、综合医院肿瘤科等, 极大地推动了肿瘤专科护理的发展。

1987 年中华护理学会外科护理专业委员会成立了肿瘤护理专业组, 组织召开首届全国肿瘤护理会议。1989 年, 经全国科学技术协会批准, 中华护理学会正式成立肿瘤护理专业委员会。2007 年, 卫生部颁布了《专科护理领域护士培训大纲》, 确定了包括肿瘤护理专业护士在内的 5 个领域的专科护士培训大纲。2009 年中华护理学会开展肿瘤专科护士的培训。各省市卫生行政部门及护理学会等参照大纲要求, 举办肿瘤专科护士的培训班, 为我国培养了大批肿瘤专科护理人才。

三、肿瘤专科护理的特点

1. 肿瘤专科护理是一门多学科的护理专科

随着现代医学的发展, 护理模式的转变, 肿瘤护理除涉及生理学、病理学、药理学等学科外, 还涉及临床专科知识及技能, 如外科治疗、化学治疗、放射治疗、生物免疫治疗等, 还与心理学、社会学、伦理学、营养学、康复学等密切相关。

2. 重视心理、社会、精神因素在肿瘤的发生、发展和转归过程中的重要作用

护士应该具备关怀和理解的专业素质和能力, 帮助患者以良好的心态达到最佳治疗效果, 重视心理社会因素对肿瘤患者的影响。

3. 关注肿瘤患者生活质量和治疗后的延续护理

肿瘤护士应协助患者术后功能锻炼、恢复自理能力、适应家庭、社会角色, 解除疼痛, 帮助其恢复到患病以前的状态, 并努力提高生活质量, 帮助患者有尊严地走完生命旅程。

4. 预防和减轻化疗、放疗的不良反应和并发症的发生

癌症患者治疗过程中, 治疗不良反应引起的症状, 远远多于癌症本身所致的症状。因此护士应重视预防、控制和减轻放、化疗不良反应; 针对手术患者要做好术前教育及围手术期护理, 预防并发症的发生。这些对保证患者顺利完成治疗起着十分重要的作用。

5. 拓宽肿瘤护理服务范畴

肿瘤护理伴随社会的发展及需求, 护士工作从面对疾病转为面对患者群; 护理服务从局限医院走向社区, 深入患者家中, 建立家庭病床, 护士应定时到患者家中访视, 指导并培训患者亲属学会一些基础护理技术, 提高患者自我护理能力。

6. 开展健康教育, 积极参与肿瘤科普与肿瘤筛查

为了维护人类健康, 在肿瘤预防方面, 护士应走向社会, 开展防癌普查、咨询讲座、科普宣传等, 普及有关防癌知识, 改变不利于健康的各种行为习惯, 建立科学的生活方式及自我保健意识和能力。

7. 开展护理科研促进肿瘤护理的发展

鼓励护士积极开展肿瘤护理研究, 提高肿瘤护理学科水平。

（黄小波、孙玫）

第四节　肿瘤患者健康管理

一、健康管理概述

我国十三五之后提出"大健康"建设，把提高全民健康管理水平放在国家战略高度。2016 年 10 月 15 日，中共中央、国务院印发的《"健康中国 2030"规划纲要》提出"把健康融入所有政策，加快转变健康领域发展方式，全方位、全周期维护和保障人民健康"，并明确提出"到 2030 年，实现全人群、全生命周期的慢性病健康管理，总体肿瘤 5 年生存率提高 15%"，从长远发展来看，健康管理将成为肿瘤防治中的主要举措。

健康管理以现代健康概念(生理、心理和社会适应能力)和新的医学模式(生理-心理-社会)以及中医治未病为指导，通过采用现代医学和现代管理学的理论、技术、方法和手段，对个体和群体整体健康状况及其影响健康的危险因素进行全面检测、评估、有效干预与连续跟踪服务的医学行为及过程。

健康管理的目的是以预防和控制疾病发生与发展，降低医疗费用，提高生命质量，针对个体及群体进行健康教育，提高自我管理意识和水平，并对其生活方式相关的健康危险因素，通过健康信息采集、健康监测、健康评估、个性化健康管理方案、健康干预等手段持续加以改善的过程和方法。健康管理的表现形式在发达国家主要有 6 种。

(一)生活方式管理

生活方式管理主要关注健康个体的生活方式、行为可能带来什么健康风险，这些行为和风险将影响他们对医疗保健的需求。生活方式管理通过采取行动降低健康风险和促进健康行为来预防疾病和伤害。生活方式管理的效果取决于如何使用行为干预技术来激励个体和群体的健康行为。促进健康行为改变的主要干预技术措施是教育、激励、训练和市场营销。

(二)需求管理

需求管理以人群为基础，通过帮助健康消费者维护健康以及寻求适当的医疗保健来控制健康消费的支出和改善对医疗保健服务的利用。需求管理使用电话、互联网等远程患者管理方式来指导个体正确地利用各种医疗保健服务满足自己的健康需求。

(三)疾病管理

疾病管理着眼于一种特定疾病，如糖尿病，为患者提供相关的医疗保健服务。目标是建立一个实施医疗保健干预和人群间沟通，与强调患者自我保健重要性相协调的系统。该系统可以支持良好的医患关系和保健计划。疾病管理强调利用循证医学指导和增强个人能力，预防疾病恶化。疾病管理以改善患者健康为基本标准来评价所采取行动的临床效果、社会效果和经济效果。

(四)灾难性病伤管理

灾难性病伤管理为患肿瘤等灾难性病伤的患者及家庭提供各种医疗服务，要求高度专业化的疾病管理，解决相对少见和高价的问题。通过帮助协调医疗活动和管理多维化的治疗方案，灾难性病伤管理可以减少花费和改善结果。综合利用患者和其亲属的健康教育，患者自我保健的选择和多学科小组的管理，使医疗需求复杂的患者在临床、财政和心理上都能获得最优化结果。

(五)残疾管理

残疾管理的具体目标是：

(1)防止残疾恶化。

(2)注重残疾人的功能性能力恢复而不仅是疼痛的缓解。

(3)设定残疾人实际康复和返工的期望值。

(4)详细说明残疾人今后行动的限制事项和可行事项。

(5)评估医学和社会心理学因素对残疾人的影响。

(6)帮助残疾人和雇主进行有效的沟通。

(7)有需要时考虑残疾人的复职情况。

(六)综合的人群健康管理

综合的人群健康管理通过协调不同的健康管理策略来对个体提供更为全面的健康和福利管理。针对个人和人群的各种健康危险和健康保护因素提出的有效的保护措施。主要通过调动个人、集体、社会的积极性，有效地利用有限的物力资源，控制疾病、促进健康，以达到最大的健康效果的目的。

二、国内外健康管理的发展趋势

(一)国外健康管理的发展

20世纪中叶，随着各国社会经济的发展，为应对不良的生活方式和行为引起的日益增长的慢性非传染性疾病，在现行的临床医疗模式和预防医学模式之外，逐渐兴起了各类健康管理服务。经过几十年的发展，国外健康管理服务已由最初单一的健康体检和生活方式指导，发展到目前的个体与群体全面健康监测、健康风险评估与控制管理及全民健康促进计划，并成为"健康时主动预防，患病时科学治疗和管理，康复时积极防残"的连续行为和过程。健康管理从一种概念，变成了一种科学的方法，形成了一套完善、周密的服务程序。

1.美国的健康管理

健康管理最早出现在美国，1929年美国洛杉矶水利局成立了最早的健康维护组织。1969年，美国政府出台了将健康管理纳入国家医疗保健计划的政策。1971年，政府为健康维护组织提供了立法。1978年，美国密歇根大学艾鼎敦博士提出了健康管理概念。健康管理近30年在美国的发展和完善日益迅速。如今，每10个美国人就有7个享有健康管理服务。

美国健康管理是以群体为主体的服务方向，有医疗保障系统的依托和支持。美国健康管理分为三类：第一类是以医生作为健康管理的负责人；第二类是以雇主、管理者作为负责人；第三类是私人、个人化的健康管理。美国经过20多年的研究得出了这样一个结论，90%的个人和企业通过健康管理后，医疗费用降到原来的10%。由此可见，健康管理的内涵和优势就是通过健康管理不仅能改善全民健康水平，节约经费开支，而且有效降低了医疗支出。

2. 德国的健康管理

德国主要是推行"关注健康产业"战略，其最大的健康保险机构，将保险保障、健康管理服务和医疗服务整合在一个平台下，形成三者互相促进的战略关系；通过收购医疗服务、疾病管理、居家护理服务和老年公寓等服务机构，搭建、整合统一的服务平台，形成多元共赢渠道；重点提供健康咨询热线、最佳医疗、家庭护理、疾病管理、牙科健康计划等服务。

3. 英国的健康管理

大多数西方国家在二次大战后逐步建立、完善了以国家为核心运营机构的全民医疗卫生服务系统，其中以英国国家医疗服务体系（National Health Service，NHS）为最典型，欧洲其他国家的医疗保障机制均为该机制的变形或者延伸。NHS分为三层管理等级，第一层为社区基础医疗系统，第二层为地区医院，第三层为教学医院。一级医疗机构在转诊的时候如果认定病情复杂，可以直接转给三级，而二级医疗机构也可以转诊给三级。每个社区公民都有专门的家庭医生，负责基本医疗服务。

4. 芬兰的健康管理

芬兰从20世纪70年代开始，逐步探索了一种通过改变人群生活习惯，发挥基层社区卫生服务组织的预防功能，从源头上降低疾病危险因素的新型健康管理模式。

（二）我国健康管理的发展

在我国，健康管理是一个新兴的概念。我国专门的健康管理机构始于2001年。2005年10月，健康管理师正式纳入卫生行业特有职业范围。此后，健康管理行业在学术交流、服务提供、风险管理和经营合作等方面，开展了多种形式的探索性实践。根据健康管理服务内容，目前健康管理机构大体可以分为四类：一是健康体检类机构；二是医疗服务中介类机构；三是健康管理技术服务类机构；四是社区卫生服务类机构。我国健康管理的发展方向主要有以下三点。

1. 社区健康管理

通过社区健康管理和健康体检，建立健康档案，发现居民可能存在的健康问题，根据体检的结果进行健康风险评估，推断未来个人可能出现的疾病及可能性大小，最后通过情绪干预、营养干预、运动干预和疾病干预等手段对居民进行健康危险因素干预。通过干预—评估—再干预—再评估的反复循环，不断发现和解决社区人群健康问题，使社区卫生服务真正将预防保健、医疗服务和健康教育等融合在一起。

2. 医院健康管理

在大型医院中开展健康管理,充分利用医院雄厚的专家队伍和多学科的综合优势,确保健康管理服务价值的真正体现。

3. 健康管理与健康保险业结合、相互促进。

三、肿瘤预防与健康管理

世界卫生组织(World Health Organization,WHO)认为40%以上的癌症是可以预防的。恶性肿瘤的发生是机体与外界环境因素长期相互作用的结果,因此肿瘤预防应该贯穿于日常生活中并长期坚持。通过健康管理降低肿瘤的发病率、病死率,减少恶性肿瘤对国民健康、家庭的危害以及对国家医疗资源的消耗,减轻恶性肿瘤导致的家庭和社会的经济负担。

(一)肿瘤危险因素的筛查

危险因素是指接受暴露后增加患病危险性的因素,它可能是导致疾病发生的直接原因,也可能是多种因素联合作用中的一个伴随因素。通过健康体检以及生活方式调查,筛查肿瘤危险因素,进而运用健康管理系统对所筛查的危险因素进行评估,并对人群进行高、中、低危分类或确诊肿瘤患者,为下一步制定具有个性化的肿瘤干预。例如,前列腺癌的风险评估是基于前列腺特异抗原(prostatespecific antigen,PSA)测定,幽门螺杆菌是胃癌的高危因素,病毒性肝炎感染是肝癌的高危因素,宫颈的高危型HPV持续性感染可以引起宫颈癌。

(二)健康教育

不良生活方式是造成多种恶性肿瘤发病和不良预后的重要危险因素。常见的与恶性肿瘤相关的不良生活方式包括外源致癌物暴露、吸烟、饮酒、缺乏运动和缺乏水果蔬菜摄入等。通过健康教育,使人们了解肿瘤的危险因素、预防措施、早期症状等相关知识,提高肿瘤相关知识知晓率,改变不良生活方式,预防癌症发生,降低癌症病死率。

(三)肿瘤管理效果的评估

评估肿瘤危险人群或肿瘤康复期患者是否遵从健康管理师或医生的方案,肿瘤危险因素是否有所减少,肿瘤患病风险是否降低;针对肿瘤患者可围绕肿瘤的治疗、心理状况、生存质量、康复等方面进行评估。根据不同的评估结果进一步调整和优化肿瘤管理计划和方案。

四、健康管理师的角色与作用

健康管理师是2005年10月我国劳动和社会保障部第四批正式发布的11个新职业之一,是国家新增职业岗位,可以从事医疗机构、疾病预防机构、社区健康管理、健康监测、健康评估、健康维护等相关工作。

（一）健康管理师的角色

健康管理师是从事对人群或个人健康和疾病的监测、分析、评估以及健康维护和健康促进的专业人员。健康管理师是营养师、心理咨询师、体检医生、预防医学医生、健康教育专家、医学信息管理人员的综合体。

（二）健康管理师的主要工作内容

1. 采集健康信息

通过问卷、实验室检查等，采集一般情况、家族史、现病史、生活方式和体检指标等信息。

2. 健康风险评估

根据收集到的信息，对个人的健康状况及未来患病风险用数学模型进行量化评估。

3. 制定健康干预方案

根据健康信息和健康风险评估结果，制定个性化的饮食、运动及其他改善不良生活习惯等一系列健康干预方案。

4. 健康指导与健康咨询

解释健康干预方案，定期跟进被管理对象，督促方案的执行，监测执行后身体指标的变化，解答被管理者在执行过程中的各类疑问，最终促进健康。

五、护士在肿瘤健康管理中的角色与作用

我国肿瘤健康管理模式是以肿瘤及伴随疾病的全方位、全周期管理体系，以人民全生命周期健康管理为核心目标，覆盖肿瘤的早期预防及高危筛查，急病期多学科规范诊疗、慢病期跨学科管理。护士在肿瘤健康管理团队中起着重要的作用。

（一）承担肿瘤预防和早期筛查

肿瘤专科护士在肿瘤防治方面有着巨大的优势，部分肿瘤专科护士可参与对高危人群的普查工作，负责对接受肿瘤预防教育及检测的人们进行评估，也具有收集、记录和叙述肿瘤危险的能力，负责为人们推荐适合的肿瘤预防和早期检测方法，针对不同人群教会其肿瘤自检方法，开展相应的肿瘤咨询活动，深入评估肿瘤预防、早期检测的有效性及其对公众的影响，为今后该方面政策的修改和制定提供依据。

（二）参与肿瘤防治健康教育，促进人群行为转变

生活方式是肿瘤发生极为重要的影响因素，生活方式是可以通过健康促进和健康教育转变的。约有 30% 的肿瘤病例是可以通过健康教育与健康促进得以预防和控制的。肿瘤专科护士在健康教育方面可起到以下作用。

1. 提高人群肿瘤相关知识知晓率

开展健康教育工作对人群肿瘤相关知识、态度、行为方面具有明显的积极作用。可根据居民健康档案资料和肿瘤防治知识需求，大力开展肿瘤健康教育，使目标人群了解

肿瘤的早期症状、预防措施以及肿瘤的危险因素等相关知识，提高人群肿瘤相关知识知晓率，为行为改变打下坚实基础。另外，通过健康教育传授的肿瘤相关知识对家属及亲友具有普及及放大效应。

2. 转变人群防癌观念，增进人群防癌意识

改变与肿瘤相关的不良生活方式，态度是关键，是行为转变的动力。防癌健康教育可使人群树立肿瘤可防可治的信念，从而增进人群防癌意识。

3. 转变人群不良生活方式，消除肿瘤危险因素

比如戒烟，控制超重与肥胖，避免过度饮酒，适当运动，多摄入新鲜蔬菜水果，不吃霉变的食物，少吃腌制的食物，不吃太烫的食物和烧焦的食物，避免不良性行为，预防病毒感染等。

4. 加强心理疏导，促进治疗效果

肿瘤患者普遍有较为明显的心理障碍，比如恐惧、焦虑、抑郁等。医学模式的转变要求必须重视患者的心理状况，因此，对肿瘤患者进行心理压力管理是应对肿瘤不可或缺的一部分。积极、乐观的心理状态对肿瘤治疗、康复具有积极作用。

5. 改善医患关系，提高遵医行为

肿瘤患者病情重、疗程长、医疗费用高，医患关系较为紧张。通过健康教育可以改善医患关系，提高患者治疗、护理依从性。

（三）为康复期肿瘤患者提供健康管理

据 2008 年全国肿瘤防治办公室调查：80% 的恶性肿瘤患者死亡于康复期。做好肿瘤康复期医学保健指导和干预，是一项重要的工作。对于肿瘤康复期人员，健康管理主要侧重于疾病管理，有别于健康人群或亚健康人群，对于疾病期患者的健康管理主要运用在下列几个方面。

1. 定期复查

特别是肿瘤标志物动态监测和一些辅助检查的监测，有利于早期发现、早期治疗。

2. 症状管理

关注肿瘤治疗过程中产生的并发症和不良反应，协助患者渡过难关。

3. 心理疏导和心理治疗

运用"群体抗癌""病友同辈支持"模式，帮助肿瘤患者渡过突发严重事件的心理难关，配合医务人员坚持抗癌。

（四）与社区护理协同，做好肿瘤患者随访工作

肿瘤随访是我国社区卫生服务中心的一项公共卫生服务，许多地区都是由公共卫生医生或护理人员承担，在工作中常常遇到阻力或不理解，肿瘤专科护士应充分利用其专业性和权威性，运用医院-社区-家庭联动方式，做好肿瘤患者随访工作，实现肿瘤患者全病程管理。

（宋彩云、孙玫）

第五节　护士在肿瘤专科护理中的角色与定位

随着肿瘤治疗日益科学化、专业化、规范化，肿瘤治疗指南不断更新，新方法、新理论不断涌现，如肿瘤精准医疗、肿瘤免疫治疗、外科快速康复等；肿瘤护理的新业务、新技术不断开展，如肿瘤循证护理、心灵关怀、安宁疗护、康复护理、营养支持、造口伤口、肿瘤血管通道管理、淋巴水肿护理等专科护理得到推广与应用，肿瘤专科护理建设内涵不断延伸，护士在肿瘤诊疗中担任的角色越来越多。

一、肿瘤个案管理师

(一)个案管理概述

个案管理(Case management)的概念最早于1970年由某保险公司提出，其目的是控制通常由灾难性的事故或疾病引发的高额保险要求。为控制医疗费用的高涨，寻求成本与质量之间的平衡，逐渐被美国的卫生部门、教育部门及福利部门所应用。美国个案管理协会定义个案管理是一个合作性的治疗和服务程序，是个案管理师通过与患者交流和协调可利用的医疗资源满足个人的健康需求，从而达到提高医疗质量、降低医疗成本的医疗结局。我国学者将个案管理定义为一种管理性照护方法，以个案为中心，涉及多学科不断实践，由个案管理师协调与整合各专业人员意见，注重医疗团队成员间协调和合作，确保患者在正确的时间地点，得到整体性、连续性的诊疗服务，达到成本效益与品质兼顾的目的。个案管理不仅降低患者的医疗成本，也减少患者就医的等候时间，提高医疗资源的合理配置，同时提升医疗团队的满意度及患者满意度。

个案管理通过由专科医生、个案管理师、专科护士、心理咨询师、营养师、康复师、社工等人员组建的多学科团队实施整体照护，其中个案管理师为个案管理团队的核心人员，基于整体医疗照护愿景，在对患者全面了解的基础上，协助医疗服务人员完成客观、持续的评估和健康医疗照护。

肿瘤个案管理师(case manager)，简称"个管师"，即肿瘤个案管理的实施者，是在肿瘤个案管理过程中相对固定的全权负责人员，以肿瘤患者为中心的全方位无缝隙的服务，协调医疗各专科团队及患者之间的复杂关系，并帮助肿瘤患者认识自己的健康现状、了解适合他们的治疗护理措施，以及告知治疗护理措施的重要性，从任何会影响患者治疗效果的、生理和心理的、社会家庭的所有因素去"层层分析，对症解决"，最终提高其生命质量。

个案管理师需要结合医疗人员及多学科团队协调运作，包括专科医生、检验医生、专科护士、营养师、心理护士、康复治疗师、社区护士、社会工作人员及其他医疗成员，负责组织和协调医疗团队的合作。对于不能根治的、进行性恶化的以及生存期较短的肿瘤患者，给予控制疼痛和对症治疗，解决其重要的身体、心理、社会和灵性问题的姑息照护，这是肿瘤综合照护中一个重要并且特殊的组成部分。

（二）肿瘤个案管理师的角色与职责

1. 咨询者

作为个案管理师最重要的角色职能，主要包括四个方面：①接受患者咨询，为患者及家属提供疾病、治疗及护理等专业支持；②为临床工作团队提供专家意见和支持；③了解医疗保险制度，为患者和医院提供医保权益咨询；④为医疗保障体系人员制定政策提供建议。

2. 协调者

主要包括五个方面：①负责团队与患者之间的沟通；②协调医疗各团队之间的合作；③协调并执行患者的院内、院外转介服务；④组织肿瘤患者之间的交流（如病友会）；⑤指导临床护士对专业知识的掌握和更新。

3. 教育者

主要包括四个方面：①向患者和家属进行相关疾病的健康教育；②在专业团队中推行以患者为中心的工作理念；③负责个案管理师的培训教育；④协助发展并修订患者临床路径的准则及内容。

4. 管理者

主要包括七个方面：①监督患者的诊疗护理过程及效果；②制定包括评估家庭资源在内的出院计划；③不良事件的监控、分析及预防；④定期组织多专科团队会议；⑤负责院内疾病个案管理工作的年度报告；⑥为肿瘤个案管理信息系统的升级改造提供意见；⑦评价医疗护理团队的工作质量。

5. 临床实践者

即临床护理专家，作为个案管理师的基本角色，主要包括：①制定个体化个案管理计划并协助解决问题；②全面评估患者的健康状况及健康需求；③对诊疗护理计划进行持续改进；④系统整理肿瘤患者的治疗计划及进度；⑤联合医生、护士向患者解释诊疗护理计划并反馈效果；⑥参与制定肿瘤患者的治疗、护理计划；⑦参与肿瘤科医疗及护理查房；⑧为本专科护士提供改善护理效果的建议，向有关部门反馈个案管理所用工具（如临床护理指引、临床路径、标准流程）的利弊。

6. 研究者

也是肿瘤个案管理师不可或缺的角色职能，包括：①应用研究结果；②对个案管理进行科学研究并撰写论文；③申报科研项目。

7. 变革者

是个管师得以不断发展成熟的角色职能，包括：①发展和改进个案评估及管理工具。②发现并完善可改进的个案管理流程；③面对及妥善处理来自各方（医疗团队、患者及家属、政策）对个案管理的阻力。

二、抗肿瘤药物临床试验研究护士

抗肿瘤药物临床试验
研究护士PPT

肿瘤内科治疗经历了从化疗时代到精准的靶向治疗、免疫治疗时代，大大提高癌症患者总体生存率及生活质量，临床试验是肿瘤治疗发展的必经之路。随着临床试验的飞速发展以及监管机构对临床试验质量要求的不断提高，临床研究护士逐渐成为临床试验的核心。临床研究护理在英美国家已经成为护理的专科实践领域。2012年美国国家临床研究护士联合会定义了临床研究护理实践包括临床实践（照护受试者，管理研究药物，执行试验程序）、研究管理、协调照护和提供连续性护理、受试者保护和科研。结合我国的发展现状，目前临床研究护士主要承担以下角色。

(一)学习者

研究护士上岗前要求掌握临床诊疗常规知识及护理操作技能、临床病历书写要求、相关科室（检验科、影像介入、病案室、病理科及财务处等）工作流程、常用的专业英语词汇，同时须进行药物临床试验质量管理规范（good clinical practice，GCP）的培训。在每一项药物临床试验启动前，参加申办方组织的各个环节的培训，掌握临床试验方案、新药临床试验标准操作规程（sandard operating pocedure，SOP）、原始病历及病例报告表的填写要求、临床试验的关键点、容易出错的环节等，学习临床试验设计及疾病诊断、治疗等相关知识。同时可以根据以往临床试验的经验对新试验方案的可操作性以及实施过程中可能出现的问题和如何在方案中规避这些问题提出自己的见解。

临床试验启动后，研究护士必须认真阅读研究者手册和试验方案，了解试验的背景及研究目的，熟悉试验方案受试者的入组和排除条件，掌握试验药物的药理作用、药物的特殊性质及保存条件，掌握药物已知的毒理作用和不良反应，学习识别不良事件，掌握标本的采集方法，熟练掌握各类抢救仪器操作程序，以应对可能发生的紧急情况，保护受试者的安全。

研究护士要学习科研相关的知识，承担一定的科研工作，这有利于在临床试验工作过程中时刻保持严谨的科研态度，提高对GCP的遵循和对试验方案的遵照程度。

(二)执行者

研究护士不仅是临床常规护理照顾的执行者，还是药物临床试验中受试者筛选、给药、标本采集、保存、包装封箱运送等事项的执行者。在完成临床常规护理诊疗照顾的基础上，严格执行药物临床试验质量管理规范和标准操作规程，严格按照试验方案和医嘱进行操作和管理，如若试验方案有新的修改，需经过伦理委员会审批后，才能依照执行。研究护士作为样本采集的执行者，需在采集开始前充分准备，且应具有很强时间观念，严格按照计划来收集样本，对于时间、项目较为复杂的安排，可制定并打印出标准化流程。在执行临床试验药物医嘱时，护士可起督促、检查、反馈的作用，与研究医生及时沟通，最大限度地杜绝方案违背和不良事件的发生。

(三)教育者

1.受试者及其亲属

在临床试验全程中,研究护士要对受试者及家属进行健康教育,向其说明试验目的、过程、疗程与各项检查的配合注意事项、受试者的收益和可能发生的风险与不便,告知其有权在试验的任何阶段随时退出试验而不会受到歧视或报复,其医疗待遇和权利不会受到影响,其所有的资料将会保密,使受试者及家属对药物临床试验有充分的知情同意,能够在临床试验过程中给予较好的配合。

在进行临床治疗的同时,研究护士需关注受试者心理状态,解除其心理负担,乐观积极地配合完成临床试验过程,避免其因心理因素而中途退出。在受试者离院休息期间,安排访视,保持与受试者联系,关心其心理感受及日常生活状况,提高受试者的依从性。

2.临床护士

研究护士需要对临床护士进行临床试验相关知识和新药相关知识的培训,提高其对GCP知识的理解认知度,以保证治疗、护理过程符合法规及方案要求。

3.临床研究协调员

临床研究协调员(CRC)主要是指协助研究者或临床研究护士完成各个不同试验的非医学判断相关工作的人员,可以来自合同研究组织或者医院聘用,但不一定是在本单位注册的护士,可以是医学、药学或者护理学背景的人员。临床研究护士需要对CRC进行法规、疾病知识和临床试验实操知识及技能的培训、教育工作。

(四)管理者

1.药品管理

随着临床试验药品中心化管理的发展,临床研究护士药品管理的职责部分转给专职药师。

(1)取药:研究护士凭临床研究医生的专用处方向专职试验药师取药。核对试验信息、受试者信息、所取药品名称或者药品编号、剂量、生产日期、失效期,确认无误后签字,取回的试验药品包装需记录受试者的入组编号及给药日期。

(2)存药:研究护士要负责药物的储存,确认储存环境符合要求,根据药物保存条件,将未用或备用的药物暂存于专柜或冰箱并上锁,做好相应的出入柜登记,包括存入/领用人、日期、药物名称、数量、剂量等。

(3)配药:如试验药品为非化疗药,则研究护士指导临床护士或者自己按照方案规定的配制方法进行配制。若为化疗药物,则须送到配置中心,监督经过培训的配置人员按照方案要求准确无误完成配药。

(4)给药:研究护士和临床护士要仔细核对医嘱,确保给药剂量与用法符合试验方案,按要求控制给药时间,并严密监测是否有药物输注不良反应。口服给药时,研究护士应协助患者吞服试验药物,避免患者可能出现的作弊行为。如患者出现呕吐,应及时报告医生,判断是否需要补服药物,保证剂量准确。给药时准确填写给药表格,用药后严密观察病情变化，按要求准时、准确测量生命体征，必要时使用心电监护仪，随时记录，保证数据的真实可靠。

(5)回收：临床试验药物的空包装、安瓿及剩余的药品不得随意丢弃，研究护士负责保管，核对患者的入组编号及给药日期，按方案要求及时回收、清点、记录。必要时送回临床试验药房登记备案，以备检查。方案未作要求的静脉或者注射给药的细胞毒性药物按医院特殊医疗废弃物处理流程执行。口服药品要根据方案要求和受试者服药日记卡计数实际服用量和剩余药量，保证受试者的用药依从性和安全。

(6)清点：定期与临床试验药师清点试验药品，以保证有足够的储备量，及时将过期、剩余药品回收、归还申办方销毁。

2. 受试者管理

受试者管理应将安全放在首位，增强受试者的依从性，提高试验结果的可靠性。研究护士在临床试验实施前，应提前做好准备工作，在试验的各个阶段履行好自己的职责。

(1)在所有试验操作开始前，应协助研究医生签署知情同意书。

(2)接待受试者的非常规访视，及时处理院外不良事件。

(3)在出组后访视中，研究护士应关注受试者身体状态，建立延续性护理服务。

(4)学习相关政策及法律知识，保障受试者的各项权益。

研究护士根据不同的试验方案，对试验中的受试者进行住院管理和门诊管理，住院期间与主治医生共同就受试者治疗时间和治疗剂量进行计算和协调。受试者一旦治疗完成，则出院进行门诊访视，这时需要将受试者的访视时间安排好，交给患者写有详细访视计划和安排的便笺，以便于患者的配合。对于门诊口服药物治疗的患者，根据治疗周期情况，一次制定一个周期或两个周期的访视计划和安排，包括相应检查的预约时间一起写在便签上，方便患者就诊，减少就诊挂号次数，减轻受试者及家属的负担。

3. 生物样本管理

研究护士须按照试验方案要求进行生物样本(血液、大小便、泪液、病理切片等)的采集、处置和寄送。血液样本采集后，须在规定时间内，依据试验方案要求进行离心、分离与存入样本库；有些试验样本如大小便等需由受试者本人留取，则给予耐心指导留取标本的方法，告知注意事项，并提供手纸、洗手液等便利，留取完毕后按照试验方案要求进行相应处置。所有样本管理环节，研究护士需进行双人核对，做好详细的样本采集、处置、出入库记录，要求生物样本的管理轨迹均可溯源。

4. 设备管理

(1)病房必备的急救设备，按照医院统一规定进行管理。

(2)临床试验专用设备，例如离心机、移液枪、冰箱、输液泵、心电图机等需要按要求进行定期检查、登记、维护、维修、年检，最好每台仪器均设有台账记录本。

5. 物资管理

(1)病房必备的物资，按照医院统一规定进行管理。

(2)临床试验项目提供的采血管、冻存盒、冻存管、特殊试剂等物资按照试验要求进行登记保管，定位放置，定期检查、核实出入记录。

6.文件管理

临床试验的文件管理贯穿于整个临床试验的始终,包括准备阶段、进行阶段和试验完成后,《药物临床试验质量管理规范》中有明确要求,内容纷繁复杂。研究护士要及时准确完成记录,保存好原始资料,目前 CRC 承担了其中大部分整理工作。资料收集过程中还要对受试者的各种源文件进行管理,这是目前临床试验质量核查的重点。

7.财务管理

(1)研究护士在试验准备阶段需要根据研究方案进行财务合同的拟定、修改和最终签订。

(2)试验过程中,需要根据签订的合同对受试者的相关费用进行减免或报销,发放交通和营养补贴,及时根据入组情况与申办方联系后续研究经费的补充。

(3)试验结束时要跟药物临床试验机构和申办方一起将所有的经费结清,以便完成最终的总结报告。

8.人员管理

研究护士主要负责每个项目 CRC 的管理,例如考勤、工作内容、工作态度和工作能力的考核。

(五)数据收集与记录者

研究护士是受试者每次随访第一个接触对象,并且与受试者接触更密切、更容易沟通和交流,可以获得很多受试者的相关资料。从生命体征的测量,到检验报告、检查报告、生活质量问卷或疼痛问卷、用药日记本、疗效评价表的收集,血标本、病理标本的采集,医嘱单或输液单、外院诊断或治疗病历复印件的收集等。同时研究护士须及时发现并与临床研究医生确认处理不良事件,协助研究医生了解和评估不良事件的起始时间、药物不良反应的严重程度、与研究用药的关系及相应的处理措施或者伴随用药以及不良事件的结果,在不良事件记录表中及时记录。关注受试者的主观感受,以便根据具体情况进行相应的健康宣教和心理干预。对于出组的受试者仍然需要随访其后续治疗情况和生存情况。因此,研究护士数据收集者的角色也是贯穿于临床试验的始终。

数据记录是研究护士工作中最耗时的一项工作。临床试验进行期间研究护士须填写护理记录单,记录用药时间、结束时间、标本采集时间、生命体征、饮食情况、主观感受等;在申办方提供的病例报告表(case report form,CRF)中,需将试验中观察的情况与检查结果及时、准确、完整、规范、真实地记录,不得随意更改,确因填写错误,做任何更正时应保持原记录清晰可辨,由更正者签署姓名和时间,使记录的信息与原始资料相符,避免因为记录误差影响试验结果的评价,接受申办方相关的监查、稽查及相关部门的视察,把握好试验进度。目前很多数据的记录和录入由 CRC 或者专职文员与研究护士共同来完成。

(六)协调者

研究护士作为临床试验的主要协调人员,负责沟通临床药理基地、伦理委员会、主要研究者、申办方和中心实验室(如果有必要)等各方面的关系,从而顺利完成临床试验的审批、启动工作。试验启动后，为了完成各项随访工作，需要进一步协调医院相关科室的工作，包括病理科、检验科、影像科、急诊科、住院处、财务部门和科研管理部门等。同时要协调受试者和主要研究者、研究医生、住院总医生以及临床护士等的关系。

1. 研究团队的协调

一般的临床研究主要研究者是以医生，药师，科研人员，统计人员为主。但是越来越多的临床研究开展需要研究护士的参与，特别是Ⅰ期等临床操作较多或者复杂的临床研究。研究护士参与方案讨论和评估，不但可以评估方案的可行性，还参与方案制定，为临床研究实际开展提供建议和修正。

2. 受试者的协调

临床研究护士是整个临床试验的核心，对于受试者来说研究护士是照顾者、辩护者、教育者、伙伴；对于研究团队来说研究护士是不同专业科室的联络者、纽带和桥梁；对于临床试验的过程及质量来说研究护士是管理者和把控者；对于临床实践来说研究护士是先行者和技术顾问。因此，临床研究护士无疑是临床试验成败的关键。

临床研究护士现处于不断增长的需求阶段，但由于发展的时间尚短，还存在很多问题。不仅需要业内人士在认识上有不断的统一，在职责定位、人员培养、薪金福利等方面也都需要得到更多的支持和完善。未来研究护士的岗位还可以再进行细分，成为法规事务专员、数据录入专员、标本管理专员等。目前国内专科护士的发展很迅速，比如造口专科护士、心理专科护士等均是护理队伍的专业化分支。研究护士作为临床试验领域中应运而生、不可或缺的一个岗位，是否也可在护理专业发展中成为新的专业分支，需要行业的共同呼吁和努力。

三、肿瘤专科护士

恶性肿瘤是威胁我国人民健康最重要的疾病，随着癌症遗传学、分子生物学的新发现、新药物的研制、新的诊断及治疗手段的发展及癌症幸存者的数量增加，肿瘤专科护士在肿瘤多学科规范化诊疗与个体化治疗模式创新协调发展中的重要性日益突出，而肿瘤专科护士角色意识和职责的定位是影响其专科能力的重要基础。

（一）防癌筛查的健康倡导者

目前，我国面临着癌症高发病率、高病死率、高负担和患者高需求的挑战，为人民提供全方位全周期服务是新时代赋予的新使命，强化预防筛查、早诊早治和科研攻关是癌症防治行动的重要手段。肿瘤专科护士应走向社会，大力宣传肿瘤科学预防理念，开展防癌普查、咨询讲座、科普宣传等，传递科学的癌症防治知识，促进高危人群筛查，改变不利于健康的各种行为习惯，提高人们的健康水平和防癌意识。

（二）肿瘤患者的专业照护者

肿瘤专科护士在肿瘤患者整个外科治疗、化学治疗、放射治疗（以下均简称为化疗、放疗），免疫治疗等治疗过程中起着重要作用。作为肿瘤专科护士，必须有丰富的医学基础知识，特别是肿瘤专科知识和相关人文科学知识及熟练的操作技能，才能为患者提供最优质的服务。

在护理过程中，肿瘤专科护士需要充分发挥专业知识与技能，及时评估患者的危险因素，主动预防、控制和减轻治疗的不良反应，积极进行症状管理，预防并发症的发生，定期对患者进行护理效果评价，引导患者恰当运用心理防御机制以实施肿瘤患者的个体化全程护理，提高患者的生活质量。

（三）癌症家庭的应对支持者

肿瘤给人们带来巨大的精神压力，导致不良心理情绪的产生，不仅影响患者正常生活，长期照护也给其家庭带来极大冲击，使他们面临巨大压力、身心疲惫，同时家庭成员对肿瘤患者的态度也将直接影响患者自身的心理反应，因此护士除了对患者的身体、心理、精神状态进行监测外，还要将对肿瘤患者的心理护理扩展到对其家属的心理照护，对其家庭提供情感支持、信息支持及工具性支持，做好患者家属的开导和劝慰，寻求有效的社会资源。一方面帮助出院患者适应家庭生活，另一方面帮助照料患者的家属解决出现的困难，同时对失去亲人的家庭进行哀伤辅导。

（四）全程治疗的教育咨询者

肿瘤护理伴随社会的发展及需求，专科护士的社会功能日益扩展，人们对护理工作要求越来越高，护士工作从面对疾病转为面对患者群；护理教育从医院走向社会，深入患者家中，开展社区护理，护士到患者家中访视，指导并培训患者亲属学会一些基础护理技术，提高患者自我护理能力；健康教育形式多种多样，方式从线下转为线下和线上结合，包括开展健康教育讲堂、病友俱乐部、互联网专科护理网上问诊等，使患者和其亲属获得专业的心理、情感、营养、疾病相关信息与家庭护理等知识。

（五）多学科诊治的沟通协调者

肿瘤多学科综合治疗协作组包括肿瘤外科、放疗、化疗、病理、影像、护理、遗传咨询、临终关怀等专业人员。肿瘤专科护士必须掌握语言与非语言的沟通技巧，对患者、患者亲属、护士、医生及其他人员或部门进行协调。护士能表现出对患者良好的聆听技能，能识别患者所处的情形，并能协助肿瘤患者进行临床决策指导及支持；应用语言技术，如经常使用开放性问话获得更多的信息，运用有效沟通缩短与患者的心理差距，做好医患之间的重要协调者，增加治疗工作的效能。

（六）肿瘤康复的随访管理者

肿瘤患者有着多方面的康复需求，需要采取综合康复手段，改善其生理功能，从而提高患者的生存率，延长生存期，改善生活质量，促进肿瘤患者最大限度的功能恢复、回归社会。肿瘤专科护士在患者长期的治疗过程中需定期对患者的康复情况进行评价，以判断是否达到预期效果，收集相关资料、将实际结果与预期目标进行比较。对康复期和带瘤生存的患者定期进行随访，通过家庭访视、电话随访、护理门诊、网络平台等方式，评估患者在康复中出现的问题，根据其需求提供相应帮助及护理。

（七）安宁疗护的临终关怀者

如果患者处于癌症晚期或终末期时，肿瘤专科护士更应正确运用伦理理论与原理，遵守四项医学伦理原则：不伤害原则；有利原则；尊重原则；公正原则。全面地了解患者的躯体、心理、家庭与社会支持情况，用护理伦理守则指导解决护理问题，尽可能地为晚期癌症患者提供舒适的环境、减轻痛苦，实施安宁疗护，维护临终患者的尊严，帮助他们平静、无痛苦地走完生命的最后一程。

（八）肿瘤护理的临床研究者

开展护科研是促进肿瘤护理的发展，提高肿瘤护理科学水平的重要环节，欧美国家甚至形成了专门的临床试验护士角色。近年来，我国肿瘤护理研究领域不断深化，在各种治疗不良反应的防治、症状管理、肿瘤康复、行业规范、标准与指南等方面都有扩展，呈现经验性研究向循证护理转化，研究内容倾向于症状管理、研究领域和方法更加多样化的特点，肿瘤专科护士应针对癌症护理中的薄弱环节，进行多方位科学研究，指导护理实践。

四、安宁疗护专科护士

2017 年，国家卫生和计划生育委员会颁布《安宁疗护实践指南（试行）》《安宁疗护中心基本标准和管理规范（试行）》，明确了安宁疗护实践是以临终患者和其亲属为中心，以多学科协作模式进行。护士作为安宁疗护中不可或缺的一员，在终末期患者的舒适照护、症状管理，以及患者和其亲属的心理支持和人文关怀方面起着重要作用。

（一）患者资料的主要评估者

护士作为医疗团队中与安宁疗护患者接触最多的工作人员，是对患者进行身体、心理、社会、灵性及精神评估的主要完成者，安宁疗护专科护士通过专业的评估工具。如：疼痛评估尺、心理痛苦温度计等，对患者进行有效、动态的评估，并与安宁疗护团队的其他成员相互协助，促进患者身心舒适。

（二）临床实践的主要实施者

《安宁疗护实践指南（试行）》指出安宁疗护实践是以临终患者和其亲属为服务对象，内容包括疼痛及其他症状控制、舒适照护、心理、精神及社会支持等。护士在照顾患者及其亲属中发挥着主要作用。随着死亡脚步的临近，临终患者的症状更加恶化，会出现呼吸困难、谵妄、恶病质等症状。安宁疗护专科护士通过专业的护理技能对患者这些症状进行管理。并给予患者和（或）其亲属心理支持和人文关怀、舒适照护、灵性照护等，促进患者身体、心理、社会及精神健康。

（三）多学科团队的协调者

《安宁疗护中心基本标准和管理规范（试行）》，明确了安宁疗护实践是以多学科协作模式进行。临床医生、麻醉医生、护士、心理咨询师、营养师、社会工作者等都是团队成员，各司其职。研究和实践均证明，护士在构建和维持多学科团队照护网络中起着重要的作用。首先，护士根据临终患者及其亲属的护理问题及需求，与团队其他成员进行信息交流、咨询并反馈信息，制定最佳护理措施，同时，护士也可根据自己知识和经验给其他成员提供专业建议；其次，临终患者的照护过程是多学科团队不断合作和协商的过程，护士是整个过程的协调者。多学科团队各成员均以临终患者及其亲属为中心，从各自专业角度出发，以解决他们的健康问题及需求为目的展开照护计划，作为责任人的护士是合作者、结合者和协调者，起着沟通、交流、协调的作用，让患者及其亲属得到有序、有效、合理、最佳照护。

(四)患者的代言人

在临床中，患者与护士的接触和交流时间最多，护士更容易及时有效地了解患者的需求和护理问题，护士通过有效、准确、动态的评估，制定有针对性的护理计划，并为临床医生、心理咨询师、社工制定和修改照护计划提供依据。

(五)安宁疗护的健康教育者

首先，护士是患者及其亲属的健康教育者。终末期患者面临着死亡的威胁、各种症状带来的痛苦，心理状况复杂，要做好终末期患者及其亲属的健康教育提高患者的遵医行为，缓解患者的痛苦，帮助患者有尊严地离世尤为重要。另外，护士也是护理同仁的教育者。随着护理学由简单的医学辅助学科发展为现代独立的一门学科，护理学在深度和广度上都得到了延伸和拓展。安宁疗护是一门专科性、实践性很强的专科，由于服务对象的特殊性，其临床实践也具有挑战性，安宁疗护护士在实践中不断探索经验，也以教育者的身份将知识和经验传递。

(六)专科领域的研究者

专业学科的发展离不开科研的发展和创新。护士作为安宁疗护实践的主要实施者，与服务对象接触最为紧密，可根据终末期患者和其亲属在治疗及康复过程中需要解决的问题及需求展开科学研究，为患者及其亲属提供最佳循证实践。随着社会发展对安宁疗护的需求、国家政策层面的重视，越来越多的护士在安宁疗护专科领域开展了多维度、深层次的研究，为安宁疗护临床实践提供了理论依据。

(邓莉、陈勇)

练习题

一、选择题

【A 型题】(10 题)

1. 癌症防治行动的重要手段不包括(　　)。

A. 预防筛查　　　　　　　　　　B. 早期诊断

C. 早期治疗　　　　　　　　　　D. 科研攻关

E. 治疗为主

2. 为人民提供全方位全周期服务是新时代的新使命,我国面临着的癌症新挑战不包括(　　)。

A. 癌症高发病率　　　　　　　　B. 癌症低病死率

C. 癌症高病死率　　　　　　　　D. 癌症高负担

E. 患者高需求

3. 肿瘤的一级预防又称病因预防,以下哪项属于一级预防(　　)。

A. 肿瘤登记报告　　　　　　　　B. 早期发现

C. 早期诊断　　　　　　　　　　D. 早期治疗

E. 多学科综合诊断与治疗

4. 应用甲胎蛋白免疫测定(AFP)诊断原发性(　　),这属于肿瘤的二级预防。

A. 肝癌　　　　　　　　　　　　B. 胃癌

C. 肠癌　　　　　　　　　　　　D. 鼻咽癌

E. 肾癌

5. 下列不属于癌前病变的是(　　)。

A. 结肠息肉　　　　　　　　　　B. 肝硬化

C. 宫颈糜烂　　　　　　　　　　D. 脂肪瘤

E. 萎缩性胃炎

6. EB 病毒与(　　)有关。

A. 肝癌　　　　　　　　　　　　B. 胃癌

C. 鼻咽癌　　　　　　　　　　　D. 肠癌

E. 肾癌

7. 肺癌最常见的转移途径是(　　)。

A. 淋巴转移　　　　　　　　　　B. 直接蔓延

C. 血道转移　　　　　　　　　　D. 种植性转移

E. 以上均是

8. 有关良性恶性肿瘤特征的说法不正确的是(　　)。

A. 良性肿瘤排列规则,极性保持良好

B. 良性肿瘤边界清楚,常有包膜

C. 恶性肿瘤膨胀性或外生性生长

D. 良性肿瘤常呈膨胀性或外生性生长

E. 恶性肿瘤多有转移

9. 下列属于肿瘤二级预防的是(　　　)。

A. 健康饮食　　　　　　　　　B. 手术治疗

C. 肿瘤康复　　　　　　　　　D. 治疗癌前病变

E. 限制饮酒

10. 下列哪项不是安宁疗护专科护士的角色(　　　)。

A. 研究者　　　　　　　　　　B. 实施者

C. 志愿者　　　　　　　　　　D. 评估者

E. 协调者

【B 型题】(5 题)

问题 11~12

A. 肝炎病毒

B. HPV 病毒

C. EB 病毒

D. 幽门螺杆菌

11. 胃癌的致病因子是(　　　)。

12. 宫颈癌的致病因子是(　　　)。

问题 13~15

A. 白血病时的外周血涂片检查

B. 白血病的骨髓穿刺涂片检查

C. 肝癌的甲胎蛋白(AFP)

D. 内镜检查

E. 外科手术

13. 属于专一性检查(理化)诊断的是(　　　)。

14. 属于细胞病理学诊断的是(　　　)。

15. 属于组织病理学诊断的是(　　　)。

二、是非题(5 题)

1. 护士运用有效沟通能缩短与患者的心理差距,增加治疗工作的效能。(　　　)

2. 应用癌胚抗原(CEA)诊断大肠癌,这属于肿瘤的三级预防。(　　　)

3. 黏膜白斑是癌前病变。(　　　)

4. 肿瘤是不会传染的。(　　　)

5. 黄曲霉毒素是肝癌的致病因子。(　　　)

三、填空题(5 题)

1. 护理研究呈现经验性研究向(　　　)转化,研究内容倾向于症状管理、研究领域和方法更加多样化的特点。

2. 医学伦理原则包括的是不伤害原则、有利原则、(　　　)、公正原则。

3. 根据肿瘤的生物学行为,传统上肿瘤可分为两大类:(　　　)和(　　　)。

4. 肿瘤专科护理是一门关于肿瘤(　　)、(　　)、(　　)的专科护理学科。

5.研究护士主要负责每个项目( )，例如考勤、工作内容、工作态度和工作能力的考核。

四、简答题(4题)

1.肿瘤个案管理师应具备什么资质？

2.肿瘤的一级预防。

3.临床研究协调员(CRC)是指？

4.三级预防的意义。

参考答案

一、选择题

【A型题】(10题)

1.E 2.B 3.A 4.A 5.D 6.C 7.A 8.C 9.D 10.C

【B型题】(5题)

11.E 12.B 13.C 14.A 15.B

二、是非题(5题)

1.√ 2.√ 3.√ 4.√ 5.√

三、填空题(5题)

1.循证护理

2.尊重原则

3.良性肿瘤 恶性肿瘤

4.预防 护理 康复

5.监控

四、简答题(4题)

1.取得护理执业证书；肿瘤专科工作3年及以上；完成个案管理师培训内容，全脱产培训不少于3个月；职称为主管护师及以上；全日制本科学历者工作年限5年及以上，全日制硕士学历以上者工作年限3年及以上；学历为全日制本科及以上；已完成省级及以上肿瘤专科护士培训。

2.肿瘤的一级预防又称病因预防，是指针对已知病因或危险因素，采取有效和适宜的干预策略和措施，消除、阻断、降低、延缓甚至逆转致癌作用，达到降低癌症的危险、发病、死亡和患病率的目的。

3.临床研究协调员主要是指协助研究者或临床研究护士完成各个不同试验的非医学判断相关工作的人员，可以来自合同研究组织或者医院聘用，但不一定是在本单位注册的护士，可以是医学、药学或者护理学背景的人员。

4.三级预防的意义在于对晚期患者进行综合性的治疗，正确有效地进行姑息治疗和康复治疗，帮助他们减轻痛苦，改善生活质量，延长生存期。

第二章

肿瘤科病室的设置与管理

病室是医院的重要组成部分，也是患者治疗、康复的场所。病室的建筑、布局、设施配置和管理质量直接影响医疗、护理、教学、科研任务的完成和患者康复。

▎第一节　肿瘤科普通病室的布局与设施配置

肿瘤科普通病室的基础设置包括病房的建筑布局、基本设施、监测与治疗设备等。没有设置静脉用药调配中心（pharmacy intravenous admixture services，PIVAS）的医院还要有相对独立的配置化疗药物的空间。各个科室应根据各自的具体情况决定病房的设置，原则是尽最大可能满足肿瘤患者的需要。

一、建筑布局

普通病室分为病房和辅助房两部分。病室设床位 35~40 张，抢救床 1~2 张。病房包括普通病房、抢救室和隔离室。病房内可设单人病房、双人病房或 3~6 人病房。病房设置布局应有清洁区、污染区之分，划区合理。室内有空调或中央空调及防蚊、蝇设施，覆盖免费的无线网络。病房取向宜朝南方向，地面可采用防滑的地板或其他防滑材料。病房走廊应宽敞(>2.5 m)，注意采光和通风。室内墙壁宜采用易清洁消毒、不致敏的材料。病房门应为双开门(以进出床大小为准)，一般 1 m 宽，门最好能自动开关且无声发出，不设门槛，实行电子门禁，不设内扣锁。窗户带限制条。墙角及家具以钝角或圆角为宜。辅助房有抢救室、治疗室、处置室、诊疗室(或换药室)、冲洗室(妇瘤科专设)、护士站、医生办公室、护士长办公室、科主任办公室、医生值班室、护士值班室、学习室、配餐室、工作人员的餐室、工作人员更衣室、库房、污物室、健康宣教室。有条件时设晒物阳台及其亲属接待室，配备 PIVAS 和物流传输带，传输药物和标本到病房。没有 PIVAS 的医院需要有化疗药配制室。病房走廊两旁或一旁应有扶手，有防滑警示标识，壁上悬挂应急灯及安全通道标识牌。

二、设施配置

(一)普通病房

病房内病床朝向宜与墙壁垂直,床两边不靠墙。两床之间距离不少于 1 m,病床末端通道不少于 1.5 m,每床占用 6~7 m² 的面积,两床之间应设有隔帘(有条件时可增加壁柜)。病房内阳光充足,空气流通。病床最好为多功能床(可升降床尾、床头、带轮、有护栏、餐桌),采用油棕或海绵制成的床垫,床旁配桌、椅,每一床头安装电子音控对讲机、床头灯、室内安装日光灯、地灯、电源插座、有轨输液架、中心管道吸引和中心供氧设备、壁挂式电视机。病房内设洗漱间、卫生间,有坐或蹲式便池,便池两旁设有扶手,可设置大小便标本放置台,并配有淋浴设施。卫生间内安装对讲电话或呼叫设备,以便患者发生紧急状况时呼叫。有条件的医院洗漱间和卫生间分开,并配备直饮水机等。

(二)抢救室

应设在护士站的对面或邻近房间,以单人间为宜,内置 1~2 张配置有滑轮、能升降的多功能抢救床,每张床位占地面积 10~12 m²,床间距离不少于 2 m。抢救室的设施除按普通病房外,还应配备抢救车、抢救药品和抢救仪器设备,墙上挂抢救流程图或制作卡片放置在抢救车内。有条件时,可备护士办公桌、椅、台灯和常用护理用品。

(三)隔离病房

以单人房间为宜,门外及床头卡悬挂隔离标识。配备隔离用物,如隔离衣、鞋套、洗手设施、带盖垃圾桶、避污纸、便器、清洁用物储存柜等。有条件的医院设层流装置净化空气。

(四)治疗室

应设在护士站附近,面积不小于 12 m²,用于治疗前的准备工作。配置易清洁消毒的治疗台、无菌物品存放柜、药物存放柜、空气消毒设备、冰箱、检液灯、治疗车、发药车和各类治疗用物。墙上挂药物配伍禁忌表、皮试液的配制方法和"三查八对一注意"提示等。

(五)化疗药配制室

包括更衣间、准备间、配药间。
(1)更衣间:设洗手池、非触摸式水龙头、擦手纸盒或干手器、脚踏垃圾桶、穿衣镜、衣柜、鞋柜、淋浴间、污物车、用物存放柜。
(2)准备间:设药柜、冰箱。
(3)配药间:设生物净化配药柜、检液灯、药物传递窗口、治疗台、空气消毒设备,配药用物及化疗药物外溢箱等。

（六）处置室

与治疗室相邻，洁污分区，布局合理。配备物品柜、处置台、洗手池、非触摸式水龙头、擦手纸盒或干手器、清洗池、垃圾分类盛装容器等。洗手池附近墙上挂七步洗手法视图。

（七）诊疗室（或换药室）

配备诊查床、换药车、器械台、外用药柜、无菌物品存放柜、各种检查治疗用物、空气消毒设备、洗手池、非触摸式水龙头、擦手纸盒或干手器、鹅颈灯、踏脚凳、垃圾分类盛装容器等。

（八）冲洗室（妇科肿瘤专设）

配备产床（冲洗用），床旁设隔帘，配备冲洗用物品、洗手池与干手设施、非触摸式水龙头。

（九）护士站

配备办公桌（或台面）椅、可移动病历柜、记事板、患者一览表、电话机、对讲信号系统、挂钟、资料柜、电脑和打印机、洗手池、非触摸式水龙头、擦手纸盒或干手器、脚踏垃圾桶、磅秤或身高体重测量仪等。

（十）医生办公室

配备办公桌、椅、电话机、资料柜、记事板、阅片灯、电源插座、电脑和打印机、洗手池、非触摸式水龙头、擦手纸盒或干手器、脚踏垃圾桶。

（十一）科主任及护士长办公室

办公桌、椅、文件柜及电脑和打印机等办公用品。

（十二）医生及护士值班室

配备床、被褥、书桌、椅、壁挂式电视机、直饮水机等。内设卫生间并配有淋浴设施、洗漱间。

（十三）学习室

配备会议桌椅、电脑、打印机、投影仪、资料柜及其他办公用品。

（十四）配餐室

配备工作台、洗涤池、餐车、餐桌、椅子、微波炉、直饮水机等。有条件的医院可配备消毒碗柜。

(十五)工作人员的餐室

配备餐桌、椅子、微波炉、直饮水机、冰箱、柜子等,有条件的医院可以配书吧等。

(十六)工作人员更衣室

配备衣柜(可分别悬挂衣物,放置物品)、挂钩、衣架、鞋架、穿衣镜。私人衣物分区挂放。

(十七)库房

配备货架或柜子、整理箱,医疗用品中的无菌物品和非无菌物品以及办公用品分开放置,贴好标签,定位存放。

(十八)污物室

用于各类污物的洗涤、浸泡、消毒与存放。内有洗涤池。配置存放脏被服的污物车和存放干净抹布的柜子。

(十九)健康教育室

配备电视机、报刊、书籍、健康教育资料、棋类、桌椅等。

(二十)生物安全柜配置与使用

抗肿瘤药物不仅会对患者产生不良反应,同时药物也可通过呼吸道、消化道、皮肤吸收等途径对配药者和执行化疗的医务人员的健康造成危害。生物安全柜的使用,能减少药物气溶胶暴露对环境造成的污染,并能有效地拦截微生物颗粒及尘埃颗粒,减少和避免微粒的产生,从而保证配药的无菌性,提高输液的安全性,实现对医务人员和环境的有效保护。

1.生物安全柜的配置

根据对生物遏制程度的不同,生物安全柜分三级:Ⅰ级、Ⅱ级(A1、A2、B1、B2 型)和Ⅲ级(表 2-1-1)。Ⅰ级生物安全柜:气流从前方进,从后方经顶部高效空气过滤器(high-efficiency particulate air filter, HEPA)滤片流出,仅保证工作人员不受损害,但不能保证产品不受污染。Ⅱ级生物安全柜:为垂直层流,进出气体均经 HEPA 滤片滤过,工作状态下对人员、环境、产品均提供保护。Ⅲ级生物安全柜:四面封闭,有手套箱式操作口,其供应空气流经一层 HEPA 滤片,排气流经两层 HEPA 滤片,能对人员、环境、产品提供最高防范效能。化疗药物配制宜使用Ⅱ级或Ⅲ级生物安全柜。

表 2-1-1　生物安全柜按对生物遏制程度分类使用情况表

类型		对生物遏制程度及排气工作原理	适用范围
Ⅰ级		保护工作人员和环境	枯草芽孢杆菌
Ⅱ级	A1型	保护工作人员、环境和试样 前窗气流速度最小量或测量平均值至少应为 0.38 m/s。70%气体通过 HEPA 过滤器再循环至工作区，30%的气体通过排气口过滤排出	普通微生物、普通细菌培养
	A2型	前窗气流速度最小量或测量平均值至少应为 0.5 m/s。70%气体通过 HEPA 过滤再循环至工作区，30%的气体通过排气口过滤排出	检测甲型、乙型和丙型肝炎细胞毒素
	B1型	70%气体通过排气口 HEPA 过滤排除，30%的气体通过供气口 HEPA 过滤再循环至工作区	艾滋病检测或梅毒抗体检测
	B2型	100%全排型安全柜，无内部循环气流	挥发性化学品和核放射物作为添加剂的微生物
Ⅲ级		采用手套箱严格保护工作人员、环境和试样	SARS、Ebola 病毒

2. 生物安全柜工作原理

生物安全柜是将柜内空气向外抽吸，使柜内保持负压状态，安全柜内的空气不能外泄，以保护工作人员；外界空气经 HEPA 过滤后进入安全柜内，以避免柜内产品不被污染；柜内的空气也需经过 HEPA 过滤后再排放到大气中，以保护环境。

3. 生物安全柜的使用

(1)使用要求：

1)维持无菌：任何东西都绝不能在高效过滤器和无菌产品之间干扰层流气流，也就是尽力维持无菌，不可跨越区域。

2)防止反射性污染：所有的无菌操作至少应在生物安全柜的 15 cm 内进行。

3)使用前保证柜内空气的完全净化：无论何种原因造成生物安全柜关闭，在重新使用前必须持续运行足够长的时间(15~30 分钟)来达到生物安全柜空气的完全净化，还需要进行消毒。

4)使用前正确清洁：生物安全柜在使用前，所有工作表面都应进行清洁。在工作的全过程中，应经常清洁台面。

5)不接触高效过滤器：包括清洁剂、注射器中的药物或安瓿玻璃等。打开安瓿时不能朝向高效过滤器。

6)对工作人员的要求：严格遵守无菌操作技术。禁止在摆放生物安全柜的室内吃东西、喝饮料和吸烟等。另外，在生物安全柜工作时，不能穿戴珠宝饰品。谈话或咳嗽等都应避免直接面向生物安全柜工作区域，以使气流干扰最小化。柜内只能放置配置化疗药物必需的物品，不应有纸、笔、标签和托盘等。

7）定期测试：生物安全柜应按技术要求由合适人员每隔6个月测试一次。当移动生物安全柜或怀疑滤器有损坏时也应进行测试。

（2）生物安全柜的清洁：①操作人员进入洁净室前，在更衣室应遵守穿衣及洗手规定；②清洁生物安全柜时用75%乙醇喷雾器及抹布仔细地擦拭。先是上面，再是两侧；擦拭应顺从气流的方向，从一侧到另一侧，重叠交叉的擦拭。某些物质因不溶于乙醇，需用水来清除。为防止损坏，玻璃面的清洁应用温热的肥皂水而不能用乙醇。生物安全柜的外表面用中性去污剂或适当的消毒剂清洁；③避免任何物质喷洒或溅入滤网内的高效过滤器。

（黄小波、孙玫）

第二节　肿瘤专科特色病房设置与管理

一、层流病房的布局与设施配置

空气层流无菌病室是患者处于安全隔离的状态下接受治疗护理及居住生活的场所，它是一个独立的护理单元体系。在位置、结构、布局、设备、环境等方面都有特定的要求。层流病区建筑的基本要求为全封闭的空气层流病房，以去除空气介质中的微生物，保证达到规定的环境要求，便于清洁消毒及管理。

层流病房的布局与设施配置PPT

（一）建筑布局

1.层流病室建筑布局设置原则

层流病室建筑布局要科学合理，选择地点要与外界隔离，周围无污染源，符合功能流程及医院感染管理要求，方便医疗及患者为原则。

2.层流病室组成

层流病室病区包括四个部分：层流病房、层流治疗室、医护人员用房、净化及空调系统机房。有四条内部通道，即工作人员通道、患者通道、清洁物品通道、污物通道（图2-2-1），每间病房为一个独立系统，配备中心供氧与中心吸引系统、监护及通信设备等。

3.洁净病房要求

洁净病房房间大小要适中，单人单间，7~10 m² 即可，净高2.2~2.4 m，采用悬吊式自动推拉门。设置能目视室内外环境的大玻璃窗。病室内设置闭路电视监视及对讲信号装置，以满足患者和护士站及探视人员的联系。病房内还应配备有线电视及无线网络。

4.层流病房技术参数

层流净化系数换气次数300~500次/小时、风速≥0.35 m/s、噪声（38±40）dB、温度（22±1）℃、湿度（50±10）%，空气洁净度见表2-2-1。定期监测各种参数，确保符合标准。

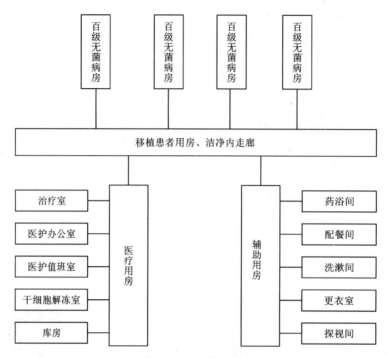

图 2-2-1 层流病室组成

表 2-2-1 层流病房各区域净化标准

区域	净化级别	灰尘颗粒值		微生物
		个/L*	空气**	物体表面***
超洁净区	100 级	≤3.5	0~5	0~5
洁净区	1000 级	≤350	10	10
半洁净区	10000 级	…	100	10
清洁区	…	…	200	15

注：*>0.3um 灰尘颗粒　**CFU/m³　***CFU/cm²。

(二) 设施配备

1. 层流设备

层流设备主要为能清除直径>0.3 μm 的微粒与细菌达 99.9% 的高效过滤器，还有中效及初效过滤器。按 1 立方英尺空间空气中>0.5 μm 的颗粒量划分净化级别：超洁净区(100 级)、洁净区(1000 级)、半洁净区(10000 级)和清洁区，各区间均有屏障分隔及明显标志。层流方式按空气气流方向不同可分为水平式与垂直式两种。

2. 层流病房设施

层流病房备有电视、电话、电视监视系统、活动饭桌、血压计、听诊器、电热水壶、磅秤、电子消毒盒、体温计、氧气雾化器、中心吸氧、负压吸引系统、床头柜、椅子、坐浴器、升降床及气垫床一张。

3.洁净治疗室

洁净治疗室配备多层物品柜一个、器械柜一个、急救车一个(内设急救药品及急救器械)、超净治疗台一个、心电监护仪、电子喷雾消毒仪、石英钟。

4.内走道

进门处设有内走道,并设洗手、泡手池各一个。

5.医生办公室

医生办公室与普通病室设施相同。

6.护士办公室

护士办公室配备电视监视系统、电脑办公系统、对讲系统、办公桌、冰箱、微波炉。

二、肿瘤日间病房的布局与设施配置

(一)建筑布局

肿瘤日间病房分为病房、治疗区域和辅助房两部分。病室设床位 3~6 张。治疗区域若干,每个治疗区域配置一定数量输液椅,门最好能自动开关且无声发出,不设门槛。辅助

肿瘤日间病房的布局
与设施配置PPT

房间为治疗室、处置室、库房、换药室、患者接待室、配餐室、健康教育室(等候室)、医生办公室、护士站、科主任办公室、护士长办公室、医生值班室、护士值班室、工作人员更衣室。病房设置布局应有清洁区、污染区之分,划区合理。

肿瘤日间病房应毗邻门急诊、静脉用药调配中心(PIVAS)和医技科室。患者从门诊就诊、化疗前检查和进入病区治疗及遇到突发情况转急诊等诊疗转运要便捷,减少患者在院内多处往返奔波。同时,病区设置独立的出入口,保证治疗期间患者及其亲属进出通畅。病房内部以护士站及治疗室为中心呈环形或向两边设计,被分隔成相对独立的病房和若干个治疗区域环绕,这样集中布局保证室内宽敞、光线充足,且便于护士在治疗过程中观察病情。

(二)设施配置

1.肿瘤日间病房

肿瘤日间病房设施配置同普通病房。

2.治疗区域

每个治疗区域为单独的治疗间,内设可调节体位的三折并带输液架的躺椅,靠墙环形摆放,躺椅编号,每一个躺椅后方墙上安装电子音控对讲机,旁边放置可移动的小桌子。病房中间设置治疗台,可放置日间治疗所需用物,室内配有直饮水机、脚踏式垃圾桶,安装日光灯、地灯、电源插座,有轨输液架、中央空调、中心管道吸引和中心供氧设备。躺椅中间设有隔板,保护患者隐私。治疗区域内可设卫生间(内安电话)、洗手池,并安装非触摸式洗手装置、壁挂式电视机等。

3.患者接待室

患者接待室内设有患者接待台、体重秤、电脑、打印机、办公桌、椅、无菌物品存放柜、一次性用物存放柜、空气消毒设备、洗手池、非触摸式水龙头、擦手纸盒或干手器、脚踏垃圾桶等。

4.健康教育室

健康教育室(患者等候室)内配有电视机、报刊、书籍、健康教育资料、桌椅等设备。

5.其他辅助用房

其他辅助用房同肿瘤普通病房,按其要求配备相应的设施。

三、肿瘤介入病房的布局与设施配置

(一)病房布局

根据《医院洁净手术部建筑技术规范》和《洁净室施工及验收规范》,合理布置与医院流程相适应的介入病房与介入手术室。介入病房与介入手术室最好设置在相邻的位置或是设

肿瘤介入病房的布局
与设施配置PPT

在一个病区内,便于患者的转运。内设普通病房、抢救室、换药室、治疗室、医生办公室、护士站、卫生间、污物间、医护值班室、库房、物流系统。

(二)设施配置

1.病房设施配置同普通肿瘤病房

尽量不设置4人以上的大房间,因为肿瘤介入病房所收治患者以中晚期肿瘤患者为主,自身疾病和治疗导致的疼痛、呕吐等反应发生率相对高,房间人过多影响患者休息。

2.介入手术室

介入手术室应满足无菌操作的要求,使用方便,利于 X 线防护。并按外科手术室的要求严格划分为无菌区、清洁区和污染区。无菌区内设有手术间、无菌物品库房,同时手术室符合大型医疗设备用房的设计,主要为 MRI、DSA、CT 等设备。清洁区设有机房及控制室、办公室、医生休息室、微机室、消毒间、刷手间、仪器室、药品间、库房等。污染区设有男女更衣室、浴室、值班室、杂用间、洗涤间等,卫生间设在更衣室内,远离机房、控制室、计算机室,有利于机房的湿度保持在正常范围内。介入手术室采用滑动密闭感应门或电动门,具有移动轻便、密闭、坚固、耐用及防辐射功能,同时应具有自动延时关闭、防撞击功能和手动功能。

介入手术室出入口要符合功能流程与洁污分开的要求,应设三条出入路线,一条患者出入路线;一条为工作人员出入路线;一条器械敷料等循环供应路线。三条出入路线尽量做到隔离,避免交叉。同时设双走廊,洁污分流。患者出入处应有入口管理台,护士在此核对患者和病历后换手术间推车进入。步行者应更换消毒拖鞋,然后进入手术室。

(1)造影机房的室内布局及主要配备:为了减少 X 线辐射对手术人员的影响,造影机房应宽敞,面积为 $40\sim60\ m^2$。足够大的空间面积,有利于操作、患者转运、抢救使用

和用物清点。机房内只允许放置必要的器材和物品，如净化空调系统、血管造影诊断床、手术器械台、壁柜、药品柜、急救车(放置急救药物、急救物品等)、麻醉机、中心供氧、中心吸引、心电监护仪、手术吊塔、吊式无影灯、吊式铅屏、高压注射器、观片灯、免洗外科手消毒液、气体灭火装置、除湿机、温湿度计，同时设有高清摄像系统及录像装置、闭路电视设备、参观台等，以供教学、参观使用。

(2)无菌物品库房：应设在紧靠机房的限制区内。各种导管、导丝及介入治疗用的诸多器材按名称、型号、大小、有效期顺序放置在柜内，保证柜内清洁、干燥、整齐，并由专人负责保管，物帐相符。室内装有空气消毒装置，定期消毒。

(3)控制室：控制室是供放射技术人员和医生操控数字减影血管造影技术(digital subtraction angiography，DSA)及各种仪器设备，进行录像等的场所，与机房仅一墙之隔，墙中间装有铅玻璃，窗口可以尽量大一些，便于控制室人员与手术者的观察和配合。设有系统控制台监视器、刻录机、录像机、除湿机、温湿度计等设备。大小一般要求15 m^2。

(4)计算机房：配有除湿机、空调，保证其低温干燥。除维修人员外，其他人员不得入内。

(5)洗手间：专供手术者洗手用，设在机房旁边，手术者洗手后直接进入机房。洗手间装备有洗手池、感应水龙头、洗手液和脚踏开关、感应干手机等。

(6)更衣室：分设为男、女更衣室，分别供男、女医务人员操作前后更衣使用，配有厕所、淋浴间、衣柜。

四、核素病房的布局与设施配置

(一)核素治疗病室的布局

核素治疗病室的基础设置，包括病房的建筑布局，基本设施、监测、治疗设备及核素药物输注等，与普通病房设置类似又有其独特性。应根据具体情况决定，其原则是尽最大可能满足肿瘤患者核素治疗的需要又符合国家环保等相关部门的要求。依据《中华人民共和国职业病防治法》《中华人民共和国放射性污染防治法》《放射性同位素与射线装置安全和防护条例》《关于明确核技术利用辐射安全监管有关事项的通知》《临床核医学放射卫生防护标准》《医用放射性废物的卫生防护管理》《临床核医学患者防护要求》《放射性物质安全运输规程》等法律、法规、标准和文件执行。

1. 建筑布局

(1)病房的选址要求：核医学科应设在单独的建筑物内，应充分考虑周围场所的安全，避开人员稠密区，尽可能做到相对独立布置或集中设置在建筑物的底端或一层，与非放射性工作科室有明显的分界，远离妇产科、儿科等部门。有单独出、入口，并有辐射警告标志。设置与病房规模相匹配的衰变池。

(2)功能分区：核医学科工作场所根据管理需要分为非放射性区和放射性区。放射性区又分为控制区和监督区。①控制区：需要专门防护手段或安全措施的区域。以控制正常工作条件下的正常照射或防止污染扩散，并预防潜在照射或限制潜在照射的范围。

在核医学科俗称高活性区。包括使用非密封源核素的储源室、分装药物室、给药室、抢救室、样品测量室、放射性固体废物贮存室、病房(使用非密封源治疗患者)等;②监督区:未被定为控制区,通常不需要专门的防护手段或安全措施,但需要职业照射条件进行监督和评价的区域。一般包括控制室、给药前候诊区、清洁用品储存场所、员工休息室、更衣室、卫生间、去污淋浴间等。③非放射区:不操作放射性物质的区域。如办公休息单元的各个房间、阅片室、会议室等。三区之间有严格的缓冲带和过渡通道。

(3)病区布局:以单人间为宜,如无条件,则一室内可2人或3人。对病房面积通常控制在20 m² 以下,摆放病床数不超过2张/间。病床之间设置铅屏风等隔离设施,并设有独立卫生间,可淋浴。

2. 工作场所的分级

(1)核医学实验的放射性药物属于非密封源,按照我国现行的《电离辐射防护与辐射源安全基本标准》(GB18871-2002),非密封源工作场所按放射性核素日等效最大操作量的大小来分级。核医学常用的放射性核素均位于中毒和低毒组。

(2)核医学工作场所平面布局设计应遵循如下原则:使工作场所的外照射水平和污染发生的概率达到尽可能小;保持工作场所内低辐射本底水平;在放射性药物治疗区域内,控制区的入口和出口通过设置权限门锁,以限制患者的随意流动,保证工作场所内的工作人员和公众免受不必要的照射;工作人员和患者出口处应设置卫生通过间,并进行表面污染测量。对于单一的核医学治疗工作场所应设置放射性药物贮存室、分装及药物准备室、给药室(服药室),给药后病房、值班室和急救室、废物贮存间等功能用房。

3. 工作场所防护水平要求

(1)外照射辐射水平:应根据使用的核素种类、能量和最大使用量,给予足够的屏蔽防护,在距机房屏蔽体外表面0.3 m 处,周围剂量当量率控制目标值应不大于2.5 μSv/h。核医学工作场所的分装柜或生物安全柜,应采取一定的屏蔽防护,以保证柜体外表面5 cm 处的周围剂量当量率控制目标值应不大于10 μSv/h。

(2)放射性表面污染控制水平:见表2-2-2。

表 2-2-2　核医学工作场所放射性表面污染控制水平(单位: Bq/cm²)

表面类型		α 放射性物质		β 放射性物质
		极毒性	其他	
工作台、设备、墙壁、地面	控制区①	4	4×10	4×10
	监督区	4×10⁻¹	4	4
工作服、手套、工作鞋	控制区监督区	4×10⁻¹	4×10⁻¹	4
手、皮肤、内衣、工作袜		4×10⁻²	4×10⁻²	4×10⁻¹

注:①该区内的高污染子区除外。

(3)放射性气溶胶浓度的控制:采用自动分装和遥控自动给药方式。分装柜工作中应该有足够风速(操作口风速不小于 1 m/s),排气口应高于本建筑物屋脊,排气口的开口位置应设在当地常年主导风向的下风向,并酌情设置活性炭或其他专用过滤装置。病房内有送风系统、空调和排风系统,保持病房内负压(排风量>送风量);排风口设置在病房靠近地板处(不要靠近门窗),送风口在吊顶上,能有效排风。

(二) 设施配置

1.核素治疗病房的设备

放射性核素治疗病房的设备除了常规病房的配置外,需要特殊配置相关活度计量、辐射监测及防护设备,如分装防护通风橱、全自动或半自动核素分装装置、活度计等,以确保治疗剂量的准确和操作者的安全;还需要个人剂量报警仪、环境辐射监测仪、表面污染检测仪等,更好地保证患者和工作人员的防护效果;配备视频监控对讲系统用于患者的监护、查房等。有条件的病房配置全身动态辐射监测系统,方便患者全身残留[131]碘剂量的评估。并设置各种辐射警示标志。住院期间,患者排泄物也有辐射,坐便器排放管路也需要防辐射,因此,需有独立的下水道单独收集汇流至衰变池。放射性污水的排放,应符合现行国家标准《电离辐射防护与辐射源安全基本标准》GB18871 的有关规定。

2.核素治疗病房防护设施

室内墙壁和楼板均需要加防护层。每个房门包括病房门均需要使用铅防护门,并有专门的进出控制措施。设置专用的患者送餐窗口。患者住院用过的被褥、枕头、床单等,出院后集中收集,放置在洗物间(污染间)经过核素药品的半衰期后,送洗衣房单独清洗,使用过的一次性被服经过核素药品半衰期后作为一次性医疗废物处理。控制区每间用房内有专用的排风管道设置止回阀,防止废气倒灌。

(三)普通核素病室的建筑布局与设施配置

普通核素病室建筑布局与设施配置同肿瘤科普通病房。病室需配置铅门,能自动开关且无声发出,不设门槛。

五、早期临床研究病房的布局与设施配置

早期临床研究病房是基于临床研究实施开展的病房,按照其功能划分为健康志愿者区域和肿瘤受试者区域。其中肿瘤受试者区域又分为住院区域和门诊访视区域。区域之间能够完全分隔,但是在人员管理和某些功能房使用上又相互交叉。早期临床研究病房基础设置包括病房的建筑布局、基

早期临床研究病房的
布局与设施配置PPT

本设施、监测治疗设备、化疗药物配置、生物样本处理储存和药物储藏区等。各个房间应根据具体情况决定,其原则是尽最大可能满足临床研究的需要和受试者的需求。

(一)建筑布局

肿瘤受试者区域分为住院区域和门诊访视区域。住院区域设床位 30 张,病房内可

设单人病房、双人病房或3~6人病房。门诊访视区域包括医生办公室、心电图室、采血区、护士接待区、给药区、生物样本存储区。辅助房间包括抢救室、受试者更衣间、配药间、治疗用物处置室、杂物室、仪器房、库房、检查室、冲洗室、生物样本处理室、生物样本储存室、药品储藏室、在研资料档案室、受试者接待室、心电图室、临床研究协调员（clinical research coordinator，CRC）办公室、临床研究监察员（clinical research coordinator，Monitor CRA）办公室、配餐室、男女公共厕所、污物室、患者活动室、护士站、医生办公室、护士长办公室、科主任办公室、医生值班室、护士值班室、工作人员更衣室。健康志愿者区域设床位40张，病房设置为4~6人病房。区域内设有采血室、活动室、配餐室、志愿者更衣室及储物间、知情同意沟通室、心电图室、检查室、护士站。有条件时设晒物间及其亲属接待室。病房设置布局应有清洁区、污染区之分，划区合理。

（二）设施配置

1. 病房

同普通病房设施，健康志愿者房间应配置细纱纱窗，杜绝志愿者与外界的一切物品传递。

2. 生物样本处理室

生物样本处理室应有污物桶、非触摸式水龙头器械浸泡消毒容器，操作台面、黄灯或避光设施、各种类型离心机制冰机。有壁柜用于存放各种工具和离心管、接头、血管架等物品。房间装有冷链监控设备和温湿度自控系统。

3. 生物样本储存室

生物样本储存室应有操作台面、黄灯或避光设施、各种温度的冰箱设备和不间断电源（uninterruptible power system UPS）。房间和冰箱装有温湿度冷链监控设备，房间装有温湿度自控系统和门禁系统。

4. 药品储藏室

药品储藏室用于存放各临床研究试验药物和病房内基数、毒麻醉药品。内有带锁的药物冷藏箱、带锁的常规药柜，房间和冷藏箱装有温湿度冷链监控设备，房间装有温湿度自控系统和门禁系统。

5. 采血室

采血室分为肿瘤受试者采血室和健康志愿者采血室。肿瘤受试者采血室配备有空气消毒机、脚踏式洗手池、无菌物品存放柜、操作台面。健康志愿者采血室配备有空气消毒机、脚踏式洗手池、无菌物品存放柜、移动式采血车，根据采血人数放置功能性躺椅。

6. CRA/CRC办公室

CRA/CRC办公室配备办公桌、椅、电源插座、计算机、直饮水机、空调。

7. 资料室

在研资料档案室必须配备带锁的资料柜子、空调。

8. 其他

病房内所有水管系统包括饮水机、洗漱室等在护士站均有总控开关。除心电图室、冲洗室、检查室、卫生间、更衣室等涉及隐私处外，均有监控系统。对特别区域如采血室、配药室、药物储藏室、生物样本处理室、生物样本储藏室要增加不同角度的监控设备。在某些特定部位如样本分装区、配药操作台面等增加近距离的监控设备,监控房间要求隐蔽,能够独立管控。病房内所有区域均采用同步时钟系统。健康志愿者区域和肿瘤受试者住院区域都设有门禁管控系统,只有病房工作人员才能自由通行。

六、静脉用药调配中心(pharmacy intravenous admixture services,PIVAS)的布局与设施配置

(一)PIVAS 场地的选择

1.位置

PIVAS 位置应当位于人员流动少的安静区域,且便于与医护人员沟通以及成品输液的运送。

PIVAS的布局与设施配置PPT

2.楼层

PIVAS 楼层禁止设置于地下室或半地下室。建议优先选择低楼层,如一层或二层。如选在高楼层,需要考虑电梯运送能力问题。避免洁净区域上方有污水管道通过,尽量避免 PIVAS 的排水点正下方楼层有强弱电机房,避免与检验科、磁共振室、CT 室相邻。

3.环境

PIVAS 周围的环境、路面、植被等不会对静脉用药调配过程造成污染。洁净区采风口应当设置在周围 30 m 内环境清洁、无污染地区,离地面高度不低于 3 m。

4.建筑结构

PIVAS 建筑结构建议为框架结构,梁底标高在 3.5 m 以上,核心工作区域空间宽度≥10 m。

5.工程施工

在 PIVAS 区域室外附近要有安放空调外机并易通风散热的位置。

(二)PIVAS 布局要求

PIVAS 应设有洁净区、非洁净控制区、辅助工作区三个功能区。三个功能区之间的衔接和人流与物流走向合理;不同洁净级别区域间应当有防止交叉污染的相应设施,严格控制流程布局上的交叉污染风险;禁止在 PIVAS 内设置卫生间、淋浴室和地漏。

1.洁净区

设有调配间、一更室、二更室及相应洗衣洁具间。

2.非洁净控制区

设有用药医嘱审核、打印标签、摆药贴签、成品输液核对包装、普通更衣、洗衣洁具间等,以及放置相应工作台、药架、推车、摆药筐等区域。

3.辅助工作区

设有药品二级库、物料储存库、药品脱外包区、转运箱/转运车存放区以及会议示教休息室等。

(三)PIVAS 净化系统设计要求

1. 洁净级别要求

一更室、洗衣洁具间为十万级；二更室、调配间为万级；生物安全柜、水平层流台为百级。洁净区的洁净标准应符合国家相关规定，经检测合格后方可投入使用。

2. 换气次数要求

换气次数要求十万级≥15 次/小时，万级≥25 次/小时。

(四)PIVAS 静压差要求

1. 电解质类等普通输液与肠外营养液洁净区各房间压差梯度

非洁净控制区<一更室<二更室<调配间；相邻洁净区域压差≥5 Pa；一更室与非洁净控制区之间压差≥10 Pa。

2. 抗生素及危害药品洁净区各房间压差梯度

非洁净控制区<一更室<二更室>抗生素及危害药品调配间；相邻洁净区域压差≥5 Pa；一更室与非洁净控制区之间压差≥10 Pa。

(五)其他设计要求

1. PIVAS 其他设计要求

用于同一洁净区域的空气净化机组及空调系统开关、温湿度表、压差表宜设置于同一块控制面板上，安装在方便操作和观察记录的位置，并应当易于擦拭清洁。

2. PIVAS 洁净级别设计要求

一更室、二更室、调配间应当分别安装压差表，并选择同一非洁净控制区域内作为压差测量基点。

3. 房屋吊顶高度设计要求

静配中心洁净区域层高宜达 2.5 m 以上，其他区域应≥2.5 m。

4. PIVAS 调配间设计要求

调配间应分别设置进物、出物传递窗，危害药品进物、出物传递窗及医疗废物传递窗应独立设置。

(六)PIVAS 设施与设备

1. PIVAS 设施与设备应符合国家或行业标准

应根据规模、任务、工作量以及当地空气质量和环境状况，建立具备通风、防潮、调温、洁净等功能的空调系统，并应当符合国家或者行业标准。

2. 洁净区设施与仪器设备

(1)调配间配置：①水平层流台，用于调配电解质类等普通输液和肠外营养液等成品输液，宜采用操作窗无前玻璃挡板、无水龙头、顶进风型；②生物安全柜，用于调配抗生素和危害药品等，可选Ⅱ级 A2 型；③其他设备及材质要求：药架、推车、座椅、药物振荡器等材质应当选用光洁平整、不落屑、不产尘，其衔接缝处密封好、易清洁与消毒、耐腐蚀的不锈钢材质。

（2）一更室、二更室：配备鞋柜、更衣柜、洗手池等。

（3）洗衣洁具间：配备洗衣烘干设备及清洁消毒的配套设备。

3. 非洁净控制区设施与仪器设备

（1）用药医嘱审核与标签打印区：应当配备计算机、打印机、电话机、温湿度计等，应有条形码扫描以及安装与医院信息系统联网、具有用药医嘱审核系统软件等。

（2）摆药贴签区：应当配备相应药架、工作台、摆药筐、摆药车、温湿度计等。

（3）成品输液核对包装区：应当配备成品输液核对检查与包装工作台、转运箱、转运车等。

（4）药架、药车、工作台：应当选用光洁平整、不落屑、不产尘、衔接缝处密封好、易清洁与消毒的不锈钢材质。

4. 辅助工作区设备

（1）二级药品库应当配备药架、医用冰箱以及收发药品专用车等。

（2）应配备有计算机、投影设备、桌椅等。

5. 室内应设置有防鼠、防昆虫等进入的设施

（李媛媛、卢雯、胡辉平、陈勇、金灿欢）

第三节　专科护理门诊的建立与设施设备

专科护理门诊的
建立与设施设备PPT

护理专科门诊（Nurse-Led Clinics，NLCs）作为一种高级护理实践模式，是以护士为主导在门诊开展的有组织的卫生保健服务形式，指导患者掌握专科疾病及慢性病居家自我护理技能，拓展从住院至门诊、院内至家庭的连续服务，以满足患者及其家庭的健康服务需求。护理专科门诊护士能够胜任在特定的健康照护领域提供高级护理实践的要求，独立或与多领域的卫生服务团队成员合作以发挥作用。肿瘤专科护理门诊设置包括静脉治疗、造口伤口、淋巴水肿、心灵关怀等专科门诊。

一、静脉治疗护理专科门诊建筑布局与设施配置

（一）建筑布局

静脉治疗护理专科门诊应包含办公室、置管室、维护室、辅助区域等房间。办公室应设置在门诊工作区域附近。置管室不设门槛，门宽大于 1.5 m，有条件者设置成脚踩式感应门。置管室内根据置管患者量设 1~3 张床位。维护室设门诊患者接待区，维护室不设门槛，门宽大于 1 m，根据门诊的维护量合理摆放维护桌椅，有条件者可放置维护专用椅、维护床。辅助区可与其他门诊共用，需包含等待区、健康教育区、工作人员更衣室、男女厕所、污物室、医生值班室、护士值班室、工作人员洗手间等。所有区域设置布局应有清洁区、污染区之分，划区合理。

(二) 设施配置

1. 办公室

办公室配备办公桌(或台面)椅、电话机、电脑和打印机、文件柜及其他办公用品、洗手池、非触摸式水龙头、擦手纸盒或干手器、脚踏垃圾桶,有条件时备快速电热水器、空调。

2. 置管室

置管室内空气流通,有降温和取暖设备。置管室内的置管床为可移动、可调节高低的床单位,备有床栏,床之间设有隔帘。合理利用空间摆放置管床,两床之间距离不少于 1.5 m,配备可调节高低的护士置管用椅、可移动置物台、置管专用 B 超机、抢救车、氧气、空气消毒设备,墙上挂抢救程序图。置管室内清洁区配置储物柜、无菌物品存放柜及危险物品储存柜。污物区配置脚踩式有盖垃圾桶。配备洗手池、非触摸式水龙头、擦手纸盒或干手器、脚踏垃圾桶等。

3. 维护室

维护室空气流通,有降温和取暖设备。维护室接待区配备办公桌椅、电脑及其他办公用品,有条件者配备叫号系统。维护室内维护桌椅应有一定间隔,若为维护床需备有床栏。配备可调节高低的护士维护用椅、空气消毒设备、患者物品存放处等。维护室内清洁区配置储物柜、无菌物品存放柜及危险物品储存柜。污物区配置脚踩式有盖垃圾桶。配备洗手池、非触摸式水龙头、擦手纸盒或干手器、脚踏垃圾桶等。

4. 等待区

等待区应有等候用椅,附近有可饮用水、洗手间等公用设施。

5. 其他辅助区域

健康教育区、工作人员休息室、学习室、餐室、更衣室等可与其他专科门诊共用。

二、造口伤口护理专科门诊建筑布局与设施配置

(一) 建筑布局

造口伤口护理专科门诊应包含办公室、患者接待室、清洁伤口换药室、感染伤口换药室、辅助区域等房间。办公室应设置在门诊工作区域附近。患者接待室、清洁伤口换药室、感染伤口换药室均不设门槛,门宽大于 1 m。根据门诊的就诊量设置换药室及换药室内诊断床数量,合理摆放床位。辅助区同静脉治疗护理专科门诊。

(二) 设施配置

1. 患者接待室

患者接待室配备办公桌椅、电脑及其他办公用品,有条件者配备叫号系统。

2. 感染伤口换药室

感染伤口换药室室内空气流通,有降温和取暖设备,空气消毒设备。换药室内放置 1 个床位。室内清洁区配置储物柜、无菌物品存放柜。污物区配置脚踩式有盖垃圾桶。

室内或门外需备洗手池等。

3.清洁伤口换药室

清洁伤口换药室同感染伤口换药室，另外换药室内可根据情况放置多个床位，为可移动、可调节高低的床单位，备有床栏，床之间设有隔帘。合理利用空间摆放床单位，两床之间距离不少于 1.5 m。

4.其他用房

办公室、等待区、健康教育区、值班室、工作人员更衣室等同静脉治疗护理专科门诊。

三、淋巴水肿护理专科门诊建筑布局与设施设置

(一)建筑布局

淋巴水肿护理专科门诊应包含办公室、患者接待室、淋巴水肿综合消肿治疗(CDT)治疗室、功能锻炼室、辅助区域等房间。办公室应设置在工作区域附近。患者接待室、CDT 治疗室、功能锻炼室不设门槛，门宽大于 1 米，根据门诊的就诊量设置 CDT 治疗室及室内床单位数量，合理摆放床位。辅助区可与其他门诊共用。

(二)设施配置

1.患者接待室

患者接待室配备诊查床、空气消毒设备、办公桌椅、电脑及其他办公用品，有条件者配备叫号系统。配置脚踩式有盖垃圾桶。配备洗手池等。

2.CDT 治疗室

CDT 治疗室室内空气流通，有降温和取暖设备。室内的床单位为可移动、可调节高低的床单位，备有床栏，床之间设有隔帘。合理利用空间摆放床单位，两床之间距离不少于 1.5 m，配备可调节高低的护士座椅、抢救车、氧气、空气消毒设备，墙上挂抢救程序图。室内清洁区配置储物柜，无菌物品存放柜。污物区配置脚踩式有盖垃圾桶。

3.功能锻炼室

空气流通，有降温和取暖设备。配备升降椅、功能锻炼球及其他锻炼器材，有条件可配备人体成分分析测试仪。

4.其他

等待区、健康教育区、值班室、工作人员更衣室等同静脉治疗护理专科门诊。

四、心灵关怀护理专科门诊建筑布局与设施设置

(一)建筑布局

心灵关怀护理专科门诊应包含办公室、患者接待室、心理治疗室、辅助区域等房间。办公室应设置在工作区域附近。辅助区可与其他门诊共用。

(二)设施配置

1.患者接待室

患者接待室配备沙发、茶几、接待咨询台、绿植盆景、空调,布置温馨,可将正对患者的一面墙布置为蝴蝶墙或生命之树等心理画面,室内播放轻柔音乐。

2.心理治疗室

心理治疗室选取安静的区域,室内空气流通,有降温和取暖设备,安装可调节光源、电源插座。室内摆放舒适单人床、暖色调家居用品,如访谈椅、茶几、沙发等,墙上摆放象征希望的、具有治愈性的壁画。合理利用空间摆放心理物品,配备沙盘、空气消毒设备,智能心理生物反馈仪、情绪宣泄等设备。

3.其他

等待区、健康教育区、值班室、工作人员更衣室等同静脉治疗护理专科门诊。

五、肿瘤营养护理专科门诊建筑布局与设施设置

(一)建筑布局

营养专科门诊应包含办公室、患者接待室、检查室、辅助区域等房间。有条件的医院可配套营养代谢实验室、治疗膳食配置区、肠内营养配置室、肠外营养配置室。营养专科门诊办公室应设置在工作区域附近。辅助区可与其他门诊共用。

(二)设施配置

1.患者接待室

患者接待室配备办公桌椅、电脑及其他办公用品,有条件者配备叫号系统。电脑内安装营养分析软件,接待室内可放置配备仿真食物模型。

2.检查室

检查室室内空气流通,有降温和取暖设备,配备人体成分分析仪。室内清洁区配置储物柜,无菌物品存放柜。污物区配置脚踩式有盖垃圾桶。室内配有厕所、淋浴室、洗手池、非触摸式水龙头、擦手纸盒或干手器等。

3.其他

等待区、健康教育区、值班室、工作人员更衣室等同静脉治疗护理专科门诊。

(林琴、袁忠)

练习题

一、选择题

【A 型题】（10 题）

1. 核素治疗病房的三区制度（　　）。

A. 清洁区，工作区，活性区

B. 低活性区，中活性区，高活性区

C. 清洁区，中间区，活性区

D. 清洁区，中间区，污染区

E. 清洁区，污染区，活性区

2. 层流洁净病房（　　）。

A. 空气（cfu/m^3）≤10，物体表面（cfu/cm^2）≤5，医护人员（cfu/cm^2）≤5

B. 空气（cfu/m^3）≤200，物体表面（cfu/cm^2）≤5，医护人员（cfu/cm^2）≤5

C. 空气（cfu/m^3）≤500，物体表面（cfu/cm^2）≤10，医护人员（cfu/cm^2）≤10

D. 物体表面（cfu/cm^2）≤15，医护人员（cfu/cm^2）≤15

E. 空气（cfu/m^3）≤200，物体表面（cfu/cm^2）≤30，医护人员（cfu/cm^2）≤30

3. 无菌隔离衣布包被盐水浸湿应（　　）。

A. 立即使用完　　　　　　　　B. 4 小时用完

C. 24 小时用完　　　　　　　　D. 重新灭菌

E. 7 天用完

4. 化疗药物配制宜使用的生物安全柜为（　　）。

A. Ⅰ级　　　　　　　　　　　B. Ⅱ级

C. Ⅲ级　　　　　　　　　　　D. Ⅱ级或Ⅲ级

5. 早期临床研究病房是基于临床研究实施开展的病房，按照其功能划分（　　）区域。

A. 健康志愿者和肿瘤受试者区域

B. 健康志愿者区域

C. 肿瘤受试者区域

D. 住院区域和门诊访视区域

E. CRC/CRA 区域和肿瘤受试者区域

6. 放射性工作人员剂量的限制，全身均匀照射年剂量当量不应该超过（　　）。

A. 100 mSv　　　　　　　　　B. 50 mSv

C. 25 mSv　　　　　　　　　　D. 150 mSv

E. 10 mSv

7. 外照射防护措施中，常用有机玻璃塑料等低原子序数作为屏蔽进行防护的射线是（　　）。

A. X 射线　　　　　　　　　　B. Y 射线

C. β 射线　　　　　　　　　　　　D. 中子

E. 质子

8. 血清人绒毛膜促性腺激素(hcg)增高见于(　　　)。

A. 肝癌　　　　　　　　　　　　B. 卵巢癌

C. 乳腺癌　　　　　　　　　　　D. 恶性葡萄胎

E. 睾丸肿瘤

9. 关于生物安全柜说法中正确的是(　　　)。

A. 生物安全柜应定期进行消毒、清洗

B. 移动生物安全柜后不需要验证其可靠性

C. 生物安全柜的工作区通常为正压

D. 生物安全柜不用时应关掉风机

E. 消毒、清洗生物安全柜时,洗涤剂瓶及漂洗容器不会在操作中污染

10. 根据防护程度的不同,通常将生物安全柜的等级分为(　　　)。

A. Ⅰ 级　　　　　　　　　　　　B. Ⅱ 级

C. Ⅲ 级　　　　　　　　　　　　D. Ⅳ 级

E. Ⅴ 级

【B 型题】(5 题)

问题 11~12

A. 超洁净区　　　　　　　　　　B. 洁净区

C. 半洁净区　　　　　　　　　　D. 清洁区

E. 污染区

11. 层流洁净病房属于(　　　)。

12. 护士站属于(　　　)。

问题 13~15

A. >5000 MBq　　　　　　　　　B. >50000 MBq

C. 50~50000 MBq　　　　　　　D. 50~5000 MBq

E. <50 MBq

13. 核医学工作场所根据权重活度定为 Ⅰ 级(　　　)。

14. 核医学工作场所根据权重活度定为 Ⅱ 级(　　　)。

15. 核医学工作场所根据权重活度定为 Ⅱ 级(　　　)。

二、是非题(5 题)

1. 在护理中对重度骨髓抑制的化疗患者,严密实施保护性隔离措施,住层流洁净病房进行保护。(　　　)

2. 生物安全柜需定期维护和检测,以确保安全。(　　　)

3. 在核素病房门外只需要贴普通病房一样的温馨提示,宣教图片,不需要用警示标识。(　　　)

4. 在注射核素药品之前需要询问患者的月经期,婚否,年龄,性别等。(　　　)

5. 核素治疗病房除了普通病房的配置外,还应该考虑周围环境,使用特殊的屏蔽材

料等。(　　)

三、填空题(5题)

1.层流病房有4条内部通道,即工作人员通道、(　　)、清洁物品通道、(　　)。

2.外照射防护(　　)、(　　)、(　　)。

3.放射性核素治疗主要是利用哪种射线(　　)。

4.我国负责临床实验室管理的专业机构是(　　)。

5.99 mTc 的半衰期是(　　)。

四、简答题(4题)

1.简述层流洁净病房概念。

2.对放射性碘蒸气、放射性气溶胶的正确处理方法包括哪些?

3.在注射放射性药物之前,应询问患者哪些情况?

4.哪些情况下应对生物安全柜进行现场检测?

5.什么是核素?

参考答案

一、选择题

【A 型题】(10题)

1.A 2.A 3.D 4.D 5.A 6.B 7.C 8.D 9.A 10.C

【B 型题】(2题)

11.A 12.C 13.B 14.C 15.E

二、是非题(5题)

1.√ 2.√ 3.× 4.× 5.√

三、填空题(5题)

1.患者通道,污物通道 2.时间防护,距离防护,屏蔽防护

3.β射线 4.国家卫健委临床检验中心 5.6.02小时

四、简答题(5题)

1.层流病房是通过空气净化设备保持室内无菌的病房,装有改变空气环境洁净度的设备。其基本结构为高效过滤器,它能清除99.97%以上的直径大于0.3 um的尘粒和细菌,从而使空气中的微生物控制在一定范围内,使患者处于基本无菌的生活空间。

2.放射防护法规定:放射性碘蒸气、放射性气溶胶,经高效过滤后,排入大气,排风口须在直径50 m范围内高出最高建筑3 m以上。滤膜定期更换,并作为固体放射性废物处理。133xe应用特殊的吸收器收集,放置衰变,不得直接排入大气。

3.询问患者的婚育情况,是否怀孕或者在哺乳期。

4.①生物安全实验室竣工后,投入使用前,生物安全柜已安装完毕;②生物安全柜被移动位置;③对生物安全柜进行检修;④生物安全柜更换 HEPA 过滤器后;⑤生物安全柜一年一度的常规检测。

5.核素:指具有特定的质子数、中子数及特定能态的一类原子。

第三章

肿瘤治疗方法及护理

肿瘤治疗方法及护理(总论)PPT

第一节　肿瘤外科治疗及护理

肿瘤外科学指采用手术方法治疗肿瘤及肿瘤相关问题的一门医学学科，手术治疗是肿瘤治疗中最常用的方法之一，目前仍是许多肿瘤最有效的治疗方法，但肿瘤外科学的发展需要借助麻醉学、抗生素、输血等技术建立才能得到发展。

肿瘤外科治疗及护理PPT

外科手术不仅是肿瘤的重要治疗手段，同时也是肿瘤诊断及分期的主要手段。

一、肿瘤外科概述

早在公元前 1600 年，古埃及 Papyrus 已有手术切除肿瘤的记载。我国东汉时代的华佗(公元 145—208 年)首创手术治疗内脏肿瘤。19 世纪末叶 Halsted 对乳腺癌进行局部广泛切除加区域性淋巴结清扫手术，提高了乳腺癌的治愈率，被后世称为 Halstedian 原则，并广泛应用于临床，也发展了肿瘤的根治术，提高了肿瘤患者生存率。如宫颈癌根治术；直肠癌腹会阴联合根治术等。肿瘤外科治疗持续发展，麻醉学日趋成熟，手术器械日益先进，抗生素更新换代，同时激光手术、内镜手术、冷冻等治疗，特别是显微手术使患者并发症大大减少，提高肿瘤患者的治疗效果；肿瘤整形外科的发展使更多的肿瘤手术患者的生存和生活质量明显提高，造福了更多的肿瘤患者。

近年来肿瘤治疗突破传统治疗模式，形成多学科、精准医疗概念引导下的综合治疗模式。多学科诊疗模式(multiple disciplinary team，MDT)，是指由内科、外科、放疗科、诊断科、病理科等多学科专家围绕某一病例进行讨论，结合肿瘤性质、分期和患者的全身状态而选择治疗方式。肿瘤外科手术是肿瘤综合治疗中的重要手段，外科医生正确评估手术适应证、手术切除的可能性、手术范围，做好术前术后的充分准备，是提高肿瘤治疗效果的关键。

外科手术治疗肿瘤有以下几个方面：肿瘤预防、诊断、根治性手术、姑息性手术、重建及康复手术等。

1. 外科手术用于肿瘤的预防

某些疾病或先天性病变发展到一定程度，可发生恶变。如果能及时切除这些病变，则可以预防肿瘤的发生。如先天性多发性结肠息肉病在 40 岁以后有 50% 的概率发展成为癌，70 岁以后几乎都有恶变的倾向；先天性睾丸未降或下降不全可发展成睾丸癌；白斑有发展为鳞状细胞癌的可能，称为癌前病变，特别是口腔白斑和外阴白斑。因此要警惕某些良性病变或疾病有发展成恶性肿瘤的危险性，必要时进行手术切除，防止其向恶性发展。

2. 外科手术用于肿瘤的诊断

为明确组织学或细胞学的诊断，需要借助外科手段，常用的诊断方法有：细针穿刺细胞学检查、切取活检、切除活检、针吸活组织检查。不管使用何种活检方法，都应尽量缩短活检与根治性手术的间隔时间，防止肿瘤的播散。

3. 肿瘤的根治性手术

恶性肿瘤可以向周围组织浸润及扩散，因此手术的原则是切除包括原发癌所在器官的部分或全部，连同周围正常组织和区域淋巴结清扫。

4. 肿瘤的姑息性手术

姑息性手术主要目的是手术解除或减轻症状，以改善生存质量，包括原发灶的姑息性的切除、转移性肿瘤的手术切除、切除内分泌腺体治疗激素依赖性肿瘤、肿瘤外科的急症手术等，姑息性手术达不到根治的目的。

5. 重建与康复手术

肿瘤患者的生存质量是非常重要的，外科医生应为肿瘤手术患者提供手术器官缺损修复、重建和美学再造及康复，使患者的外形和功能得到改善。如乳腺癌根治性手术后进行乳房重建、全舌切除术后的舌再造、面部肿瘤切除后的重建等。

二、术前护理

(一)护理评估

1. 基本情况

患者的一般情况，如性别、年龄、家庭、职业、经济、医保等。

2. 健康史

(1)现病史：主要了解本次患病的原因、主诉及就医过程。

(2)既往史：了解各系统疾病病史，有无高血压史、心脏疾病、糖尿病史、传染病史等。

(3)手术史：既往有无手术经历，手术是否顺利及身体恢复情况。

(4)用药史：是否使用降压药、降糖药、抗生素、抗凝药、皮质激素类药物。

(5)个人史和家族史：了解个人居住的环境及生活习惯，有无烟酒嗜好，家族中有无肿瘤患者。

(6)月经、婚育史：女性患者需了解月经情况，包括月经初潮的年龄、周期、末次月经时间,同时需了解患者婚育史。

3.全身健康状况

评估肿瘤的大小、性质及周围淋巴结情况,是否有远处转移;评估肿瘤所引起的器官功能的变化;评估心血管系统、呼吸系统、泌尿系统、神经系统等各系统的状况;评估患者自理能力;评估患者的营养状况,尤其需要关注会影响手术的危险性因素。进行患者安全评估,降低患者围术期并发症的发生。

4.心理评估

肿瘤患者承受来自疾病、经济、社会文化的巨大心理压力,而围术期的肿瘤患者面临肿瘤诊断和手术未知的恐惧,手术中的麻醉风险、手术后的疼痛、预后等,给患者带来心理压力。术前应正确评估患者的心理状况,针对不同特征心理问题,采取相应的心理社会干预措施。如治疗性沟通、认知行为疗法、心理教育、放松训练等。根据患者的年龄和文化特点,结合其病情,利用图片资料、宣传手册、录音等多种形式进行术前宣教,宣教内容包括手术室环境、主要仪器及其用途等。

(二)护理措施

1.营养

肿瘤患者由于疾病消耗,常合并不同程度的营养不良,手术创伤应激和围手术期营养素摄入中止或减少等多种因素均可引起或加重肿瘤患者围手术期营养不良的发生,营养不良不仅影响肿瘤治疗的临床决策,还会增加并发症发生率和死亡率,影响患者的临床结局。筛查与治疗营养不良是术前护理的重要内容,营养支持的内容包括:饮食指导、改善摄食、口服营养补充(ONS)及人工营养支持。无法经口进食或ONS无法满足机体的营养需求时,应及时给予人工营养,而肿瘤患者实施人工营养应首选肠内营养(EN),当EN无法实施或不能满足机体的营养需求或希望在短时间内改善患者营养状况时,则给予肠外营养(PN)。

2.休息

做好心理疏导,消除引起不良睡眠的因素,营造良好的睡眠环境,在病情允许的情况下,适当增加白天的活动,促进患者睡眠,必要时可遵医嘱使用镇静催眠药物。

3.适应性训练

术前一天指导患者练习床上使用便盆排便,教会患者自行调整卧位及床上翻身的方法,以适应术后体位的变化。

4.术前准备

遵医嘱做好血型鉴定和交叉配血试验,协助患者完成术前各项检查,配合医生对手术部位进行标记。

5.预防感染

术前应采取措施增强患者的体质,及时处理已知感染灶,避免与其他感染者接触,严格遵循无菌技术原则,遵医嘱合理应用抗生素。

6.呼吸道准备

吸烟者术前2周戒烟,防止呼吸道分泌物过多引起窒息,如颅脑手术、颈部手术、胸部手术等；术前指导患者做深呼吸运动；指导患者有效咳嗽，患者取坐位或半坐卧位，咳嗽时将双手交叉，手掌根部放在切口两侧，向切口方向按压，以保护伤口，先轻轻咳嗽几次，使痰松动，然后再深吸气后用力咳嗽，排出痰液。必要时予以雾化吸入。

7. 胃肠道准备

成人择期手术前禁食8~12小时，禁饮4小时，防止因麻醉导致呕吐，误吸呕吐物引起窒息或吸入性肺炎；消化道手术者术前1~2日改流质饮食；肠道手术者术前3日开始进行肠道准备。近年来，随着加速康复外科（ERAS）的发展，建议无胃肠道动力障碍患者术前6小时禁固体饮食，术前2小时禁清流质。患者无糖尿病史，建议术前2小时饮用400 mL含12.5%碳水化合物的饮料，降低术后胰岛素抵抗和高血糖的发生率。

8. 手术区皮肤准备

手术区皮肤准备简称备皮，主要去除手术区毛发、皮脂和污垢，是预防术后切口感染的重要措施。常用的手术区皮肤准备范围如下：

(1)颅脑手术：剃除全部头发及颈部毛发、保留眉毛。

(2)颈部手术：上自唇下，下至乳头水平线，两侧至斜方肌前缘。

(3)胸部手术：上自锁骨上及肩上，下至脐水平，包括患侧上臂和腋下，胸背均超过中线5 cm。

(4)上腹部手术：上自乳头水平，下至耻骨联合，两侧至腋后线。

(5)下腹部手术：上自剑突，下至大腿上1/3前内侧及会阴部，两侧至腋后线，剃除阴毛。

(6)腹股沟手术：上自脐平线，下至大腿上1/3内侧，两侧至腋后线，包括会阴部，剃除阴毛。

(7)肾手术：上自乳头平线，下至耻骨联合，前后均过正中线。

(8)会阴部及肛门手术：上自髂前上棘，下至大腿上1/3，包括会阴部及臀部，剃除阴毛。

(9)四肢手术：以切口为中心包括上、下方各20 cm以上，一般超过远、近端关节或为整个肢体。

(10)肿瘤整形外科手术皮瓣区域备皮：根据肿瘤部位进行相应的备皮。如自体皮瓣移植再造乳房可选择背阔肌皮瓣、腹直肌皮瓣、腹壁下动脉穿支皮瓣、股内侧穿支皮瓣。

9. 术晨护理

(1)完善术前准备：①测量生命体征，若发现不明原因体温升高应延迟手术时间；②若发现血压异常，需及时报告医生是否使用降压药或推迟手术；③预计手术时间为4小时以上及接受下腹部或盆腔手术的患者，应遵医嘱留置导尿管并妥善固定；④胃肠道及上腹部手术患者应遵医嘱留置胃管；⑤检查患者是否取下活动性义齿、眼镜、手表、发夹、首饰和其他贵重物品；⑥遵医嘱给予术前用药，准备好病历资料、术中带药、影像学检查资料，随患者带入手术室；⑦仔细核对患者手腕带、手术部位及名称、手术部位标识等，与手术室接诊人员做好手术交接。

(2)准备床单位：铺好麻醉床，备好心电监护仪、氧气装置等床旁用物，接收术后患者。

三、术后护理

外科术后护理是指患者手术后直至出院这一阶段的护理。手术损伤可导致患者防御能力下降，术后伤口疼痛、禁食等应激反应可导致多种并发症的发生。术后护理重点是尽快恢复患者正常生理功能，减少生理和心理的痛苦与不适，预防并发症的发生，促进康复。

(一)护理评估

1.一般评估

了解手术方式和麻醉类型及术中情况，手术是否顺利，术中出血量、输血、补液量等。

2.身体状况

观察生命体征、意识状态、瞳孔血氧饱和度，皮肤情况及排尿情况。评估患者的伤口状况，引流管的类型、位置、是否通畅，肢体功能、出入水量、营养状态，有无术后反应，如疼痛、发热、恶心呕吐、腹胀等。

3.心理社会支持状况

了解患者术后的心理状况，为患者提供心理、精神、社会需求，促进患者的身心健康。

(二)护理措施

1.体位与活动

(1)体位：根据麻醉方式及手术需要安置卧位。全麻未清醒者，去枕平卧，头偏向一侧，以防呕吐导致误吸。蛛网膜下腔麻醉者，去枕平卧6~8小时，防止因脑脊液外渗而头痛。全身麻醉清醒后，根据需要采取合适体位。颅脑手术患者取头高脚低斜坡卧位，保持呼吸和有效引流；腹部手术患者取低半坐卧位或斜坡卧位，以减轻腹部张力；胸部手术患者采取半坐卧位。

(2)活动：长期卧床会使肌肉强度降低，损害肺功能及组织氧化能力，加重静脉淤滞及血栓形成。快速康复外科理念提倡术后患者早期下床活动，一般患者术后24~48小时后开始下床活动，如患者有肢体功能障碍，术后早期开展康复训练可减轻患者的功能障碍程度。

2.病情观察

全麻手术、大手术及危重症患者每15~30分钟监测一次生命体征及神志意识，病情稳定后改成1小时监测一次或遵医嘱定时监测。中、小型手术患者，手术当日应每小时监测生命体征，监测6~8小时后至生命体征平稳。

3.保持呼吸道通畅

防止舌后坠、痰液堵塞，鼓励深呼吸，指导患者有效咳嗽，协助患者翻身拍背，促进排痰，预防肺部感染。

4. 饮食指导

术后饮食视手术部位及麻醉类型而定。非腹部手术，局部麻醉者、体表或肢体手术反应轻者，术后即可进食；全麻患者待麻醉清醒后，无恶心、呕吐方可进食，一般先进食流质，无胃肠道反应，则逐步过渡到半流或普食。加速康复外科理念强调尽早开始术后肠内营养，早期肠内营养能降低应激性高代谢、提高免疫功能，改善内脏血液循环。在患者水电解质平衡、循环和呼吸功能稳定的状态下，一般建议在术后 24~48 小时开始肠内营养，结肠造口开放后即可进食半流质饮食或少渣饮食，应避免粗纤维和易产气或导泻的食物。

5. 引流管护理

妥善固定引流管，保持引流管通畅，防止引流管脱出。每班观察引流液的颜色、性质、量，如有异常，应及时报告医生。

(1) 脑室外引流管：悬挂于距侧脑室 10~15 cm 的高度，以维持正常的颅内压，观察水柱波动情况，控制引流量及速度，每天引流量需少于 500 mL。拔管前一天夹闭引流管并密切观察，如患者出现头痛、呕吐等症状，立即报告医生开放引流管。

(2) 胸腔闭式引流管：保持管道密闭，用凡士林纱布严密覆盖引流管周围，更换引流瓶或搬动患者时，先用止血钳双向夹闭引流管，防止空气进入，随时检查引流装置是否密闭，防止引流管脱落。拔管后 24 小时内，应观察患者是否胸闷、呼吸困难、发绀、切口漏气、渗液、皮下气肿和出血等，如发现并发症及时通知医生处理。

6. 疼痛护理

麻醉消失后，患者会出现切口疼痛，24 小时最剧烈，2~3 日后逐渐减轻。协助患者取舒适卧位，分散注意力，安慰和鼓励患者，向患者说明无须忍痛的理念，消除对疼痛的恐惧。指导患者正确使用术后自控镇痛泵或镇痛药物。

7. 发热护理

因机体对于术后创伤的反应，术后患者体温可略升高，一般不超过 38℃，1~2 天后逐渐恢复正常，称之为"外科热"。术后 4~6 天仍然未恢复正常者应警惕继发感染，需报告医生及时检查切口有无红、肿、热、痛等症状，遵医嘱予以对症治疗。

8. 恶心、呕吐护理

术后呕吐常为麻醉反应，待麻醉反应消失后，呕吐可自行停止。呕吐时将患者头偏向一侧，以防误吸。观察并记录呕吐次数、呕吐数量、颜色及性质。无明显诱因的呕吐，遵医嘱给镇静药或止吐药。

9. 腹胀护理

腹胀多为麻醉、腹部手术导致胃肠功能紊乱，鼓励患者早期下床活动，促进胃肠功能恢复；若术后数日无肛门排气，胃肠功能恢复差，需告知医生，遵医嘱予以对症处理。

10. 尿潴留护理

多为麻醉、不习惯床上排尿及切口疼痛所致。安慰、鼓励患者，缓解紧张焦虑心理。在病情允许的情况下，改变体位。协助患者坐在床沿或下床排尿。可通过下腹部热敷、按摩、听流水声诱导排尿。无效时，遵医嘱进行导尿术。

11. 伤口、造口护理

观察伤口敷料有无渗出，指导患者保护伤口方式，如中段以上的食管癌多采用颈-胸-腹三切口方法，需注意保持伤口敷料干燥，早期颈部相对制动，防止过度牵拉，使伤口尽快愈合。乳腺癌手术部位用弹力绷带加压包扎，使皮瓣紧贴胸壁，防止积液积气，包扎松紧度以能容纳1手指，维持正常血运，且不影响患者的呼吸为宜。要注意观察皮瓣的颜色及创面愈合情况，正常皮瓣的温度较健侧略低，颜色红润，与胸壁紧贴。若皮瓣的颜色暗红，提示血液循环欠佳，有坏死可能，应报告医生及时处理。腹会阴联合直肠癌根治术(Miles手术)，手术在左下腹行永久性乙状结肠单腔造口，需正确评估造口的颜色、高度、形状与大小。正常肠造口颜色呈红色，表面光滑湿润，术后早期黏膜轻度水肿为正常现象，1周左右水肿会消退。更换造口袋时，动作应轻柔，以免损伤皮肤，如有造口出血、造口缺血性坏死、造口狭窄、造口回缩、造口脱垂、粪水性皮炎、造口旁疝等相关并发症，需及时报告医生进行处理。

12. 术后并发症护理

术后常见并发症有出血、伤口感染、肺部感染、肺不张、吻合口漏、皮瓣坏死、乳糜漏等。颅内出血是颅脑手术最危险的并发症，多发生于术后24~48小时内，患者表现为意识清醒后转为嗜睡甚至昏迷，应及时告知医生，密切观察，做好再次手术止血准备。肝癌患者术后出现性格行为改变如欣快感、表情淡漠或扑翼样震颤等前驱症状时，应警惕发生肝性脑病，一旦出现应及时通知医生。呼吸困难和窒息是甲状腺癌术后最危急的并发症，多发于术后48小时内，应密切观察生命体征及患者的发音和吞咽情况，及早发现术后并发症，且立即通知医生，并配合抢救。

四、显微外科手术护理

显微外科技术是指外科医生借助于手术显微镜的放大，使用精细的显微手术器械及缝合材料，对细小的组织进行精细手术。显微外科学的发展使外科技术从宏观进入微观，随着人工智能、纳米技术、脑机接口、生物技术等推进，外科手术变得更加精细、准确。而中国的显微外科技术一直处于世界的前列，目前显微外科的技术已趋于成熟，指尖离断再植、小组织块再植、各种小畸形的修复等技术成熟、效果良好。而显微外科手术在肿瘤外科也较为常见，随着显微神经外科技术的发展，实现了颅内肿瘤无手术禁区。

(一)术前护理

1. 一般护理

严禁烟酒，饮食宜清淡，忌辛辣刺激食物。监测患者生命体征，了解患者有无发热等呼吸道感染症状。按照外科常规手术术前护理。

2. 心理评估

向患者介绍显微外科手术的特点、优点、手术方式及预后，告知注意事项，缓解患者紧张焦虑的心理，使其以最佳心理状态接受手术。

3. 供皮瓣区皮肤评估

评估有无瘢痕、炎症、溃疡等，严禁在供皮区血管穿刺。指导患者供皮区肢体功能锻炼。

4. 用药指导

术前一周指导患者停止使用缩血管药物和促凝药。

(二) 术后护理

1. 一般护理

按肿瘤外科一般术后护理进行。

2. 病情观察

(1) 监测生命体征、意识、观察伤口、引流管情况，注意是否有并发症发生。显微手术具有创伤小、疼痛轻、住院时间短，恢复快等特点，但也存在一些并发症，如皮下气肿、出血、高碳酸血症，一旦出现，应立即报告医生进行处理。

(2) 皮瓣的观察：术后 48 小时，每小时观察 1 次，术后 3~5 天，每 2 小时观察 1 次，术后 5~7 天，每日观察 2~4 次。观察皮瓣的颜色、温度、张力、毛细血管反应时间，正常皮瓣的温度较健侧略低，颜色红润，若皮瓣的颜色暗红，提示血液循环欠佳，有坏死可能，应及时报告医生进行处理。

(3) 移植部位的血运情况与供皮区伤口情况的观察：注意观察有无血管危象，注意区分动脉危象、静脉危象、混合性危象，出现异常及时报告医生处理。

(4) 出血倾向的观察：术后常需使用抗凝和扩血管药，短期内输入较大剂量的速效抗凝药或长期使用慢性抗凝药，可致严重出血倾向的发生，注意观察及时记录，报告医生处理。

3. 体位

皮瓣移植术后患者清醒后取半坐卧位，头偏向血管蒂侧，头部两侧可放置砂袋。

4. 保温

室温保持在 25℃~28℃，局部可用棉垫覆盖，术后 10 小时后行微波治疗，每天两次。

（王睿、胡美华）

第二节 肿瘤化学治疗及护理

肿瘤内科治疗在肿瘤的综合治疗中占据重要的地位，是延长恶性肿瘤患者生存期，改善症状和提高患者生活质量的治疗手段之一。在早期的临床实践中，肿瘤内科治疗主要采取化学药物治疗，随着肿瘤分子生物学和肿瘤转化研究的不断深入，分子靶向治疗、生物免疫治疗成为现代肿瘤内科治疗的热点，但化学药物治疗仍然是中晚期肿瘤患者治疗的基石，是肿瘤内科治疗的主体。

一、肿瘤化学治疗概述

肿瘤化学治疗是使用化学药物杀灭肿瘤细胞达到治疗的目的，简称化疗。化疗以细胞增殖动力学为基础，通过细胞毒作用和激活抗肿瘤免疫反应发挥作用，是一种全身治疗的方法。

肿瘤化学治疗概述PPT

（一）肿瘤化疗发展史

20世纪40年代，氮芥的临床应用开启了近代肿瘤化疗的新纪元。20世纪70年代，随着阿霉素、顺铂等新的化疗药物出现，两药或三药联合开始应用于恶性肿瘤的治疗，同时化疗联合手术或放疗可以治疗肿瘤微转移，对手术、放疗、化疗三种治疗进行有效组合，可以减少对正常组织的损伤，使抗肿瘤效果最大化。21世纪以来，分子靶向药物治疗和免疫治疗不断涌现，研究表明靶向药物治疗、免疫治疗联合化疗具有更好的疗效，但化疗仍是中晚期肿瘤患者主要治疗方式。

（二）分类

根据肿瘤的部位、类型、分期和治疗目的，临床上将化疗的方式常归纳为五类。

1. 根治性化疗

对化疗敏感的瘤种如睾丸生殖细胞瘤、滋养叶细胞肿瘤、儿童急性淋巴细胞白血病和霍奇金淋巴瘤，通过单纯化疗有可能达到根治，治愈率>30%。

2. 姑息性化疗

针对大部分恶性肿瘤晚期患者，通过化疗控制肿瘤的发展，改善患者症状，延长其生存期，提高患者的生存质量。

3. 辅助化疗

根治手术后进行化疗，杀灭残余肿瘤细胞，预防恶性肿瘤的复发和转移，提高肿瘤的治愈率。

4. 新辅助化疗

新辅助化疗又称术前化疗。一般在手术前给予2~4周期的化疗，然后再手术。术前化疗可以使病灶缩小，方便手术切除；也可使部分失去手术机会的病灶缩小后再获得手术机会，同时还可以杀灭潜在的转移病灶，降低复发转移的可能。

5. 腔内化疗

通过腔内给药，如胸腔、腹腔、心包腔内化疗，是局部化疗的方法，可减少全身毒性反应。腔内化疗可使体腔内局部维持较高的药物浓度，延长药物作用时间，或者引起体腔局部炎症和纤维化，达到闭塞小血管，减少渗出，控制积液，从而提高局部控制率。

二、化学治疗药物分类与作用机制

目前临床应用的抗肿瘤药种类较多且发展迅速，其分类迄今尚不完全统一，常分为细胞毒类和非直接细胞毒类抗肿瘤药两大类。细胞毒类抗肿瘤药即传统化疗药物，主要通过影响肿瘤细胞的核酸和蛋白质结构与功能，直接抑制肿瘤细胞增殖和(或)诱导肿瘤细胞凋亡的药物，如抗代谢药和抗微管蛋白药等。非细胞毒类抗肿瘤药是一类发展迅速的具有新作用机制的药物，该类药主要以肿瘤分子病理过程的关键调控分子为靶点，如调节体内激素平衡药物和分子靶向药物等。

（一）细胞毒类抗肿瘤药的作用机制

肿瘤细胞的特点是与细胞增殖有关的基因被开启或激活，而与细胞分化有关的基因被关闭或抑制，从而使肿瘤细胞表现为不受机体约束的无限增殖状态。从细胞生物学角度来讲，抑制肿瘤细胞增殖和(或)诱导肿瘤细胞凋亡的药物均可发挥抗肿瘤作用。

肿瘤细胞群包括增殖细胞群、静止细胞群(G_0期)和无增殖能力细胞群。肿瘤增殖细胞群与全部肿瘤细胞群之比称生长比率(gowth fraction，GF)。完整的细胞周期包括 DNA 合成前期(G_1期)、DNA 合成期(S期)、DNA 合成后期(G_2期)、有丝分裂期(M期)和处于静止状态的静止期(G_0期)。每一次有丝分裂结束到下一次有丝分裂结束构成一个完整的细胞周期。抗肿瘤药通过影响细胞周期的生化事件或细胞周期调控对不同周期或时相的肿瘤细胞产生细胞毒作用并延缓细胞周期的时相过渡。依据药物对各周期或时相肿瘤细胞的敏感性不同，大致将药物分为两大类：

细胞周期非特异性药物(cell cycle nonspecific agents，CCNSA)是能杀灭处于增殖周期各时相的细胞甚至包括 G_0 期细胞的药物，如直接破坏 DNA 结构以及影响其复制或转录功能的药物(烷化剂、抗肿瘤抗生素及铂类药物等)。此类药物对恶性肿瘤细胞的作用往往较强，能迅速杀死肿瘤细胞，其杀伤作用呈剂量依赖性，在机体能耐受的药物毒性限度内，作用随剂量的增加而增强。

细胞周期(时相)特异性药物(cell cycle specific agents，CCSA)是仅对增殖周期的某些时相敏感而对 G_0 期细胞不敏感的药物，如作用于 S 期细胞的抗代谢药物和作用于 M 期细胞的长春碱类药物。此类药物对肿瘤细胞的作用往往较弱，其杀伤作用呈时间依赖性，需要一定时间才能发挥作用，达到一定剂量后即使剂量再增加其作用不再增强。

（二）细胞毒类抗肿瘤药物分类

1. 根据药物化学结构、性质、来源分类

（1）烷化剂：按其结构特征分为氮芥类及其衍生物、亚硝脲类、乙烯亚胺类、甲烷磺酸酯类、环氧化物类，如氮芥、环磷酰胺、异环磷酰胺、尼莫司汀、塞替派、美法仑等。

（2）抗代谢药物：为细胞生理代谢的结构类似物，干扰细胞正常代谢过程，抑制细胞增殖，分为叶酸拮抗药、嘧啶拮抗药及嘌呤拮抗药等。如氟尿嘧啶、甲氨蝶呤、阿糖胞苷、吉西他滨、氟达拉滨等。

（3）抗生素类：主要来源于放线菌属，通过影响 DNA、RNA 及蛋白质生物合成，使细胞发生变异，影响细胞分裂，导致细胞死亡，如阿霉素、平阳霉素、米托蒽醌、博来霉素、丝裂霉素等。

（4）植物类：来源于植物、具有抗肿瘤作用的药物，如长春碱类、紫杉醇类等。

（5）激素类：有性激素、黄体激素及肾上腺皮质激素。

(6)其他分类：主要有酶制剂、金属化合物等。

2.根据药物的作用机制分类

(1)干扰核酸合成的药物：主要阻止 DNA 合成，抑制细胞分裂增殖，属于抗代谢药物，为细胞周期特异药。如甲氨蝶呤、培美曲塞二钠、氟尿嘧啶、吉西他滨等。

(2)直接破坏 DNA 结构及功能的药物：与 DNA 形成交叉联结，使细胞组成发生变异，影响细胞分裂，导致细胞死亡，主要有烷化剂以及某些抗生素和金属化合物，为细胞周期非特异性药物，如氮芥、环磷酰胺、噻替哌、达卡巴嗪、博来霉素、顺铂、卡铂等。

(3)抑制拓扑异构酶阻止 DNA 复制的药物：为细胞周期特异性药物，主要作用于 S期，亦能作用于 G 期，通过抑制拓扑异构酶而发挥细胞毒作用，使 DNA 不能复制，造成不可逆的 DNA 链破坏，从而导致肿瘤细胞死亡。主要包括：①拓扑异构酶 I 抑制药，如伊立替康、托泊替康、羟喜树碱。②拓扑异构酶 II 抑制药，如依托泊苷、替尼泊苷等。

(4)插入 DNA 模板影响转录过程的药物：能嵌入 DNA 双螺旋中，破坏 DNA 模板功能，抑制 RNA 活性，从而干扰转录过程，阻止 RNA 和蛋白质合成。本类药物主要是一些抗肿瘤抗生素类药物，如放线菌素 D、表柔比星、多柔比星、米托蒽醌等。

(5)阻止微管蛋白装配影响有丝分裂的药物：一是阻止微管蛋白聚合的药物，主要有长春碱类；二是阻止微管解聚的药物，主要是紫杉醇类。能够阻止纺锤丝形成，影响肿瘤细胞分裂过程的微管系统功能，阻止细胞分裂，从而导致肿瘤细胞死亡。为细胞周期特异性药物，主要作用于 M 期，如长春新碱、长春瑞滨、秋水仙碱、紫杉醇等。

(6)直接干扰蛋白质合成的药物：通过作用于蛋白质合成过程的不同环节，如影响氨基酸的供应，或影响核糖体功能，而干扰蛋白质的合成。主要有门冬酰胺酶、三尖杉碱。

(7)改变机体激素平衡而抑制肿瘤生长的药物：主要有糖皮质激素和性激素类药物。

(8)分子靶向药物：以一些在肿瘤细胞膜上或细胞内特异性表达或高表达的分子为作用靶点，通过阻断肿瘤细胞或相关细胞的信号转导，来控制细胞基因表达的改变，而阻断其生长、转移或诱导其凋亡，如利妥昔单抗、曲妥珠单抗、西妥昔单抗、贝伐单抗等。

(9)其他：生物反应调节药如干扰素、白细胞介素-2 等；核素治疗药物；肿瘤治疗辅助用药等。

三、化学治疗给药原则与给药途径

(一)化学治疗的给药原则

化疗药物受肿瘤的特点(位置、大小、耐药性)、患者情况、给药方案、给药途径的影响，产生的疗效不一。为了提高化疗药物的疗效，降低化疗药物的不良反应，保证患者安全，化疗应遵循以下给药原则。

化学治疗给药原则与
给药途径PPT

1.全面评估

因肿瘤的异质性和个体的差异性，化疗前需对患者进行全面的评估，为制定化疗方案、防治不良反应等提供依据。评估的内容包括：

（1）个人史：病史、治疗史、过敏史、营养状况、进食情况、化疗相关知识掌握情况。

（2）身体状况：心肺、胃肠、神经系统功能，认知和活动功能以及有无疼痛、黏膜炎、排便排尿异常等并发症，预测患者化疗的耐受性。

（3）社会心理情况：心理状态和自我照顾能力。

（4）实验室检查结果：全血细胞计数、肝功能、肾功能、电解质、肿瘤标志物等。

（5）体表面积：核实患者身高和体重实际值，为医生计算体表面积提供依据。

（6）血管通路：根据治疗方案、预期治疗时长、患者特征如年龄、输液治疗并发症史、血管通路维护能力、患者意愿，选择合适的血管通路工具。化疗给药建议选择中心静脉导管，如经外周静脉穿刺中心静脉导管、植入式输液港等。有上腔静脉压迫综合征的患者禁止上肢输液。

（7）化疗前预处理情况：为预防患者发生变态反应，部分化疗药物给药前需进行预处理，如多西他赛滴注前一天开始口服糖皮质激素，持续 3 天，以预防过敏反应和体液潴留；静脉输注紫杉醇前 12 小时、6 小时分别口服地塞米松 20 mg，治疗前 30 分钟给予苯海拉明 50 mg 肌内注射，静脉注射西咪替丁 300~400 mg。评估化疗前预处理落实情况是保证患者安全给药的重要环节。

2. 知情同意

在开始治疗前，需与患者及其亲属进行充分沟通，说明化疗的方案，治疗的疗效，可能出现的不良反应和风险，治疗费用等，了解患者及其亲属的心理状况、经济承受能力，获得患者及其亲属的知情同意。

3. 规范化给药

患者一般情况良好，血红蛋白 ≥100 g/L，中性粒细胞绝对值 ≥1.5×10^9/L、血小板 ≥80×10^9/L、肝肾功能无明显异常，表示患者可耐受化疗。根据综合评估的结果，制定合理的化疗方案，以达到规范化给药。

（1）联合化疗是指两种或两种以上的化疗药物联合应用，化疗方案一般包括周期非特异性和周期特异性两类作用机制不同的药物，药物数量一般 2~4 种药物联合，以减轻毒性作用及不良反应。

（2）注意给药的持续时间和间隔时间：周期非特异性药物常在短时间内一次性给足全剂量；而周期特异性药物一般通过缓慢静脉滴注、肌内注射和口服的方法延长药物在体内的作用时间，提高药物疗效，如氟尿嘧啶持续缓慢泵入 48 小时，维持有效的血药浓度，最大程度发挥抗肿瘤效用。细胞毒药物对正常细胞也会产生毒性作用，在正常细胞恢复前不宜再给同种药物或相同毒性的药物，因此要把握好正确的给药间隔时间。

（3）注意联合化疗方案中不同药物的给药顺序：错误地给药顺序不但会影响治疗的有效性，还会增加药物的毒性作用及不良反应，应采取正确的给药顺序。联合化疗中给药的策略是先给周期非特异性药物，再给周期特异性药物。不同药物对细胞周期和其他药物代谢有影响，给药的顺序有明确的规定，比如顺铂和紫杉醇，应先给紫杉醇再给顺铂，避免顺铂对紫杉醇代谢的影响，从而加重骨髓抑制，常见的联合化疗方案药物的给药顺序见表 3-2-1。

表 3-2-1　常见联合化疗方案的给药顺序

联合方案	给药顺序
FOLFOX/ FOLFIRI	奥沙利铂/伊立替康→亚叶酸钙→氟尿嘧啶
紫杉醇/多西他赛→铂类	紫杉醇/多西他赛→铂类
紫杉醇+氟尿嘧啶	紫杉醇/多西他赛→氟尿嘧啶
蒽环+紫杉醇/铂类	蒽环→紫杉醇/铂类
GEMOX/GP	吉西他滨→奥沙利铂/顺铂
吉西他滨+卡铂	卡铂→吉西他滨
吉西他滨+氟尿嘧啶	吉西他滨→氟尿嘧啶
依托泊苷+顺铂	依托泊苷→顺铂
伊立替康+顺铂	顺铂→伊立替康
培美曲塞/雷替曲塞+顺铂	培美曲塞/雷替曲塞→顺铂
环磷酰胺+蒽环类	环磷酰胺→蒽环
长春新碱+环磷酰胺	长春新碱→6~8 小时后环磷酰胺
长春新碱+博来霉素+甲氨蝶呤	长春新碱→博来霉素/甲氨蝶呤
靶向药物+化疗	靶向药物→化疗

（4）根据药物性质合理调节给药速度：奥沙利铂输注过快易导致喉头痉挛反应，故输注时间应控制在 2~6 小时；吉西他滨静脉滴注时间过长会导致骨髓抑制的不良反应加重，因此吉西他滨输注时间应小于 30 分钟；依托泊苷静脉滴注时间应大于 30 分钟，因为输注过快会导致低血压的发生。

4. 个体化给药

化疗的疗效与患者的营养、体力状况、重要脏器功能等个体因素密切相关。在对患者全面评估的基础上，根据具体情况制定有针对性的个体化治疗方案和药物剂量调整方案，化疗过程中根据患者的毒性作用及不良反应调整用药剂量或停药。

5. 严格查对

给药前由两名具备抗肿瘤药物给药资质的医务人员核对医嘱，核查患者体表面积并确认给药剂量、总量、速度；双人核对患者信息、给药时间、给药顺序、给药途径、药物有效期和药品的外观和完整性；使用除病房号和床号外的两种身份识别方法，确保给药的正确性。

6. 安全处置

由受过专门培训的药学技术人员或经过肿瘤专科培训的注册护士，严格按照操作程序进行集中配制。使用封闭系统传输药品，正确处理配置化疗药物的用物和锐器，根据防护流程放置危险识别标识，避免职业暴露和污染环境。根据抗肿瘤药物的药理特性、使用方法及不良反应，正确选择输液器和输液袋。如输注紫杉醇时应采用非聚氯乙烯材料的输液器，不能够使用 PVC（聚氯乙烯）输液器输注；药物说明书所规定的需避光输注的药物，应使用避光输液器和避光袋。

7. 监测不良反应

医务人员要熟悉化疗的不良反应和处理措施，预防和监测不良反应，如滴注多西他赛时要注意有无过敏症状，床旁心电监护，滴注前及滴注开始后每 10 分钟应测血压、心率、呼吸 1 次，以后每小时测量 1 次，连续 4 小时。使用化疗药物期间，每周监测患者血常规 2~3 次，肝肾功能 1 次，根据检测结果增加监测次数。

8. 评价疗效

一般 2~3 个化疗周期后需进行疗效评价。晚期姑息治疗的患者，只要未进展可维持原方案；可治愈性疾病如果治疗一定周期后未达到完全缓解，则需更换化疗方案。

9. 出院后随访

医务人员要关注患者化疗后的远期毒性反应和生活质量，采用电话随访、网络随访、上门服务等多形式的随访服务，为化疗后出院的患者提供延续护理服务。

(二)化学治疗的给药途径

化学治疗的给药途径是实施化疗方案的重要环节。不同药物的理化性质和药代动力学特点决定了不同的给药途径。常用的给药途径包括静脉滴注、静脉推注、肌内注射、口服、腔内注射、鞘膜内注射、动脉推注等，静脉滴注为最常用的给药方法。

1. 静脉给药

静脉化疗给药是最常见和首选的全身给药途径。药物直接进入血液循环，确保准确剂量的药物到达全身，并且能精确控制药物进入血液循环的时间，达到稳定的血药浓度，如果输注过程中患者出现不可耐受的反应，给药可以随时停止。

(1)静脉给药方法：根据药物性质和药物的持续时间，目前临床上常用静脉推注和静脉滴注两种方法。大部分化疗药物采用静脉滴注的方法，需要护士根据药物特性和医嘱正确调节输液速度；静脉推注的速度也有要求，如放线菌素 D 经药液稀释后需缓慢静脉推注 10~30 分钟，环磷酰胺、多柔比星等经药液稀释后一般静脉推注 2~3 分钟，而长春新碱、长春地辛经药液稀释后需快速静脉推注。

(2)静脉给药途径：化疗药物静脉给药途径包括外周静脉和中心静脉两种，建议采用经外周静脉穿刺中心静脉置管(PICC)、静脉输液港(PORT)等中心静脉导管输注。化疗给药前要检查已有血管通路装置的通畅性，评估和确认回血情况，如中心静脉导管要确保导管位置正确，输液港无损伤针固定，导管途径出现静脉炎、肿胀、外渗或静脉血栓时不能给药。

2. 肌内注射给药

适用于对于组织无刺激性的化疗药物，需备长针头行深部肌内注射以利于药液的吸收，如博来霉素、平阳霉素。不能静脉注射的油类制剂或混悬剂如丙酸睾丸酮，吸收差，应制订注射计划，轮换部位注射，并记录。

3. 口服给药

口服给药也能达到与静脉给药相同的疗效，并且具有安全、方便、经济等优点。随着新的口服化疗药物的不断出现，口服化疗给药的方式越来越普遍，适用于肿瘤的姑息治疗、辅助治疗和长期用药要求的肿瘤治疗。常用的口服化疗药物有卡培他滨和替吉奥等，为减轻胃肠道反应，口服化疗药一般是餐后 30~60 分钟服用，服用期间要关注不良反应，监测血常规和肝肾功能的情况。

4. 腔内给药

腔内化疗是将化疗药物注入胸腔、腹腔、心包腔等腔隙,提高局部化疗药物浓度达到杀灭肿瘤细胞的方法,是治疗恶性胸腹腔、心包腔积液、脑膜转移和受侵以及膀胱癌术后辅助治疗最常用的给药方法。胸痛、腹痛、发热、骨髓抑制和胃肠道反应是腔内化疗常见不良反应。

(1)胸腔、腹腔内化疗:一般在 B 超引导下定位留置胸腔或腹腔引流管,给药前缓慢将积液引流干净后再注入药物,第一次放腹水宜不超过 1000 mL,以后一次性大量放腹水应不超过 3000 mL。注药后 2 小时内每 15 分钟协助患者更换一次体位,使药液与胸、腹腔充分接触,同时注意观察患者有无气胸和肠粘连等并发症发生。反复大量放腹水的患者要补充高蛋白、丰富维生素、高热量饮食,必要时给予静脉营养支持。胸腔、腹腔腔内化疗护理需注意固定引流管,保持引流管通畅以及避免感染,定期更换固定引流管的贴膜,观察穿刺点有无红肿、脓性分泌物,监测体温变化,及时发现感染征象。

(2)心包腔内化疗:适用于出现心力衰竭、呼吸困难、端坐呼吸、心悸、头晕、颈静脉怒张等心包填塞症状的癌性心包积液。在 B 超引导下穿刺留置引流管,待积液引流完后进行心包腔内化疗。因为心包腔小,应将药物溶解在少量液体内,缓慢注入,避免造成心包填塞。注药过程中,注意观察患者生命体征变化情况,如果出现心包填塞症状,应立即将药液抽出,就地进行抢救。

(3)膀胱灌注化疗:膀胱灌注化疗是将化疗药物溶解在40~60 mL溶液中,经过导尿管注入膀胱腔内,辅助手术治疗和防止术后复发。另外,膀胱灌注化疗对于浅表膀胱癌有较好的治疗作用。每次灌注前应排空膀胱,注药后应每隔15分钟变换一次体位,如平卧、俯卧、左侧卧位、右侧卧位,保留药物在膀胱腔内1~2小时后再排尿。

(4)鞘内化疗:化疗药物通过腰椎穿刺或脑室装置给药直接进入蛛网膜下腔,不经过血脑屏障,药物有效浓度高。一般以 0.9%氯化钠注射液 5 mL 将药物稀释,缓慢注射,同时给予地塞米松 5~10 mg 鞘内注入可以预防和减少化学性脑膜炎的发生。鞘内给药后,患者应去枕平卧 6 小时,观察患者有无头痛、恶心等不良反应。

5. 动脉给药

动脉给药适用于肿瘤范围相对局限、肿瘤供血动脉明确、对高浓度化疗药物相对敏感的肿瘤。动脉化疗可直接将药物注入供应肿瘤细胞营养的动脉内,达到提高肿瘤局部药物的浓度和减轻全身性不良反应的目的,但有严重出血倾向、无法逆转的严重的肝肾功能障碍者和严重的恶病质患者不能采用动脉化疗给药。目前多采用改良的塞丁格穿刺法做动脉穿刺置管,将导管位于靶动脉,进行血管造影确定肿瘤的供血动脉后做动脉灌注化疗。常用的动脉置管入路有股动脉、锁骨下动脉、腋动脉或肱动脉。持续性动脉灌注化疗要注意防止动脉导管脱管,严密包扎,妥善固定;预防感染,执行无菌技术,及时更换敷料;盆腔、下肢插管时,注意足背动脉搏动有无减弱或消失,皮肤苍白及皮温下降等情况,防止缺血性坏死发生。

四、化学治疗常见不良反应及护理

化学治疗无靶向性，导致化疗的不良反应较多，影响患者治疗的耐受性和依从性，有的不良反应严重甚至危及生命，因此化疗期间必须加强监测，做到早预防、早发现、早处理。

化学治疗常见不良反应及护理PPT

(一)消化道不良反应

消化道不良反应是化疗药物最常见的不良反应，铂类和拓扑异构酶类化疗药物导致的消化道不良反应较多。消化道不良反应包括食欲减退、恶心、呕吐、腹泻、便秘和黏膜炎等，见本书第四章"肿瘤患者常见症状管理"第四节至第七节。

(二)骨髓抑制

骨髓抑制是化疗最常见的限制性毒性反应，不同类型的化疗药物会引起不同程度的骨髓抑制，并且骨髓抑制出现、持续和恢复时间均有不同。骨髓抑制程度的分级参照世界卫生组织抗肿瘤药物急性及亚急性毒性反应分度标准，见表3-2-2。

表 3-2-2   骨髓抑制程度分度

指标	0度	Ⅰ度	Ⅱ度	Ⅲ度	Ⅳ度
白细胞*	≥4.0	3.0~3.9	2.0~2.9	1.0~1.9	<1.0
血小板*	≥100	75~99	50~74	25~49	<25
血红蛋白**	≥110	95~109	80~94	65~79	<65

注：*×10⁹/L　**g/L。

1.发病机制

化学治疗导致正常的骨髓细胞受到抑制，影响造血功能，进而引起白细胞、血小板、红细胞下降。紫杉醇、吉西他滨、蒽环类、卡铂、甲氨蝶呤、长春碱类等药物骨髓抑制程度较重。

2.临床表现

因粒细胞平均生存时间最短，为6~8小时，因此骨髓抑制最先表现为白细胞下降；血小板平均生存时间为5~7天，下降出现相对较晚；而红细胞平均生存时间为120天，受化疗影响较小，下降通常不明显。化疗相关粒细胞减少在化疗后1周出现，10~14天达到最低值，2~3周后才缓慢回升；化疗相关血小板减少出现的时间稍晚，但下降迅速，也在14天左右下降到最低值，而后又迅速回升，吉西他滨、铂类、蒽环类和紫杉类药物常导致血小板的下降。中性粒细胞减少会引起患者发热和其他部位的感染，血小板下降会诱发出血的危险，导致推迟治疗或减低化疗剂量，进而影响化疗疗效。

3.预防和护理

(1)化疗前全面评估，掌握化疗适应证：化疗前检查患者血常规，白细胞≥3.5×10⁹/L，血小板≥80×10^9/L，血红蛋白≥100 g/L 方可使用化疗药物。

（2）遵医嘱给予升血象治疗，预防感染的发生：给予重组人粒细胞集落刺激因子（G-CSF）或重组人粒细胞巨噬细胞集落刺激因子（GM-CSF）升血象治疗。应用 G-CSF 或 GM-CSF 至少 24 小时后才能开始化疗，化疗结束后 48 小时或根据药物说明书应用 G-CSF 或 GM-CSF，否则会增加骨髓抑制的风险。当白细胞<1.0×10^9/L 或粒细胞<0.5×10^9/L，除立即升血象治疗外，还可考虑预防性使用抗生素，如果患者出现发热应立即做血培养和药敏试验并给予抗生素治疗，同时加强全身支持治疗。白细胞<0.5×10^9/L 者，应输入粒细胞或浓缩白细胞预防感染，以防危及患者生命。

（3）做好保护性隔离：当白细胞下降至（1~3）×10^9/L、中性粒细胞降至1.5×10^9/L，应采取一般性保护隔离，避免外出，限制探视，患者、患者其亲属及进入病室的医务人员应戴口罩；病房进行空气消毒，定时通风；指导患者做好个人卫生，如每日晨起、餐前、睡前使用淡盐水漱口，保持口腔清洁；注意保暖，预防感冒；落实患者基础护理，严格执行无菌操作和洗手等消毒隔离措施。当白细胞低于 1.0×10^9/L 或中性粒细胞低于 0.5×10^9/L 时，必须采取无菌保护性隔离措施，如单间隔离或将患者安置于无菌层流室（简称 LAFR）或层流床内。

（4）血小板减少的护理：血小板<50×10^9/L 应皮下注射白介素-11 或血小板生成素，并酌情应用止血药物预防出血；仔细观察患者全身皮肤是否有淤点瘀斑、牙龈出血、鼻出血、阴道出血或黑便等情形；指导患者避免剧烈活动，预防跌倒的发生；用软毛牙刷刷牙；避免用力擤鼻；进食柔软、温和的食物；预防便秘；避免直肠侵入性操作如使用灌肠等。血小板<20×10^9/L 应输注血小板及止血支持治疗；患者应绝对卧床休息；观察患者有无头痛、恶心呕吐等颅内压增高现象；对出血明显者应减少注射等侵入性操作，穿刺或肌内注射完毕应压迫注射部位 10~15 分钟，并观察有无渗血现象。

（5）加强营养支持，增强抵抗力：鼓励患者多食新鲜蔬菜、水果、蛋类、鱼类、含铁较多的食物等以维持免疫功能；血红蛋白<100 g/L 可皮下注射促红细胞生成素，同时补充铁剂，遵医嘱给药或输血，指导患者卧床休息，必要时给氧。

（6）动态监测血常规的变化：一般每周 1~2 次，如明显减少则应隔日监测一次，直至恢复正常。

（三）局部毒性反应

化疗药物在静脉输注时渗漏至局部组织，如皮下脂肪、结缔组织或肌肉组织，造成局部组织毒性反应，如疼痛、肿胀甚至坏死和功能障碍。

1.发生机制

化疗药物刺激静脉发生痉挛，引起血管壁缺血、缺氧和通透性增加，药物渗漏至皮下组织中，与细胞 DNA 结合的药物可导致细胞坏死，并且含化疗药物的 DNA 会再度进入邻近的组织细胞形成恶性循环，造成组织细胞不断坏死；不与 DNA 结合的药物通过溶脂作用破坏细胞膜；化疗药物本身的刺激性可诱导增殖细胞成熟滞留，也可导致局部组织毒性反应，形成慢性损伤。

2. 临床表现

根据抗肿瘤药物对局部组织的刺激性分为：腐蚀性药物、刺激性药物和非腐蚀性药物，不同的化疗药物局部毒性反应表现不一，静脉药物外渗分级见表3-2-3。

(1)腐蚀性药物：指一类能引起皮肤黏膜起疱、溃疡或坏死的化学药物。如烷化剂类的氮芥、苯达莫司汀等；抗生素类的多柔比星、表柔比星、丝裂霉素等；植物碱类的长春瑞滨、长春地辛、长春新碱等。易引起严重的静脉炎及穿刺局部皮肤组织的红、肿、疼痛甚至溃烂坏死。

(2)刺激性药物：指一类能引起静脉或局部组织灼伤或炎性反应的化学药物。当静脉滴注此类药物时，因药物刺激性作用，会引起注射部位疼痛或沿着输液的整条血管出现疼痛。如烷化剂类的环磷酰胺、异环磷酰胺、美法仑、达卡巴嗪等；抗生素类的脂质体阿霉素、博来霉素、米托蒽醌等；抗代谢类的氟尿嘧啶、氟达拉滨、吉西他滨、阿糖胞苷、甲氨蝶呤等；植物类的依托泊苷、伊立替康等；铂类的卡铂、顺铂、奥沙利铂等。

(3)非腐蚀性药物：指一类药物外渗后无明显腐蚀或刺激作用的药物。

表 3-2-3　静脉药物外渗的分级

分级	临床表现
0 级	无临床表现
1 级	皮肤发白，水肿范围最大直径小于 2.5 cm，皮肤发凉，伴有或不伴有疼痛
2 级	皮肤发白，水肿范围最大直径为 2.5~15 cm，皮肤发凉，伴有或不伴有疼痛
3 级	皮肤发白，半透明状，水肿范围最小直径大于 15 cm，皮肤发凉，轻到中度疼痛，可能有麻木感
4 级	皮肤发白，半透明状，皮肤紧绷，有渗出，皮肤变色，有淤血肿胀，水肿范围最小直径大于 15 cm，可凹陷性水肿，循环障碍，中度到中度疼痛，任何容量的血制品、刺激性、腐蚀性液体的渗出

3. 预防和护理

(1)化疗前应详细了解药物特点及不良反应，识别是腐蚀性、刺激性还是非腐蚀性药物。

(2)合理选择输液工具，宜使用 PICC 或输液港等中心静脉导管给药，预防药物外渗。

(3)按照给药标准流程给药，给药前、中、后都必须注意评估血管及局部情况，不宜从外周静脉给腐蚀性、刺激性药物。如从外周静脉给药要选择粗而直、易触摸、有弹性、不易滑动的上肢静脉，避开关节、瘢痕、疼痛和硬结等部位，建议在前臂血管选择置入点；勿使用已经穿刺了24小时的静脉；如果穿刺失败应在前穿刺部位的近心端或对侧手臂再次穿刺，每位护士不得超过2次穿刺，避免反复穿刺造成血管内膜损伤。化疗药物注射完毕后继续滴生理盐水或葡萄糖液冲洗静脉。给药过程中，要倾听患者主诉，局部有无刺痛或者烧灼感等，疑有化疗药物外渗，应按药物外渗程序处理。药物外渗的处理：①立即停止输注，保留静脉留置针。②在静注给药部位尽量回抽液体，拔除留置针。③测量并记录外渗面积、外渗部位、外渗药量、局部皮肤颜色和伴随症状，必要时拍照。④局部封闭：2%利多卡因 2 mL+地塞米松 5 mg+0.9%氯化钠注射液 20 mL 以穿刺点为中心做扇形封闭，为减少局部组织的再损伤，建议一个穿刺点转换反方向，根据实际的外渗情况和面积，把整个外渗部位以皮丘托起封闭好。⑤冷敷或热敷：根据药物性质选择冷敷或热敷，如奥沙利铂等药物外渗后可使用干燥敷料热敷 20 分钟，每天 4 次，持续 1~2 天；蒽环类、烷化剂、抗肿瘤抗生素类使用干燥敷料冷敷 20 分钟，每天 4 次，持续 1~2 天。⑥根据不同的药物使用相应的解毒剂，发疱性药物的解毒剂见（表 3-2-4）。⑦抬高患肢，局部肿胀可用硫酸镁、50%葡萄糖注射液+维生素 B_{12}+地塞米松或芦荟湿敷，也可使用赛肤润、水胶体敷料处理，必要时使用镇痛治疗。⑧如果出现组织坏死，可以转介外科治疗。

表 3-2-4　发疱性药物的解毒剂及用法

外渗药物	解毒剂及用法
蒽环类	右丙亚胺：外渗发生 6 小时内在对侧肢体静脉注射，1000 mg/m² 第 1~2 天，500 mg/m² 第 3 天；局部涂抹二甲亚砜，外渗发生 10 分钟内使用，每 8 小时 1 次，连续 7 天
氮芥	0.17%硫代硫酸钠，外渗区域皮下注射 2 mL，数小时后重复注射
长春碱类	透明质酸，外渗区域皮下注射，150~900 IU
紫杉醇类	透明质酸，外渗区域皮下注射，150~900 IU

（四）泌尿系统毒性

化疗药物所致的泌尿系统毒性包括肾毒性和出血性膀胱炎等膀胱刺激症。

1. 发生机制

化疗药物直接损伤肾小球、肾小管等，导致肾脏损伤，加上对化疗敏感的肿瘤细胞大量溶解后产生尿酸，尿酸浓度过高在输尿管内结晶，引起输尿管闭塞，导致尿酸性肾病；溶解的肿瘤细胞还可导致钙离子、钾离子和磷酸等释放到血液，引起机体明显的代谢异常。出血性膀胱炎的发生主要是环磷酰胺和异环磷酰胺的代谢产物刺激膀胱黏膜导致炎症和溃疡。

2. 临床表现

顺铂、卡铂、大剂量甲氨蝶呤易导致肾毒性，如少尿，尿中出现红细胞、白细胞和颗粒管型，尿素氮、肌酐升高，肌酐清除率下降；环磷酰胺、异环磷酰胺、喜树碱常导致出血性膀胱炎，如尿频、尿急、尿痛及血尿，其程度与药物剂量大小有关。

3. 预防和护理

（1）化疗前必须进行肾功能的检查。

（2）化疗前和化疗期间嘱患者多饮水，不能饮水或经口进食的患者应静脉水化，使尿量维持在每日 2000~3000 mL 以上。

（3）使用顺铂应进行水化，同时使用利尿药，或分剂量多次给药。注意监测水电解质情况和肾功能。

（4）大剂量应用甲氨蝶呤应给予碳酸氢钠碱化尿液并水化。

（5）环磷酰胺和异环磷酰胺预防性使用美司钠，预防出血性膀胱炎。

（6）尿酸性肾病的防治：除每日给予大量液体促使尿量增多外，还可口服碱性药物别嘌呤醇预防尿酸性肾病。同时应注意控制食用嘌呤含量高的食物。

（7）指导患者观察尿液的性状，准确记录出入量，如出现任何不适应及时报告。

（五）肝脏毒性

多数抗肿瘤药物需经肝脏代谢，药物的原型或其代谢物可对肝脏产生毒性。化疗药物引起的肝脏毒性可以是急性而短暂的肝损害，包括坏死、炎症等，也可以由于长期用药，引起肝慢性损伤，如静脉纤维化、脂肪性变、结节性增生、嗜酸粒细胞浸润，其中嗜酸粒细胞浸润是药物引起肝损害的特异性表现。

1. 发生机制

肝脏毒性的具体发生机制尚不明确，氧化应激反应是目前研究最为认可的机制之一。氧化应激反应是机体在遭受有害刺激时，体内高活性分子如活性氧自由基产生过多，氧化程度超出氧化物的清除，氧化系统和抗氧化系统失衡，从而导致组织损伤。同时，过多的自由基与细胞膜中的多不饱和脂肪酸结合，发生脂质过氧化反应，细胞膜失去生理特性而引起细胞坏死。

2. 临床表现

患者出现乏力、食欲不振、轻到中度的恶心、呕吐、肝肿大，血清转氨酶、胆红素升高，皮肤瘙痒，出现不同程度的巩膜和组织黄疸，严重者出现谵妄、昏迷等肝性脑病的临床表现。主要致毒药物：甲氨蝶呤、环磷酰胺、多柔比星、卡铂、奥沙利铂、吉西他滨等。

3. 预防和护理

（1）化疗前后进行肝功能检查，必要时给予护肝治疗，严格掌握化疗适应证。

（2）加强病情观察，及时对症处理；合并病毒性肝炎者，监测病毒载量，必要时进行抗病毒治疗。

（3）指导患者饮食清淡，避免高脂肪和难消化的食物，增加蛋白质和维生素的摄入。

（4）按医嘱服用药物，勿自行使用其他药物，避免增加肝脏负担。

（5）护肝治疗周期较长，指导患者保持稳定情绪，减轻焦虑，保证充足的休息。

（6）加强患者皮肤护理，指导患者勿搔抓，穿舒适的棉质衣服。

（六）心脏毒性

化疗引起的心脏毒性以蒽环类药物最为常见。根据发病的时间，心脏毒性分为三类，发生在单次给药或 1 个疗程后，2 周内出现心律失常等可逆的症状为急性心脏毒性；早发性慢性心脏毒性是临床最常见的心脏毒性，一般在用药后 1 年内发生，常表现为左心室功能障碍和心力衰竭；迟发性慢性心脏毒性在用药后数年甚至几十年后发生，以心力衰竭、心肌病及心律失常为主要表现。

1. 发生机制

目前认为，铁介导的活性氧生成及其触发的氧化应激是蒽环类药物致心脏毒性的主要机制。高水平的活性氧激活细胞毒信号，导致 DNA 损伤、线粒体功能障碍、蛋白质合成减弱和钙超载，导致心肌线粒体 DNA 受损和脂质过氧化，同时刺激活性氧生成，加速 Ca^{2+} 内流，导致心肌细胞能量代谢障碍，最终造成心肌细胞不可逆性损伤。

2. 临床表现

阿霉素、表柔比星、吡柔比星、柔红霉素、米托蒽醌、紫杉醇、多西紫杉醇、氟尿嘧啶等化疗药物常导致心脏毒性发生。轻者可以没有临床症状，仅心电图表现为心动过速，非特异性 ST 段改变，QRS 电压降低；重则患者出现心悸、气短、心前区疼痛和呼吸困难等心绞痛和心力衰竭、心肌梗塞等症状，心电图可表现为室上性心动过速、室性或房性早搏、心房纤颤。

3. 预防和护理

(1) 化疗前应全面评估，检查心脏功能情况。

(2) 控制给药的累积量，定期进行心脏毒性监测，包括心脏生物标志物、心电图、超声心动图等检查。

(3) 遵医嘱使用拮抗化疗药物心脏毒性的药物和心脏保护剂，如维生素 E、辅酶 Q10、谷胱甘肽、1, 6-二磷酸果糖、磷酸肌酸钠等。

(4) 严密观察病情变化，重视患者的主诉，监测心率、节律变化，必要时心电监测。

(5) 发现心律失常和心力衰竭，应给予抗心律失常药物和强心利尿等对症处理。

(七) 肺毒性

1. 发生机制

主要是化疗药物对肺组织的直接毒性作用，使机体产生免疫反应，毛细血管通透性增加导致间质性肺炎、胸腔积液、肺水肿和肺纤维化。

2. 临床表现

引起肺毒性的常见化疗药物有博来霉素、甲氨蝶呤、白消安、丝裂霉素等，临床表现为干咳、乏力、呼吸急促、胸痛、发热和低氧血症等。

3. 预防和护理

(1) 预防为主，用药期间密切观察患者有无呼吸道症状。

(2) 定期进行胸部 X 线和肺功能检查，早诊断，早停药。

(3) 控制用药的总量，慢性肺疾病和老年患者、胸部放疗史的患者减少用药剂量。

(4) 应用皮质类固醇类激素药，配合清热润肺、活血化瘀的中药治疗。

(5) 低浓度吸氧，指导患者练习缩唇呼吸、吹气球等肺功能锻炼方法。

(八) 神经系统毒性

神经系统毒性是化疗药物损伤周围神经或自主神经，产生的一系列神经功能紊乱的病变，包括周围神经毒性和中枢神经毒性。目前，临床上以周围神经毒性为多见，是剂量限制性毒性反应。铂类、长春碱类和紫杉醇类化疗药物是导致周围神经毒性最常见的药物。

1. 发生机制

铂类的急性神经毒性是指铂类影响钠离子内流，延长不应期，使周围神经表现出短暂的高度敏感性及高度兴奋性；累积性神经毒性的发生与脊神经-背根神经节损伤和体内神经生长因子水平下降，影响轴突转运有关。

2. 临床表现

周围神经毒性主要以口周、手足末梢对称性的麻木感、感觉异常或迟钝、疼痛为主要症状，严重者可能延及四肢，伴有腱反射消失或运动失调，严重时可影响肢体功能，导致患者生活质量下降。若影响自主神经系统，可引起便秘、腹胀甚至麻痹性肠梗阻、尿潴留。中枢神经毒性可表现为急性或慢性脑病、小脑功能障碍等。

3. 预防和护理

(1)全面评估和密切观察毒性反应，积极治疗糖尿病、维生素 B_{12} 缺乏等增加神经毒性反应的疾病。

(2)出现神经毒性反应时，遵医嘱停药或换药，并给予甲钴胺等营养神经的药物治疗。

(3)若患者出现肢体活动或感觉障碍，应加强护理安全管理，避免扎伤、烫伤。

(4)给予按摩、针灸、被动活动等促进康复。

(5)使用奥沙利铂的患者要禁止饮用冷水，禁止接触冷的物品，防止遇冷引发急性神经毒性。冬天备毛线手套，以免接触床档、输液架等金属器物而加重肢端麻木；低温刺激可诱发咽喉痉挛，故指导患者用温开水刷牙、漱口；洗脸、洗手、沐浴均用热水；进食温软食物，水果用热水浸泡加温后食用；加强保暖，防止受凉。奥沙利铂药物外渗时，肢端麻木较重者，可采取按摩、热敷等措施来减轻麻木刺痛感。

(九)过敏反应

化疗药物相关的过敏反应是一种快速的免疫系统过敏反应，与化疗药物本身密切相关，大多数为 I 型过敏反应。

1. 发生机制

药物分子结构和化学反应性或药物的代谢产物作为抗原，与体内特异性抗体结合，激发非免疫介质组胺或细胞因子释放，从而造成组织损伤和生理功能紊乱。

2. 临床表现

致敏性高的化疗药物有紫杉醇、多西他赛、奥沙利铂、卡铂、门冬酰胺酶等，紫杉醇和门冬酰胺酶的过敏反应发生在首次给药后数分钟或2~3小时内，但铂类化疗药物非首次给药也会发生过敏反应，如奥沙利铂致过敏反应一般发生在化疗的第6周期。过敏反应常见的症状包括潮红、瘙痒、皮疹、低血压、支气管痉挛性呼吸困难、背痛或腹痛、发热和(或)寒战、恶心、呕吐和(或)腹泻、抽搐、头晕和(或)晕厥甚至循环衰竭。

3. 预防和护理

（1）给药前询问过敏史，备好急救用品。

（2）遵医嘱做好化疗前预处理：如使用紫杉醇前 12 小时和 6 小时给予地塞米松 20 mg 口服，给药前半小时肌内注射苯海拉明 50 mg、静脉注射西咪替丁 300 mg。

（3）给药时应严密观察病情，行床旁心电监护。

（4）若出现过敏反应立即停药，就地抢救，保持呼吸道通畅，给氧。

（十）皮肤毒性及脱发

化疗药物所致的皮肤毒性包括手足综合征、色素沉着和脱发等。手足综合征见本书第四章肿瘤患者常见症状管理第十二节手足综合征。

1. 发生机制

肿瘤化疗所致色素沉着是由皮肤黏膜黑色素沉积增多引起；脱发是因毛囊上皮细胞生长迅速，对化疗药物敏感所致。

2. 临床表现

环磷酰胺、阿霉素、博莱霉素等易导致局部或全身皮肤色素沉着，甲床色素沉着，皮肤角化、增厚，指甲变形；阿霉素、表阿霉素、环磷酰胺、甲氨喋呤、紫杉醇类等易导致脱发，脱发可出现在全身任何部位，包括头部、四肢、腋下、会阴部等，一般发生在用药后 1~2 周，2 个月内最为显著。

3. 预防和护理

（1）色素沉着一般无须治疗，做好心理护理，减轻患者焦虑。皮肤角化可服用维生素 A 并避免日光照晒。

（2）使用易脱发的化疗药物前应告知患者脱发只是暂时现象，停药后头发会重新生长。

（3）指导患者化疗期间使用温和的洗发液、软的梳子，不要卷发、染发，最好剪短发。

（4）指导患者使用防晒油，戴帽子、头巾或假发来保护头发，避免直接受到太阳照射。

（5）做好患者心理护理，指导患者戴假发、头巾或帽子增加美观和自信。

五、化学治疗的危害与职业防护

在肿瘤化疗药物配制及给药过程中，当安瓿打开及瓶装药液抽取后拔出针头时，均可出现肉眼看不见的溢液，形成含有毒性的微粒的气溶胶和气雾，通过皮肤、消化道或呼吸道吸入人体，危害医务人员并污染环境。根据化疗药物毒性反应具有剂量依赖性的特点，专业人员在日常配置药液或给

化学治疗的危害与职业防护PPT

药时污染的剂量较小，但是频繁接触化疗药物会因蓄积作用而产生毒性反应。对造血系统、生殖系统、消化道上皮细胞等组织器官均有不同程度的损伤，不但可以引起白细胞、血小板减少，口腔溃疡，脱发等，而且还会产生远期影响如致癌、致畸、致突变作用。

1.肿瘤化疗职业危害途径

(1)直接接触：药物接触皮肤直接吸收。

(2)呼吸道吸入：含有细胞毒微粒的气溶胶和气雾散发到空气中由呼吸道吸入。

(3)消化道摄入：食品或饮料污染后经口摄入。

2.职业防护措施

(1)隔离技术方面：调配化疗药品人员应戴双层无粉乳胶手套，手套须盖住连体一次性洁净隔离服的袖口，正确佩戴口罩，并确认全部遮盖口鼻，使用一次性隔离服。

(2)设备方面：设置静脉配置中心集中配药、生物安全柜设备及百级层流环境，操作人员应严格执行操作规程，操作台面应使用一次性防护垫，减少操作台对危害药品的吸附。

(3)操作技术方面：在混合调配时应当有效防止药物喷溅，减少药物污染，打开安瓿装的溶液剂时，应垫无菌纱布以免划破手套，打开安瓿装冻干粉剂时，也应用无菌纱布包裹，避免药粉的溅出，并将溶媒沿安瓿壁缓慢注入瓶底，待粉末完全浸透后再搅动，防止粉末溢出。如果是西林瓶装的药物，加入溶媒的量应视瓶内压力而定，如存在负压，则根据压力大小加入适量溶媒。如没有负压，则应避免注入压力过大，造成药物的喷溅和浪费；吸溶媒药液时，药液不应超过注射器的3/4，以免药液外溢。

(4)废弃物处理方面：化疗药品调配后的废弃物应集中弃于黄色医疗垃圾袋，用过的针头应当放入利器盒中，操作完毕后由专人统一处理。

(5)人员方面：尽量减少不必要的接触，从事化疗药物调配和给药的人员必须经过专业培训，使专业人员全面掌握并执行化疗安全防护操作规程，对经常接触化疗药物的工作人员应建立健康档案，定期健康体检，合理安排休假。

六、化疗药外溢的处理

1.溢出箱准备

溢出箱应准备但不限于以下物品：一次性防护服、一次性口罩、护目镜、乳胶/丁晴手套、鞋套、利器盒、吸水纸、有细胞毒性药物标识的医疗废弃物专用袋、一次性镊子或铲子、吸水介质、自封袋、警示牌、含氯消毒液、75%乙醇、清水、创可贴。

化疗药外溢的处理(视频)

2.处理流程

(1)化疗药外溢后，立即放置警示牌，标明污染范围，避免其他人员接触。

(2)处理人员戴帽子、穿一次性防护衣、戴口罩，护目镜，鞋套和双层手套等个人防护用具。

(3)打开化疗药外溢处理包，用一次性镊子将破碎的玻璃碎片夹入利器盒，并立即关上利器盒盖，并注明"细胞毒性药品废弃物"标识。

(4)液体药物外溢，将吸水介质覆盖于溢出区域上，迅速吸干防止药液扩散，若为药粉，用湿纱布轻轻擦拭，以防药物粉尘扬起，纱布等被污染的物品弃于封口袋内。

(5)药物外溢污染表面，用清水清洗3遍后，再用75%的乙醇由外向内擦拭溢出处3次，将纱布或吸水介质弃于自封袋内。

（6）脱手套，清洗双手和暴露的皮肤，再依次脱去护目镜、防护衣、口罩、鞋套，反复使用的物品，用清洁剂洗2遍后，再用清水洗干净，污染的一次性用物置于细胞毒废弃物专用袋中。

（7）记录外溢药物名称、溢出量、外溢的过程、暴露人员等。

（8）上报不良事件，并登记。

（9）按照化疗药物处理流程，处理用物。

3.溢出处理分类要求

（1）生物安全柜内溢出时，立即停止调配工作，生物安全柜风机保持开启状态。按照溢出处理流程操作。若需清理回风槽，则需关闭生物安全柜风机；擦拭完毕后再开启风机，擦拭方向是由外向内。

（2）发生大面积或大范围溢出时，值班人员应立即拨下警铃，决定是否需要紧急撤离，如无须撤离，按溢出处理流程处理；如需要撤离，除处置人员外，其他人员全部撤出。洁净室的风机和生物安全柜风机保持开启，清洁完毕后，半小时内不能再次使用。

（胡美华、金灿欢）

■ 第三节　肿瘤放射治疗及护理

肿瘤靶向治疗及护理PPT

肿瘤放射治疗是恶性肿瘤的常见治疗手段之一。是利用放射线，如放射性核素产生的 α、β、γ 射线和各类 X 射线治疗机或加速器产生的 X 射线、电子线、质子束及其他粒子束等治疗恶性肿瘤的一种方法。60%～70%的肿瘤患者在治疗过程中需要采用放射治疗。放射线通过人体组织能产生电离作用，由此诱发出一系列生物效应，对癌变细胞进行破坏以达到治疗目的。

一、放射治疗概述

（一）放射治疗发展

放射治疗在 CT 影像技术和计算机技术发展协助下，由原来的二维放疗发展到三维放疗、四维放疗技术，放疗剂量分配也由点剂量分配发展到体积剂量分配，以及体积剂量分配中的剂量调强。现在的放疗技术主流包括立体定向放射治疗（SBRT）和立体定向放射外科（SRS）。立体定向放射治疗包括三维适形放疗（3DCRT）、三维适形调强放疗（IMRT）；立体定向放射外科包括 X 刀（X-knife）、伽马刀（γ-knife）和射波刀（Cyber knife），其特征是三维、小野、集束、分次、大剂量照射，它要求定位的精准度更高和靶区之外剂量衰减得更快。

（二）放射治疗的目的

放射治疗的目的是最大限度地将放射剂量集中到病变区（靶区）内杀死肿瘤细胞，让周围正常组织或器官少受或者免受不必要的照射，而一些重要器官如脑干、脊髓、肾、性腺等需特别保护。精确放疗，指的是将放疗医学与计算机网络技术、物理学等相结合所进行的肿瘤治疗方式，整个放疗过程由计算机控制完成。传统放疗技术的放射线在杀灭肿瘤细胞的同时，会不可避免地损伤到机体和靶区以外的正常组织，甚至以牺牲一些重要器官为代价，是一种纯粹意义上的治疗。和传统放疗技术相对比，现代放疗技术的不同之处可分为"四最"，即靶区（病变区）内受照剂量最大、靶区周围正常组织受量最小、靶区内剂量分布最均匀、靶区定位及照射最准确，优点是"高精准度、高剂量、高疗效、低损伤"。

（三）常用肿瘤放射治疗技术

按照治疗方式分为外照射、内照射。

1.外照射

（1）常规放疗技术：采用二维模拟定位拍片，勾画出肿瘤照射范围，设计和制作个体化低熔点铅挡块，再将铅挡块置于直线加速器的托盘上而实施照射。其优点是简单、快捷和便宜，缺点是过多正常组织受到照射，而且肿瘤照射剂量相对欠精确。

（2）三维适形放疗（3DCRT）：一种高精度的放射治疗。它利用 CT 图像重建三维的肿瘤结构，通过在不同照射方向设置一系列照射野，照射野形状采用与病灶形状一致的适形挡铅或多叶准直器，使得高剂量区的分布形状在三维方向（前后、左右、上下方向）上与靶区形状一致，同时使得病灶周围正常组织的受照剂量降低。

（3）调强适形放疗（IMRT）：根据照射部位（靶区）的三维形状，射线从多个不同的角度进行照射，每个角度的射线强度和射束形状都相应调整，使射束形状与肿瘤形状高度匹配，同时使得靶区内剂量均匀，物理师通过电脑软件技术尽可能地达到医生设置的要求。由于技术相对更复杂，医生和物理师需要花费更多时间来反复调试放疗计划，通常需要 1~2 周才能完成调强放疗计划，剂量分布通常较三维适形放疗更精确合理，对正常组织的保护也要更好，但费用较高。对头颈肿瘤及结构复杂部位的肿瘤，调强放疗更有优势。

（4）图像引导放疗（IGRT）：在影像引导下进行的放疗，可以纠正放疗期间摆位、器官运动、肿瘤体积变化带来的误差，实现精准放疗。

（5）容积调强放射治疗技术（VMAT）：是在图像引导放射治疗技术（IGRT）的基础上发展而来，VMAT 技术可在 360°单弧或多弧设定的任何角度范围内对肿瘤进行旋转照射，比传统治疗方式照射范围更大、更灵活、更精准。VMAT 治疗技术不仅让放射线随着肿瘤厚度调弱、增强，还能考虑肿瘤体积各部位的厚薄不同，给予最适合的放射线强度，同时避开躲藏在肿瘤中间或凹陷处的重要器官如眼球、脊髓、小肠等，增加肿瘤控制率，降低正常组织并发症的概率，减少治疗后的不良反应。

（6）立体定向放射治疗（SBRT）：又称立体定向消融放疗（SABR）其特征是三维、小野、集束、分次或单次大剂量致死性地摧毁靶点内的组织，而射线在病变周围正常组织中的剂量锐减，因此其治疗照射范围与正常组织界限非常明显，边缘如刀割一样，人们形象地称之为"刀"，包括临床上常用的有 X 刀、伽马刀和射波刀等设备。

（7）螺旋断层放射治疗系统（TOMO）：也有称为拓姆刀或是螺旋导航光子刀的。TOMO

是集 IMRT(调强适形放疗)、IGRT(图像引导放疗)于一体,是当今先进的肿瘤放射治疗设备之一,其独创性的设计使直线加速器与螺旋 CT 完美结合,突破了传统加速器的诸多限制,在 CT 引导下 360°聚焦断层照射肿瘤,对恶性肿瘤患者进行高效、精确的治疗。

(8)质子放疗:和三维适形放疗类似,只是三维适形放疗使用的是 X 线,而质子放疗使用的是质子射线。质子是原子的一部分,它能通过健康组织(对其造成极小的损害),最后再杀死癌细胞。

2. 内照射

内照射是将放射源通过后装技术置于人体自然管腔(口腔、鼻咽腔、食管、肠道等)或插植方式将放射源置入肿瘤组织内的照射技术,除低危早期前列腺癌可以考虑根治性插植放射源内照射外,对其他肿瘤多是作为体外照射的一种有效补充,或是常规治疗手段治疗失败的一种挽救治疗手段。内放疗技术和粒子植入技术优点是对正常组织放射损伤小,缺点是对于肿瘤体积过大或腔道无法到达的肿瘤部位,肿瘤放疗剂量分布欠理想。目前此方法主要用于宫颈癌、子宫内膜癌、胰腺癌、直肠癌手术中埋植放射性粒子。

(四)放射治疗的临床应用

1. 根治性放疗

根治性放疗对肿瘤进行正规、全面、足量的照射,患者有希望获得长期生存的结果。主要适合对放射线敏感,一般情况好的早期肿瘤患者,如鼻咽癌、喉癌、宫颈癌、恶性淋巴瘤、肾胚胎瘤、睾丸精原细胞瘤、视网膜母细胞瘤、神经母细胞瘤、肺癌等。由于照射范围广、剂量高,因此对肿瘤附近的正常组织和器官,尤其是敏感组织和器官的防护就成为治疗中一个重大问题,制订全面的、详细、个体化治疗计划是治疗关键。

2. 姑息性放疗

姑息性放疗目的是减轻患者痛苦,适当延长患者生存期,改善生存质量。照射范围小、剂量低,可以仅照射产生症状的部位。常用于下列情况:

(1)镇痛:如肿瘤骨转移及软组织浸润等所引起的疼痛。

(2)缓解压迫:如肿瘤引起的消化道、呼吸道、泌尿系统等的梗阻。

(3)止血:如肺癌或肺转移病灶引起的咯血。

(4)促进溃疡性癌灶控制:如伴有溃疡的大面积皮肤癌、口腔癌、乳腺癌。

3. 辅助性放疗

辅助性放疗是放疗作为综合治疗的一部分,即应用放疗与手术或化疗综合治疗,提高治疗效果。在手术或化疗前后,放疗可以缩小肿瘤或消除潜在的局部转移病灶,提高治愈率,减少复发和转移。

二、放射治疗的适应证、禁忌证

(一)适应证

按照不同类型的肿瘤,目前治疗的适应证可以分为以下类别:

(1)头颈部肿瘤:鼻咽癌、早期声带癌首选放疗;其他肿瘤采用放疗与手术、免疫等的综合治疗或单纯放疗。

(2)胸部肿瘤：中晚期食管癌、肺癌用单纯放疗或配合手术治疗；肺小细胞未分化癌采用化疗、放疗结合。

(3)淋巴系统肿瘤：霍奇金淋巴瘤I、II期放化疗综合治疗，IIIB、IV期化疗为主，配合局部放疗；非霍奇金淋巴瘤I期、II期放疗为主，III期、IV期化疗为主，或可配合局部放疗。

(4)泌尿生殖系统肿瘤：多数以手术治疗为主，或术后辅以放疗。睾丸精原细胞瘤以放疗为主。

(5)妇科肿瘤：宫颈癌以手术为主，辅助以放疗，宫体癌、卵巢癌可行手术与放疗配合。

(6)消化系统肿瘤：胃癌、肠癌手术为主，胰腺癌、胆管癌可放疗，直肠癌配合手术或姑息放疗。

(7)骨肿瘤：骨肉瘤手术治疗为主，加放疗、化疗可提高保肢率；骨网织细胞肉瘤、尤文瘤放疗为主，可配合化疗；骨转移瘤可行止痛放疗等。

(8)神经系统肿瘤：多数颅内原发性肿瘤需行术后放疗；但髓母细胞瘤、室管膜母细胞及生殖细胞瘤尚需行全中枢神经系统照射；颅内转移瘤姑息放疗首选。

(9)皮肤软组织肿瘤：皮肤早期癌放疗与手术疗效相同，晚期癌用放疗或配合手术；黑色素软组织肉瘤以手术治疗为主，术后用放、化疗可提高疗效。

(10)乳腺癌：早期采用保乳术+术后辅助放疗，疗效同根治术，但保留了乳腺外观和功能；中期可术后放、化疗，提高局部控制；晚期癌行局部姑息放疗改善症状。

(11)某些良性疾病如表皮的血管瘤、经久不愈的湿疹、皮肤瘢痕疙瘩、神经性皮炎、甲亢突眼症、胰瘘等，也可采用放疗。

(二)禁忌证

(1)放射治疗的绝对禁忌证很少，尤其是姑息性治疗，对局部转移灶的止痛大部分有效。一般晚期肿瘤患者如处于恶病质的情况下，可作为放射治疗的绝对禁忌证。

(2)凡属于放射不敏感的肿瘤，已有全身性广泛转移者，放疗为相对禁忌证。如皮肤黑色素瘤、胃癌、小肠癌、软组织肉瘤、骨肉瘤等。

(3)急性炎症、心力衰竭，应在控制病情后再做放疗。肺癌需做较大面积照射，而肺功能严重不全时不宜放疗。伴严重的肺结核、心脏病、肾病或其他使患者随时发生生命危险的疾病，放疗有可能加重病情者。

(4)食管癌伴有深部溃疡和穿孔者及肺癌出现大量胸水、腹腔肿瘤出现大量腹水者。

(5)接受过根治量放疗的组织器官，已出现放射损伤时，一般不宜再行放疗。

三、放射治疗的护理

(一)放疗前护理

1.评估全身状况

评估患者照射野皮肤、功能情况；血常规、肝肾功等检验结果；生活自理能力、跌倒风险、一般状况等，处理严重的内科并发症，控制感染和出血，妥善处理伤口，一般在伤口愈合情况下开始放疗。

2. 摘除金属物

在放射治疗前的准备阶段，应摘除照射野内的金属物质，避免与金属物质相邻的组织受量增加而造成损伤。如头颈部放疗的患者放疗前应摘除金属牙套，气管切开的患者将金属套管换成塑料或硅胶材质的套管，保持气道通畅。

3. 口腔处理

头颈部放疗患者在放疗前应做好口腔的预处理，患者需先拔除龋齿，拔出金属齿冠，对牙周炎或牙龈炎应治疗后再放疗。

4. 皮肤处理

对于脑部照射的患者，剃去照射区的毛发；照射部位有切口的，伤口愈合后再行放疗；全身或局部有感染情况者，也须先控制感染后进行放疗。

5. 摆位指导

讲解定位的目的及方法、注意事项及配合要求，定位后要保持标记线清晰以及放射野区域皮肤清洁，标记线模糊不清时，要及时请医生补画；放疗时正确摆放体位，保证放疗的精准性；胸部肿瘤照射时，要保持呼吸平稳；腹腔及盆腔放疗前应排空大便、小便；胃部放疗前需禁食。

6. 饮食与营养

指导患者在放疗前即开始增加营养的摄入，给予高蛋白、高热量、富含维生素、易消化的饮食；如照射野经过口腔或食管时，指导患者忌食辛辣、过热、过硬等刺激粗糙的食物；在照射前、后半小时内，嘱患者尽量不进食，以免引起条件性厌食。针对存在高危营养风险的患者，可通过口服营养补充、置鼻胃管、胃造口等肠内营养方式进行干预，必要时给予肠外营养支持，保障患者的营养需求。

7. 心理准备

向患者介绍有关放疗知识、放疗中可能出现的不良反应及预防方法，及时掌握患者的心理状态，针对性地做好解释疏导工作，消除患者的紧张感，充分发挥社会及家庭的支持系统的作用，使患者树立信心。

(二)放疗中护理

1. 头颈部放疗护理要点

(1)脑瘤患者放疗期间，注意观察有无脑水肿、颅高压的症状，预防癫痫发作。

(2)气管切开患者放疗前，将金属套管更换成塑料或硅胶材质套管，以免放疗引起金属套管周围组织受量增加；放疗期间注意保持气道通畅，观察有无喉头水肿症状，备齐急救物品；气管套管内可以滴入鱼肝油滴剂，润滑气道缓解干燥症状；气管造口处局部皮肤可以涂抹红霉素眼膏或金霉素眼膏，套管固定带保持清洁，避免过硬摩擦损伤颈部皮肤，加重局部反应。

(3)眼、鼻、耳可使用眼药水、滴鼻剂预防感染，保持照射部位清洁舒适。

(4)头颈部放疗患者需进行功能锻炼，预防张口受限。张口锻炼方法为：①张口锻炼：口腔逐渐张开到最大程度，然后闭合，张口幅度以可以忍受为限，2~3 分钟/次，3~4 次/日。②支撑锻炼：根据门齿距选择不同大小的软木塞或木质开口器（直径为 2.5~4.5 cm），置于上、下门齿或双侧磨牙区交替支撑锻炼，10~20 分钟/次，2~3 次/日。张口强度以能忍受为限，保持或恢复理想开口度（>3 cm）。③搓齿及咬合锻炼：活动颞颌关节，锻炼咀嚼肌，每日数次。

2. 胸腹部放疗护理要点

（1）胸部放疗护理要点：注意观察有无放射性食管黏膜炎、食管穿孔、放射性肺炎等放疗不良反应。如出现吞咽疼痛、进食困难等症状，指导患者进半流质或流质饮食，保护食管黏膜完整，避免加重损伤，必要时禁食、暂停放疗，出现疼痛时遵医嘱予以使用止痛药物缓解症状，出现胸骨后疼痛、呛咳、发热、呕血等症状，要警惕食管穿孔，及时处理。

（2）盆腔放疗护理要点：放疗前视病情需要排空膀胱，放疗期间每日多饮水增加排尿，减轻膀胱刺激症状。放射性直肠炎表现为里急后重，肛门坠胀感。注意保持会阴皮肤清洁，每日温水坐浴，可以应用药物保留灌肠缓解疼痛不适症状；腹部放疗应空腹，最好在放疗前 3 小时禁食。

3. 饮食护理

（1）饮食搭配合理，保证高蛋白、高热量、富含维生素、低脂肪饮食；忌过冷、过硬、过热食物，忌油炸、辛辣刺激性食品；饮食以清淡、易消化食物为主，保持大便通畅、戒烟、戒酒，并给患者创造良好的进食环境。

（2）鼓励患者每日饮水 2500~3000 mL，以增加尿量促进机体排出毒素，减轻全身放疗反应。

（3）根据放疗反应进行饮食调整。在总热量不减少的前提下，分多次进食，经口进食困难的患者给予肠内、肠外营养支持治疗。

1）头颈部放疗患者在放疗开始的第 1 周，少吃引起唾液分泌增加（酸、高甜度）的食物和饮料、水果等，以免引起腮腺区域肿胀、疼痛。

2）口干味觉改变，咽痛等症状出现时，饮食应以清淡、无刺激、易咀嚼的半流质和软食为主，含水量高的食物利于吞咽、减少损伤，维持口腔黏膜完整；多饮水，增加维生素的供给；多吃生津止渴、养阴清热食品。配合中药如胖大海、菊花、麦冬、洋参片等泡水饮用。

3）口咽、食管放疗患者，餐前饮少量温开水润滑口咽食管，细嚼慢咽，避免吃糯米团等黏性食物，以免黏滞在咽部或食管表面形成梗阻。

4）口腔反应引起进食疼痛，可将新鲜水果或蔬菜榨汁后饮用，可将肉松或鱼、肉等切碎放入粥或面片中食用，以保证足够的营养。

5）气管切开患者饮水或进稀流食注意小口慢咽，避免引起呛咳。对于饮水呛咳较重的患者，用藕粉、糊状食物饮用可以减轻呛咳症状。

6）适当补充有助于升血象的食物如动物肝脏、花生、瘦肉、大枣等。

4. 皮肤护理

保持照射区皮肤清洁、干燥，可用温水和柔软的毛巾轻轻沾洗，避免冷、热刺激，禁止注射、搔抓，禁用肥皂、碘酊、乙醇、含重金属等刺激性药物，禁贴膏药、胶布类物，以防止皮肤撕脱损伤，照射区禁止剃毛发，如需剃毛发宜用电动剃须刀，防止损伤皮肤。

5. 心理护理

及时发现患者的心理问题，采取个别宣教和集体宣教结合的形式，选择合适的时机，有针对性地适时宣教；通过板报宣传肿瘤防治知识，定期组织小讲座，公休座谈会，增加医护患交流的机会，介绍放疗成功的病例，鼓励患者增强战胜疾病的信心。

6. 放疗中常见急症护理

(1) 颅内高压性昏迷：常见于颅内肿瘤放疗的患者。严密观察生命体征变化，观察瞳孔的大小和对光反应；注意保持呼吸道通畅，及时吸痰；防止泌尿系感染，保持会阴部清洁，有导尿管者每日膀胱冲洗 2 次；鼻饲高热量、易消化的饮食；遵医嘱使用脱水药、利尿药物对症支持治疗，应用脱水药治疗时注意补钾，以防电解质紊乱。

(2) 放射性癫痫：严密观察病情，拉床栏或专人护理，防止意外事故的发生。抗痉治疗，苯巴比妥钠 0.1~0.2 g 肌内注射，10% 水合氯醛 20~30 mL 灌肠，同时注意呼吸抑制情况，保持呼吸道通畅，及时处理高热、酸中毒、脑缺氧、脑水肿等。

(3) 喉头水肿窒息：取半坐卧位，快速高流量吸氧。地塞米松 5~10 mg 或氢化可的松 100~200 mg 加入 10% 葡萄糖注射液中静滴。可给予脱水药物如 50% 葡萄糖注射液 40~60 mL 静脉推注或 20% 甘露醇 250 mL 静脉滴注；紧急时行气管切开。

(4) 鼻咽大出血：①立即通知医生，并准备后鼻孔填塞用物：手套，棉球，纱布，碘仿纱条，凡士林纱条，填塞包，气囊导尿管 2 根（如为小儿注意气囊导尿管粗细，型号适宜），10 mL 或 20 mL 注射器 1 支，枪状止血钳、镊，床头夹灯，备齐急救药物；②根据患者病情取合适的体位，神志清楚患者取半卧位或坐位，休克或神志不清患者取平卧位、头偏向一侧，指导患者吐出或协助清除口腔积血，保持呼吸道通畅，防止窒息，必要时负压吸痰；③安抚患者情绪，并给予镇静药物；④迅速建立静脉通道补液及给予止血药物，用呋麻滴鼻液或 1% 肾上腺素棉球行鼻腔填塞，前鼻孔填塞时间一般不宜超过 3~5 天，如用碘仿纱条，可适当延长充填时间；后鼻孔填塞 2~3 天后无出血，配合医生可先抽取前鼻孔充填物，观察 1~2 天，再拉着软腭后面或口角边的缝线，即可将填塞物从后鼻孔取出。如果是气囊导尿管止血，根据情况配合医生放松气囊。⑤密切观察血压、脉搏、呼吸的变化，每 30 分钟测量 1 次，做好护理记录，必要时床旁心电监护。填塞期间，注意观察填塞物固定情况，防止松脱等意外情况发生。⑥做好口腔护理，防止并发症。

(5) 大咯血：常见于肺及上呼吸道肿瘤患者，一旦发生应采取以下措施：①保持呼吸道通畅，立即取头低足高 45° 俯卧位，头偏向一侧，轻拍患者背部，迅速排出气道及口咽部血块，使用吸引器吸引血块；②遵医嘱吸氧，予以垂体后叶素 10~20 IU 溶于 5% 葡萄糖注射液 500 mL 中静脉滴注，有高血压、冠心病患者禁用。床旁备气管切开包，密切观察生命体征变化，必要时行气管切开术。

(三) 放疗后护理

1. 皮肤护理

因放疗后照射区域组织抵抗力会有不同程度的下降，需继续注意皮肤保护，并避免摩擦和强烈的理化刺激，避免感染和损伤，外出时注意防寒保暖、夏季避免阳光暴晒。

2. 加强个人卫生

保持口腔清洁,预防龋齿;头颈部放疗后 2~3 年内谨慎拔牙,以免诱发颌骨坏死,如需拔牙,告知牙科医生放疗病史。

3. 注意保暖

预防着凉感冒,防止诱发头颈部蜂窝织炎和放射性肺炎。

4. 特殊患者指导

气管切开患者出院时,指导患者和其亲属掌握套管清洗和自我护理的方法。喉癌放疗患者,建议放疗结束 6 个月以后,颈部放疗水肿期消退并经医生评估后再考虑拔除套管。

5. 功能锻炼

坚持功能锻炼,提高生存质量,注意劳逸结合,生活有规律,可适当运动。

6. 饮食指导

禁烟戒酒,合理膳食,饮食要求营养丰富,如仍有口咽及食管黏膜反应者,继续遵循相应的饮食要求。

7. 定期复查

放疗后患者需定期复查随访。一般治疗后第 1~3 年内,每 3 个月复查一次,第 4~5 年内每半年复查一次,5 年后每年复查一次。

四、放射治疗常见并发症及护理

由于肿瘤的立体形态是不规则的,而且往往和周围正常组织相互交错。因此,放射线在杀灭肿瘤细胞的同时,机体和靶区照射周围的正常组织也不可避免地受到放射损伤,从而引起其他脏器的损伤和功能减退,在放疗开始至 3 个月内发生的放射损伤为急性放射反应(又称急性损伤,急性反应),在放疗 3 个月后发生的放射损伤则是晚期放射反应(又称后期损伤,后期反应)。常见的不良反应有以下几种表现:

(一)全身反应

1. 疲乏

肿瘤本身会造成疲乏,放疗可能会加重这一症状,并可能会在放疗结束后持续数月。向患者提供产生和减轻疲乏的相关知识,加强患者对自我健康照护的调整能力,养成良好作息习惯,提高睡眠质量,并鼓励进行适量的有氧运动。

2. 骨髓抑制

(1)当白细胞低于 $3.0×10^9/L$、血小板低于 $70×10^9/L$ 时暂停放疗,同时应用升血象药物,并注意观察用药后反应。若白细胞低于 $1.0×10^9/L$ 时,应采用保护性隔离措施,输注白细胞或新鲜血,病室每日用空气消毒机消毒 2 次,每次 30 分钟,并谨防感染。

(2)血小板降低的患者,注意观察有无出血倾向,避免诱因和可能造成的伤害,尽量减少创伤性操作。

(3)贫血的患者,有眩晕、乏力虚弱症状应卧床休息,谨防跌倒发生。合理调整饮食结构,有助于血象的恢复。

3. 味觉、嗅觉的改变

肿瘤放疗期间，如果照射野包含鼻腔颅底的嗅觉细胞、口腔中的味觉细胞，则一些患者会出现味觉和嗅觉的改变，这种改变一般是可逆的，治疗后基本可以完全恢复，但恢复时间长短因人而异。

4. 脱发

在特定的部位进行放射治疗会引起脱发，毛发部位放疗后会导致不同的脱发。治疗后头发是否再生，取决于毛发部位接受的剂量和射线能量有关，如脑瘤放疗，深部剂量较高而头皮剂量较低，因此脱发区仅限在治疗区域，而且治疗后 3~6 个月后会逐步长出，但对头皮发生的皮肤癌，因为表浅剂量较高，治愈后局部脱发可能是永久性的。

（二）局部反应

多数放疗不良反应多表现为局部反应，即照射野内的局部组织器官出现的反应，包括以下几种局部反应。

1. 放射性脑病

放射性脑病是指脑组织受到一定剂量的射线照射时所导致的神经元发生变性、坏死的结局，如脑瘤、鼻咽癌放疗，轻者可无明显表现，仅在复查脑 MR 时发现，或表现为记忆力下降、头晕、乏力，严重者表现为痴呆、抑郁等症状，甚或死亡。这种损伤可静止一段时间，但一般认为最终为进展性且为可逆的过程。急性期可用糖皮质激素，对减轻脑水肿引起的相关症状效果较好，但是不宜长期应用。高压氧、血管神经营养药物等对减轻症状有一定疗效，个别患者应用神经营养药物可以将脑坏死的强化病灶完全消失。

2. 放射性口腔炎

（1）临床表现：常有口腔充血、糜烂、溃疡、疼痛、唾液分泌减少、口鼻干燥，以至出现假膜等症状，患者局部有明显疼痛感。可分为急性和慢性两类：①急性放射性口腔炎：照射中或照射后 6 个月内，口咽部出现不同程度的疼痛，病变累及咽喉时可出现呼吸困难和进食障碍；合并霉菌感染时，脓性分泌物增多。查体发现黏膜红斑和斑片状黏膜炎。②慢性放射性口腔炎：由急性放射性口腔炎迁延而来或照射 6 个月后出现的不同程度的疼痛，伴有进食障碍，严重者不能进食，导致恶病质。

（2）护理措施：①保持口腔清洁，每次饭后用软毛牙刷刷牙，每日用漱口液含漱 3~4次，出现假膜时改用 1.5% 碳氧化氢溶液含漱。②饮食以温热的半流质或流质为主，避免进食坚硬、过热、粗糙、辛辣等刺激性食物。③可吃少量酸性食物，以刺激唾液分泌，多饮水，每日 3000 mL 左右。④疼痛严重者，可在饭前含服或吞咽少量的含 2% 利多卡因漱口液再进食，疼痛会明显减轻。⑤遵医嘱雾化吸入 0.9% 氯化钠溶液 5 mL+庆大霉素 8 万单位+地塞米松 5 mg+糜蛋白酶 4000IU，每日 1~2 次。⑥指导患者用舌头在口腔内来回转动，左右上下十几次，按摩口腔黏膜和齿龈，促进唾液分泌，清洁口腔，改善齿龈血液供应。⑦指导患者通过吞咽唾液，润滑咽壁，减轻放疗后的咽痛。⑧为预防放射后期发生骨髓炎或骨坏死，治疗前需洁齿并治疗牙疾，治疗后 3 年内不可拔牙。

3. 放射性食管炎

（1）临床表现：随着放疗剂量的增加，食管受到照射后上皮发生脱落，黏膜水肿，主要有吞咽困难，胸骨后烧灼感或胸骨后痛，出现放射性食管炎，主要分为三级。

Ⅰ级：主要表现为轻度吞咽困难或疼痛，但能进软食。此期要进食营养丰富高蛋白、富含维生素、高热量的软食，勿吃过热、生冷及刺激性、硬性、粗糙食物，以保证充分的营养物质的供给，提高机体抵抗力，注意口腔卫生，保持口腔清洁，进食后饮温水以清洁食道，减轻食管的炎性反应。

Ⅱ级：主要表现中度吞咽困难或疼痛，胸骨后疼痛，仅可进半流或流质饮食，此期勿食刺激性食物，宜进食营养丰富的半流或流质饮食如牛奶、煮烂的面条、蒸蛋、菜汤等，或遵医嘱使用口服肠内营养补充，可遵医嘱口服1%普鲁卡因及1%新霉素液，减轻食管的炎性反应或遵医嘱给予静脉滴注抗炎药物对症支持治疗。

Ⅲ级：主要表现重度吞咽困难或疼痛，胸骨后烧灼感，不能进食，伴脱水或体重下降>15%，需肠内肠外营养支持，必要时暂停放疗。

（2）护理措施：①应保持口腔和食管的清洁，每次餐后饮温水冲洗食管，重度梗阻需行胃造口或肠外营养。②中期、晚期食管癌，特别是溃疡型食管癌，黏膜坏死易造成穿孔，中段食管癌有穿入主动脉引起大出血的可能，应密切观察患者有无呛咳、疼痛及脉搏的变化，早期发现出血和穿孔征象，以免延误抢救。③应进软食或流质、半流质，忌食过热、过硬、刺激性食物，进食疼痛者，遵医嘱给予含服2%利多卡因含漱液等。④进食时取坐位，进餐后饮温开水50~100 mL冲洗食管。⑤餐后不宜立即平卧，可在室内走动5~10分钟，利于食物顺利通过食管。⑥遵医嘱使用黏膜保护药物，如康复新液、维生素 B_{12} 水剂等，一般在餐前、睡前口服，先口含药物，躺下慢慢下咽，去枕平卧30分钟以上，尽量使药物在食管内多停留，促进黏膜修复。

4.放射性皮炎

（1）临床表现：主要有红斑、干性反应及湿性反应。好发于颈部、腋下、腹股沟等皮肤薄嫩、多皱褶、易出汗的部位。放射线皮炎症状常表现为逐渐加重，在放射治疗数日后，皮肤开始发红，逐渐变为暗棕紫色，毛发易于脱落。照射剂量加大时，皮肤可能出现干性表皮落屑，有的则出现湿性表皮脱落、破损，甚至形成久不愈合的溃疡，并伴有疼痛，放射性皮肤反应分型标准见表3-3-1：①干性皮肤反应：表现为皮肤干燥，甚至瘙痒，一些患者会出现脱皮等一般不影响放疗的正常进行（图3-3-1）。②湿性皮肤反应：表现为局部出现水疱、渗液，类似浅2度烧伤，如果较为严重需要暂停放疗。处理原则同烧伤治疗（图3-3-2）。

表 3-3-1　急性放射性皮肤反应标准

分型	临床表现
Ⅰ度反应（干性反应）	红斑、有烧灼和针刺样感，皮肤由鲜红变为暗红，伴脱屑
Ⅱ度反应（湿性反应）	高度充血、水肿、有水疱形成，有渗出液、糜烂
Ⅲ度反应	溃疡形成或坏死，侵犯至真皮，造成放射性损伤难以愈合

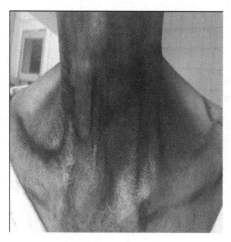

图 3-3-1　干性皮肤反应

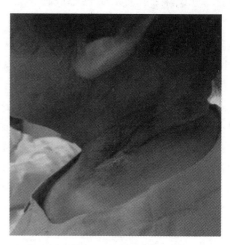

图 3-3-2　湿性皮肤反应

（2）护理措施：①红斑：注意皮肤保护，可自然消退。②干性皮炎：严密观察或应用滑石粉、痱子粉、炉甘石洗剂等，以收敛或止痒，切忌搔抓。③湿性皮炎：保持创面清洁干燥，采用暴露疗法，避免合并感染，可外涂抗生素油膏。如皮肤糜烂时，每天局部可涂擦 2~3 次 1% 的甲紫液。④深度烧伤：往往难以愈合，应禁止再接触放射线，面积大时，往往需要切除，并行植皮修补。

（3）健康指导：①头颈部放疗时应剃去照射野头发。②取下金属饰品，如项链、耳环等。③外出时应戴帽子或搭遮阳伞，防止照射野日光暴晒。④剃须尽量使用电动剃须刀，避免损伤皮肤，造成感染。⑤洗脸时注意保护放射野皮肤标志线，保持清晰完整、干燥清洁。⑥内衣宜柔软、宽大，吸湿性强，最好穿全棉内衣。⑦保持乳房下、腋窝、腹股沟及会阴部皮肤清洁干燥，防止干性皮肤反应发展为湿性皮肤反应。⑧照射野皮肤应用温水和柔软的毛巾轻轻沾洗，忌用肥皂，不可涂乙醇、碘酒、红汞、油膏，并避免冷热刺激（如热水袋）。⑨照射野不可贴胶布，以免所含氧化锌（重金属）产生二次射线，加重皮肤损伤。皮肤脱屑期，切勿用手剥脱。

5. 放射性肺炎

放射性肺炎发生于接受胸部放疗的肿瘤患者，如肺癌、乳腺癌、食管癌等患者，凡肺部一年内接受过放疗的患者，出现持续 2 周以上咳嗽、呼吸困难等肺部症状，同时肺部影像学示与照射野一致的片状或条索状阴影，即定义为放射性肺炎。

（1）临床表现：放射性肺炎常有两种表现形式，即早期损伤和后期损伤，早期损伤常称为急性放射性肺炎，通常发生在放疗后 1~3 个月，化疗后放疗或同步放化疗的患者可发生在放疗中或即将结束时，患者有刺激性干咳，若并发感染，可出现痰多、胸闷、发热，严重者有心慌、呼吸困难和发绀。肺的后期放射性损伤主要表现为肺组织纤维化，多发生于照射后 6 个月左右，患者多有急性放射性肺炎病史。

（2）处理措施：①遵医嘱暂停放射治疗，给予糖皮质激素、抗生素、祛痰和支气管扩张药等。②保持呼吸道通畅，呼吸困难者取半坐卧位，持续低流量吸氧。③遵医嘱对症支持治疗，输液时注意控制输液速度，20~40 滴/分钟。④对高热者给予物理或药物降温。⑤心理护理：安抚患者，给予心理支持。

（3）健康指导：①上呼吸道感染是放射性肺炎的诱因，应注意保暖，预防感冒。②指导患者进食高热量的饮食，保持均衡营养；禁烟、酒、辛辣等刺激性食物；避免被动吸烟，预防上呼吸道感染。③指导患者进行有效呼吸及有效咳嗽排痰。④指导患者正确配合雾化吸入的方法。

　　6. 放射性脊髓炎

（1）临床表现：脊髓受较大剂量照射后会出现脊髓损伤，多发生于放疗后数月至数年内，开始表现为一侧或双侧肢体渐进性、上行性感觉减退，行走或持重乏力，低头时如触电感，逐渐发展为四肢运动障碍、反射亢进、痉挛，甚至瘫痪。

（2）护理措施：①观察患者意识、瞳孔变化、肢体感觉、肌张力，有无头痛、恶心、呕吐、视盘水肿等颅内压增高的表现。有无下肢灼热感、疼痛、肌无力、截瘫等脊髓损伤的表现。②卧床休息。③避免低头及增加腹压的运动，保持大便通畅。④出现昏迷或瘫痪，按照昏迷或瘫痪护理常规进行护理，预防并发症发生。

　　7. 放射性膀胱炎

（1）临床表现：放疗可引起膀胱黏膜充血、水肿、溃疡、出血，患者出现尿频、尿急、尿痛、出现血尿、排尿困难。

（2）处理措施：①实施盆腔放疗前，嘱患者排空小便；腔内放疗时，在阴道内填塞纱布，以增加放射源与膀胱间的距离，减少膀胱受累。②轻度、中度急性放射性膀胱炎，主要采用保守疗法：嘱患者每天饮水 1000~2000 mL，及时应用抗感染、止血及对症治疗，缓解膀胱刺激征；每次排尿后注意外阴及尿道口清洁，防止逆行感染。纠正贫血，改善全身情况。③重度放射性膀胱炎反复出现肉眼血尿者，遵医嘱用庆大霉素 24 万 U+地塞米松 5 mg+肾上腺素 1 mg+0.9%氯化钠注射液 50 mL 膀胱灌注，嘱患者排尽尿液后灌注，勤翻身、改变体位，使药液充分接触膀胱内壁，消炎、止血，促进上皮组织修复和黏膜愈合。

　　8. 放射性直肠炎

（1）临床表现：放射性直肠炎是盆腔恶性肿瘤放射治疗如女性宫颈癌、男性前列腺癌放射治疗的主要并发症，表现为黏膜溃疡、腹泻、血样便、里急后重、腹痛，甚至坏死组织脱落，引起大出血、肠穿孔。如迁延不愈，可发展至直肠狭窄，影响排便功能。

（2）处理措施：①饮食宜少食多餐，避免进食纤维素多或对肠壁有刺激的食物，宜食用少渣、低脂及产气少的食物。②保持肛门及会阴部清洁，穿宽松内裤，便后热水坐浴，肛门局部热敷。③注意患者有无血性黏液便、里急后重等放射性直肠炎症状以及肠穿孔、出血。④对急性直肠炎应立即停止放疗，用消化道黏膜保护药，如思密达，口服，3 次/日，或保留灌肠，一日 1~2 次；腹泻次数多时，口服易蒙停，抑制肠蠕动，延长肠内容物的滞留时间。⑤严密观察大便的性状、腹痛的性质，防止水电解质紊乱。⑥接受腹部放疗的患者可出现厌食、恶心、呕吐、腹泻等消化道症状。临床处理以对症处理、加强支持疗法为主，必要时鼻饲或胃造口肠内营养支持治疗。

（李华、胡美华）

肿瘤靶向治疗及护理PPT

第四节　肿瘤靶向治疗及护理

一、靶向治疗概述

恶性肿瘤已经成为全世界严重威胁人群健康的主要公共卫生问题之一，近十几年来恶性肿瘤的发病、死亡均呈持续上升态势。靶向治疗是继手术、放疗、化疗后肿瘤治疗中不可缺少的治疗手段。靶向治疗是药物有针对性地瞄准预期的靶位而不伤及其他正常部位的治疗方法，根据作用靶点的不同，靶向治疗分为三个层次：一是针对某个器官的"器官靶向治疗"；二是针对某种类别肿瘤细胞的"细胞靶向治疗"，当药物进入体内后可选择性地与这类细胞特异性结合，从而引起细胞凋亡；三是"分子靶向治疗"，是针对肿瘤细胞里面的某一个蛋白质分子、一个核苷酸片段或者一个基因产物进行治疗。

二、靶向药物的作用原理

（一）器官靶向治疗

器官靶向治疗主要是通过血管内介入肿瘤和局部药物注射肿瘤两种给药方式达到治疗目的。恶性肿瘤的血管介入治疗是在 X 线设备的监视下，将抗肿瘤药物和（或）栓塞剂经导管注入肿瘤血管，对肿瘤病灶进行治疗。局部药物注射技术，如经皮乙醇注射治疗肝癌、经皮肝穿刺注射碘化油联合化疗药物治疗肝脏肿瘤等。

（二）细胞靶向治疗

细胞靶向治疗中比较成熟的是免疫细胞靶向治疗，原理是通过回输经体外细胞因子诱导或基因修饰改造的具有杀伤肿瘤细胞活性的免疫细胞，在杀伤肿瘤细胞的同时，增强人体的免疫功能，抑制肿瘤细胞生长。例如，从外周血分离出的 T 细胞经过细胞因子、肿瘤抗原或被肿瘤细胞激活的树突状细胞刺激后，转化成肿瘤特异性 T 细胞。分离患者肿瘤组织中提取的 T 细胞(又称为肿瘤浸润 T 淋巴细胞)，经过体外激活和扩增后，也可以成为肿瘤特异性 T 细胞。

（三）分子靶向治疗

在导致细胞癌变和肿瘤进展的环节中，肿瘤细胞与正常细胞之间存在这种特异性分子变化，表现为 DNA 损伤修复、原癌基因和抑癌基因、细胞信号传导通路、细胞周期、细胞凋亡、细胞分化、血管生成等异常。分子靶向药物的治疗原理是针对这些特异性分子变化。

基于 DNA 损伤修复的分子靶向药物治疗原理，主要是针对 DNA 损伤修复机制在肿瘤细胞中的过度激活，以及在放化疗过程中 DNA 修复对放化疗敏感性的负向调控作用；基于原癌基因和抑癌基因的分子靶向治疗原理，主要是针对导致细胞癌变和肿瘤进展过程中原癌基因激活和抑癌基因失活的机制，并以此为基础研发分子靶向药物。目前，以原癌基因激活、抑癌基因失活机制为基础研发分子靶向药物已成为抗肿瘤药物研发的主要方向，这也是未来大趋势；基于细胞信号传导通路的分子靶向治疗原理，主要是针对导致细胞癌变和肿瘤进展过程中细胞信号传导通路的异常，并以此为基础研发分子靶向药物。

根据作用途径不同，分子靶向治疗的作用原理可分为直接分子靶向和间接分子靶向两种。通过单克隆抗体或小分子化合物干扰靶位蛋白合成或信号通路转导，即为直接分子靶向，针对的是肿瘤细胞本身。间接分子靶向则作用于肿瘤微环境中各种效应细胞，通过阻断其表面效应分子的功能，削弱促瘤作用。

三、靶向药物的分类

靶向药物的种类繁多，分类方法众多，传统的分类方法主要分为单克隆抗体和小分子化合物两大类。根据药物的作用靶点和性质，可将主要分子靶向治疗药物分为以下几类：

(1)小分子表皮生长因子受体(EGFR)酪氨酸激酶抑制药，如吉非替尼，埃罗替尼。

(2)抗 EGFR 的单抗，如西妥昔单抗。

(3)抗 HER2 的单抗，如赫赛汀。

(4)Bcr-Abl 酪氨酸激酶抑制药，如伊马替尼。

(5)血管内皮生长因子受体抑制药，如贝伐珠单抗。

(6)抗 CD20 的单抗，如利妥昔单抗。

(7)IGFR-1 激酶抑制药，如 NVP-AEW541。

(8)mTOR 激酶抑制药，如 CCI-779。

(9)泛素-蛋白酶体抑制药，如 bortezomib。

(10)其他，如 Aurora 激酶抑制药、组蛋白去乙酰化酶抑制药等。

四、靶向治疗的护理

(一)护理评估

1.一般评估

评估患者病史、病情、意识状态、心理状态、营养状况、合作程度、自理能力、家庭支持程度、经济状况。

2.评估患者病理检查结果及基因检测结果

(二)护理措施

(1)给予高蛋白、高热量、富含维生素、易消化的饮食。

(2)靶向药物输注反应一般出现在第一次用药时，首次给药时间大于 90 分钟，如出现面部潮红、呼吸困难、头晕等症状，则须及时通知医生处理。

(3)观察患者病情，有无靶向药物相关不良反应，如有异常及时报告医生处。

(4)靶向药物存在心脏毒性、肝功能损坏等不良反应，使用靶向药期间要遵医嘱定期进行心功能检查、肝功能检查等来监测靶向药的不良反应。

（5）一般情况下靶向药物遵循现配现用原则，但特殊靶向药，如注射用曲妥珠单抗，开封后未用完药液有效期为 28 天，过期不能使用，严格按照药物说明书要求，做好靶向药物的储存管理。

五、靶向治疗不良反应及护理

（一）皮疹

1. 临床表现

表现为单形性红斑样斑丘疹，水疱或脓疱状改变，可伴有瘙痒、触痛。通常出现于面部和（或）躯体上半部，初期为感觉障碍伴皮肤红斑和水肿，之后出现丘疹、脓疱性皮疹（亦称痤疮样皮疹）、结痂，最后表现为红斑毛细血管扩张。痤疮样皮疹分为 5 级。1 级：丘疹和脓疱小于 10%的体表面积，伴有/不伴有瘙痒和敏感；2 级：丘疹和脓疱占 10%~30%的体表面积，伴有/不伴有瘙痒和压痛，伴心理影响，影响工具性日常生活活动；3 级：丘疹和脓疱大于 30%的体表面积，伴有/不伴有瘙痒和压痛，影响个人日常生活活动，需要口服抗生素治疗二重感染；4 级：丘疹和脓疱遍布全身表面，伴有/不伴有瘙痒和敏感，需要静脉给予抗生素治疗广泛的多重感染，危及生命；5 级：死亡。

2. 护理

患者外出时做好防晒工作，避免日光直接照射，可适当涂抹防晒霜。及时修剪指甲，避免抓挠，以防感染。穿着柔软，无刺激的衣物，避免皮肤受刺激。轻度皮疹：一般不需要药物剂量的调整，可局部使用 1%或 2.5%氢化可的松软膏或红霉素软膏，皮肤干燥伴瘙痒者，用薄酚甘油洗剂涂瘙痒局部。同时可以配合中药，比如金银花水外敷。两周后评估皮疹情况。中度皮疹：局部可使用 2.5%氢化可的松软膏或红霉素软膏，并口服氯雷他定，对于皮肤干燥伴瘙痒者，可予苯海拉明软膏或复方苯甲酸软膏涂抹瘙痒局部，每日 1~2 次。患者如有瘙痒等不适症状，应尽早口服米诺环素 100 mg，每日 2 次。两周后评估皮疹情况，若情况恶化或无明显改善，则进行下一级处理。重度皮疹：基本措施同中度皮疹，但药物剂量可适当增加。必要时可予冲击剂量的甲泼尼龙，并可减少靶向药物的剂量；若合并感染，则选择合适抗生素进行治疗，2~4 周后不良反应仍未充分缓解，则考虑停用或终止治疗。

（二）甲沟炎

1. 临床表现

形成甲沟肉芽、脆性化脓性肉芽肿，伴红斑、肿胀和外侧甲皱襞开裂；部分指甲被破坏，甲变形缩小；拇指最常受累，可伴有甲与甲床分离、甲向内生长等。

2. 护理

减少甲周创伤和重复感染，穿舒适、透气的鞋袜。修剪指甲，但避免过度修剪或使用腐蚀性物质修剪指甲；做家务时应戴手套。保持手足的清洁卫生，避免接触碱性肥皂或刺激性液体，勿挤压甲床周围。外涂莫匹罗星（百多邦）、环丙沙星（达维邦）或夫西地酸(立思丁)软膏,每日1~2次;严重者可外科拔甲。晚期病变如甲沟有过量的肉芽组织,应用硝酸银无菌湿敷。

(三) 手足综合征

出现2级及以上的手足综合征时,可考虑中断靶向治疗。详见本书第四章肿瘤患者常见症状管理第十二节手足综合征。

(四) 腹泻

详见本书第四章肿瘤患者常见症状管理第七节腹泻。

(五) 高血压

靶向治疗出现高血压时,应每日监测血压2~3次,并做好记录。合理饮食,进食低盐、低脂、低胆固醇清淡易消化饮食;注意休息,避免过度劳累,起居规律;做好跌倒坠床相关防护措施,起床时应遵循起床三部曲;避免情绪激动及过度紧张、焦虑;遵医嘱正确服用降压药,做好用药指导,必要时遵医嘱停用靶向药物。

(六) 间质性肺炎

患者出现间质性肺炎时,遵医嘱停用靶向药物,使用糖皮质激素及支持治疗,吸氧,给予高热量、高蛋白质、富含维生素的食物,少量多餐。保持室内适宜的温湿度,定时通风,注意保暖,避免着凉。保持愉悦乐观的情绪,适当进行肺功能锻炼,密切观察患者的全身症状及呼吸情况。

(黄芳、胡美华)

第五节　肿瘤免疫治疗及护理

肿瘤免疫治疗及护理PPT

一、免疫治疗概述

近代免疫治疗的发展始于20世纪50年代"免疫监视"理论的提出,机体中经常会出现突变的肿瘤细胞,可被免疫系统识别并清除。该理论为肿瘤免疫奠定了理论基础。2003年研究发现肿瘤浸润T细胞数量与宫颈癌患者生存相关,证实了肿瘤特异性T细胞的存在,表明免疫系统是可以识别肿瘤细胞并试图控制其生长的。随后,各种肿瘤免疫系统疗法的研究相继展开。肿瘤免疫系统通过激发和增强机体的免疫功能,以达到控制和杀伤肿瘤细胞的目的。免疫疗法只能清除少量的、播散的肿瘤细胞,对于晚期的实体肿瘤疗效有限。故常将其作为一种辅助疗法与手术、化疗、放疗等常规方法联合应用。先用常规方法清扫大量的肿瘤细胞后,再用免疫疗法清除残存的肿瘤细胞,可提高肿瘤综合治疗的效果。免疫治疗发展成为继手术、化疗和放疗、靶向之后的肿瘤治疗模式,即肿瘤生物学治疗方法。

二、免疫治疗的作用原理

人体免疫系统包括免疫器官、免疫细胞和免疫分子,它具有免疫防御、免疫监视、免疫稳定三大主要功能,并通过这些功能抵御病原菌感染,清除自身突变细胞,维持内环境相对稳定。免疫治疗是指利用免疫学方法和原理,针对机体亢进或低下的免疫状态,人为干预或者调整机体的免疫功能,加强或减弱免疫应答,以达到治疗疾病目的。肿瘤的免疫治疗旨在激活人体免疫系统,依靠自身免疫机能杀灭癌细胞和肿瘤组织。与以往的手术、化疗、放疗和靶向治疗不同的是,免疫治疗针对的靶标不是肿瘤细胞和组织,而是人体自身的免疫系统。

三、免疫治疗的分类

(1)根据对机体免疫功能的影响,可分为免疫增强疗法和免疫抑制疗法。

(2)根据治疗的特异性,可分为特异性免疫治疗和非特异性免疫治疗。

(3)根据免疫制剂的作用特点,可分为主动免疫治疗和被动免疫治疗。

(4)根据治疗所用的制剂,可分为分子治疗、细胞治疗和免疫调节剂治疗。

主动免疫治疗(active immune theory,AIT)主要指疫苗,肿瘤疫苗主要分为细菌疫苗、基因修饰的肿瘤细胞疫苗、核酸疫苗、重组病毒疫苗、合成肽疫苗、DC 疫苗。细菌疫苗是常见的传统疫苗,其他新型疫苗与其相比,更加高效、不良反应更少;核酸疫苗性质稳定、效果可靠,免疫原性小;重组病毒疫苗易诱发对载体的自身免疫反应;合成肽疫苗具有纯度高、作用明确等特点。

被动免疫治疗又分为针对免疫检查点的药物治疗和过继性免疫治疗。针对免疫检查点的治疗主要是针对免疫检查点或其受体制备相应的抑制药,正常情况下,免疫检查点通过调节免疫细胞活性来维持免疫耐受,受到肿瘤细胞侵袭时,免疫检查点的激活可抑制自身免疫,降低机体的抗癌免疫反应,使免疫应答处于耐受状态,由此可见,免疫检查点是介导肿瘤免疫逃逸的一个重要原因。被批准用于临床肿瘤治疗的有 PD-1 抑制药:帕博利珠单抗、纳武单抗和匹地利珠单抗,获批的 PD-L1 抑制药:阿特珠单抗、度伐鲁单抗和阿维单抗。

四、免疫治疗不良反应及护理

免疫治疗通过解除免疫抑制、活化 T 细胞功能,增强免疫,提高对肿瘤细胞的杀伤作用;活化的 T 细胞攻击正常组织、自身抗体增加、细胞因子增加等诱发自身免疫炎症,产生一系列免疫治疗相关不良反应(irAEs)。

(一)流感样症状

1.临床表现

患者表现畏寒、高热、乏力、咳嗽、打喷嚏、流鼻涕、鼻塞、头痛、咽痛、关节痛及全身酸痛等症状。

2. 护理

主要护理措施如下：①了解免疫治疗药物性质、不良反应、注意事项。②根据医嘱对症处理，高热患者可以用冰袋冷敷、温水或乙醇擦浴等物理方法降温，遵医嘱使用解热镇痛药，如布洛芬，塞来昔布等。③监测患者体温变化。④嘱患者多饮温开水，给予易消化、富含维生素的流质或半流质饮食。⑤卧床休息，取舒适体位，协助患者做好生活护理。⑥室内通风，安静舒适的病房，保持适度温度与湿度。

(二)免疫相关皮肤不良反应

1. 临床表现

免疫相关皮肤不良反应是免疫治疗最常见的不良反应，临床常见表现为皮肤出现斑丘疹或丘疹性皮疹、超敏反应、皮肌炎、瘙痒、痤疮样皮疹、光敏反应、银屑病、反应性毛细血管增生症(仅卡瑞丽珠单抗)、白癜风(仅黑色素瘤)。其中最常见的是斑丘疹、瘙痒和白癜风；重度或致命性免疫治疗相关不良反应有 Stevens-Johnson 综合征/中毒性表皮坏死松解症、伴嗜酸性粒细胞增多和系统症状的药疹。

2. 护理

主要护理措施如下：①指导患者穿柔软、宽松、棉质的衣服，勤换衣裤，保持衣物清洁；②温水洗浴，沐浴时避免水温过高及时间过长，洗浴时间不超过 20 分钟，沐浴后轻轻擦干皮肤，使用中性、温和且不含碱性皂液的洗浴用品；③可涂无刺激保湿润肤霜，每日 2~3 次。减少日晒，外出戴帽子，涂防晒霜。局部使用氢化可的松、尿素软膏；④皮肤瘙痒患者避免用手搔抓皮肤，可轻拍局部缓解不适。皮肤易破损部位覆盖无菌纱布等予以保护，勤剪指甲，避免用手抓挠皮肤或自行挤破丘疹、脓疱。⑤避免饮酒、接触各种刺激物或过敏原等。

(三)输注相关反应

1. 临床表现

输注相关反应通常表现为皮疹、寒战、高热，可出现胸闷、呼吸困难、支气管痉挛，也可表现为血压下降或过敏性休克。

2. 护理

主要护理措施如下：①输入免疫抑制药前，评估患者过敏史、既往用药史；②按照药物要求的输注时间、配制方法、输注速度给药。首次输注时应缓慢静脉滴注，建议使用输液泵。③指导患者不可自行调节输液速度，如有不适立即报告医护人员。④输注过程中密切观察患者病情变化，询问患者有无发热、瘙痒、荨麻疹、低血压、喘息、呼吸困难等症状。监测生命体征，出现轻度一过性反应可减慢输液速度，如症状未减轻或加重应立即停止输液，遵医嘱给予对症处理。⑤安抚患者，减轻患者心理压力，消除不良情绪。输注后或出院后仍可发生延迟性反应，应注意观察和随访。

(四)内分泌系统不良反应

1. 临床表现

甲状腺功能异常表现为乏力、疲倦、畏寒、便秘、体重增加等甲状腺功能减退的症状或心悸、出汗、大便次数增多、体重减轻等甲状腺功能亢进的症状。垂体炎症状如持续头痛、眩晕、记忆障碍、视觉障碍等。高血糖症状如口渴、多尿、恶心、呕吐等。

2. 护理

主要护理措施如下：①动态检测促甲状腺素(TSH)、游离甲状腺素(FT4)，游离三碘甲状腺原氨酸(FT3)水平，血质醇、血清肾素水平及血糖值等血液生化检查。②甲状腺功能减退的患者宜进食高蛋白、富含维生素、粗纤维的食物，少量多餐，避免便秘。甲状腺功能亢进的患者注意多摄入高蛋白、富含维生素、高热量的食物，忌浓茶、咖啡及含碘高的食物如海带、紫菜等。遵医嘱补充甲状腺素或给予抗甲状腺药物治疗。③高血糖患者应定时定量进餐，饮食清淡少盐，粗细搭配，避免进食含糖高的食物和水果，适当运动，遵医嘱使用降血糖药物，动态监测血糖变化。出现乏力、眩晕、头痛等症状时卧床休息。④采用激素替代治疗的患者，需严格遵医嘱、按剂量规律用药，并密切观察药物不良反应。⑤关注患者情绪变化，做好心理护理。指导患者关注自我症状变化，如有不适，及时告知医护人员，严格遵医嘱、按剂量规律用药，不得更改剂量或自行停药。⑥眩晕、乏力、视觉障碍患者下床活动时动作应缓慢，需有人陪伴，预防跌倒。高血糖患者不宜空腹运动，以免诱发低血糖。

(五)免疫相关肝炎

转氨酶水平升高相对常见，遵医嘱给予护肝治疗及类固醇激素治疗，按剂量规律用药，注意观察疗效及用药后反应。给予高蛋白、富含维生素、易消化的饮食，少量多餐，忌烟、酒、辛辣刺激、油腻的食物。避免使用对肝脏有损害的药物，如吗啡、四环素、中药等。观察患者全身皮肤、巩膜有无黄染，大小便有无异常，有无乏力、食欲减退、恶心呕吐、腹胀、厌油腻等消化道症状。动态检测患者谷丙转氨酶(ALT)、谷草转氨酶(AST)、胆红素值等肝功能指标。做好心理护理，避免不良情绪。

(六)免疫相关消化道不良反应

1. 临床表现

患者常出现腹泻、结肠炎、痉挛、里急后重、腹痛。

2. 护理

遵医嘱给予止泻、补液等对症治疗，维持水、电解质平衡。观察患者大便的次数、形状、颜色、量，是否伴有腹痛、大便带血或黏液、腹膜刺激征、发热等症状。如出现剧烈腹痛、腹肌紧张、压痛、反跳痛等肠穿孔症状，报告医生紧急处理。适量增加饮水量，约3000 mL/天。宜进少渣、低纤维食物，避免易产气的食物如糖类、豆类、碳酸饮料。注意保持肛周皮肤清洁，用温水清洗肛周，避免肛周皮肤破损。必要时涂氧化锌软膏，防止局部皮肤被侵蚀。采用类固醇激素治疗的患者，需严格遵医嘱、按剂量规律用药，密切观察药物不良反应。观察患者生命体征、24小时出入量、血清电解质水平，注意腹部保暖，避免因受凉加重腹泻。

(七)免疫相关肺炎

1. 临床表现

免疫相关肺炎缺乏典型临床症状，约1/3的患者发病时可无症状。出现的症状通常为咳嗽、咳痰、胸痛、呼吸困难、发热、乏力等。

2. 护理

主要护理措施如下。①病情观察：观察患者咳嗽、胸痛、发热、呼吸困难等症状。动态评估患者生命体征、血氧饱和度、动脉血气分析等。②注意保暖，防止受凉，避免烟雾及灰尘刺激。③保持呼吸道通畅，痰液不易咳出者鼓励患者多饮水，遵医嘱给予止咳化痰药物、雾化吸入，采用深呼吸、有效咳嗽、胸部叩击等辅助排痰方法，促进痰液排出。指导患者进行呼吸功能训练，促进肺功能的恢复。④心理指导：保持乐观稳定的情绪，注意休息，适量运动。⑤提供安静、舒适、温湿度适宜的环境，室内空气流通，每日定时通风。⑥饮食指导：进高蛋白、高热量、富含维生素、清淡易消化的饮食，禁烟、酒、辛辣刺激性食物，避免被动吸烟。⑦呼吸困难患者给予吸氧；胸痛或剧烈咳嗽者，遵医嘱给予止痛、镇咳药；高热者给予物理降温，监测体温变化。根据病情取坐位或半卧位，改善通气，以患者自觉舒适为原则。

（黄芳、胡美华）

第六节　肿瘤介入治疗及护理

肿瘤介入治疗及护理PPT

一、介入治疗概述

介入治疗全称介入放射学治疗，它是一门在医学影像设备(CT、B超、X线机、MRI等)的导向下，经皮插入穿刺针进行穿刺、消融，或引入导丝、导管等器械，对管腔引流、造口、血管成形、灌注或栓塞等诊断与治疗的微创医学。常用于实体肿瘤(肝癌、肺癌、膀胱癌、子宫肌瘤等)、肿瘤因素致管腔狭窄及血管类疾病等，治疗方式分为血管性介入和非血管性介入。血管性介入主要是用于肿瘤血管灌注、栓塞及血管类疾病的治疗(腔静脉血栓滤器置入、血栓清除、血管成形)；非血管介入治疗包括对实体肿瘤的消融治疗(通过物理或化学效应直接杀灭肿瘤细胞)、放射性粒子植入术(通过放射性粒子发出射线破坏肿瘤细胞)及腔道支架植入、引流术、椎体成形术等。

介入医学综合了内科学、外科学、医学影像学等多门学科，利用影像诊断综合知识，在内科治疗机制的基础上加上外科创伤性治疗手段，结合特有的导管、导丝等操作技能，形成了一门边缘学科，其核心特点是创伤轻、疗效好、并发症少、可重复治疗，以微小的创伤获得与外科手术相似的治疗效果。目前，介入放射学已成为一门与内科学、外科学并列的现代医学治疗手段之一。

二、介入治疗的作用原理

1. 血管性介入治疗的作用原理

(1)实体瘤治疗是将抗癌药物或栓塞剂注入靶血管,局部药物浓度较全身化疗高达数十倍,而且阻断肿瘤供血,封闭肿瘤血管床,从而起到"饿死"和"毒死"肿瘤细胞的一种区域性局部化疗方法。

(2)血管类疾病治疗是通过注入药物、植入特殊器材等起到止血、溶栓、血栓抓捕及血管成形的作用,达到恢复血流,减轻临床症状的目的。

2. 非血管介入治疗的作用原理

(1)实体瘤治疗是通过物理或化学的方法直接引起肿瘤组织损伤、蛋白质变性和凝固坏死,达到局部治疗的目的。

(2)腔道支架植入、引流术:通过植入特殊材料至非血管类管腔,如食道、气道、胆道、输尿管等狭窄处,达到撑开、固定管腔的目的,或置入导管恢复管腔的生理功能,达到减轻临床症状的目的。

介入放射学经过 60 年的发展,尤其是近 20 年来,各种影像导向设备的不断更新,介入器械和材料如用于穿刺的血管鞘和导管、导丝日益完善(图 3-6-1),介入放射学飞速发展。

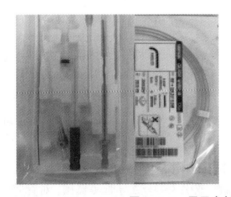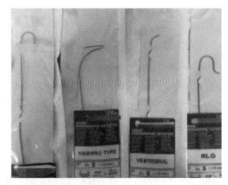

图 3-6-1　用于穿刺的血管鞘和导管导丝

三、介入治疗的分类

(一)按目的分类

1. 诊断性介入治疗

在影像技术引导下穿刺病灶局部,获得病理诊断材料,可取代绝大多数传统手术切开取材。

2. 治疗性介入治疗

以消除病变组织或临床症状为目的。

(二)按途径分类

1. 血管性介入术

血管性介入术是采用改良法 Seldinger 术穿刺血管后，将导管插入患者体内某支需要了解的血管，用血管造影设备将这一血管的形态及血液流动状况显示出来，再根据这些表现诊断血管是否有异常或相关疾病，从而进行治疗或提供治疗依据的方法。

(1)动脉灌注化疗(trans-arterial infusion, TAI)：选择性插管至靶动脉后注入化疗药物的方法，可达到较长时间较高药物浓度的局部化疗作用，同时可以显著降低体循环中的化疗药物浓度、减轻全身化疗毒性。主要方式有一次冲击性 TAI(通常为 30 分钟至数小时注入药物后即拔管)和长期 TAI(留置导管时间较长，灌注可为持续性或间断性)。

(2)动脉栓塞术(transcatheter arterial embolization TAE)：指将某种固体或液体栓塞物质通过导管选择性地注入血管，阻断血供以达到治疗的目的，主要应用于各种丰富血供的良恶性实体瘤、脾脏等器官灭活、治疗动脉瘤等血管性疾病、止血及血流改道等。常用栓塞剂为：无水乙醇、明胶海绵、微球、钢圈、碘油等。

(3)动脉化疗栓塞法(transcatheter arterial chemoembolization, TACE)：将动脉灌注化疗和局部动脉栓塞有机结合在一起，在灌注化疗药物后同时栓塞血管。

(4)其他血管类疾病介入治疗：

1)血栓清除术：通过导管插入到血栓处，注入溶栓药物使血栓溶解或进行粉碎，导管抽吸去除血栓，直至血管开通。

2)腔静脉血栓滤器置入术：将一种金属材料滤网放在腔静脉内，以阻挡血栓进入肺内引起致命性肺栓塞。

3)血管成形术：用球囊导管或支架对狭窄或闭塞的血管进行扩大以恢复其管腔形状。

2. 非血管性介入术

(1)非血管性介入诊断术：在医学影像监视下，利用经皮穿刺术，对除心脏、血管的病变组织进行穿刺、引流、活检或造影等检查的一种方法。

(2)肿瘤非血管性介入治疗：包括消融治疗(物理消融和化学消融)、放射性粒子植入术、腔道支架植入术、引流术及椎体成形术等，它们在临床应用中各具优势。

1)消融治疗：包括物理消融术和化学消融。①物理消融术包括热消融和冷消融。热消融术是利用不同频率的电磁波或激光引起的加热效应使肿瘤组织直接发生变性、凝固性坏死，肿瘤组织血管也会造成不同程度的热损伤而减少肿瘤血供的一种方法。主要包括射频消融术(radiofrequency ablation, RFA)、微波消融术(microwave ablation, MWA)、激光消融术等。冷消融术：以氩氦刀为主，用穿刺针在影像设备引导下插入到病灶，利用氩气在针尖形成冰球，再用氦气加热，温度在 60~120 秒内迅速从 -180℃ 升高至 40℃，冰球迅速膨胀、崩解，导致细胞崩解和微血管的断裂，冷热交替重复 2~3 个循环。②化学消融(chemical ablation)指在影像设备引导下将化学消融剂(无水乙醇、醋酸等)直接注射到肿瘤内，引起肿瘤组织损伤、蛋白质变性和凝固坏死，达到局部治疗的目的。

2)^{125}I 粒子植入治疗：植入瘤体内的放射性粒子能连续不断地发出射线，破坏肿瘤细胞核的 DNA 双链,使肿瘤细胞失去繁殖能力,从而杀伤肿瘤细胞;或通过间接的自由基夺取氧来杀伤肿瘤细胞。

3)腔道支架植入术:是利用一种支持管道的器材,通过细小管道进入病变部位后能膨胀到预设口径并对管壁有持久的支撑力,达到解除梗阻的效果,主要应用于气管、食管、胆管等梗阻性疾病。

4)引流术:是指经皮穿刺引流或抽吸或配以适当的药物治疗,主要应用于囊肿、脓肿、积气、积液及尿道、胆管梗阻性疾病等。

5)椎体成形术:是在影像引导下将特殊的材料注入已被破坏或有破坏危险的椎体内,起到固定支持的作用。常用于溶骨性肿瘤转移的患者。

四、介入治疗的适应证及禁忌证

(一)肝癌介入治疗适应证与禁忌证

1.肝动脉化疗栓塞

适应证:①不能手术切除的中、晚期肝癌;②外科切除术后、肝移植术后复发者;③外科术前应用,使肿瘤缩小;④肝癌破裂出血,不宜行肝癌切除者;⑤不宜手术或希望非手术治疗的小肝癌;⑥控制肝癌的疼痛、出血及较大的肝静脉短路;⑦手术可切除,但瘤体大或近中心区,减少术后出血或切除方便的术前治疗;⑧进行肝移植术前等待供肝者,可考虑进行化疗栓塞以控制肝癌的发展。

禁忌证:①严重肝功能不全,Child-PughC 级者;②肿瘤病变超过肝 4/5,癌体>70%;③门静脉主干完全阻塞,④严重的器质性疾病,如心、肺、肾功能不全者;⑤凝血功能减退,有出血倾向者;⑥广泛肝外转移者、全身状况差或恶病质、大量腹腔积液、下腔静脉癌栓。

2.微波消融治疗

适应证:①直径 5.0 cm 以内的单发乏血供者;②肝功能评价为 Child-PughA 级或 B 级者,且无腹水或腹水量少者;③癌灶直径≤3.0 cm 的多发病灶者;④无肝外转移、肝功能条件尚可的患者;⑤肝移植的术前或手术切除 1 年后复发者;⑥肿块包膜边界清晰,外周有足够灭瘤安全范围者;⑦肿瘤合并门静脉小癌栓者。

禁忌证:①严重凝血功能障碍且感染严重者;②合并心脑血管疾病或肺功能障碍者;③顽固性腹水、黄疸,且肝功能差者;④肿瘤直径>5 cm,呈多结节浸润状并侵及大血管者;⑤肿块数量≥5 个的弥漫型肝癌;⑥位于肝脏面>4 cm 且 1/3 以上瘤体突出肝表面,肝尾状叶较大的肿块;⑦有严重肝外转移或门静脉主干、一级分支、肝静脉癌栓者。

(二)肺癌介入治疗适应证与禁忌证

适应证:①不能手术者切除或拒绝手术切除的中、晚期患者;②作为手术切除前的局部化疗,以提高手术的成功率,降低转移发生率和复发率;③手术切除后预防性治疗,以降低复发率;④手术切除后胸内复发或转移者。

禁忌证:①恶病质或有心、肺、肝、肾衰竭;②有高热、感染迹象及白细胞计数少于

$(3\sim4)\times10^9$/L 者；③有严重出血倾向和碘过敏等血管造影禁忌者；④支气管动脉与脊髓动脉主干或吻合交通者为相对禁忌证。

(三)膀胱癌介入治疗

适应证：①晚期膀胱癌的姑息性治疗；②膀胱癌并发不可控制的出血；③膀胱癌术后或其他方法治疗后复发者；④手术前、后的辅助治疗；⑤与放疗、全身化疗的协同作用治疗。

禁忌证：①严重心、肺、肝、肾功能不全者；②凝血功能障碍，无法纠正者；③严重的泌尿系感染患者；④严重恶病质，白血病计数低，且无法纠正者。

(四)胆管癌介入治疗

适应证：①恶性肿瘤引起的胆管梗阻，无法进行手术者；②各种原因引起的胆管梗阻，作为术前引流；③外科手术后复发或瘢痕性狭窄者；④严重胆管感染者或拒绝手术者。

禁忌证：①有明显的出血倾向；②腹水潴留使肝与腹壁分离者；③弥漫性胆管阻塞者；④恶病质，有严重肝功能损害。

(五)食道狭窄介入治疗

适应证：①食管癌并发食管、气管瘘，不宜手术或拒绝手术者；②食管癌术后复发引起吻合口狭窄者；③转移性肿瘤压迫食管致严重梗阻；④化学性或放射性损伤引起的食道狭窄；⑤纵隔肿瘤，压迫食管引起的局部吞咽障碍者。

禁忌证：①食管灼伤后急性炎症期；②食管手术后瘢痕狭窄；③高位食管癌；④有严重凝血功能障碍；⑤狭窄段过长，狭窄程度严重使导引钢丝无法通过狭窄。

(六)子宫肌瘤介入治疗

适应证：①育龄期女性，绝经期之前，②子宫肌瘤诊断明确，且引起的月经过多及压迫症状明显；③非手术治疗无效或复发者，无子宫切除适应证；④拒绝手术切除，要求保留子宫及生育能力者；⑤体弱合并严重内科疾病不能耐受手术者；⑥巨大子宫肌瘤于子宫切除前辅助手术治疗，以便于手术切除。

禁忌证：①子宫肌瘤生长迅速及怀疑平滑肌肉瘤者；②严重心脑血管疾病或肝肾功能障碍者；③严重凝血功能障碍者。

五、介入治疗的护理

(一)术前护理

1.护理评估

责任护士参加术前讨论，详细了解手术部位、肿瘤与周围组织的关系、影像特征、并发症发生的相关性等；术前认真查阅患者病史，包括实验室检查：血常规、凝血功能、肝肾功能、电解质、大小便常规及心功能、X 线胸片等；既往史、现病史、过敏史、月经史或用药史、疾病诊断，需要注意患者是否接触过对比剂，是否发生过严重不良反应，如有不良反应，应及时向手术医生反映，以调整术前准备方案。手术前一日评估患者的病史、病情、意识状态、心理状态、营养状况、合作程度、自理能力、家庭支持程度、经济状况。

2. 术前宣教

护士示范并指导患者呼吸训练：患者取平卧位，平静呼吸下屏气 10~15 秒；指导患者熟悉术中可能需要配合的医嘱，确保手术安全。同时，对其亲属进行心理指导，稳定其亲属的心理状态，帮助其增加对手术的认识，有助于缓解患者及其亲属紧张情绪，更好地配合手术，有效减少并发症。

3. 术前准备

(1)碘过敏试验、抗生素试验、手术区域备皮、建立有效的静脉通路(必要时开通深静脉通道)、导尿等。

(2)皮肤准备：术前一天淋浴，更换清洁衣服，然后根据穿刺部位做相应的皮肤准备，最常见的为腹股沟区，应进行双侧腹股沟和会阴区备皮，备皮范围上至肚脐，下至大腿上 1/3，两侧至腋中线，包括会阴部，切勿损伤皮肤。并检查穿刺部位皮肤有无感染、破损。

(3)胃肠道准备：局部麻醉者术前 4 小时禁食禁饮，全身麻醉者术前 12 小时禁食禁饮；根据手术部位(如肿瘤邻近肠管者)清洁肠道；术前摘除金属饰物；术前排空膀胱；女性患者避开经期。

(4)药物准备：苯巴比妥钠、咪达唑仑或者丙泊酚等用于术前术中镇静；尼莫地平、法舒地尔防止血管痉挛；肝素、尿激酶或者 rt-PA(阿替普酶)用于术中血栓性病变的防治。

(5)心理准备：向患者讲解介入手术的目的和必要性、方法、注意事项、不良反应、手术的可靠性以及成功实例等，让患者消除顾虑，以良好的心理状态接受手术，指导其放松技巧如肌肉放松、冥想放松等，消除紧张恐惧感。

(6)手术室准备：①保持介入手术室清洁、适当的温度、湿度及负压吸引、氧气及灯光正常；②确保急救药物、除颤仪、心电监护仪、手推车到位，准备手术器材、导管及必要的药物；③准备手术包、无菌手术衣、手套等。

(二)术中护理

1. 核对患者信息

核对患者身份信息，病案号、姓名、性别、手腕带，确认已经建立静脉通道，备皮等术前准备已做好。确定知情同意已签署。

2. 物品准备

准备 0.9%氯化钠注射液、注射器、穿刺针及其他必要的无菌物品，并登记术中使用的导管、导丝及刀片等耗材，根据介入手术进程准备可能需要的器材；及时更新、标识备用药物，调配更新导管、导丝及其他必要的物品。

3.摆放体位与术中监护

患者去枕平卧，双手放于身体两侧。打开手术包，协助手术医生穿手术衣，消毒铺无菌手术单。连接心电监测仪，密切监测患者呼吸、血氧饱和度、血压等生命体征。必要时给予持续鼻导管或者面罩吸氧。备有抢救车、气管插管或者气管切开材料、人工辅助呼吸球囊、呼吸机。保持静脉通路通畅。一旦发生急症、严重并发症能及时给予支持和抢救，详细记录手术过程。

4.术中急救处理

①过敏性休克：立即肌肉注射肾上腺素 0.5~1 mL，症状不缓解，半小时后重复肌肉注射或静脉注射肾上腺素，直至脱离生命危险。也可以使用氢化可的松或地塞米松 5~10 mg 静推。如果收缩压降至 80 mmHg 以下，可采取间羟胺静脉注射或静脉滴注，根据病情调整滴速与用量。②心脏骤停：可行胸外心脏按压或电击复律，或者急诊安装临时起搏器。③呼吸困难：给予氧气等，同时寻找原因，必要时气管切开或插管进行机械支持通气。注意观察生命体征，积极对症处理，直至脱离危险。协助医生完成对患者伤口压迫止血及穿刺点包扎，安全护送患者回病房，与病房护士做好交接，向患者及其亲属做好相关健康宣教。

5.执行无菌原则，预防感染

(三)术后护理

1.卧位护理

局麻患者术后平卧至少 24 小时(若为血管性介入，穿刺侧肢体需严格制动 6 小时，严禁弯曲)，待病情稳定后可尽早下床做轻微活动，促进其血液循环，防止并发症的发生。全麻患者去枕平卧 6 小时，头偏向一侧，备好吸引器，保持呼吸道通畅，遵医嘱氧气吸入，协助翻身拍背。

2.穿刺部位护理

注意观察手术后穿刺点有无出血、渗出、血肿等，加压包扎的力度和沙袋有无脱落，肢体的颜色、温度、感觉、足背动脉搏动等血液循环的情况，肢体制动及受压情况，做好皮肤护理，注意动静脉血栓形成。24 小时后如无异常去除包扎，穿刺点常规消毒，纱布覆盖，可下床行走。

3.生命体征观察

患者术后返回病房即给予心电监护，严密观察生命体征及血氧饱和度情况。术后 2~3 天出现发热(一般在 38℃~39℃)，告知患者可能与术后肿瘤病灶炎症、坏死组织吸收有关，如果体温超过 38.5℃给予物理降温或药物降温；密切监测血压变化，若发现血压下降警惕出血的可能，及时通知医生给予相应处理。

4.饮食护理

局麻患者术后常规禁饮 2 小时；6 小时后病情稳定可改为半流质饮食，24 小时后恢复正常。全麻患者待麻醉清醒后嘱其吞咽动作，无呛咳可进水，按局麻术后护理。指导患者进食高蛋白、高热量、低脂饮食、少食多餐。多食蔬菜水果，多饮水，促进术中造影剂的排泄，减少对肾脏的损害，补充机体水分，确保每日尿量不少于 2000 mL。

(卢雯、李金花)

第七节　造血干细胞移植及护理

造血干细胞移植及护理PPT

一、概述

造血干细胞移植（hematopoietic stem cell transplantation，HSCT）是指对患者实施大剂量的化疗或放疗，清除受者体内的肿瘤或异常细胞，再将自体或异体造血干细胞移植给受者，使受者重建正常造血及免疫系统的治疗方法。外周血干细胞移植指造血干细胞源于供者的外周血。随着造血干细胞移植研究的深入，除了血液系统疾病外，越来越多的非血液系统疾病成为自体或异体造血干细胞移植的适应证。造血干细胞由于取材容易、易于体外培养、易于植回患者体内并存活，以及自我更新能力强等优点，成为基因治疗理想的靶细胞之一。

二、造血干细胞移植的适应证

造血干细胞移植目前主要用于恶性血液疾病的治疗，也适用于非恶性疾病和非血液系统疾病，如重症难治自身免疫性疾病和实体瘤等。包括急性白血病、慢性髓性白血病、恶性淋巴瘤、多发性骨髓瘤，乳腺癌、神经母细胞瘤、肺小细胞癌、精囊肿瘤、卵巢癌、恶性黑色素瘤、骨肉瘤等对化疗、放射治疗敏感的肿瘤，以及重症再生障碍贫血、重症免疫缺陷病、遗传代谢障碍性疾病和系统性红斑狼疮等非恶性肿瘤疾病。

异基因造血干细胞移植主要用于治疗白血病，也用于治疗其他恶性血液病如骨髓增生异常综合征，非恶性血液疾病如再生障碍性贫血、某些遗传性疾病如珠蛋白生成异常性等。对于特定的患者，治疗方案选择和是否应该接受移植要结合患者疾病的危险度，患者本身的状况（如年龄）和具备的造血干细胞来源综合考虑。移植适应证不是一成不变的，在目前公认的现有治疗方法中，没有比移植更好的选择时才考虑进行造血干细胞移植。

自体造血干细胞移植（auto-HSCT）的造血干细胞来源于患者本人，不受人类白细胞抗原（HLA）配型和有无供者的限制，移植后无移植物抗宿主病（GVHD）等严重并发症，对患者年龄的限制也较异基因造血干细胞移植（allo-HSCT）宽，故可广泛应用于临床。但其移植后的复发率较异基因移植高，这与缺乏移植物抗瘤作用及移植物中可能混有瘤细胞等因素有关，由于 auto-HSCT 的疗效仍优于常规化疗，随着近年来支持治疗和抗感染治疗的进步，auto-HSCT 已成为临床上可以接受的常规治疗之一。

三、造血干细胞移植的分类

根据移植供受者之间免疫遗传学差异，采集来源、供受者关系、是否有血缘关系，造血干细胞移植可有以下分类：

1. 根据采集造血干细胞（HSC）的来源分类

根据采集造血干细胞（HSC）的来源不同分为骨髓移植（BMT）、脐带血干细胞移植

(UCBT)、外周血造血干细胞移植(PBSCT)等。

2.根据供者与受者的关系分类

按照供者与受者的关系分为自体移植(BMT、CBT、PBSCT)和异体移植(BMT、CBT、PBSCT)。异体移植又称异基因移植,当供者是同卵双生供者时又称同基因移植。

3.根据供者与受者 HLA 配型相合程度分类

根据供者与受者 HLA 配型相合程度,异体移植分为 HLA 全相合移植、单倍体相合移植、HLA 不相合移植。

4.根据供者与受者是否具有血缘关系分类

根据供者与受者是否具有血缘关系分为血缘相关移植、非血缘移植(即骨髓库来源供者)。

5.根据移植前的预处理方案强度分类

根据移植前的预处理方案强度可分为清髓性造血干细胞移植和非清髓性造血干细胞移植(减低预处理剂量的 HSCT)。

四、造血干细胞移植各阶段的护理

(一)移植前护理

1.护理评估

(1)评估患者或供者的病史及实验室检查结果等资料,移植前需查体及相关专科评估,排除感染灶及其他疾病。评估患者或供者采集前全血细胞计数,一般情况下要求 $WBC>4.0×10^9/L$,外周血干细胞计数$>20×10^9/L$,血小板为$≥50×10^9/L$。

(2)评估患者或供者外周血管情况。

(3)评估患者或供者的心理状态、合作程度、对干细胞采集方法及注意事项的掌握程度。

2.护理准备

(1)环境准备:保持血细胞分离室的室温24℃~26℃,湿度40%~60%,天冷时于采集前 40~60 分钟打开采集管道外包装,置于血细胞分离室(室温约25℃)预热后再使用,采集前用紫外线照射血细胞分离室 30 分钟,每次采集前更换床单位,现场备有常规抢救药品和设备。

(2)采集前向患者或供者详细讲解采集的每一步骤,配合要点,注意事项,可能会出现的问题。供者行骨髓造血干细胞采集术前 1 天淋浴,更换由医院提供的消毒衣、裤。遵医嘱做皮试,准备术前用药。

(3)饮食指导:供者在采集造血干细胞前给予普食,进食营养丰富的食物,饮食中需增加蛋白质、维生素、铁、钙丰富的食物,叮嘱供者采集前 2 周避免吃辛辣刺激性食物。患者或供者采集前一日晚上及当日宜进低脂、高蛋白饮食,切忌空腹采集,以免引发低血糖。

(4)心理护理:由于患者要经历移植前预处理、无髓期,且整个移植过程在与外界隔离的无菌层流病房进行,心理压力较大,护士多与患者沟通交流,主动向患者解释预处理及无髓期可能出现的不适和并发症，消除患者对移植术及治疗环境陌生所产生的恐惧、担忧和不安心理。传递其亲属信息，满足患者的生活需要，缓解患者的紧张、焦虑、孤独等情绪。根据不同患者的特点，室内可适当放置小型收录机、游戏机等，儿童可放置心爱的小玩具，用来调节情绪。

（5）对于供者血型不合的情况，提前进行抗原抗体滴度检查，了解输注造血干细胞时发生溶血的可能程度，并为移植后血型转换提供参考。同时留取供者血样标本，为移植后进行 DNA 嵌合作准备。

（二）造血干细胞采集

造血干细胞采集分为骨髓造血干细胞采集和外周血造血干细胞采集。骨髓采集术指从捐献者髂骨中抽取骨髓血。常用部位为双侧髂后上棘，特殊情况时也可以选择双侧髂前上棘或胸骨。外周血中采集干细胞指采集前建立静脉流出及流入通路，保证循环血量流速。

1. 外周干细胞采集

（1）采集时间为 4~5 小时，协助患者或供者取舒适的体位，注意保暖。

（2）采集过程中观察血细胞分离机运转情况，如有报警或异常，立即查找原因并予排除。观察血液流速（35~50 mL/min），调整单次循环血量 7~15 L（一般 150 mL/kg 或总血量的 2~3 倍）。如出现心慌、手脚发麻等及时调整采集参数，控制最终干细胞采集量，以减少造血干细胞大量冻存及回输引起的二甲基亚砜对人体的毒性。

（3）采集过程中由经验丰富的护士全程陪护，注意观察病情变化，测血压、脉搏、呼吸每小时一次，并记录。观察有无并发症，及时给予对症处理。

1）低钙血症：在采集过程中可有牙周、牙龈刺痛或手脚抽搐等，为抗凝剂枸橼酸钠螯合血液中的钙离子使血液中游离钙离子下降所致，在采集过程中遵医嘱常规补钙。如有口周麻木、手足麻木、肌肉痉挛时，应减慢回输速度，调整抗凝剂比例，立即遵医嘱口服 10% 葡萄糖酸钙注射液 10~20 mL，必要时缓慢静脉注射 10% 葡萄糖酸钙注射液 10~20 mL。

2）血小板减少：遵医嘱输注血小板。

3）骨痛：使用细胞刺激因子后引起，表现为腰骶部及骨盆酸胀痛，严重时全身性骨痛，向供者说明停药后缓解，适当按摩疼痛处并保持被褥柔软、舒适，尽量不用镇痛药。

4）晕厥：出现头晕、心慌、胸闷、恶心、呕吐、面色苍白、大汗淋漓、四肢厥冷等，应立即暂停采集，遵医嘱喂糖水或静脉注射 50% 葡萄糖注射液 40 mL，用驱风油搓揉人中、合谷等穴位。

（4）采集完毕后，尽可能回输管路内剩余的血细胞，以减少损耗。迅速拔除穿刺针后用无菌纱布覆盖并按压穿刺点 10~15 分钟，直至无血液渗出。用肝素生理盐水封管深静脉穿刺管道。

（5）采集完毕后留取血标本，填写采集物袋标签（姓名、病案号或门诊登记号、性别、成分种类、采集日期、有效日期等），由另一护士核对检查。将标本及采集物袋及时送实验室进行采集物留样送检，测定单个核细胞（MNC）及 $CD34^+$ 细胞数，评估采集效果，制定下一步采集方案。在无菌操作下配合采集物的冰冻保存。

（6）记录采集过程中的各种参数，如全血处理量、抗凝剂量、干细胞采集量和采集时间等。

（7）指导患者或供者采集后平卧半小时，进食糖水、牛奶等，以补充循环血量。

（8）严格无菌操作。

（9）采集过程中全程陪护，注意观察有无并发症，及时给予对症处理。

2.骨髓造血干细胞采集

（1）在进行骨髓采集前可安排供者进行自体血循环采集及备存。采集过程中使用供者自体血不但可以减少健康供者感染血液传播疾病的风险，同时也可预防受者因输注过多异体血引起输血移植物抗宿主病。

（2）在全身麻醉或硬膜外麻醉下进行外科手术。严格执行无菌技术操作，防止医源性感染。

（3）采集骨髓时，根据采髓部位摆放体位，如果选择髂后位采髓，取俯卧位，如果选择髂前或胸骨采髓，则取平卧位，特别注意保持供者的体位舒适。

（4）手术时，在麻醉后穿刺针插入臀部两侧的髂骨内抽取骨髓细胞。抽取骨髓的量依患者体重而定，须抽出 500~1200 mL 骨髓血。手术同时向体内回输事先采集的自体血，以免贫血发生。骨髓造血干细胞采集只是在皮肤表面留下数个穿刺针孔。

（5）采髓术后为防止伤口部位出血，需要去枕平卧 6~8 小时，并严密监测血压情况，按时开放尿管，观察尿量及性质，注意皮肤压红情况。

（6）采集穿刺处贴防水敷料，一般 3~4 天后可沐浴，抽髓后 2~3 周骨髓一般可恢复正常，可进行一切能耐受的活动。

（7）采髓术后 3 个月内勿行重体力劳动，并遵医嘱按时按量服用药物，如铁剂、维生素 B_{12} 等。

（8）注意补充营养，进食高热量、高蛋白、富含维生素饮食，注意保暖预防感冒。

（9）保持充足睡眠，放松心情，减轻心理压力，参加文化娱乐活动，一般 1 周后可正常生活，参加轻体力劳动。

（三）造血干细胞回输

造血干细胞移植时，输注的有核细胞数量对植活和疗效有一定影响，为了确保造血干细胞植入，回输时需注意以下几点：

（1）建立静脉通道，静脉管道选择大静脉，用 16~18 G 针头建立静脉通道，管道中除去各种过滤网，固定牢靠。

（2）输注造血干细胞前，先输入 0.9%氯化钠注射液 100 mL 及地塞米松 5~10 mg，碳酸氢钠注射液 125 mL，适当摇匀干细胞袋，取 0.5~1 mL 造血干细胞标本做细胞及各种检查。

（3）输入外周血造血干细胞速度适中，每袋造血干细胞输注完毕均用生理盐水冲洗，以便将残留在袋内的造血干细胞充分输入患者体内。同时尽量在采集造血干细胞后 6 小时内输完干细胞以免造成造血干细胞的损失。

（4）输完后以生理盐水冲洗管道，注意观察有无不良反应，并及时处理。

（四）移植后护理

1. 一般护理

（1）患者在层流无菌室居住时间约 25 天左右，从预处理开始至离开移植室前应 24 小时维持静脉通路畅通，提供舒适、安静的休息睡眠环境，协助患者日常生活。当骨髓抑制，处于细胞极期（WBC<1.0×10⁹/L，PT<20×10⁹/L，HB<60 g/L）时，应卧床休息，照顾患者日常生活。当骨髓造血功能恢复，血细胞上升时（WBC>2.0×10⁹/L，PT>50×10⁹/L，HB>70 g/L），指导患者床旁活动。

（2）每日晨起应测腹围和体重，了解全身的营养状况。

2. 饮食护理

（1）为了防止肠道感染，患者需进食无菌饮食，即所有食品、饭菜需煮熟后用高压锅压 15 分钟后，将高压锅放于送餐窗口，由护士戴无菌手套将食物从高压锅取出给患者食用。

（2）食物应高热量、高蛋白、富含维生素、易消化，禁止食用硬性或带刺食物，食物宜新鲜。

（3）患者在细胞极期或腹泻时，禁止食用水果。当造血功能恢复即 WBC>4.0×10⁹/L 时，方可食用新鲜水果，水果经清洗后予 1∶5000 的高锰酸钾溶液或 1∶2000 洗必泰溶液浸泡 30 分钟，再用冷开水冲洗，无菌刀削皮后食用。

（4）预处理期间及预处理后一周内患者进食最困难，将饮食改为易消化的半流或少渣食物，采用少量多餐的进食方法，每日可进 6 餐，如鱼汤、果汁、蛋花汤、各种粥类等。移植两周后视患者消化能力可适当增加饭量，食用鸡肉、鱼肉等。

（5）进食前双手经醋酸氯己定消毒灭菌，并用漱口水漱口后方可进食，食后 3 分钟再用漱口液漱口，注意含漱要彻底。

3. 环境管理

（1）工作人员注意保持环境的整洁，必要时随时清理。病房清洁要认真仔细，不留死角。

（2）拿入移植室的物品用双层布包好，高压灭菌后经清洁口打开外包布递入移植室，不能高压消毒的物品需用环氧乙烷熏蒸或 1∶100 浓度的 84 消毒液浸泡 30 分钟后递入移植室，注意所有物品必经消毒处理后方可拿入无菌层流病室。

（3）工作人员进入层流无菌病区均需按层流无菌病区的无菌原则执行，拖鞋每日用 1∶100 浓度的 84 消毒液浸泡 30 分钟。

（4）每周做空气培养及各类物品细菌培养 1 次。

4. 无菌护理

造血干细胞移植患者经大剂量化疗，外周血白细胞急剧下降，此时对患者的消毒隔离尤为重要，具体措施如下：

（1）阿昔洛韦滴眼液、利福平滴眼液、氧氟沙星滴眼液交替滴眼，4 次/天。

（2）1∶2000 洗必泰液棉签擦拭鼻腔、外耳道 4 次/天，氯霉素滴耳液滴耳 4 次/天，复方薄荷滴鼻液、链霉素滴鼻液、交替滴鼻 4 次/天。

（3）生理盐水行口腔护理4次/天，4%苏打水、甲硝唑液交替漱口，并测试口腔pH，保持中性。出现口腔溃疡按口腔溃疡护理。

（4）每日早晚及每次大便后用0.05%洗必泰液冲洗会阴后，用百多邦软膏或金霉素软膏涂抹肛周，有痔疮者用太宁栓剂。便后用0.05%洗必泰液洗手。女患者月经期间不宜坐浴，应增加冲洗次数。医务人员处理完大小便后应洗手，消毒液泡手，更换手套。

（5）注意皮肤清洁，每日早晚用0.05%洗必泰液擦拭全身，并坐浴2次，擦拭后更换无菌衣裤，擦浴时注意保暖，平时洗手、洗脸均用洗必泰溶液。

（6）所有日常用物如水杯、痰缸、脸盆、毛巾等均需高压消毒，1次/日；床上用物经高压消毒后隔日更换一次；痰盂、持物缸、持物钳、敷料缸、消毒瓶每周更换两次。

（7）大便的处理：用消毒过的塑料袋垫在痰盆上，便后兜起送出至污物口即可。

（8）呕吐物及漱口水的处理：用消毒过的塑料袋垫在已消毒过的塑料桶上，随时兜起拿出。

5.心理护理

造血干细胞移植患者，由于大剂量的化疗对身体造成不适，以及长期与外界隔离不能交流产生自我心理封闭状态及各种并发症造成的痛苦，都将导致患者在层流室治疗期间大幅度的心理波动，因此应加强移植患者的心理护理。

（1）患者进入层流病房后，护理人员应帮助患者尽快适应空气层流病房的环境，使其了解常规护理（如眼、耳、鼻、口腔、咽喉、肛门及全身皮肤的清洁消毒，无菌饮食，室内物品的消毒灭菌及各种保洁措施）的重要性。

（2）通过传呼系统如对讲机、电话等，加强患者与亲人的联系与沟通，必要时医护人员与其亲属要想方设法调节患者的心理，使其配合医疗和护理工作。

（3）当白细胞下降至零时，可有发热、出血倾向、口腔溃疡和明显乏力等临床表现，患者表现出强烈的心理反应，此阶段护理人员应抽出更多的时间陪伴患者，针对患者的心理变化及时做好心理疏导和心理支持。

6.出院指导

造血干细胞移植术后患者出院时白细胞>4.0×10^9/L，但患者的免疫功能十分低下，加之移植后半年内需服用免疫抑制药环孢素A，出院后仍有受细菌、病毒、真菌等病原微生物感染的危险，故仍需加强防护，具体措施如下：

（1）保持全身皮肤清洁，每天清洗一次，勤剪指甲，早晚刷牙，餐后漱口，坚持戴口罩，注意保暖，及时增减衣服，便后清洗肛周等。

（2）保持充足有效的睡眠时间，午饭后睡眠1小时，养成良好的生活习惯。

（3）加强饮食管理，食用易消化、营养丰富的食物，严禁暴饮暴食和饮酒，禁食辛辣、生冷及易腐烂的水果，以免刺激胃肠道引起腹泻或肠道感染等不适。

（4）为预防移植物抗宿主病，应遵医嘱服用环孢菌素，并随时注意手掌和脚掌面、面部及全身有无发痒、发红等异常的感觉，有无巩膜黄染、腹泻及大便性质改变，如有异常及时就诊。

（5）根据全身情况定期到医院检查血象、肝肾功能、环孢菌素浓度，出院后每3个月来医院复查一次。

（6）出院后1年内要生活在整洁、通风、光线充足、绿化较好、无污染的环境中，尽量不停留于公共场所，亲友交往不宜过多，严禁吸烟。

（7）学会自我调节，保持心理平衡，多和家人谈心，保持乐观情绪，有利于提高免疫力。

（8）出院后半年内活动量不宜过大，不能劳累；1年后如无并发症或并发症好转，自我感觉良好，可在保持良好生活习惯的条件下继续上学或者工作。

（六）移植后并发症的观察与护理

1. 移植物抗宿主病（GVHD）

①严密观察生命体征，注意皮肤、口腔、肝脏和胃肠道受损及变化情况。②根据患者发生GVHD的程度不同给予相应清淡、易消化、营养丰富的饮食，1级GVHD者给予低菌饮食，2级GVHD给予低菌半流质饮食，3级GVHD以上给予无菌流质饮食，并发肠梗阻者应禁食。③出现皮肤GVHD时，注意全身皮肤的清洁，每日用温水擦洗2次，及时洗掉坏死的皮屑，减少或避免感染的机会。皮肤干裂可涂无菌石蜡油；瘙痒者涂抹可的松类软膏，剥脱时用清洁剪刀剪去脱起的皮肤，叮嘱患者避免抓破皮肤，保持床单位干净整洁。破溃并有少许渗出液时，用生理盐水清洗创面后，外敷氟哌酸粉。如出现大的水疱，在无菌操作下抽出液体，皮肤如出现广泛的表皮松懈，注意避免破溃处感染，可给予无菌床单位，并保持创面的清洁干燥。④出现肠道GVHD时，准确记录每次腹泻的时间、次数、腹泻物的性质，了解肠道GVHD的程度。腹泻后以温开水清洗肛周，再在局部涂四环素软膏，预防肛周感染。腹痛时可给予解痉药止痛，发生肠梗阻时，遵医嘱进行胃肠减压，禁食等对症处理。⑤肝脏发生GVHD时，应观察皮肤、巩膜黄染情况，遵医嘱及时抽血进行肝功能化验检查。

2. 出血性膀胱炎

①严密观察体温、脉搏、呼吸、血压、尿量、尿色的变化，准确记录每日出入量；②充分水化，超量补液。每日输液量在4000~5000 mL，液体24小时均速输入；③利尿，可用呋塞米20 mg静注，注意给药前保证水化，同时注意避免水电解质紊乱；④充分碱化尿液，使尿液的pH为7~8，以保护膀胱黏膜；⑤遵医嘱及时输入美司钠；⑥Ⅲ度出血性膀胱炎患者，可间断插尿管，盐水冲洗膀胱以阻止血块形成。

3. 肝静脉阻塞病（VOD）

①每日晨起准确测量体重、腰围、记录输入和排出量，严密观察体温、脉搏、呼吸、血压、神志、黄疸的变化；②鼓励进食，调节口味，以防水电解质紊乱及营养缺乏。如血氨偏高或伴有脑病的患者应限制蛋白质的摄入量或禁食蛋白质；腹水明显应限制钠盐的摄入，控制输液量和速度；③卧床休息，减轻肝脏在代谢方面的负担；④腹水明显者加强皮肤护理；⑤遵医嘱及时抽血查生化全项，了解病情；⑥VOD伴脑病昏迷时，按昏迷护理常规护理。

4. 间质性肺炎

①严密观察生命体征、神志、紫绀与呼吸困难、咳嗽的变化，取半坐卧位，给予心理安慰；②氧气治疗，根据临床表现和血气分析的结果调节氧浓度和流量；③按医嘱及时、

准确采取血样作血气分析；④保持环境安静、舒适，空气新鲜，温度18℃~20℃，湿度60%左右，给予充足的水分以保证呼吸道黏膜的湿润与黏膜病变的修复。

（李媛媛、李金花）

第八节　肿瘤中医护理技术

肿瘤中医护理技术PPT

一、中医护理技术概述

"中医护理技术"是中医护理学的基础与精华，是将人的脏腑、经络、气血合为一体，注重人、自然、社会之间的关系，从而采取的护理措施。是以中医基础理论为指导，以脏腑学说为基础、经络学说为核心，通过刺激人体特定部位，调和气血、激发相应器官的功能来扶正祛邪，在疾病的防治、养生和康复中发挥着重要的作用。随着科学技术的进步和发展，中医护理在肿瘤、临终关怀、流行病学等相关学科上，也同样发挥着极大的功效。2020年爆发的新冠肺炎疫情中，中医药发挥着重大的作用。常用的中医护理技术包括针灸、罐疗、耳针、中药外治法(中药保留灌肠、中药熏洗、中药封包及中药敷贴)等。中医护理技术因其便捷、不良反应小等特点，更易被恶性肿瘤患者及其亲属接受。针对患者不同症状进行灸法、穴位按摩法、刮痧法、拔罐法、耳穴压豆法、热熨法、熏洗法、贴敷法、中药保留灌肠等护理，能有效缓解肿瘤患者的痛苦和不适，增强机体抵抗力，提升生存质量。

(一)常用的中医护理技术

1.针灸

针灸包括针法(针刺灸、穴位注射、穴位埋线等)和灸法。针灸学是以中医理论为指导，研究经络腧穴、刺灸技术和治疗方法，探讨针灸防治疾病规律，阐明针灸作用机理的一门学科。

2.罐疗

罐疗古称角法，又称拔罐；分为走罐、流罐、闪罐及刺络拔罐。

3.耳穴压豆

耳者，宗脉之所聚也。耳与经络、经络与脏腑都有密切联系，通过刺激耳部穴位，达到调节耳穴所对应脏腑功能.

4.中药外治法

中药外治法包括中药保留灌肠、中药熏洗、中药封包及中药敷贴等。是以中医经络学说为理论基础，使药物作用于体表、患处及穴位，通过渗透进入经络，导入脏腑，直达患病之处，激发全身的经气，达到沟通表里，调和营卫，健脾益肾，调整阴阳平衡，从而达到治疗疾病的目的。

5.刮痧疗法

刮痧疗法是我国古代医学的外治法之一，通过特制的刮痧器具和相应的手法，蘸取一定的介质，在体表进行反复刮动、摩擦，使皮肤出现红色粟粒状或暗红色出血点，从而达到行气活血、祛风散寒、解肌舒筋、解痉止痛、醒脑安神、清热解毒等作用。

(二)常用的中医护理技术作用与禁忌证

1.艾灸

艾灸主要是通过艾叶的燃烧、借助艾火的温热及其药理作用通过经络腧穴，从而发挥温经散寒、行气通络、散结消瘀、扶阳固脱、升阳举陷、拔毒泄热以及防病保健等作用。艾叶是多年生草本植物，形如菊叶，芬芳香味，辛温味苦，通利十二经脉，具有理气血、逐寒湿、温经、止血、安胎的作用。现代研究表明，艾灸能够影响不同的免疫器官、免疫细胞、免疫调节因子、免疫球蛋白等，进而提高机体的免疫功能。

(1)艾灸的一般禁忌证：①对于大血管、关节、心脏部位，不宜灸，这些部位在灸后会形成灸疮。大关节部位形成灸疮会产生挛缩，限制关节活动，大血管周围形成瘢痕，会限制血管的收缩性、弹性。②紧张、极度疲劳、饥饿、过饱、口渴等状态下，不宜艾灸，容易引起晕厥且艾灸效果不理想。③对于温度的感知、痛觉的感受不明显的患者，如昏迷的患者、糖尿病或伴有末梢神经病变的患者，则不宜直接施灸，要防止烫伤。④对艾绒过敏者，哮喘急性发作的患者均不宜艾灸治疗。

(2)艾灸治疗注意事项：①饮食宜清淡易消化且富有营养，不宜过饱、不宜吃过冷、辛辣食物，禁烟禁酒；②艾灸部位注意保暖，防止受凉；③不要立即洗浴，包括冷水浴和熏蒸，一般3~4小时后方可；④要适当补充水分，可服食一些滋补的汤水；⑤专人看管，防止烫伤；⑥施灸过程中患者出现头晕、眼花、恶心、面色苍白、心慌、出汗等症状，要立即停止。

(3)艾灸的临床应用：对于恶性肿瘤晚期的患者，应用灸法能够增强机体内在抗病能力，增强机体免疫功能，从而达到祛除病邪、缓解病情以及抑制肿瘤发展和延长生命目的。如艾灸关元、气海可改善恶性肿瘤患者晚期的临床症状，延长生存期和提高生存率。

1)恶心、呕吐、胃脘胀痛、便秘：用艾条灸于特定的腧穴上来缓解症状。艾灸可激活胃黏膜内源性保护因子，促进胃黏膜损伤的修复和愈合，起到对胃黏膜的保护作用，能有效预防和缓解胃部胀满、恶心、呕吐等症状。

2)失眠：百会穴，诸阳之会，百脉之宗，可安神，调节大脑功能。可采用无瘢痕灸法。方法：将点燃的艾条对准穴位，距离皮肤2~3 cm，进行艾灸，当患者有温热舒适感觉时，固定不动，以局部温热而无灼痛为宜，一般灸15~25分钟(根据病情调整)，1次/日。治疗期间患者还需调情志、节饮食、忌生冷油腻，一般7天为1个疗程。

3)增强机体免疫力：可选用督脉灸来提升患者免疫力，增强患者的抵抗力。督脉灸是指在督脉的脊柱段施以"隔药灸"并使之发泡的一种独特施灸方法(图3-8-1)，具有施灸面积广、艾炷大、时间长、火力足、温通力强的特点，作用胜过一般灸法。督脉为阳脉之海，能总督全身阳经经气，灸之能温补元阳的功效。在督脉的脊柱上从大椎穴至腰俞穴处隔姜和督灸粉艾灸，集经络、腧穴、艾灸、药物的综合治疗于一炉。督灸粉选用温肾助阳之肉桂、行气活血之川芎等药物。生姜辛温走窜，艾灸温经活络，两者均能增强皮肤的通透性，促进督灸粉药物成分的吸收，既可温肾壮骨，补精益髓，治肾虚之本；又可温经通络，行气活血，治督滞之标，激活督脉的壮阳固表作用。艾灸督脉背部穴位用于晚期恶性肿瘤患者化疗后骨髓抑制的辅助治疗，有辅助粒细胞集落刺激因子升高白细胞的作用，且能使白细胞稳步上升并稳定在正常范围内，对血小板有提升作用。

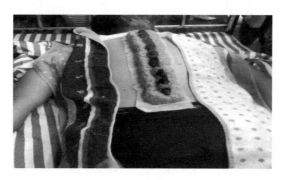

图 3-8-1　督脉灸

2. 中药外治法

中药能调整胃肠运动，抗溃疡、抗菌、抗炎，改善表皮生长因子的影响，调节免疫功能。中药外治主要通过药物作用于相应部位，在药物经吸收后，根据其性味归经循经络直达脏腑病变之所在从而发挥疗效，从而达到治疗疾病的目的。

中药外治法和口服药物相比，具有其独特的优势：①中药外治可以避免胃肠道对口服药物有效成分的降解和破坏，免除了肝脏对药物的首过效应，减少口服给药的个体差异，在最大程度上保留了药物的有效成分；②对于不能口服药物的患者，有极大的便利；③避免口服对胃肠道的刺激。中药在穴位局部皮肤经吸收后，能够调节人体经络的传导，使中药的功效和腧穴经络的传导相互作用，以发挥临床治疗效果。

（1）中药外治法一般禁忌证：①对中药过敏者；②气虚、体虚、身体极度消瘦者，烦躁不安、昏迷患者；③皮肤破损，局部皮肤有感染、瘢痕、有出血倾向及高度水肿者；④紧张、极度疲劳、饥饿、过饱、口渴等状态下；⑤严重肝肾功能障碍者；⑥严重高血压病、糖尿病或免疫性疾病者。

（2）中药外治临床常用方法：

1）中药敷贴：贴敷是指将药物研磨成细末调成糊状贴在穴位上，用以治疗疾病的一种方法。穴位敷贴可以调节机体内环境、提高抵抗力，在降低药物不良反应、改善患者生活质量方面，是一项无创伤操作，且操作简单方便，易于推广，患者的依从性也高。神阙穴作为任脉上的重要腧穴，具有健运脾胃、温补元阳的功效。神阙穴及周边的表皮角质层较薄、渗透率强，对于药物的吸收较其他部位有明显优势，并且脐下腹膜有丰富的静脉网与胸腹静脉相连通，药物通过此处容易弥散吸收入血而达到全身。神阙穴统领三焦，有"神阙主百病"之论。临床常选用神阙为主穴，配用足三里穴，可发挥调理脾胃、降逆的效果，在健脾胃和气血方面作用显著；配用中脘穴也可用来治疗脾胃疾病，配用内关穴则有镇静安神，镇吐效果，在和胃降逆宽胸理气方面效果显著；配用天枢穴可用于便秘的治疗(例如临床选用小承气汤加味,制成膏药敷于神阙穴天枢穴治疗便秘)。

2)中药封包:中药封包法为古法,又称药熨法,在《黄帝内经》中药熨疗法即有记载,该法按现代理解为中药的热疗法。中药封包是治疗腰椎间盘突出症的常用方法之一,临床选取行气活血、祛风散寒的中药,将中药加热后,放在人体腰部的穴位上,使药力慢慢渗入到经络血脉中,达到活血化瘀、祛风散寒、止痛活血的效果。

3)中医外治熏治法:临床常用在防治手足麻木、放射性皮肤损伤、药物性静脉炎等方面。如化疗药奥沙利铂、紫杉醇等具有末梢神经毒性,引起患者四肢麻木,不易恢复,采用具有活血通络功效的外用通络方,针对患者麻木部位,可采取熏洗、药浴等方法,能够改善患者的症状。中药黄金散湿敷可用于治疗静脉炎。

4)中药溻渍疗法:塌渍是塌疗和渍疗的组合,塌是将包含药液的纱布或棉絮敷于患侧,渍是将患处浸泡于药液之中。两法往往同时进行,故两法结合称之塌渍法。以利用低浓度组织液向高浓度药液流动的原理,使皮损渗液减少或停止渗出,使炎症得以消退。在湿敷过程中,表皮角化层膨胀,有利于药物透入皮内,达到活血通络之功效,临床选用利水消肿、疏肝行气、健脾补气、活血化瘀,软坚散结的塌渍膏贴用来治疗肝硬化腹水,达到解毒、缓急、化湿,疏肝理脾、活血化瘀、利水行气之功效。使腹水消退、腹胀消失。

5)中药保留灌肠:是将中药直接从肛门灌入,通过直肠或结肠黏膜吸收,以达到治疗目的。中药灌肠利用肠道对中药汤剂的吸收,以及肠道本身的传化糟粕作用,以达到降浊排毒的目的,同时又可以兼顾补益脾肾、养血活血,充分发挥药效,达到标本兼治的目的。中药保留灌肠在治疗放射性肠炎,溃疡性结肠炎等病症,效果显著。通过灌肠,可将药物直接作用于病灶,达到疗效;如可用新癀片保留灌肠治疗高热(癌性发热),大黄保留灌肠治疗急性期脑出血。

3.耳穴压豆

耳者,宗脉之所聚也。人体脏腑气血功能失调所引起的疾病在耳廓特定区域产生相应的敏感点,这些敏感点与其相对应的脏腑通过经络相关联,对这些敏感点即耳穴施予一定的刺激就能通过经络的传导产生调节脏腑气血的功能。十二经脉都直接或间接上达于耳,五脏六腑之气皆通于耳,针刺耳穴可以疏通经络,调节脏腑。神门可镇静止逆,胃、肝可疏肝郁、降胃气,膈、交感可抑制膈肌兴奋,皮质下镇静安神止逆。

(1)耳穴压豆耳针的禁忌证:①疲乏、饥饿或精神高度紧张时慎用;②耳部炎症、冻伤部位,习惯性流产史的孕妇禁用;③耳部皮肤有破损,先天耳廓畸形。

(2)耳穴压豆耳针的取穴方法:

1)辨证取穴:胃肠病变可根据中医脏腑辨证,如肝气犯胃,胃气上逆,饮食伤胃,脾胃虚寒等。在耳廓的相应部位选取肝、脑、神门、胃、下脚端、食管、小肠等具有镇静安神、降逆止呕功效的穴位,刺激这些穴位达到缓解胃肠反应,最终达到防治的目的。

2)相应部位取穴:如呃逆为膈肌痉挛,选耳中穴。

3)按现代医学理论选穴:如选择皮质下、内分泌、交感、肾上腺。

4)特殊部位取穴:便秘点、腹泻点、饥点。

4. 刮痧疗法

刮痧疗法的作用机制是以传统医学理论为基础，以藏象学说、经络学说、全息学说、瘀毒学说及枢机学说作为理论支撑，从中医角度出发，在中医腧穴理论的指导下，运用刮痧工具对皮肤进行刮拭，使患者体内毒素表现于皮肤之上，形成"痧象"，从而达到解表祛邪、调畅气血、活血化瘀、排除毒素、疏通经络，使疾病得到治疗的目的。

（1）刮痧疗法的一般禁忌证：①存在严重肝硬化、严重肾功能不全、心功能不全患者。②有精神或者认知功能障碍不能合作者。③体型过于消瘦、有出血倾向、皮肤有病变不适合刮痧者。④妊娠或月经期。

（2）刮痧疗法注意事项：每周刮痧1次。刮痧过程中，注意与患者交流沟通，并观察其反应，防止晕痧，防止低血糖反应的发生。刮痧力度以患者耐受为宜，手法徐而和，不力求出痧。刮痧结束后嘱患者多饮温开水，饮食清淡，注意保暖避风，4～6小时后方可洗热水澡。全身刮痧需辟谷24小时。

二、肿瘤常见病症中医护理

（一）失眠

1. 刮痧疗法

（1）刮痧板选择由黄铜制成的虎符铜砭。

（2）穴位选择：头颈部、背部、上肢及前胸。头部，自前额发际线刮至后发际线，然后风府穴至大椎穴，风池穴至肩髃穴，重点穴位百会、四神聪、风府、风池、安眠、肩井，以短刮为主，手法轻柔。背部选择督脉和左右内外足太阳膀胱经区刮痧。督脉自大椎刮至长强，全部刮透左右内外足太阳膀胱经，重点刮痧大椎、大杼、膏肓、神堂及肺俞、心俞、膈俞、肝俞、肾俞穴位。前臂和胸前：选择手太阴肺经、手少阴心经、手厥阴心包经、手少阳三焦经、任脉及足厥阴肝经刮痧，全部刮透手三阴经及三焦经，重点刮拭云门、中府区域；任脉自天突刮至关元，重点刮拭足厥阴肝经的期门、章门，乳房刮痧时避开乳头处。

（3）手法：刮痧操作者需要经过培训，保证治疗手法的一致性。患者摆好体位，完全暴露治疗部位后涂刮痧油，先在需刮痧部位轻轻刮拭几次，缓冲刺激后开始刮痧。每个部位均采用上述方法各刮拭15～20次，并根据不同的刮痧部位选择虎符刮痧板的类型及大小。每例患者每次刮拭须小于120分钟。穴位的定位参照《针灸学》中相关的腧穴定位标准。

2. 耳穴压豆方法

耳穴压豆是用中药籽在耳部对相应穴位的按压（图3-8-2），以达到刺激穴位，继而利用经络传导实现宁心安神、行气止痛，调节机体平衡。

（二）疼痛

中医止痛作用缓慢但持久，无耐药性及成瘾性，与西药配合应用可减轻西药不良反应，对大多数中晚期癌症患者的疼痛发挥了作用。

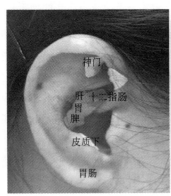 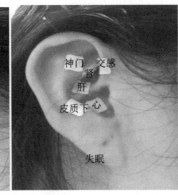 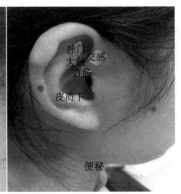

图 3-8-2 耳穴压豆按压

1. 中医依据疼痛类型而用药

(1)瘀痛：表现痛有定处、痛如针刺、拒按而夜间加重。可用活血药物如逐瘀汤、复元活血汤等。

(2)结痛：表现腹痛剧烈、满腹拒按、大便燥结。可用软坚散结药物通下止痛，如莪术、桃仁、红花、夏枯草等。

(3)气痛：表现痛无定处，胀痛为多，受情志影响明显。可用理气止痛药物，如四逆汤、柴胡疏肝汤等。

(4)饮痛：表现气息不畅、胸肋胀满、咳嗽痰饮，可用葶苈大枣汤、清肺汤。

2. 中药外涂治疗疼痛

临床常用药多为芳香走窜、气味浓烈的药物及穿透性强的矿物类药物，具有舒筋活络、活血化瘀、除湿祛寒功效，常用药有蟾蜍、乳香没药、元胡、血竭、冰片等。外涂中药止痛时应注意观察局部皮肤及全身有无反应，有些药物易引起水疱，红肿甚至破溃，应用大量活血性药物，可由于皮肤持续吸收易引起出血。

(三)恶心呕吐、胃脘胀痛

1. 饮食指导

食管癌、胃癌容易造成梗阻而发生恶心、呕吐，呕吐物气味酸多属寒，味苦多属热，腐多属积滞，胃寒者应忌生冷及油腻食物，可服生姜红糖水。胃阴不足者应忌食辛温生火之品，宜食清淡寒凉性食物，如绿豆汤、莲子汤、果汁等。

2. 针灸、中药贴敷

严重呕吐者可针刺合谷、内关等穴位；中药敷贴足三里穴，可发挥调理脾胃、降逆的效果；敷贴中脘穴治疗脾胃疾病、内关穴则有镇吐效果；

(四)泄泻

1. 中药贴敷

目前临床上常见的有中草药膏贴敷以及中药粉剂贴敷。贴敷通常选择具有止泻、祛湿、收涩作用的中药，例如玉林白术和苍术，有健脾、祛湿、止泻的作用，加入石榴皮，磨粉后混在药物里面，可以起到收涩止泻的作用。

2. 隔盐艾灸

常选择神阙、关元、气海三处穴位。隔盐灸具有回阳、救逆、固脱和消除疾病的作用。隔盐灸属于隔物灸法，常用于治疗急性虚寒性腹痛、痢疾、腹泻。用食盐放置神阙穴、关元穴、气海穴，然后将艾灸放在盐上点燃施灸，隔盐灸一般采用粗盐，灸之前先将盐炒热。

3. 中药保留灌肠

将灌肠中药 1 剂，大火烧开后小火煎 60 分钟，取浓汁 200 mL 左右，每次 50 mL，分 2 次保留灌肠，灌完后嘱患者膝胸卧位 0.5~1 小时，以延长保留时间，一般来讲保留时间越长疗效越佳，时间以夜间睡前为宜。

4. 饮食指导

饮食宜清淡、易消化、富含营养，多食粥、汤等炖煮食物，忌食生冷不易消化食物。急性暴泻易伤津耗气，应予淡盐水，米粥养胃生津。寒湿困脾者应给予温中散寒，健脾利湿食物，如鲫鱼、生姜、红糖等；肠道湿热者宜食用具有清热作用的食物，如车前子、豌豆等；食滞胃肠者适当控制饮食或限制饮食，食用健脾消食导滞的食物，如山楂、白萝卜、麦芽等；肝气郁者宜食疏肝理气的食物，如陈皮、金橘饼等，胃虚者饮食宜温热软烂，少而易于消化，少食多餐，宜多食健脾益气的食物，如山药、红枣、瘦肉等。

5. 中药汤剂疗法

中药汤剂应按时按量服用，以餐后温热服用为宜，服药后观察泄泻的次数，排泄物的量、色、质和气味的变化。

（五）便秘

神阙穴作为任脉上的重要腧穴，具有健运脾胃、温补元阳的功效，可用于便秘的治疗。例如临床选用小承气汤加味，制成膏药敷于神阙穴治疗。

（六）脱发

肿瘤患者在治疗过程中（化疗、放疗）出现脱发，甚至全脱，影响患者形象，尤其女性患者，对其心身造成极大的伤害。中医治疗脱发也有卓越的贡献。

1. 中药

根据患者不同的症状、舌脉特征辨证选药，如补气生发、补血生发、补气养血生发；补肾生精生发，活血化瘀生发。同时结合中药外洗、外治治疗脱发。中药选用何首乌、生侧柏叶清洗头发，对头发的生长、护理非常有好处。

2. 针灸

头皮局部的头针可以促进毛发的生长，治疗脱发。

3. 梅花针

头皮脱发区用梅花针进行叩刺，对头发生长有很大的帮助。

4. 按摩

局部涂上姜汁或者手持生姜片，通过手法，对穴位进行按摩治疗脱发。生姜性温，含有姜酚、姜酮、姜烯酚，这些物质被统称为"姜辣素"。"姜辣素"的作用就是扩张血管，促进血液循环，而血液循环会给毛发带来更多的营养，加快毛发的生长速度。用生姜涂抹头皮，可以起到一定的辅助毛发再生的功效。

（七）化疗药物外渗的中医护理

化学药物治疗肿瘤多数为静脉给药，发生药液外渗易引起局部损伤，轻者导致局部皮肤及静脉的无菌性炎症，重者可引起溃疡及坏死。根据临床症状表现分为几个症型：皮肤苍白、不红不热的疼痛属于寒证；局部红肿发热的灼痛属热证；皮肤青紫、肿胀而伴刺痛者为血瘀；伤口经久不愈且分泌物增多为湿证。处理方法可口服中药，但主要是中药外敷法。即用消毒纱布浸透煎后的中药液局部湿敷，每日更换 1 次。

1. 清热解毒类药物

三黄煎或四黄煎，即黄芩 30 g、黄柏 30 g、生大黄 30 g 或加川黄连 10 g；水煎或乙醇浸泡 24 小时后擦用。

2. 消肿类中药常用方剂

生黄芪 60 g、猪苓 20 g、蚤休 20 g、车前子 20 g（包煎）、黄柏 20 g 浓煎至 50~60 mL 浸透双层纱布湿敷，每日 1 次。

3. 止痛类药物

可用冰硼散水调涂于患处每日 2 次，或如意金黄散以醋调糊涂于患处，有止痛消肿作用。

4. 生肌长肉类中药

例如生肌玉红膏、褥疮膏或生肌散外敷每日 1 次。

（袁玉莲、胡美华）

■ 第九节　核素治疗护理

核素治疗护理PPT

一、核素治疗概述

（一）放射性核素靶向治疗原理

放射性核素治疗是利用荷载放射性核素的放射性药物能高度集中在病变组织中的特性（高度靶自性），以放射性核素衰变过程中发出的射线近距离照射病变组织，使之产生电离辐射生物效应从而治疗疾病，达到无创、较好的治疗效果，提高患者生活质量。

放射性核素治疗主要机制是利用载体或介入措施将放射性核素靶向运送到病变组织或细胞，或病变组织与细胞能主动摄取放射性药物，使放射性核素在病变部位大量浓聚，照射剂量主要集中于病灶内，在发挥最大治疗作用同时对周围正常组织的损伤尽可能减轻。

(二)放射性核素内照射治疗特点

1. 靶向性

放射性核素内照射治疗是以病变组织能高度特异性浓聚荷载放射性核素的放射性药物为基础，放射性药物具有高度靶向性。所以疗效好、不良反应小。如^{131}I治疗甲亢，放射免疫治疗等，已广泛应用于临床。

2. 持续性低剂量率照射

浓聚于病灶的放射性核素在衰变过程中发出射线对病灶进行持续的低剂量率照射。与外照射治疗相比，连续照射使病灶受到相当于低剂量超分割放射治疗，病变组织无时间进行修复，所以疗效好。由于放射性药物能高度集中在病变组织中且剂量率较低，病灶周围的剂量限制器官对放射性核素内照射有更好的耐受性。

3. 高吸收剂量

内照射治疗的吸收剂量决定于病灶摄取放射性核素的量和放射性核素在病灶内的有效半衰期，由于放射性药物能高度集中在病变组织中，正常组织受照量小，故可提高病变组织受照剂量。如^{131}I治疗甲亢，甲状腺的吸收剂量可高达$200\sim300Gy$，这是内照射治疗疗效好的主要原因之一。

(三)治疗常用的放射性核素

根据衰变发生射线的不同，可将治疗用放射性核素分为三类(表3-9-1)。第一类是发射β射线的核素，如^{131}I、^{32}P、^{89}Sr、^{90}Y等；第二类核素是α粒子发射体，如砹(^{211}At)和铋(^{212}Bi)；第三类核素通过电子俘获或内转换发射俄歇电子或内转换电子，射程多为10 nm，只有当衰变位置靠近DNA时才产生治疗作用。

表3-9-1 常用的治疗用放射性药物及其主要应用

药物名称	主要用途
^{131}I	甲状腺功能亢进症、甲状腺癌
$^{89}SrCl_2$，$^{153}Sm-EDTMP$，$^{223}RaCl_2$，$^{188}Re-HEDP$	转移性骨肿瘤
^{32}P敷贴器，$^{90}Sr-^{90}Y$敷贴器	毛细血管瘤、瘢痕疙瘩、慢性湿疹
$^{177}Lu-DOTA-TATE$，$^{177}Lu-DOTA-TOC$	晚期神经内分泌肿瘤
$^{177}Lu-RSMA$，$^{90}Y-PSMA$	复发或难治性前列腺癌
$^{90}Y-$微球	肝细胞癌或肝转移瘤
^{125}I粒子	多种恶性肿瘤，尤其对于难以手术完全切除者

(四)放射性核素治疗的管理

在进行放射性核素治疗时，必须考虑患者的用药安全、医务人员的防护以及对周围环境和公众的影响。因而,加强放射性核素治疗的管理是涉及医疗规范、公共安全和环境保护的问题,须高度重视。

1.门诊放射性核素治疗的管理

(1)门诊核素治疗原则:①一次门诊放射性核素治疗允许使用的内照射放射性活度为等于或小于1.11GBq(30 mCi)的^{131}I或相当辐射剂量的其他放射性药物;②病情及全身状况允许进行门诊治疗;③接受内照射治疗的患者,在一定的时期内具备单独卧室和与婴幼儿隔离的条件;④接受内照射治疗的患者大小便能经排废系统流入下水道。

(2)门诊核素治疗要求:

1)门诊治疗患者应建立完整的病历,包括病史、症状和体征、各种检查结果、使用放射性药物种类、放射性活度、给药方式和随访记录等。病历应由专人负责管理。

2)开展放射性核素治疗的核医学科应具有5年以上核医学临床工作经验的主治医师或以上职称医生负责的核素治疗小组或设专职医生(主治医师或以上职称)负责门诊放射性核素治疗工作。

3)门诊放射性核素治疗应建立初诊、复诊、随访、会诊和重复治疗等制度。

4)门诊放射性核素治疗的患者使用的放射性药物的种类、剂量、给药方法和重复治疗,必须经负责治疗工作的具有5年以上核医学临床工作经验的主治医师或其上级医生(副主任医师或以上职称)审定。

5)负责门诊核素治疗的医务人员应有良好的职业道德和认真负责的态度,并向患者及其亲属说明放射性核素治疗的特殊性、优点、缺点、治疗过程中的注意事项、可能发生的不良反应和并发症等,由患者或其委托人签署进行放射性核素治疗的知情同意书。

6)开展放射性核素治疗的医院应具有卫生行政部门颁发的放射性核素工作许可证,应在医院内符合放射防护和环境保护规定的固定场所开展放射性核素治疗。

(3)接受门诊放射性核素治疗患者注意事项:①如实地陈述家庭地址、联系方式、居住条件和周围环境情况;②按医嘱积极配合治疗、遵守核素治疗的规章制度;③服用放射性药物后尽快返家休息,尽量减少交叉照射和对核医学诊断工作的影响;④用药后一周内不应和婴幼儿密切接触;⑤排泄物必须经排废系统流入下水道排出,或者单独处理;⑥服用放射性药物后反应重,或者症状明显加重应立即到医院就诊处理;⑦按规定时间到医院复诊、随访和进行各种检查。

2.住院放射性核素治疗的护理管理

(1)住院放射性核素治疗原则:①一次使用^{131}I活度大于1.11GBq(30 mCi)或相当辐射剂量的其他放射性药物;②放射性核素治疗的种类、方式和时间必须住院方能进行和完成者;③病情必须住院治疗者;④患者居住条件和周围环境不能满足门诊放射性核素治疗的防护要求。

(2)住院放射性核素治疗注意事项:①负责放射性核素治疗的医生应向患者及其亲属说明放射性核素治疗的特殊性、优点、缺点、治疗过程中的注意事项、可能发生的不良反应和并发症等,签署知情同意书;②住院患者原则上应无陪护;③患者应在指定的卫生间大小便;④服用放射性药物后1周内,不得在病室内串门;⑤患者住院隔离期间建议穿病号服;⑥病情不严重的患者服用放射性药物后1周内,要求户外活动必须征得医生同意，并且在规定的时间和指定地点进行；⑦探视病员必须在规定时间和指定地点进行，在服用放射性药物 1 周内，限制探视。

(3)核素治疗卫生防护要求：核素治疗方案应由具有 5 年核医学临床工作经验的主治医师或以上职称医生制定和审核，由具有核医学上岗资质的执业护理人员核对后使用。使用放射性药物的种类、放射性活度应有严格的核对、查对、管理、登记制度。病室除备有医疗急救设备及药品外，应备有清除放射性污染的应急器材和用品。核素治疗病房应建立值班、交接班、会诊、查房、探视、防护监测、清除放射性污染等制度以及明确各类各级人员的工作职责。

二、分化型甲状腺癌核素治疗与护理

(一)甲状腺癌的危险因素

1. 家族史

约 5%的甲状腺癌患者有同种类型甲状腺癌家族史。家族性非髓性甲状腺癌在乳头状癌中最为常见，占乳头状癌的 6.2%~10.5%。甲状腺癌也可见于某些基因缺陷者，如乳头状癌可见于多发性内分泌腺瘤 2 型及家族性腺瘤性息肉病患者中。家族性甲状腺癌通常比散发甲状腺癌预后差。

2. 辐射

放射线辐射是甲状腺癌危险因素，如儿童时期颈部辐射暴露、核爆炸及核事故后放射性污染，尤其是放射性碘污染等。其中，儿童时期放射性检查、既往头颈部放射线接触史与甲状腺癌的发病率呈正相关。

3. 碘摄入过量或不足

目前很多研究认为甲状腺癌发病率的增多以及乳头状甲状腺癌的高发与碘营养状况关系密切。长期缺碘和居住在地方性甲状腺肿流行病区的人群患甲状腺滤泡癌的风险较高，而长期碘摄入过多的人群则患甲状腺乳头状癌的风险增加。

4. 其他

肥胖者或代谢性疾病患者，高胰岛素血症或胰岛素抵抗有可能诱发甲状腺癌，过量摄取烟熏或腌制食品、奶酪、油脂、淀粉等均有可能增加甲状腺癌的发生风险。

(二)甲状腺癌组织学分类

甲状腺癌可分为多种类型，以分化型甲状腺癌(dfrentiated thyoid cancer，DTC)最为常见，主要包括甲状腺乳头状癌(pillay tyroid cancer，PTC)、甲状腺滤泡癌(fliular thyoid cancer，FTC)。甲状腺未分化癌(aplatie thyroid cancer，ATC)及甲状腺髓样癌(mdullay thyroid ecancer，MTC)相对少见。

(三)甲状腺癌[131]I 治疗适应证与禁忌证

1. 适应证

[131]I 治疗可显著降低 DTC 患者的复发及死亡风险，但并非所有分化型甲状腺癌患者

均可从中获益。对于 DTC 术后患者，应根据手术病理特征、血清学及影像学等检查综合评估是否有周围组织侵犯、淋巴结转移、远处转移以及患者意愿等进行术后复发风险评估，确定是否进行^{131}I 治疗。具有下列复发高危因素之一的患者需行^{131}I 治疗：①肿瘤病灶直径>1 cm；②肿瘤组织侵犯到甲状腺被膜外(如浸润甲状腺周围脂肪组织、包绕喉返神经等)；③肿瘤组织表现为高侵袭性病理亚型(如实体亚型、高细胞型等)，或伴有与侵袭性及不良预后密切相关的血管侵犯、BRAFY600 基因突变等；④伴颈部淋巴结转移或远处转移；⑤血清 Tg 异常升高：若肿瘤较小(≤1 cm)，没有周围组织的明显侵犯、淋巴结转移、远处转移及其他侵袭性特征者可考虑不行^{131}I 治疗。但如果甲状腺组织已全切，为方便随诊，清除 DTC 术后残留的甲状腺组织，可行^{131}I"清甲"治疗。残留甲状腺组织被清除后，随访中可以通过检测 Tg 及^{131}I 全身显像了解 DTC 的复发和转移，简化随诊检查内容以及患者服药、复查的依从性等。

2. 禁忌证

妊娠期、哺乳期女性，计划 6 个月内妊娠者，无法遵从放射防护要求者。

(四)^{131}I 治疗前准备

1. 药物准备

影响甲状腺功能的药物、含碘的药物可以改变甲状腺摄^{131}I 功能。①甲状腺全切或近全切除术后的患者，停止服用左甲状腺素药物 4 周。②^{131}I 治疗前患者需停止服用含碘的药物 3~6 周。③由于增强 CT 造影剂(碘海醇注射液和碘普罗胺等)均含碘，建议增强 CT 检查后至少 2 个月，禁服胺碘酮等含碘药物 2 个月以上再行^{131}I 治疗。因个人体质及代谢等不同，具体可结合患者的尿碘测定结果把握治疗时机。

2. 实验室及其他检查

患者在治疗前测定 FT3、FT、TSH、Tg、TgAb，常规检查血常规，肝、肾功能，心电图，胸部 X 线片，颈部超声等。

3. 低碘饮食

含碘食物可以影响分化型甲状腺癌病灶摄取^{131}I。患者治疗前停止食用此类食物 4 周。如禁食海带、紫菜、海鱼、复合维生素等含碘丰富的食物。空腹口服^{131}I。

4. 育龄女性妊娠试验

实施^{131}I 治疗前，对育龄女性需排除妊娠状态，妊娠者禁行^{131}I 治疗。

5. 辐射防护宣教

实施^{131}I 治疗前，应向患者介绍治疗目的、实施过程、治疗后可能出现的不良反应及应对措施等，并告知治疗期间及治疗后的注意事项，进行辐射安全防护指导。

(五)^{131}I 治疗 DTC 的不良反应及护理

1. 短期不良反应

①乏力、颈部肿胀、咽部不适、口干、唾液腺肿痛、味觉改变、鼻泪管阻塞、上腹部不适、恶心、泌尿道损伤等。上述症状多出现于清甲治疗 1~5 天内，可自行缓解或经对症处理后逐渐缓解。颈部肿痛多由于^{131}I 破坏了残余甲状腺组织引起局部水肿，为减轻

局部肿胀不适，可预防性口服泼尼松，15~30 mg/d，持续 3~7 天。口干、唾液腺肿痛及味觉改变是唾液腺放射性损伤所致，在^{131}I治疗期服用酸性糖果、嚼无糖口香糖、按摩唾液腺或补液等措施，可减轻唾液腺的辐射损伤。大量饮水>2000 mL/天、多排尿和服用缓泻药等措施可有助于减轻腹腔和盆腔的辐射损伤，但需注意引发电解质紊乱的可能性。②心理方面的改变：空虚、焦虑、失眠、恐惧等。这并非^{131}I的直接损伤，而是源于治疗实施过程中如辐射防护隔离、甲减逐渐加重和其他疾病影响等因素，在治疗前及治疗过程中应及时给予心理疏导和处理，消除其对^{131}I治疗的辐射恐慌和身体不适。

2.中长期不良反应

中长期损伤常发生于多次^{131}I治疗后，常见的包括慢性唾液腺损伤，慢性胃肠炎，性功能和生殖能力下降。少见的有继发或并发其他恶性肿瘤的概率。

(1)辐射防护护理管理：

1)服用^{131}I患者的唾液、汗液、呕吐物、尿液、粪便中均具有放射性，病房内配备有生活垃圾、排泄物处理设施，医护人员指导患者在指定区域存放具有放射性污染的废弃物。放射性垃圾、换洗的被服等需放置 10 个半衰期，经检测符合环境卫生标准后方可作为一般垃圾处理。患者排泄物中含有大量^{131}I，指导患者如厕后冲洗便器 2~3 遍。

2)^{131}I治疗的医护人员加强辐射防护意识，工作时必须佩戴个人辐射剂量监测计，在查房、治疗、护理前中后均应穿戴铅衣或围裙、围脖等防护用具，同时要佩戴口罩帽子，以防接触或吸入放射性物质。同时，医护人员应做好患者及其亲属的辐射防护宣教工作。将病房的管理制度、疾病相关知识、^{131}I治疗原理、辐射防护知识、低碘饮食指导、^{131}I治疗前后注意事项、可能出现的并发症及相关处置办法等告知患者及其亲属，消除其顾虑和紧张感，以便患者更好地配合治疗。在患者治疗后出院前，再次告知相关注意事项及复查安排，做到定期随访宣教，及时了解患者心理、身体及病情变化以及服用药物的依从性等。

(2)^{131}I治疗后注意事项：

1)^{131}I治疗后第 3 天开始遵医嘱剂量口服甲状腺激素片，开始 TSH 抑制治疗，并尽快缓解甲减症状。

2)2~4 周内患者仍应保持低碘饮食，以确保^{131}I更加顺利地摄取进入残余甲状腺或转移病灶发挥作用。

3)多饮水，>2000 mL/天，勤排尿，保持大便通畅，如厕后多次冲洗马桶，便后勤洗手，使体内^{131}I尽快排出，以减少对自身及周围人群的辐射损害。

4)2 周之内(孕妇和儿童要至少 4 周)与周围人群保持 1 米以上的距离。

5)女性患者 6~12 个月内避孕，男性 6 个月内避孕。

6)遵医嘱定期随诊，复查血清学 TSH、Tg、TgAb 水平及颈部超声等影像学检查，及时调整甲状腺激素剂量，并监测病情，随时应对病情变化。

(3)服碘治疗患者出院后管理：①按照辐射防护要求，规定^{131}I治疗的 DTC 患者出院时体内放射性活度应≤400 MBq。②^{131}I治疗后 3~4 周内必须保持低碘饮食。③多饮水、勤排尿，保持大便通畅。④为减少对周围人群的辐射，限制患者与同事和亲属的接触以及出门旅行。⑤按照要求采取避孕措施。⑥遵医嘱定期复查甲状腺功能水平，颈部超声等影像学检查,及时调整甲状腺激素剂量,监测病情进展,以便医生了解病情变化及时制定诊疗策略。⑦定期随访。出院后 1 周复查血象,连续正常 2 次为止,出院后 1 个月、3 个月、6 个月复查甲状腺功能,了解患者服用药物的依从性以及不适(表 3-9-2,表 3-9-3)。

表 3-9-2　DTC 患者经[131]I 治疗出院后与同事和亲属接触的相关限制

[131]I 剂量/MBq	不上班时间/天	与伴侣不同床时间/天	限制与<2 岁儿童接触时间/天	限制与 2~5 岁儿童接触时间/天	限制与>5 岁儿童接触时间/天
1850	3	16	16	13	10
3700	7	20	20	17	13
55507400	1012	2223	2224	1921	1617

表 3-9-3　DCT 患者经[131]I 治疗出院后出门旅行的相关限制

离出院的天数/天	离患者 1 m 处的周围剂量当量率近似值(μSv/h)	自由行旅游	参团旅游
8	≤11.5	可以,但与同伴保持距离>1 m	建议不参加
16	≤5.7	可以,但与同伴保持距离>1 m	参加 3 天以内的短期旅游,但与同伴保持距离>1 m
2432	≤2.8 ≤1.4	可以 可以	可以,但与同伴保持距离>1 m 可以

注:8 天前建议不参与任何形式旅游。

三、肾上腺素能肿瘤的[131]I-MIBG 治疗

(一)概述

肾上腺素能肿瘤(adrenergic tumors)是起源于交感神经胚细胞的一类肿瘤,主要包括嗜铬细胞瘤、神经母细胞瘤、交感神经母细胞瘤和神经节瘤等。静脉给予[131]I-MIBG 后正常肾上腺吸收量很少,但以单位重量计算,肾上腺髓质摄取最高。体内接受辐射剂量最大的器官为肝脏和膀胱,所以肝脏和膀胱是使用[131]I-MIBG 的限量器官。某些肾上腺素能肿瘤高度选择性摄取[131]I-MIBG,[131]I 衰变发射 β 射线,辐射作用杀伤或抑制肿瘤细胞,达到治疗目的。

(二)[131]I-MIBG 治疗适应证和禁忌证

1.适应证

能摄取碘[131]-甲基异丁基甲醇(^{131}I-MIBG),且保留时间较长的肿瘤可用此治疗方

法。恶性嗜铬细胞瘤对外放疗和化疗均不敏感,适合于用^{131}I-MIBG 治疗。神经母细胞瘤进行常规的放疗和化疗后复发的 IV 期患者,可用^{131}I-MIBG 治疗。

2. 禁忌证

孕妇及哺乳妇女,白细胞低于 $4.0×10^9$/L,红细胞低于 $3.5×10^{12}$/L,血小板低于 $9.0×10^{10}$/L。

(三)护理

1. 患者准备

停用影响^{131}I-MIBG 摄取的药物,如可卡因、利血平、苯丙醇胺、N-去甲麻黄碱等。治疗前 3 天开始用卢戈碘液封闭甲状腺,每日 3 次,每次 5~10 滴,直到治疗后 4 周。

2. 给药方法

静脉滴注给药,速度应较慢,60~90 分钟滴注完毕。给药时严密监测脉搏、血压和心电图,每 5 分钟 1 次;给药后 24 小时内每小时测 1 次。

3. 注意事项

静脉注入^{131}I-MIBG 主要分布在肝,在给药后 1~3 天内可能有恶心、呕吐等胃肠道反应。一般轻微,仅需对症处理,可见暂时的骨髓抑制反应。如白细胞和血小板降低,儿童、曾接受过化疗或有骨髓转移患者更易发生,经支持治疗,一般能恢复或接近治疗前的水平。患者应多饮水,每天大于 2000 mL,及时排空小便,减少膀胱的辐射剂量。患者应住院隔离至少 5~7 天。

四、转移性骨肿瘤的核素治疗及护理

(一)概述

骨转移是晚期恶性肿瘤的常见转移方式,人体各系统的恶性肿瘤发展至晚期有 20%~70%发生骨转移,尤其是乳腺癌、前列腺癌和肺癌发生率更高。骨转移癌可致骨相关事件,主要临床表现有:①疼痛;②病理性骨折;③高钙血症;④脊柱不稳和脊髓、神经根压迫症状;⑤骨髓抑制。骨转移最主要的症状是骨痛,严重影响患者的生活质量和预后。恶性肿瘤骨转移的治疗方法包括外放射治疗、手术治疗、骨修复治疗、化学治疗、中医治疗和放射性核素靶向治疗等。放射性核素靶向治疗具有疗效好、不良反应小和方法简单等优势,故成为恶性肿瘤骨转移的有效治疗方法。

(二)恶性肿瘤骨转移常用放射性药物

用于治疗恶性肿瘤骨转移的常用放射性药物主要有$^{89}SrCl_2$、$^{223}RaCl_2$、^{177}Lu-EDTMP、^{153}Sm-EDTMP、^{186}Re-HEDP、^{188}Re-HEDP 等,$^{89}SrCl_2$ 和$^{223}RaCl_2$ 是钙的类似物,在骨转换加速部位与骨矿物质羟磷灰石形成复合物,参与骨代谢;^{177}Lu-EDTMP,^{153}Sm-EDTMP、^{186}Re-HEDP、^{188}Re-HEDP 的配体 EDMP 和 HEDP 均属磷酸盐,在化学性质上具有强的亲骨性,由 EDTMP 和 HEDP 介导定位于骨,尤其是成骨活跃的骨转移灶上,因

此治疗用的常用放射性药物都有很强的趋骨性即靶向性。

(三)放射性药物作用原理

恶性肿瘤骨转移病灶部位由于骨组织受到破坏，成骨细胞的修复作用极其活跃，所以浓聚大量的放射性药物。放射性核素衰变过程中发射 α、β 射线，内照射电离辐射作用引起肿瘤组织内毛细血管扩张、水肿、细胞结构不清，核染色淡或固缩，炎细胞浸润，进一步肿瘤细胞核消失或空泡形成，坏死或纤维化。体内电离辐射作用能致死肿瘤细胞而发挥治疗作用。

(四)适应证

(1)恶性肿瘤骨转移伴骨痛患者。

(2)核素骨显像显示恶性肿瘤骨转移病灶异常放射性浓聚。

(3)恶性骨肿瘤不能手术切除或术后有残留癌肿，且骨显像表现为放射性浓聚增高患者。

(五)禁忌证

(1)严重骨髓功能障碍者。

(2)严重肾功能损害者：血肌酐>180 μmol/L 和(或)肾脏肾小球滤过率(GFR)<30 mL/min)。

(3)骨显像病灶仅为溶骨性改变者；骨显像示"超级显像"的患者(广泛的骨髓浸润、骨髓贮备状况差)、脊柱破坏伴病理性骨折或截瘫，预期寿命少于 8 周的患者以及晚期和(或)已经历多次放化疗者慎用。

(4)妊娠和哺乳者。

(六)护理

1.治疗前

(1)病室环境：选择远离普通病房的位置作为隔离病房，病房外悬挂辐射警示牌，提示周围人群在患者治疗期间尽量与隔离病房保持有效距离。房间必须有良好的通风设备，放置可以移动的铅防护屏，设有独立的卫生间、坐式马桶，室内配有冰箱、电视机、可视电话、电脑、呼叫系统、报纸杂志，为患者创造一个安全、舒适的就医环境。病房内放置营养餐厅的菜谱和订餐电话号码，保证患者在住院期间有丰富的营养餐。

(2)督促患者做好放射性核素治疗前禁忌证的排查工作，准备好一般药品和核素药品。向患者及其亲属讲解放射性核素相关知识，使患者充分了解核素治疗的安全性，消除患者顾虑，缓解患者紧张情绪，接受并配合放射性核素治疗。治疗前需要签署相关知情同意书。

(3)治疗前检查：核素治疗前检查血常规、肝、肾功能。

2.治疗期间

静脉注射放射性核素治疗的注意事项：①根据医嘱选择合适的核素药物、溶剂，准确计算、监测放射性活度，准确抽吸。②穿刺部位选择较大且易固定的静脉，先将生理盐水 5~10 mL 静脉推入，局部无肿胀，确定穿刺成功并固定稳妥后，静脉推注药液，拔针时，先抽少许回血，再用生理盐水 5~10 mL 冲管后拔出针头。③尽量使用 7 号针头，药物在 2 分钟内推入。④操作中遇有异常情况应立即处理，如泼洒和外溅等明显污染时，应在处理的同时立即报告医生，并在处理后进行探测。静脉注射 3 小时内，约 40% 经尿排出体外，须防止尿液污染。

3. 治疗后

(1)病情观察：观察患者全身及局部反应情况，如有异常情况及时报告医生。告知患者及其亲属在放射性核素治疗后的一段时间内可能会出现迟发症状，提醒早期治疗效果不佳的患者坚持服药，悉心开导，为患者建立战胜疾病的信心。

(2)患者避免大幅度的肢体运动，避免负重。骨质破坏严重的患者应使用护腰或护颈，睡硬板床，使用坐便器如厕，以防止病理性骨折。

(3)用药后第 1 天，尿及粪便中含有微量放射性核素，患者应在指定卫生间如厕，并使用大量清水冲刷，患者贴身衣物应单独洗涤，不能与婴幼儿及孕妇接触。

(4)核素治疗有效镇痛期一般为 3~6 个月，如有必要遵医嘱可接受再次治疗，间隔须在 3 个月以上。

(5)进行核素治疗的患者避免与婴幼儿、孕妇、哺乳期妇女密切接触，女性患者半年内、男性患者一年内应采取避孕措施。

(6)饮食护理：①患者治疗后可常规饮食，建议患者少吃或不吃含胡萝卜素的食物，多吃新鲜蔬菜、水果，多饮水，防止如出现便秘，必要时给予灌肠或缓泻药，协助排便。②特殊饮食护理：一些食物或药物可以影响病灶摄取放射性核素的功能，因此治疗前应避免食用。行 ^{89}Sr 治疗后 1 周内禁止食用含钙高的食品，如钙片、牛奶、带壳圆鸡蛋等。如核素治疗骨转移瘤前应停止化疗或放疗 2~4 周，并予低钙饮食 1 周。

(7)用药后不良反应及处理方法：

1)胃肠道反应：部分患者可出现乏力、食欲不佳等，少数患者可发生呕吐、头痛等，一般情况下无须特殊处理。发生呕吐的患者，护理措施详见本书第四章肿瘤患者常见症状管理。

2)骨髓抑制：少数患者可出现白细胞、血小板一过性降低，治疗后每周监测外周血常规变化，直至恢复正常。详见本章第二节肿瘤化学治疗及护理。

3)疼痛：核素治疗骨转移癌后的初期可出现短暂的疼痛加重，持续 2~4 天，称为"反跳现象"或"骨痛闪烁"现象。应告知患者这是治疗后的正常反应，并解释疼痛加剧产生的应激反应，消除恐惧和焦虑，必要时给予镇痛处理。

4)发热：粒子植入术后及核素治疗骨转移癌后少数患者出现发热，多数为低热和中等热，经对症处理后一般能恢复正常，密切注意患者体温变化，必要时给予物理降温、药物降温等处理。

(8)健康教育：讲解疾病的相关知识、病房管理制度、放射性核素的治疗原理、射线的防护知识、可能出现的并发症、饮食指导等。加强护患沟通，多与患者交谈，取得患者的信赖；观察患者的情绪变化，及时掌握患者的心理动态；帮助患者认识特殊环境，尽量减少患者的恐惧感；提前为患者讲解放射性核素治疗注意事项、服药时的感受，减轻患者的心理负担。

五、白血病 ^{32}P 的治疗及护理

(一)概述

白血病是一种以造血细胞组织的异常弥漫性增生，循环血液中白细胞计数显著增多，并有幼稚细胞出现为其特征的恶性疾病。Lawrence 发现白血病组织能较正常造血组织积聚更多的磷，并于 1939 年首先提出用放射性 ^{32}P 治疗慢性白血病。

(二)护理

(1)治疗前和治疗期间进食低磷饮食。

(2)停药时间：当白细胞计数降至 3.0×10^9/L 时应停止给药。给药已达预计总量时，不管白细胞总数是否降至正常水平亦应停药观察，因 ^{32}P 的疗效常于给予后 2~4 周才出现。

(3)慢性淋巴细胞白血病对 ^{32}P 较敏感，首次用药应控制在 74~111 MBq(2~3 mCi)以内。

(4)对部分患者还需辅以其他方法。如脾脏过大，可先给予 X 射线或 γ 射线局部外照射治疗。待脾脏缩小，白细胞下降后开始 ^{32}P 治疗；如病情严重并伴有贫血者应配合输血和维生素治疗。

(5)因 ^{32}P 作用时间长且无有效的促排方法，故用药期间应密切观察血常规，避免用量过大，防止出现白细胞和血小板计数急剧下降和贫血等并发症。

(6)部分患者可出现食欲下降、胃痛，喉痛和轻度心悸等；少数病例还可在服药 1 周后出现轻微的流泪、流涎、手足发麻等反应。通常无须特殊处理可自行消失。

六、放射性核素介入治疗

(一)癌性胸、腹水腔内介入治疗

1. 概述

放射性核素介入治疗(radionuclide interventional therapy)是介入核医学的重要组成部分，它是利用穿刺、插管、植入等手段，经血管、体腔、囊腔、组织间质或淋巴收集区，以适当的载体将高活度的放射性核素制剂引入病变部位，从而直接对病变组织、细胞进行照射治疗的一系列方法。介入治疗显著提高了放射性核素治疗效果，避免或减少了射线对全身及局部正常组织的照射，有效地减少了治疗并发症或不良反应的发生，拓宽了放射性核素治疗的应用范围，丰富了临床治疗学的内容。

2. 原理

将发射 β 射线的放射性胶体经穿刺手段直接注入到有癌性积液的胸腹腔内，这些放射性胶体经充分稀释后，比较均匀地黏附在胸腹腔浆膜、间质和腔内肿瘤、胸腔腹腔积

液中游离的癌细胞表面，通过 β 射线的辐射作用杀伤、杀死癌细胞，并导致浆膜的纤维化及小血管和淋巴管的闭塞，从而抑制癌细胞生长，缩小病灶以减少癌细胞的刺激作用，最终减缓或停止积液的产生，达到姑息治疗的目的。

3. 适应证与禁忌证

（1）适应证：①病理学检查证实有胸腹膜转移或积液中查见癌细胞，临床及病理学证实为癌性胸腹水的患者。②胸腹水为渗出液，经反复穿刺放液或积极化疗，抗炎治疗无效。③预计生存期大于 3 个月的患者。④胸腹腔肿瘤切除术后，术中见淋巴转移者。⑤胸腹腔肿瘤切除术后，防止肿瘤转移或复发的预防性治疗。⑥胸腹腔内无大块肿瘤的存在。

（2）禁忌证：①各种非肿瘤因素如结核、肺炎、肺栓塞、胶原血管病、外伤、心脏病、肝硬化和脾功能亢进等导致的胸腹腔积液。②体积小的包裹性积液。③病情严重，有明显恶病质、贫血、白细胞或血小板减少。④体壁有伤口与胸腹腔相通或有支气管胸膜瘘及伤口渗液或无法关闭体腔者。⑤妊娠妇女和儿童。⑥浆膜内有巨大肿瘤。

4. 护理

（1）患者治疗前准备：①血常规和肝、肾功能检查；②经 X 线摄片、放射性核素^{99m}TcS（2~3 mCi）显像等影像学检查证实无胸腹腔内粘连；③大量积液者应抽去一定量的积液，以免因注入胶体后短期内停止抽液造成患者难以耐受的胀痛和气急。

（2）给药方法：①胸腔注入：一般可用 $Cr^{32}PO_4$185~370 MBq（5~10 mCi），经生理盐水稀释至 50 mL 并充分摇匀备用。穿刺部位常选在肩胛下角第 7~8 肋间。患者先行胸腔穿刺抽去过多的胸水，然后将备用的放射性胶体 $Cr^{32}PO_4$ 注入胸腔内，穿刺部位用消毒棉垫和弹性绷带加压包扎以防胶体伴胸水外溢。嘱患者 2 小时内每 10 分钟改变 1 次体位，尽量使胶体在胸腔内均匀分布。穿刺时注意避免刺伤肺部。②腹腔注入：一般可用 $Cr^{32}PO_4$370~555 MBq（10~15 mCi）。无脾脏肿大者，穿刺点常选在脐与左髂前上棘连接的中外 1/3 交界处；有脾脏肿大者，穿刺点常选在脐与耻骨联合的中点。穿刺前需排空尿液，以免误穿入膀胱，穿刺入腹腔后，先抽去过多的腹水，再将放射性胶体 $Cr^{32}PO_4$和 500 mL 生理盐水注入腹腔内，其余操作与胸腔注入相同。给药后嘱患者每 10 分钟起、卧交替，同时左右变换卧姿 1 次，持续至少 2~3 小时。注意避免刺伤肠道和膀胱。

（二）放射性粒子植入治疗

将一定活度的放射性核素标记在胶体，微球或金属丝上，然后密封在钛合金外壳中制成体积很小的（微型）针状或颗粒状的放射源即放射性粒子。经手术或借助影像学的引导将放射性粒子种植入肿瘤实体内或受瘤侵犯的组织中，包括肿瘤淋巴扩散途径的组织，利用放射性粒子持续发射的 β 射线和（或）γ 射线，经低剂量率连续辐射作用，杀死肿瘤细胞或抑制肿瘤细胞生长，以消除、控制肿瘤的发展，达到治疗或缓解症状为目的，而正常组织不受损伤或仅有微小损伤。与传统外照射比较的优点是：①放射源活度低，射程短，易于防护；②无须防护屏蔽，大部分能量可被组织吸收；③考虑周围正常组织耐受限制因素少，放射源直接进入肿瘤，其肿瘤剂量远远高于正常组织；④持续性照射，生物效应明显提高，对 DNA 双链断裂完全，治疗增益比可提高 12.6%；⑤高度适形，降低了正常组织损伤的发生率。

　　1. 放射性粒子植入治疗适应证和禁忌证

　　(1)适应证：①多种原发性恶性肿瘤，如前列腺癌、乳腺癌、肺癌、胰腺癌、肝癌、胆管癌、胃癌、肠癌、甲状腺癌、舌癌及头颈和颅内肿瘤等，尤其适用于无法用其他方法治疗、已经广泛转移而又不能手术或暂不能手术者；②肿瘤范围广泛而且入侵周围组织不能完全切除；③局部或区域性癌的延伸扩散部分，特别是侵入重要组织难以手术切除；④经外照射治疗因剂量或耐受等原因仍残留局部病灶；⑤孤立的转移或复发癌灶。

　　(2)禁忌证：①侵犯大血管或靠近大血管并有感染的肿瘤；②处于溃疡性恶化的肿瘤；③质脆、血管丰富而又多源供血的肿瘤及某些肉瘤；④发生广泛转移或蛛网膜下腔种植及颅内高压的颅脑肿瘤；⑤估计不能存活至疗效出现的患者。

　　2. 护理

　　(1)植入前护理：①评估患者的病史、病情、意识状态、心理状态、营养状况、合作程度、自理能力、家庭支持程度、经济状况。②了解患者饮食、睡眠、治疗及用药情况。③了解血常规、凝血功能、胸片、心电图、肝肾功能检查结果。④告知患者及其亲属粒子植入的基本过程，可能出现的并发症，以及手术的注意事项，隔离防护措施。⑤指导患者使用防护器具，例如铅围脖、铅毯的使用。⑥接受放射性粒子植入的患者尽量安排同一间防护病房，有条件的安置在单人防护病房，禁止患者串门，保证病室通风，空气新鲜。

　　(2)植入术中护理：①医护人员进入操作室，应穿铅衣、戴防护眼镜、铅围脖、防护口罩、手套等个人防护用品，佩戴辐射剂量监测仪；②术中固定体位，以患者舒适、安全和有利于治疗为主；③观察生命体征、SaO_2 的变化及疼痛情况，及时给予止痛；④放射性粒子管理：植入过程中注意清点粒子颗粒，防止粒子丢失造成放射性污染。

　　(3)术后护理：①术后常规给氧，心电监护。急救药品及物品完好保持备用状态；②病情观察：观察伤口有无渗血，局部加压包扎，术后连续测量体温、脉搏、呼吸、血压、疼痛每日 3 次，连续 3 天，肿瘤坏死组织吸收引起患者出现低热，3~5 天可恢复正常；③卧床休息 1~3 天，常规应用止血药和抗生素预防出血和感染；保持良好的心态，加强营养，宜进食清淡易消化、高蛋白、富含维生素、低脂的饮食为主，多食新鲜蔬菜水果预防便秘；④粒子脱落观察与护理：因粒子脱落常发生在植入术后的 1~2 天，故植入术后 1 周内应进行尿液过滤和稀释粪便溶液检查，以免粒子丢失污染环境。当发现粒子滤出后，立即穿戴屏障防护铅围裙，使用长镊子将粒子夹起放入特制铅盒内，立即送核医学科妥善处理；⑤肺栓塞：肺栓塞是粒子植入术后最严重的并发症，粒子浮出可进入种植器官附近较大的血管内，随血液流动，进入肺部。术后应密切观察患者的呼吸等，嘱患者术后尽量避免揉捏植入区域，若有呼吸困难、胸痛等不适，绝对卧床休息，勿深呼吸，避免剧烈咳嗽、用力活动等，及早报告医生或就诊处理。

　　(4)出院指导：①出院后坚持服药，作息规律，定量活动；②出院时坐专梯与专车，以免造成公共污染；③嘱患者生活有规律，根据自身病情进行定量的户外活动，多饮水，多进食易消化、高蛋白、低盐、低糖的优质食物；保持乐观的心态，保证充足的睡眠时间，禁忌性生活 6 个月；④定期复查粒子分布位置和肿瘤大小。在 ^{125}I 粒子植入半年内，其亲属应控制与患者接触的时间、距离，重视屏蔽防护，儿童、孕妇及体质虚弱、免疫机制受损的人与患者尽量保持>2 m 的距离；⑤治疗期间^{125}I 粒子可能脱落，尤其是浅表管腔的^{125}I 粒子易脱落，如口腔癌患者。一旦脱落，应用汤匙捡起放于含水的密闭容器中，深埋于无人处或送回医院核素治疗室；⑥随访：定期术后随访，术后第 1 天、第 4~6 周进行随访，以后每间隔 3 个月随访 1 次，随访时间不少于 2 年。

（周新、胡辉平）

肿瘤热疗护理PPT

第十节　肿瘤热疗护理

一、热疗概述

肿瘤热疗是用加热治疗肿瘤的一种物理方法，即利用有关物理能量在组织中沉淀而产生热效应，使肿瘤组织温度上升到有效治疗温度 41℃~43℃，并维持一段时间，以达到既使肿瘤缩小或消除，又不损伤正常组织目的的一种治疗方法。热疗能够有效地杀伤恶性肿瘤细胞，提高患者的生存质量，而且与化疗、放疗产生互补作用，增强患者对放化疗的敏感性，同时又减轻放疗、化疗的不良反应。利用热疗的方法治疗恶性肿瘤在临床上应用已经有 100 多年的历史，1985 年被美国食品药品监督管理局（Food and Drug Administration，FDA）认证为继手术、放疗、化疗和生物治疗等之后的肿瘤治疗手段。

（一）作用机制

医学研究与临床证明，热疗是通过以下几个方面来达到杀灭癌细胞的：

（1）高热使癌细胞膜受到破坏，同时高热抑制了脱氧核糖核酸（DNA）、核糖核酸（RNA）和蛋白质的合成，致使癌细胞增殖受到抑制，导致癌细胞的死亡。

（2）高热使癌细胞中溶酶体的活性增高，加速癌细胞的死亡。

（3）高热抑制了癌细胞的呼吸，导致无氧糖酵解增加而引起乳酸增加，酸度的增加又促进溶酶体活性升高，最终导致癌细胞的死亡。

（4）高热提高机体的免疫功能，促进癌细胞死亡。

（二）热疗的分类

1.超声波加热

超声波是一种机械振动波，它本身没有热辐射。它的加热作用是通过超声波作用于机体组织细胞的微粒，使微粒按超声波的频率产生运动，微粒互相摩擦产生热，这种热也称内热源。超声波穿透、指向、聚集性好，可加热浅表及深部肿瘤，加热区域可调节，但不能穿透含气空腔，电场分布控制不均匀，故目前超声波局部热疗一般都采用聚焦超声波进行加热，聚集于病变组织。

2.射频加热

射频分长波、中波、短波、超短波 4 个波段。射频的高频段（短波、超短波）采用电容式局部加热治疗时，其作用深度能达人体的任何深度组织；长波、中波只适用于组织间加热。短波采用电感局部加热时，热作用表浅，主要作用于浅层肌肉的同一层面的病变组织。射频系无线电波的一个波段，它本身不发热，是一种频率很高的电磁波，作用于人体组织，组织中的离子、带电荷分子、偶极子，在高频电磁场作用下也随之产生振动，组织中这些带电荷的微粒体来回振动，使电能耗损转变为热，这种热是由组织中产生的，也称内源热。由于射频加热作用比较深透，故又称之为射频透热。

3. 微波加热

微波是无线电波的一个波段，它对组织的穿透深度(作用深度)与微波的频率有关，频率越高，穿透深度越浅。微波能量主要被肌肉组织吸收，作用比较表浅。只适于较表浅病变和体腔、腔道加热。微波对机体组织的加热机制与射频相同，其中电磁波能量被机体组织吸收转化为热，也属于内源热。微波加热脂肪过热问题少，但测温要求高，加热范围小且固定不变，需注意微波防护。

4. 内生场加热

内生场热疗技术是由电容场加温原理发展而来的，采用两组频率不同，但相近极板互相垂直的射频电容场同时作用于生物组织。在两组射频电容场垂直交叉电场矢量合成形成旋转电场，不但使电场能量得到增强，而且使热的分布更加均匀，深部生物组织温度得到改善。可加热浅表及深部肿瘤，无脂肪过热、脂肪硬结形成，无须麻醉，无须水循环进行冷却，加热区域可调节，适合全身/区域性热疗临床应用。

(三)热疗的应用原则

1. 适应证

除颅内肿瘤之外，几乎所有肿瘤均可热疗，包括肺癌、食管癌、胃癌、肝癌、大肠癌、胰腺癌、乳腺癌、软组织肉瘤、恶性淋巴瘤等。

2. 禁忌证

(1)严重心脏病患者及安装心脏起搏器者。

(2)有出血倾向者。

(3)在经期的女性患者禁做下腹部治疗。

(4)体内植有金属物体，如接骨钢板、钢钉者。

(5)孕妇。

(6)颅内有占位性病变者。

(7)各种白血病患者。

二、热疗技术与护理

(一)微波浅表肿瘤治疗护理

微波是一种波长为 1 mm~1 m 的高频电磁波，可使肿瘤组织在较短时间内产生高达 41℃~46℃的高温，使肿瘤细胞 RNA 及 DNA 合成受到抑制，导致其死亡，达到治疗肿瘤的目的。微波热疗是应用于肿瘤热疗最早的热疗装置，它主要用于受加热位置不深的肿瘤，如对浅表肿瘤和腔内肿瘤所进行的热疗。

1.治疗前准备

（1）设备准备：工作频率为 433 MHz、915 MHz 和 2450 MHz 微波热疗仪器和电源。对仪器定期检查、维护和保养，避免接口处氧化导致接触不良、微波传送障碍等情况。

（2）人员准备：经过培训的医生或护士。

（3）环境与物品准备：①治疗师不应佩戴金属物品。②严寒、炎热天气提前 1 小时开空调，室内温度维持在20℃~26℃；治疗室应干净、整洁、噪音小，有防辐射配置。常规空气消毒。③治疗室应配备治疗床和被服用品。

（4）患者准备：①完善相关检查；②首次治疗时，需携带近期的 CT、MRI 或 B 超影像学资料；③治疗前需取下佩戴的金属制品，如金属皮带、戒指、手表、手链、项链等；④治疗前排空大小便，保持照射区皮肤清洁；⑤治疗时需穿全棉开胸内衣，自备水杯、吸管、全棉洗脸毛巾；⑥心理支持：首次治疗患者易产生焦虑、紧张等心理变化，护士应向患者及其亲属讲述微波浅表肿瘤治疗基本知识和治疗经过，消除患者顾虑。

2.治疗中配合

（1）体位摆放：根据治疗部位摆放合适体位，以确保最佳治疗效果和保证患者舒适为原则。

（2）放置测温探头：测温探头应直接放于治疗靶区的皮肤上。

（3）放置微波辐射器：根据肿瘤的大小选择辐射器大小。治疗靶区尽量放在辐射器的热点部位。辐射器与皮肤的距离为 0.2~4 cm，辐射器与皮肤之间可放置湿毛巾和冷却水袋。治疗部位靠近晶体或睾丸等处需使用厚层湿毛巾保护局部。尽量避免将瘢痕处作为加热中心进行热疗。

（4）设置和调整治疗参数：设置初始功率和预设温度，治疗过程中注意观察局部温度变化及患者的主诉，根据情况及时调整功率及辐射器位置。调整治疗参数的原则是使治疗温度在允许范围内尽可能提高，但应注意以下两种特殊情况：①治疗部位靠近晶体和睾丸处时调整功率应谨慎；②老年患者因其对温度敏感性减弱，也需谨慎调整治疗参数。

（5）治疗过程中注意保暖，并保护患者隐私。

（6）嘱咐患者避免在治疗室内大声喧哗，禁止使用移动电话，以免干扰治疗；治疗中有任何异常感受，如治疗区域皮肤发烫、疼痛等，应及时告知医务人员。

（7）准确把握热疗时间和次数：每次热疗时间应该以达到有效治疗温度时开始记录，以持续45~60分钟较为合适。每周治疗1~2次，两次治疗的间隔时间要大于72小时。与放疗联合增敏治疗时，其间隔时间不超过1小时，一般先放疗再热疗，也可先热疗再放疗。与化疗联合使用者，当所有药物在病房注入完成后，随即到热疗室接受治疗。

3.治疗后护理

（1）舒适护理：热疗结束后，及时为患者擦干汗液，衣服汗湿应予更换。治疗过程中出汗较多者，指导患者治疗结束后多饮水。

（2）病情观察：观察患者生命体征并及时记录。嘱患者在热疗室休息10~20分钟，无特殊不适后方可离去。

(3)皮肤护理：治疗结束后，重点观察患者局部皮肤是否出现皮肤灼伤，是否有发红、水疱等出现。指导患者穿柔软、宽松的棉质衣裤，保持皮肤干燥。沐浴时水温不宜过高，勿用力搓揉皮肤，防止皮肤破损增加感染机会。治疗部位周围皮肤瘙痒时可用手轻轻拍打皮肤。热疗部位禁止抽血或注射。

(4)治疗后告知下次治疗时间，指导患者合理休息、增加营养、避免受凉，不适随诊。

4. 并发症的观察和护理

皮肤灼伤为主要并发症。若出现局部皮肤发红，应及时在局部涂抹烫伤膏之类的药物；对于已出现水疱等浅Ⅱ度烧伤的患者，按一般烫伤处理，尽量不使组织破溃。在被灼伤后局部未愈期间，暂停热疗。

(二)微波消融术治疗护理

肿瘤微波(一种电磁波)消融治疗是指在B超、CT等设备引导下经皮肤穿刺，微波探针进入肿瘤组织，通过微波加热，使病变区组织局部温度高达75℃~100℃。病变组织发生凝固性坏死，最终形成液化灶或纤维化组织，从而达到局部消除肿瘤组织的目的。此消融方法具有升温快、瘤内温度高、用时短、受碳化血流影响少、不受阻抗影响等特点，且具有微创、安全、可操作性高及重复性好等优点，广泛应用于肝脏、肾脏、脾脏、肺、肾上腺等器官肿瘤疾病的治疗。

1. 术前准备

(1)用物准备：微波治疗仪；无菌手术衣、无菌手术包；一次性消融针；心电监护仪、吸氧装置、简易呼吸气囊；影像资料；无菌手套、消毒用物、注射器等。

(2)患者准备：核对医嘱、做好身份识别，签署知情同意书(有创操作知情同意书、手术知情同意书、麻醉知情同意书)。做好术前宣教，缓解患者紧张情绪，取得患者的配合。训练患者屏气动作、床上排便。禁食禁饮3~4小时，排空膀胱，更换手术服。建立静脉通道，遵医嘱使用镇静、镇痛药物。

(3)向患者及其亲属讲解微波治疗目的、方法、注意事项。

2. 术中配合

(1)做好安全核查。

(2)协助患者取适合定位和穿刺的体位，右上臂屈肘过头，亦可根据病灶情况取仰卧或俯卧位。

(3)常规心电监护，给氧，做好记录。

(4)协助医生CT或者B超引导下定位，指导患者配合。

(5)协助医生局麻后按照设定的消融时间、功率、温度及路径进行消融；消融过程中注意观察局部温度变化及患者的主诉。指导患者平静呼吸，尽量避免深呼吸，保证穿刺路径正确。术中严密观察患者生命体征变化，注意观察穿刺点皮肤情况，注意冷循环是否通畅，防止造成皮肤烫伤，如有异常，及时报告医生并停止手术。

(6)协助做好静脉麻醉的配合，密切观察患者意识及生命体征变化，做好护理记录。

(7)按照标准要求完成高值耗材登记，处理医疗废弃物。

3. 术后护理

(1) 严格卧床休息24小时，全麻患者按照全麻术后护理常规。

(2) 禁食4小时后无恶心、呕吐可进少量高热量、富含维生素、富含优质蛋白、易消化流质饮食。出汗较多时适量饮水，或遵医嘱静脉补液。

(3) 严密观察患者生命体征变化，遵医嘱测血压、脉搏、呼吸1次/小时，4次正常后停测。必要时上氧，遵医嘱护肝、止痛、营养支持等对症治疗，注意观察药物反应。

(4) 密切观察穿刺点有无渗血、局部皮肤有无烫伤等情况，观察有无气促、胸闷、腹部压痛、反跳痛等症状，发现异常及时报告医生处理。

(5) 术后定期复查，如出现腹部疼痛、黄疸加重等症状应立即回院查明原因。

4. 常见并发症的观察和护理

(1) 疼痛：是微波消融最常见的并发症，多因紧张、恐惧、敏感、耐受性差等原因导致；常表现为局部胀痛。做好疼痛评估和病情观察，加强心理护理，按照三阶梯止痛原则予以止痛药物治疗，及时观察和记录药物相关反应。

(2) 发热：是微波消融的另一常见并发症，多因肿瘤组织变性坏死后吸收所致，与消融范围大小有关；表现为术后体温升高，第2～3天达到高峰，大多数范围在37.5℃～38.5℃，不超过39.0℃。体温<38.5℃时以物理降温为主，加强观察；当体温≥38.5℃时，以物理降温结合消炎痛栓直肠给药或者予以非甾体类药物降温；当体温超过39℃或有感染征象时，复查血常规、血培养，根据结果合理使用抗生素；嘱患者多饮水，及时更换汗湿被服，保持皮肤干燥；做好心理护理，缓解患者紧张焦虑情绪。

(3) 恶心呕吐：多与持续使用麻醉药物，对患者颅内压、胃内压及眼压等均造成影响有关。做好饮食护理，呕吐严重时禁食，缓解期少食多餐；协助患者舒适体位，呕吐时头偏向一侧，及时清除呕吐物，开窗通风，清除异味，做好口腔护理；遵医嘱正确使用止呕药物；加强心理干预，保持正常情绪。

(4) 便秘：多与患者血钾降低、术中使用麻醉、镇痛等药物、术后活动受限、使用利尿药等因素相关；表现为腹部闷胀、肝区疼痛、大便干结、不易解出或者未解大便等症状。加强心理辅导；平常养成良好排便习惯；尽量减少解热镇痛类药物使用；加强饮食护理，多食通便、润肠等蔬菜水果；正确服用补钾、通便、止痛等药物并观察相关反应。

(5) 皮肤烧伤：多由于冷凝系统循环障碍，杆温升高或肿瘤位置表浅导致；表现为局部红肿并有水疱形成。保持术中冷循环通畅；密切观察手术部位皮肤情况，及时护患沟通，了解患者治疗反应，准确调整功率；及时观察局部皮肤状况，酌情使用冰敷(小毛巾和纱布隔断)，减少局部直接损伤；一旦发生烧伤，可局部使用湿润烧伤膏，如损伤严重应及时与医生沟通，并积极处理，防止感染，减轻疼痛，并申请伤口造口中心会诊，进行专业伤口护理。

(6) 出血：是微波消融可能导致的一种潜在的致命性并发症，患者可因术后严重出血致死亡。多与患者肝硬化、凝血功能异常；肿瘤累及肝脏包膜；肿瘤供血丰富，操作中误伤血管等因素有关；表现为少量出血时无明显症状；中重度出血可出现血压下降、肝区疼痛及脸色苍白；手术过程中出血可经超声发现；病情发展严重时可出现腹胀、腹痛、烦躁、出冷汗等休克症状。严格评估患者凝血功能情况；术后严格卧床休息、必要时吸氧；一旦发生出血情况时予以止血、输液、输血、抗休克；严密观察并记录生命体征情况；密切观察患者有无疼痛、肝区是否出现进行性膨隆、是否有腹膜刺激征等症状；加强高危人群筛查，对于高危人群提前干预。

(7)胸腔积液、气胸：多因消融时穿刺路径损伤膈肌所致；表现为胸闷、气促、呼吸困难，血氧饱和度明显下降。密切观察呼吸、血氧饱和度、体温、自觉症状和胸部体征变化，及时做好各项护理记录；少量气胸可自行吸收缓解，加强观察；视患者呼吸困难情况予以吸氧，取半坐卧位；大量胸腔积液可行胸腔穿刺引流；严重气胸时行胸腔闭式引流，按照胸腔闭式引流护理常规做好相应护理。

(8)胆道损伤(胆囊穿孔)：多因病灶靠近胆囊，消融时热能辐射胆囊引起胆囊损伤所致。常表现为右上腹疼痛、发热、黄疸等症状。加强生命体征及腹部体征的观察，及早诊断；发现黄疸加深时可行 PTCD 引流，减轻胆道压力，缓解黄疸症状；密切观察引流液的颜色、性状和量，准确记录；做好带管患者出院健康教育、加强随访。

(9)肠穿孔：多因病灶靠近肠管处，消融时热能辐射引起肠道损伤所致。表现为腹部压痛、反跳痛、肌紧张，恶心呕吐，X 线下见膈下游离气体等症状。消融前做好高危人群筛查，提前做好保护干预措施；加强饮食护理，术后 24 小时后无腹部疼痛等症状后方可进食流质饮食，再慢慢过渡到半流、软食、正常饮食；监测生命体征，及时发现病情变化；一旦出现肠穿孔，及时予以禁食、胃肠减压，做好基础护理；情况特别严重者请外科会诊予以外科修补手术治疗。

(10)肝脓肿：多因肿瘤较大、消融范围广，组织无菌性坏死液化，无法自行吸收所致，或与糖尿病、原有胃肠道和胆道手术史等因素有关。表现为寒颤、发热、腹痛等症状，甚至高热不退持续数天，超声检查可发现局部液暗聚集区。进行心理护理，缓解患者紧张情绪；密切观察患者生命体征情况，寒颤、高热时加强基础护理；肝穿刺脓肿引流术后按护理常规观察脓液引流情况，做好记录，保持穿刺局部皮肤干燥，保持引流导管通畅，及时进行导管冲洗护理；遵医嘱使用抗生素，注意观察用药反应，及时处理；加强营养支持治疗及护理。

(三)射频消融术治疗护理

射频消融(radio frequency ablation，RFA)术是一种针对肿瘤局部的微创介入性治疗手段。射频是一种高频交流变化电磁波，射频治疗仪具有消融和切割功能，治疗机制主要为热效应，由电极发出射频波使其周围组织中的离子和极性大分子振荡撞击摩擦发热，使病变部位升温加热至有效治疗温度范围并维持一定时间，致使细胞内外水分蒸发、干燥、固缩脱落以致无菌性坏死，以杀灭肿瘤细胞，同时可使肿瘤组织与周围正常组织间形成 0.5~1.0 cm 厚的凝固带，切断肿瘤血供并防止肿瘤转移，从而达到治疗的目的，提高患者生活质量。

1. 术前准备

(1)用物准备：射频治疗仪、冷循环仪、心电监护仪、穿刺包、急救物品等，根据需要备好给氧装置、吸引装置等物品。并备好丙泊酚、阿托品、肾上腺素、2%利多卡因、0.9%氯化钠注射液等相应药物。

（2）患者准备：①术前 1 天手术区域备皮，保持治疗区域清洁干燥。锻炼床上大小便，以适应绝对卧床的需要。术前禁食 3~4 小时，更换手术服，进入治疗室前排空膀胱；②向患者及其亲属讲解射频治疗目的、方法、注意事项。体位及呼吸配合训练是手术成功的重要因素。向患者反复示教术中的体位及呼吸配合，并指导患者及时准确地说出自己的感受和体验，以便及时有效地采取相应的治疗、护理措施；③心理护理：向患者详细讲解射频消融的原理、基本方法及步骤、安全性、优越性、疗效、术中及术后可能出现情况及注意事项；④术前 15 分钟遵医嘱使用镇痛镇静药物并观察药物反应。

2. 术中配合

（1）协助患者取正确卧位，做好安全核查。手术时，使患者保持仰卧位，并使用约束带将患者四肢固定，避免因患者术中活动剧烈而发生意外不良事件。低流量给氧，心电监测。告知患者术中感觉皮肤过热、刺痛时及时报告医护人员。术中勿屏气，宜深长呼吸，保持规律的节律。

（2）严密观察患者生命体征，妥善粘贴分散电极（回路电极板），对称贴于患者双侧大腿外侧肌肉发达部位，确保粘贴完整、牢固。术中每 5 分钟观察患者电极温度是否过高、有无疼痛、大腿皮肤电极粘贴处是否红肿及有无烫伤。若温度过高可在电极片上用冰袋降温或暂停治疗，常见原因系电极板处皮肤湿润、粘贴不牢等操作不当、肿瘤体积过大，消融时间过长等，应重新粘贴或更换电极片处理。

（3）术前遵医嘱给予镇静及止痛药，如术中患者出现疼痛反应，可遵医嘱及时追加药物，并做好情绪安抚，分散患者注意力。

（4）根据患者的治疗反应调整功率、温度、能量的设定，准确记录射频消融治疗条件。嘱患者严格保持规定体位，以确保穿刺路径准确及治疗安全；询问患者的治疗感受、安慰、鼓励患者；适时为患者擦汗、局部按摩等缓解疼痛，帮助患者配合手术，完成治疗。

（5）如出现恶心、呕吐等情况应立即协助患者头偏向一侧，及时清除呕吐物，防止误吸及窒息。

（6）术毕穿刺点局部无菌敷料覆盖，送回病房，与病房护士交接班。

（7）术中配合麻醉医生进行无痛麻醉，密切观察呼吸、心率等生命体征变化，及时发现和处理术中易出现的突发症状，做好护理记录。

3. 术后护理

（1）卧床休息 24 小时，保持穿刺部位敷料干燥。加强基础护理，保证患者安全舒适。

（2）术后 2 小时无恶心、呕吐者可进少量流质饮食，加强饮食指导，宜进食高热量、富含维生素、易消化的营养饮食，以减轻肝脏负担，提高机体抵抗力。如治疗部位靠近胃肠、胆囊等，需禁食 12~24 小时，待无反应后予以流质饮食。出汗较多时鼓励患者多饮水，遵医嘱静脉补液，并给予护肝治疗。

（3）严密观察患者生命体征，测血压、脉搏、呼吸 1 次/小时，4 次正常后停测。观察体温变化及腹痛情况，高热者给予物理降温或药物降温，腹痛者遵医嘱做好对症处理。

（4）严密观察病情变化，注意穿刺点渗血情况，观察有无气促、胸闷、腹部压痛、反跳痛等症状，发现异常及时报告医生处理。

4. 常见并发症的观察及护理

(1)皮肤灼伤：常见于皮肤分散电极粘贴处，多由患者术中出汗，分散电极粘贴松动所致。表现为局部红肿并有水疱形成。定时查看患者，及时给予冷敷可降低患者电极板烫伤的发生概率。如消融时间长，可提前用烫伤膏涂抹局部，烧灼时用盐水湿敷电极板，达到局部皮肤降温的目的。大功率的烧灼亦可引起局部烧灼疼痛，一般难以忍受，可预先准备防烫伤及止痛的药物。

(2)心率减慢：为术中最常见的并发症，可能与疼痛导致迷走神经兴奋有关。术中应严密观察患者的生命体征变化，特别是心率变化，一旦心率降至 60 次/分钟以下时应及时提醒医生停止治疗，或遵医嘱肌内注射阿托品，加大吸氧流量等措施，待心率恢复正常后再继续治疗。

(3)恶心呕吐：为术后常见并发症，可能与治疗中持续使用麻醉药物，对患者颅内压、胃内压及眼压等均造成影响有关。患者出现呕吐，将患者头部偏向一侧，以防止将呕吐物吸入气管。及时清理呕吐物，协助及指导患者漱口，及时更换弄脏的衣物及床单，保证病房通风良好，去除异味。必要时遵医嘱给予止吐治疗。告知患者及其亲属出现呕吐症状的原因及注意点，对其进行心理干预，避免因呕吐导致担心术后治疗效果。

(4)疼痛：是由于治疗后肿瘤组织坏死、肝组织炎性水肿和肝被膜张力增加所致。表现为胀痛，一般持续 3~5 天。疼痛程度与肿瘤大小、位置深浅、治疗持续时间及患者的耐受程度等因素有关。密切观察患者疼痛部位、性质，按照要求遵医嘱给予止痛药物治疗，并密切观察药物反应，及时做好护理记录。协助患者取舒适体位，指导患者学会放松技巧，分散患者注意力，缓解疼痛。

(5)发热：为术后常见并发症，是由于射频消融后肿瘤细胞发生凝固性坏死，自行吸收致热物质后使体温上升。表现为患者体温升高，多在 37.5℃~38.5℃ 之间。发热患者每 4 小时测体温 1 次，连续 3 天；向患者解释发热的原因，嘱其多饮水或温水擦浴。若体温>38.5℃，遵医嘱给予物理降温或药物降温处理。若体温>39℃，物理降温或药物降温无效且持续时间>2 天，可遵医嘱复查血常规、B 超，如为肝脓肿等严重并发症发生，需及时进行引流并使用抗生素等措施处理。

(6)便秘：为术后常见并发症，多由于术后频繁使用镇痛药物；胃肠平滑肌麻痹；卧床时间长，活动受限；利尿药治疗等多种因素引起。表现为术后大便次数减少或 2 天以上未排便。向患者解释产生便秘的原因，针对原因尽早采取预防措施。在医生指导下，给予乳果糖等缓泻药物，并指导患者多食用香蕉、花菜等营养丰富、易吸收且含钾量较高的水果及蔬菜，避免因使用利尿药而导致体内血钾水平过低等症状。

(7)肝功能损害：多因射频消融治疗后坏死肿瘤组织的吸收加重了肝脏组织的负担，引起不同程度的肝功能损害。常表现为转氨酶升高及黄疸指数升高，严重者可出现腹水或肝昏迷。嘱患者术后卧床休息，多食高热量、富含维生素、易消化食物；注意观察有无腹胀、下肢有无水肿情况，对腹水患者定期测量腹围，观察腹水的消长情况，准确记录 24 小时尿量；观察患者皮肤、巩膜有无黄疸，定期进行肝功能及电解质的检测；遵医嘱应用保肝药物；保持大便通畅，避免便秘，以免血氨增加。

(8)内出血：为术后严重并发症。多因患者凝血功能异常或血小板过低、术中误伤血管等原因引起。术前严格评估指征，做好高风险患者预案；密切观察患者生命体征，观察腹部症状，一旦确诊，及时处理，可遵医嘱输注止血药物、血小板、血浆、凝血酶原复合物等；或进行外科干预、介入止血等。

(四)内生场治疗(射频深部热疗)护理

射频深部热疗采用非介入式物理方法进行治疗，治疗时将人体置于极板间进行加热，此时区域内组织中的带电粒子(电子、离子)受电场驱使进行运动产生电流，电流受到欧姆电阻损耗产生焦耳热；还有一些离子会通过相互间的摩擦产热，从而达到升温效果，通过加热使肿瘤组织温度达到40℃～44℃，通过对放疗或化疗增敏，引起肿瘤组织细胞生长受阻与凋亡。治疗时需进行温度监测，以确保治疗有效性与安全性。

射频深部热疗主要有两种方法：一种是配合放疗行放疗区域局部的温热治疗；另一种是腹腔热灌注化疗，即利用肿瘤腹水或人工腹水将化疗药物、免疫药物注入腹腔后联合温热治疗的一种以局部为主的综合治疗方法。

1.治疗前准备

(1)设备准备：射频治疗机温度校正，设备性能良好。

(2)人员准备：经过培训的医生或护士。

(3)患者准备：协助取下佩戴的金属制品，嘱治疗前尽可能排空大小便，实施直肠癌 Miles 手术或其他直肠远端关闭手术后的患者，治疗前需要将粪便排净，并进行造口局部清洁，以保证治疗时体内测温通道的正常使用。为其更换全棉开胸内衣，并带好自备物品。完善相关检查(三大常规、血生化、ECG、心肺功能、疾病确诊等)；协助医生在热疗前1小时内为患者进行胸腔或腹腔注药。

2.治疗中配合

(1)安全核查：再次核对医嘱、患者身份。

(2)体位摆放：根据治疗部位摆放合适体位，以确保最佳治疗效果和保证患者舒适。

(3)放置测温线：治疗靶区共四路测温线(通道1、2、3、4)。1路通道测腔内温度，其余3路通道测体表温度。

(4)放置水袋：根据治疗部位选择大小合适的降温水袋，垫水袋时注意厚薄均匀、平整，完全覆盖治疗部位。

(5)正确调整治疗床位置，调整上下、左右电极。

(6)治疗过程中，监测患者生命体征、治疗温度及心理动态，及时与患者沟通，观察病情变化。

(7)患者出现耐受不良时，随时调整功率，并适当减少治疗时间。异常情况及时与医生沟通，必要时停止治疗。

3.治疗后护理

(1)舒适护理：将治疗床复位，卸除水袋、测温线。及时为患者擦干汗液，衣服汗湿应予更换。治疗过程中出汗较多者，指导患者治疗结束后多饮水。

(2)病情观察：观察患者生命体征，防止体位突然改变引起低血压并及时记录。嘱患者在热疗室休息 10~20 分钟，无特殊不适后方可离去。

(3)皮肤护理：查看热疗局部皮肤是否完好，是否有发红、水疱等出现。指导患者穿柔软、宽松的棉质衣裤，保持皮肤干燥。沐浴时水温不宜过高，勿用力搓揉皮肤，防止皮肤破损增加感染机会。

(4)穿刺点及管道护理：穿刺点定期更换贴膜，避免剧烈运动，以防管道脱出，密切观察有无腹痛、腹胀等症状。

4. 并发症的观察和护理

(1)皮肤灼伤：判断是否有皮肤灼伤，Ⅰ度皮肤灼伤，涂抹湿润烧伤膏或毛巾裹冰袋间歇冷敷，15 分钟 /次，间隔 20 分钟，反复多次，降低局部皮肤及深部组织温度，减少组织渗出和水肿，减轻疼痛。Ⅱ度皮肤灼伤出现水疱时，可在无菌条件下用注射器穿刺抽吸，外涂红汞药水，无菌纱布覆盖保护灼伤处皮肤。给予肝素钠乳膏局部外涂，每日 6 次，以减少炎性介质释放，减轻组织水肿。深Ⅱ度及Ⅲ度皮肤灼伤创面可用 1% 的磺胺嘧啶银霜包扎，并遵医嘱使用抗生素防止感染，必要时行外科植皮术前准备。

(2)脂肪过热与脂肪结节：表现为疼痛、皮下硬结等。在患者病灶体表部位放置水袋，若患者较胖，水袋需提前放入冰箱中冷却 20 分钟，可有效预防患者疼痛和脂肪硬结的形成。

(3)肠壁损伤：表现为腹痛、血便、发热等症状。进食流质、半流质饮食；注意大便颜色、性质及量的变化；监测生命体征，及时发现病情变化；一旦出现肠穿孔，请外科会诊予以外科修补手术治疗。

(4)心血管系统损伤：表现为心律失常、血液生化改变等。及时擦除患者面部、额头及头发上的汗水，给患者的头部贴上水袋，并注意补充水分，及时测量患者的血压、脉搏，治疗时心率不超过 140 次/分，如果患者基础心率快，热疗中可能出现心率超过 140 次。正常血压的上升幅度控制在基础血压的 2/3 以内，高血压患者控制在 180 mmHg，超过 180 mmHg 时，应用药物控制。

(5)水电解质失衡：表现为医源性中暑、脱水等。观察患者的病情变化，尤其是各生化指标的变化，对出汗较多者，应注意防止虚脱意外发生，及时纠正电解质紊乱，全身反应较重者应多饮水，加强营养，必要时给予支持治疗。

(五)高强度聚焦超声肿瘤治疗护理

高强度聚焦超声(high intensity focused ultrasound，HIFU)肿瘤治疗是在肿瘤温热治疗的基础上发展而来。是一种利用高频率超声波杀灭靶区内的肿瘤细胞并且不损伤周围正常组织微创治疗方法。其原理是将体外超声束射向体内，并将超声能量聚焦于患者体内某一靶区，使靶区内的肿瘤组织温度在极短时间(0.1~0.2s)内升高至 65℃ 以上，导致靶区内的肿瘤组织发生变性、凝固、坏死，减轻肿瘤负荷，从而达到治疗的目的。

1. 治疗前准备

(1)设备准备：包括 HIFU 治疗系统(组合探头、治疗床、定位监视装置、功率源、水处理装置)，心电监护、输液、输氧装置。

（2）人员准备：经过培训的医生 1 名；B 超医生 1 名；护士 1 名；根据不同设备与治疗要求选择配备麻醉师 1 名。

（3）环境与物品准备：①护士在治疗前当日核对 HIFU 治疗所需药品及抢救用药。②治疗区域面积不小于 25 m²，温度 22℃～25℃为宜，有进出水装置，电功率不小于治疗设备所需功率的治疗场所。治疗室常规进行空气消毒并及时开启空调，避免患者受凉。③脱气水准备：自来水经脱气处理后变为脱气水后注入治疗床的水囊内，以保证聚焦超声准确。脱气水的作用是作为传声媒质耦合超声波到人体，降低治疗过程中皮肤温度，减少皮肤灼伤。脱气水能够减少水中气体对超声波传导的影响。

（4）患者准备：①完善相关检查（血常规、尿常规、大便常规、肝肾功能、心电图、X 线片、出凝血时间、电解质、B 超检查等）。②盆腔肿瘤患者治疗前需确定是否带有节育环，超声入射通道上有节育环者需取环，取环后 3～5 天再行 HIFU 治疗。③腹盆腔肿瘤治疗前胃肠道准备：治疗前 3 天避免进食高蛋白食物，治疗前 1 天进食流质食物，避免进食产气食物。治疗前晚口服缓泻药、或者清洁灌肠，禁食 8～12 小时，禁水 6 小时，从而减少肠道内气体对超声探头的干扰。④皮肤准备：治疗区域皮肤需备皮，75%乙醇擦拭备皮区，再用负压吸引器接脱头，吸去毛孔内气体，脱脂脱气范围以超过治疗区 3～5 cm 为宜。脱脂脱气后用藻膜（如保鲜纸）覆盖治疗区皮肤，以隔绝空气。超声入射通道上皮肤松弛、褶皱、凹陷处，均匀涂抹超声耦合剂，减少皮肤表面残存气泡，避免超声波对皮肤的损伤，防止烫伤。⑤盆腔肿瘤治疗前，膀胱需留足尿量，必要时留置三腔气囊导尿管。⑥术前常规使用镇静、镇痛药物，情绪过度紧张者可在治疗前使用地西泮镇静。接受单晶片超声换能器的 HIFU 设备进行治疗的患者，须在麻醉状态下进行治疗。不能耐受空腹者，治疗前可静脉滴注葡萄糖液。高血压、心律失常等患者，需积极控制血压，稳定心率。⑦连接心电监护仪，观察患者心率、血压、脉搏、呼吸、血氧饱和度。⑧心理支持：首次治疗患者易产生恐惧、焦虑、紧张等心理变化，护士向患者及其亲属讲述 HIFU 基本知识和治疗经过，消除患者顾虑。

2.治疗中配合

（1）体位固定：护士协助患者根据治疗需要正确摆位，充分暴露治疗区皮肤，协助患者使治疗部位尽可能靠近超声探头处。以患者舒适、安全为原则，根据患者胖瘦选用吊带、沙袋或海绵软垫等固定体位，注意治疗部位周围皮肤的保护，保证患者治疗时不移位。

（2）调节水温：HIFU 治疗系统水囊中为冷却脱气水，护士应定时更换。冷却脱气水起到传导功能，冷却皮肤的作用。非冷却脱气水会导致患者局部皮温升高，导致皮肤灼伤。护士需密切关注水囊中水温变化，每 30 分钟测水温 1 次，保持水温 18℃～25℃，当水温超过 25℃时，更换水囊脱气水。

（3）病情观察：严密监测血压、脉搏、呼吸、心电图波、血氧饱和度，15 分钟记录 1 次。根据治疗需要，遵医嘱给予镇静镇痛药物，必要时给予患者持续低流量吸氧。观察患者局部皮肤情况，若皮肤有划痕、水疱、硬节或橘皮样改变时，应立即通知医生。患者主诉治疗部位疼痛时（如电击感、挤压感、烧烫感），护士首先确定水囊中水量是否充足，水温是否过高，上述均正常时及时通知医生，医生根据情况调节治疗功率，予以对症处理。

(4)尊重患者,治疗过程中保护患者隐私。

(5)治疗结束,协助患者更换衣物,观察治疗部位周围皮肤,与病区护士进行交接,排净发射器水槽,用1000 mg/L有效氯消毒液浸泡15分钟,再用清水洗净,排空水槽,关闭电源。

3.治疗后护理

(1)饮食与休息:治疗后患者卧床休息12~24小时,避免剧烈活动,注意保暖。腹部肿瘤患者治疗后可进食少量流质,无不适则逐步过渡到高蛋白、高热量、富含维生素、低脂肪、清淡易消化的饮食。治疗过程中出汗较多者,指导患者治疗结束后多饮水。

(2)皮肤护理:观察患者是否出现皮肤灼伤,指导患者穿柔软、宽松的棉质衣裤,保持皮肤干燥,沐浴时勿用力搓揉,防止皮肤破损,增加感染机会,治疗部位周围皮肤瘙痒时可用手轻轻拍打皮肤。

(3)疼痛护理:观察疼痛的部位、性质、持续时间及与治疗的关系,给予对症处理,耐心倾听患者的倾诉,分散患者的注意力。

(4)病情观察:密切观察患者生命体征及意识变化,尤其是体温的变化,并及时记录。

4.并发症的观察和护理

(1)皮肤灼伤:见射频深部热疗护理。

(2)发热:坏死组织在体内吸收形成的吸收热和超声聚焦治疗中振动能量不断转变成热能而使自身温度升高的结果。治疗结束后,连续3天监测体温,发热患者,护士根据医嘱进行对症处理。

(3)肝功能损害:肝脏肿瘤HIFU治疗后定期复查肝功能和水电解质情况,观察皮肤、巩膜颜色,判断有无黄疸。定期测量腹围记录,记24小时尿量,进行对症支持治疗,及时补充蛋白质、防止和纠正低蛋白血症。

(4)周围组织器官损伤:观察治疗靶区邻近组织器官的组织结构和功能,评估是否出现胸闷、气促、呼吸困难、胸痛等症状和体征,以了解有无肺、胸廓等损伤及胸腔积液的形成,观察大便颜色、性质、量,了解有无肠道损伤。

(5)血尿:盆腔肿瘤、肾脏肿瘤治疗结束后,嘱患者多饮水,多排尿,促进局部热量的消退,轻度血尿一般3~5天自行消退,可常规遵医嘱使用止血药或者抗生素等抗感染治疗。若出血时间长,出血量多时,可采用血凝酶1ku静脉推注,麻黄碱30 mg加冷生理盐水500 mL持续膀胱冲洗,必要时协助医生进行膀胱镜下止血治疗。

(6)阴道流血:治疗后坏死组织脱落、内膜损伤,节育环未及时取出导致超声波反射引起内膜损伤的患者易发生阴道流血。少量阴道流血,一般3~5天可自行消退;出血时间长,出血量多时,排除月经期后,给予止血抗感染治疗,禁性生活至下次月经结束后。

(7)肛门坠胀感:紧贴直肠的盆腔肿瘤治疗中及治疗后肿块的热扩散导致直肠壁损伤、局部水肿,引起肛门坠胀感。指导患者避免大便干结,保持大便通畅,必要时予以消水肿等对症治疗。

（8）腰部及腿部麻木感、骶尾部不适感：多因腹盆腔深部肿块治疗中超声波的机械力作用或治疗后肿块的热消散而刺激相邻骶丛神经所致。症状轻微者，治疗结束后症状可消失，持续时间大于1周患者，可进行局部理疗、针灸治疗等。

（李华、胡美华）

练习题

一、选择题

【A 型题】（10 题）

1. 肿瘤外科治疗消化道准备：成人术前（　　）小时开始禁食，术前（　　）小时开始禁饮。

A. 6　4　　　　　　　　　　　　B. 7　4

C. 8　5　　　　　　　　　　　　D. 12　4

E. 12　6

2. 紫杉醇给药前（　　）小时、（　　）小时分别口服地塞米松 20 mg。

A. 24，12　　　　　　　　　　　B. 12，6

C. 12，8　　　　　　　　　　　　D. 12，3

E. 6，1

3. 肺癌放射治疗最多且危害较大的并发症是（　　）。

A 食管炎　　　　　　　　　　　　B. 放射性骨髓损伤

C. 放射性心包炎　　　　　　　　　D. 急性放射性肺炎

E. 放射性心肌炎

4. 靶向药物输注反应一般出现在第一次用药时，首次给药时间大于（　　）分钟。

A. 30　　　　　　　　　　　　　　B. 60

C. 90　　　　　　　　　　　　　　D. 120

E. 150

5. 血管介入插管操作常用的抗凝药物是（　　）。

A. 维生素 K_1　　　　　　　　　　B. 肝素

C. 阿司匹林　　　　　　　　　　　D. 低分子肝素钠

E. 尿激酶

6. 采集造血干细胞后大约多长时间身体内血液成分就能恢复到原来水平（　　）。

A. 1~2 周　　　　　　　　　　　　B. 2~4 周

C. 5~7 天　　　　　　　　　　　　D. 4~6 周

E. 半年

7. 外照射防护的基本三原则（　　）。

A. 减少时间、增大距离、设置屏蔽

B. 增大距离、设置屏蔽、缩短住院时间

C. 减少时间、设置屏蔽、缩短住院时间

D. 缩短住院时间、勤洗手、设置屏蔽

8. 以下哪一项不是放射性核素显像的特点（　　）。

A. 较高特异性的功能显像

B. 动态定量显示脏器、组织和病变的血流和功能信息

C. 提供脏器病变的代谢信息

D. 精确显示脏器、组织、病变和细微结构

E. 本显像为无创性检查

9. 甲状腺癌转移灶的 ^{131}I 治疗，主要用于（　　）。

A. 分化型甲状腺癌转移灶

B. 未分化型甲状腺癌转移灶

C. 甲状腺髓样癌转移灶

D. 混合型甲状腺癌转移灶

10. 以下哪项不是热疗的禁忌证（　　）。

A. 严重心脏病患者及安装心脏起搏器者

B. 有出血倾向者

C. 淋巴结肿大

D. 颅内有占位性病变者

E. 体内植有金属物体

【B 型题】(10 题)

问题 1~2

A. 体验期　　　　　　　　　　B. 怀疑期

C. 恐惧期　　　　　　　　　　D. 幻想期

E. 绝望期

1. 当患者看到化验结果或得知患了恶性肿瘤时，往往很震惊、麻木甚至晕厥。这种现象属于心理反应的哪个阶段（　　）。

2. 患者产生绝望情绪，对治疗失去信心，听不进朋友、家人和医护人员的劝说，甚至产生自杀的念头，这属于心理反应的哪个阶段（　　）。

问题 3~4

A. 伊立替康　　　　　　　　　B. 表阿霉素

C. 多西他赛　　　　　　　　　D. 长春新碱

E. 紫杉醇

3. 哪些药物使用前必须口服糖皮质激素（　　）。

4. 属于发泡性药物的是（　　）。

问题 5~7

A. 紫杉醇　　　　　　　　　　B. 吉西他滨

C. 蒽环类　　　　　　　　　　D. 卡铂

E. 甲氨蝶呤　　　　　　　　　F. 长春碱类

5. 骨髓抑制程度较重的药物有（　　）。

6. （　　）药物常导致血小板的下降。

7. 易导致神经毒性的药物有( )。

问题 8～10

A. AFP 和 CEA

B. PRL

C. 血清雌二醇浓度测定

D. 血清睾酮浓度测定

E. 血清人绒毛膜促性腺激素(HCG)

8. 怀疑肝癌,可查( )。

9. 怀疑睾丸癌,可查( )。

10. 怀疑卵巢癌,可查( )。

二、是非题(5题)

1. 颅内出血是颅脑手术最危险的并发症,多发生于术后 24～48 小时内。( )

2. 吉西他滨输注时间应<30 分钟。( )

3. 当白细胞低于 $1.0×10^9/L$ 或中性粒细胞亦低于 $0.5×10^9/L$ 时,采取一般保护性隔离措施。( )

4. 肝癌微波消融治疗适应癌灶直径>3.0 cm 的多发病灶者。( )

5. 一般认为,早期显像是指显像剂引入体内后 2 小时以内的显像。( )

三、填空题(5题)

1. ( )是甲状腺癌最危急的并发症,多发于术后( )内,应密切观察生命体征。

2. 患者一般情况良好,血红蛋白( ),中性粒细胞绝对值( ),血小板( ),肝肾功能无明显异常表示患者可耐受化疗。

3. 食管癌患者放疗后出现胸骨后疼痛、呛咳发热、呕血等症状,要警惕( ),及时对症处理,暂停( )。

4. 介入治疗技术可分为( )和( )。

5. 用 ^{131}I 治疗分化型甲状腺癌,让患者含化 VitC 的目的是( )。

四、简答题(5题)

1. 化疗常见的不良反应?

2. 化疗药物外渗局部封闭的方法?

3. 免疫治疗的作用原理是什么?

4. 什么是动脉栓塞术?

5. 放射防护的目的和基本原则是什么?

参考答案

一、A 型选择题(10 题)

1. D　2. B　3. D　4. C　5. B　6. A　7. A　8. B　9. A　10. C

二、B 型选择题(10 题)

1. A　2. E　3. CE　4. BCDE　5. ABCDEF　6. ABCD　7. ADE　8. A　9. D　10. C

三、是非题(5 题)

1. √　2. √　3. ×　4. ×　5. ×

四、填空题(5 题)

1. 呼吸困难和窒息　48 小时

2. ≥100 g/L　≥1.5×10^9/L　≥80×10^9/L

3. 食管穿孔　放疗

4. 血管性介入技术　非血管性介入技术

5. 促进唾液分泌,以缓解放射性涎腺炎

五、简答题(5 题)

1. 答:消化道不良反应、骨髓抑制、局部毒性反应、心脏毒性、肝脏毒性、肾毒性、肺毒性、神经毒性反应、过敏反应、皮肤毒性反应。

2. 答:2%利多卡因 2 mL+地塞米松 5 mg+生理盐水 20 mL 以穿刺点为中心做扇形封闭,为减少局部组织的再损伤,建议一个穿刺点转换反向,根据实际的外渗情况和面积,把整个外渗部位以皮丘托起封闭好。

3. 答:免疫治疗是指利用免疫学方法和原理,针对机体亢进或低下的免疫状态,人为干预或者调整机体的免疫功能,加强或减弱免疫应答,以达到治疗疾病目的所采取的措施。人体免疫系统包括免疫器官、免疫细胞和免疫分子,它具有免疫防御、免疫监视、免疫自身稳定三大主要功能,并通过这些功能抵御病原菌感染,清除自身突变细胞,维持内环境相对稳定。

4. 答:指将某种固体或液体栓塞物质通过导管选择性地注入血管,阻断血供以达到治疗的目的,主要应用于各种富血供性良恶性实体瘤、脾脏等器官灭活、治疗动脉瘤等血管性疾病、止血及血流改道等。

5. 答:放射卫生防护的目的为防止一切有害的非随机性效应,并将随机性效应的发生率降低到被认为安全的水平。放射卫生防护的基本原则是:①实践的正当化,拟将进行的放射性实践能带来超过代价的净利益。②放射防护最优化,以最小的代价获得最大的利益,尽量避免一切不必要的照射。③个人剂量的限制,个人所受照射的剂量当量不应超过规定的限值。

第四章

肿瘤患者常见症状的管理

肿瘤患者在疾病发展和治疗过程中常伴有发热、恶心、呕吐等症状，症状管理质量直接或间接影响患者的功能状态、生存质量等，医护人员及患者应重视症状管理，通过有效的干预，提高患者生活质量及舒适度。

第一节　发热

一、概述

(一)定义

在致热源或非致热源作用下，因各种原因引起体温调节中枢功能紊乱，使机体产热增多，散热减少，体温升高超出正常范围。一般而言，当腋下温度超过37℃，口腔温度超过37.3℃，称为发热。

(二)分类

根据发热期长短，可分为急性发热和长期发热。

1. 急性发热

发热病程少于2周，常见于急性感染。

2. 长期发热

发热持续2周以上，常见于淋巴瘤、结缔组织疾病等。

(三)分级

根据发热程度分为四个等级。体温在37.3℃~38℃为低热，体温在38.1℃~39℃为中热，体温在39.1℃~41℃为高热，体温在41℃以上为超高热。

（四）病因

肿瘤导致发热的机制比较复杂，一般认为是以下原因所致。

1. 肿瘤性发热

（1）肿瘤生长过于迅速，如血管生长跟不上肿瘤的生长，或由于血栓、癌栓堵塞血管，造成供血不足，部分肿瘤组织发生坏死，并激发白细胞释放内生致热源，作用于中枢神经系统而发热。

（2）肿瘤（颅脑）浸润或压迫体温调节中枢，使其功能失常而发热。

（3）造血系统恶性肿瘤（如白血病），当细胞大量破坏时可以释放出大量致热源而发热。

2. 合并感染性发热

肿瘤患者免疫功能低下，再加上放疗、化疗所造成的骨髓抑制，使白细胞生成减少及肿瘤局部压迫、梗阻、坏死等易致肿瘤患者合并感染而发热，如支气管肺癌阻塞可引起肺炎和肺不张，晚期乳腺癌、直肠癌破溃常合并细菌感染等。

3. 药源性发热

化疗和放疗等会引起患者机体发热，如柔红霉素、平阳霉素、门冬氨酸酶是引起患者发热的常见化疗药物；生物反应调节剂如干扰素也会导致发热。

4. 其他原因的发热

有些发热尚不能找到原因，有待进一步研究。

二、治疗

根据患者病情与发热特点，控制原发疾病，采取降温措施，预防并发症发生。降温以物理降温为主，注意补充水分、热量及保持水电解质平衡。感染引起的发热，可根据病原菌类型和药敏试验结果选择合适的抗生素；由肿瘤等其他因素引起的非感染性发热，进行抗肿瘤等对因治疗。

三、护理措施

（一）病情观察

（1）观察生命体征，定时测体温，评估患者发热的时间、程度及诱因、伴随症状等。

（2）观察患者意识状态、四肢末梢循环情况，是否出现寒战、抽搐等。

（3）观察治疗效果，了解相关实验室检查结果。

（二）舒适护理

促进患者舒适，注意休息，以减少能量消耗，必要时可吸氧。维持室温适宜、湿度55%~60%，保持室内空气流通。维持床单位整洁干燥，患者宜穿透气、棉质衣服，出汗较多时及时更换，若有寒战应给予保暖。

（三）降低体温

密切监测体温，中等热患者以擦浴等物理降温为主，必要时使用退热药物，并纠正水电解质紊乱；高热或超高热患者可考虑药物降温联合物理降温。

1. 物理降温

（1）温水擦浴：水温略低于皮肤温度（32℃～34℃），使用温湿毛巾擦拭颈部、腋下、后背、腹股沟处等部位，避开心前区、腹部、后颈及足底。擦浴时间约为20分钟，避免患者受凉，同时应注意观察患者耐受力及皮肤有无发红、苍白、出血点及感觉异常等。擦浴后30分钟复测体温。

（2）冰袋和水囊降温法：可置冰袋于颈部、腋窝、腹股沟等大血管处，耳郭、阴囊、心前区、足底、腹部禁冷敷。用柔软薄毛巾包裹冰袋，避免直接接触皮肤，每次冷敷时间不超过20分钟，如高热不退，可休息30分钟再使用，给予局部组织复原时间。冷敷过程中应每10分钟查看一次皮肤颜色，防止冻伤，注意保暖，30分钟后复测体温。

（3）医用冰毯降温法：当患者体温升到39℃以上，其他降温方式效果差，可使用医用冰毯全身降温仪，降温效果稳定、安全可靠，但也存在接触面积小、热交换率低、体表冷热不均匀、易导致寒战的缺点。

2. 药物降温

（1）遵医嘱给予降温药物，指导患者正确使用降温药物。

（2）观察用药后患者体温变化，并进行记录。

（3）观察用药后主要不良反应，根据患者情况进行对症处理。

（四）口腔护理

高热时，由于唾液分泌减少，口腔黏膜干燥，口腔内容易滋生细菌，如不注意口腔清洁，易发生口腔黏膜炎，应随时保持口腔清洁，防止出现口唇干裂、口干、口臭等现象，观察口腔黏膜颜色有无异常，有无白斑、咽部及扁桃体有无充血肿大。

（五）饮食护理

高热患者新陈代谢增加，机体能量消耗过多，丧失大量水分，可给予清淡易消化、高糖类、富含维生素饮食，适量补充蛋白质。体温下降期，由于大量出汗，应叮嘱患者多饮水以补充足够的水分，在水中可加入适量糖、盐，既预防高渗性脱水，又可补充糖类。

（六）皮肤护理

退热期，患者常大量出汗，应及时擦干汗液，更换汗湿衣服，保持皮肤清洁干燥。对长期发热者，协助患者改变体位，防止压疮、肺炎等并发症发生。

（七）心理护理

对肿瘤患者及其亲属而言，发热导致的不适及疾病症状的加重，常会诱发焦虑和不安，增加心理压力。护理人员应耐心解答各种问题，向患者及其亲属解释发热的原因，减轻患者的焦虑和担忧。

(八)健康指导

骨髓抑制是肿瘤化疗、放疗的常见不良反应，患者出现骨髓抑制致白细胞下降时，指导患者及亲属减少探视，避免去人群较密集的场所；注意饮食卫生；预防皮肤、口腔和肛周感染；及时添减衣服，避免受凉。

（邱翠玲、陈婕君）

第二节　疼痛

疼痛PPT

一、概述

(一)定义

疼痛是机体伴有实际或潜在的组织损伤，主观上的不愉快体验，包括情感、认知等痛苦体验。癌性疼痛是由于癌症、相关病变及其相关治疗所引起的疼痛体验，通常为慢性疼痛，是癌症患者常见的临床症状。难治性癌性疼痛是指肿瘤本身或肿瘤相关因素导致的疼痛，经过规范化药物治疗1~2周疼痛缓解不满意和/或不良反应不可耐受的癌性疼痛。

(二)病因

癌痛的原因复杂多样，大致可分为以下三类：

1. 肿瘤相关性疼痛

肿瘤直接侵犯、压迫局部组织，或者肿瘤转移累及骨、软组织等所致。

2. 抗肿瘤治疗相关性疼痛

常见于手术、创伤性操作、放射治疗、其他物理治疗以及药物治疗等抗肿瘤治疗所致。

3. 非肿瘤因素性疼痛

患者的其他合并症、并发症以及社会心理因素等非肿瘤因素所致的疼痛。

(三)疼痛机制与分类

1. 疼痛按病理生理学机制，主要可以分为伤害感受性疼痛和神经病理性疼痛

(1)伤害感受性疼痛：因有害刺激作用于躯体或脏器组织，使该结构受损而导致的疼痛。伤害感受性疼痛与实际发生的组织损伤或潜在的损伤相关，是机体对损伤所表现出的生理性痛觉神经信息传导与应答的过程。伤害感受性疼痛包括躯体痛和内脏痛。躯体痛常表现为钝痛、锐痛或者压迫性疼痛，定位准确；而内脏痛常表现为弥漫性疼痛和

绞痛，定位不够准确。

（2）神经病理性疼痛：由于外周神经或中枢神经受损，痛觉传递神经纤维或疼痛中枢产生异常神经冲动所致的疼痛。神经病理性疼痛可以表现为刺痛、烧灼样痛、放电样痛、枪击样疼痛、麻木痛、麻刺痛、幻觉痛及中枢性坠胀痛，常合并自发性疼痛、触诱发痛、痛觉过敏和痛觉超敏。

2. 疼痛按发病持续时间，分为急性疼痛和慢性疼痛

癌性疼痛大多数表现为慢性疼痛。与急性疼痛相比较，慢性疼痛持续时间长，机制尚不清楚，疼痛程度与组织损伤程度可呈分离现象，可以伴有痛觉过敏和异常疼痛，常规止痛治疗往往疗效不佳。

二、治疗

癌痛的治疗方法包括病因治疗、药物治疗和非药物治疗。

（一）病因治疗

即针对引起癌痛的病因进行治疗。癌痛的主要病因是癌症本身和（或）并发症等；需要给予针对性的抗癌治疗，包括手术、放射治疗、化学治疗、分子靶向治疗、免疫治疗及中医药治疗等。

（二）药物治疗

根据世界卫生组织（WHO）《癌痛三阶梯止痛治疗指南》，癌痛药物止痛治疗的五项基本原则如下：

1. 口服给药

口服是最常用、最方便的给药途径；还可以根据患者的具体情况选用其他给药途径，包括静脉、皮下、直肠和经皮给药等。

2. 按阶梯用药

根据患者疼痛程度，有针对性地选用不同性质、不同作用强度的镇痛药物。轻度疼痛者可选用非甾体类抗炎药物；中度疼痛者可选用弱阿片类药物或强阿片类药物，并可合用非甾体类抗炎药；重度疼痛者可选用强阿片类药物，并可合用非甾体抗炎药/激素类/抗抑郁药/抗惊厥药等。

3. 按时用药

按时用药指按规定时间间隔，规律性给予止痛药。按时给药有助于维持稳定、有效的血药浓度。目前，缓释药物的使用日益广泛，建议以速释阿片类药物进行剂量滴定，以缓释阿片药物作为基础用药的止痛方法；出现爆发痛时，可给予速释阿片类药物对症处理。

4. 个体化给药

个体化给药指按照患者病情和癌痛缓解药物剂量，制定个体化用药方案。由于患者个体差异明显，在使用阿片类药物时，并无标准的用药剂量，应当根据患者的具体情况，使用足够剂量的药物，尽可能使疼痛得到缓解。

5.注意具体细节

对使用止痛药的患者要加强监护，密切观察其疼痛缓解程度和机体反应情况，注意药物联合应用时的相互作用，并且及时采取必要措施尽可能减少药物的不良反应，以提高患者的生活质量。

（三）非药物治疗

非药物治疗可以协同药物治疗镇痛，减轻疼痛症状。其主要有物理治疗、中医治疗、介入治疗、认知-行为训练、社会心理支持治疗等方法。

三、护理措施

（一）疼痛评估与筛查

1.评估原则

疼痛评估的金标准是患者的主诉，以患者主诉为依据，遵循"常规、量化、全面、动态"的原则。

（1）常规原则：是指医护人员主动询问患者有无疼痛，常规评估疼痛情况。首次常规疼痛评估应当在患者入院后 8 小时内完成。有疼痛症状的患者，应将疼痛评估列入护理常规进行连续评估和记录。轻度疼痛每日评估 1 次或与生命体征同步评估，中度疼痛每 6 小时评估 1 次，重度疼痛每小时评估 1 次；镇痛措施实施后需要常规评估，根据药物的达峰时间进行评估，以吗啡为例，口服给药后 60 分钟，皮下给药后 30 分钟，静脉给药后 15 分钟进行疼痛评估。

（2）量化原则：是指使用疼痛程度评估量表来评估患者疼痛程度。量化评估疼痛时，应当重点评估患者 24 小时内最严重和最轻的疼痛程度，以及大部分时间内感受的疼痛程度。

（3）全面原则：是指对患者疼痛及相关病情进行全面评估，包括疼痛原因、性质、部位、程度、时间、加重或减轻因素、治疗情况及效果、重要器官功能、心理精神状况、对日常生活的影响、家庭及社会支持，以及既往史等情况。应当在患者入院 24 小时内完成首次全面疼痛评估，如果出现病情变化，或新发生疼痛，以及根据治疗目的需要时进行再次全面评估。

（4）动态原则：是指持续、动态评估患者的疼痛症状变化情况，包括疼痛程度、性质变化、爆发性疼痛发作、疼痛有无减轻或加重，以及治疗的效果和不良反应等。动态评估时机：疼痛时、给药后、爆发痛处理后。

2.评估工具

常用疼痛程度评估量表包括：疼痛数字评分法（numeric rating scale，NRS）、面部表情疼痛评分量表、主诉疼痛程度分级法（verbal rating scale，VRS）。针对不同患者选择适合的评估工具。

（1）疼痛数字评分法（NRS）：使用数字评分法对患者疼痛程度进行评估。自然数 0~10 代表不同程度的疼痛：0 表示无痛，1~3 表示轻度疼痛（不影响睡眠），4~6 表示中度疼痛，7~10为重度疼痛(不能入睡或睡眠中疼痛)，其中10表示能够想象的最剧烈疼痛。由患者自己选择一个最能代表自身疼痛程度的数字，或由医护人员协助患者理解后选择相应的数字描述疼痛(图4-2-1)。

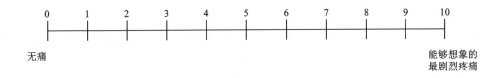

图4-2-1　疼痛数字评分法(NRS)

(2)面部表情疼痛评分量表法：由医护人员根据患者疼痛时的面部表情状态，对照面部表情疼痛评分量表(图4-2-2)进行疼痛评估，适用于自己表达困难的患者，如儿童、老年人、存在语言文化差异或其他交流障碍的患者。

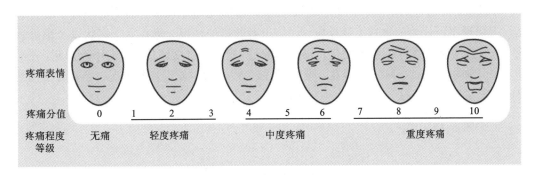

图4-2-2　面部表情疼痛评分量表

(3)主诉疼痛程度分级法(VRS)：主要是根据患者对疼痛的主诉，将疼痛程度分为轻度、中度、重度三类。

1)轻度疼痛：有疼痛，但可忍受，生活正常、睡眠未受到干扰。

2)中度疼痛：疼痛明显，不能忍受，要求服用镇痛药物，睡眠受到干扰。

3)重度疼痛：疼痛剧烈，不能忍受，需用镇痛药物，睡眠受到严重干扰，可伴有自主神经功能紊乱或被动体位。

(二)用药护理

1.正确给药

慢性疼痛首选口服给药，出现持续不缓解的疼痛危象时可经皮下或静脉给药。按时给予控/缓释制剂控制患者的基础疼痛，按需给予即释制剂控制爆发痛。芬太尼透皮贴剂常选用的部位是躯干或上臂未受刺激及未受照射的平整皮肤表面，局部不能使用刺激皮肤或改变皮肤性状的用品，不能接触热源；透皮贴剂禁止刺破或剪切使用；每72小时更换一次，并更换粘贴部位。直肠栓剂尽可能于塞药前大便，并避免塞药后1小时内大便。

2. 自控镇痛泵的使用和护理

掌握自控镇痛泵的原理和使用方法，包括注药方法、故障报警处理等。

(1) 自控镇痛泵应用前健康宣教：了解患者对自控镇痛泵的认知情况，根据其文化水平、年龄，借助健康手册、视频等，向患者详细说明自控镇痛泵的使用注意事项，保持管路通畅，强调自控镇痛泵对缓解癌因性疼痛的重要性，纠正患者的非理性认知，帮助其重建对自控镇痛泵的认知。

(2) 自控镇痛泵使用护理：指导患者自感疼痛时，按压自控镇痛泵按钮缓解疼痛。使用自控镇痛泵时，如果过多按压自控镇痛泵按钮，短时间内镇痛药物剂量过大，导致过度镇痛，易出现呼吸抑制，因此须详细告知患者及亲属出现爆发痛时，科学合理地按压自控镇痛泵，必要时先与护士沟通，护士定期查看患者镇痛泵使用情况，及时处理报警故障。

3. 观察药物不良反应

长期大剂量服用非甾体类抗炎药物存在上消化道出血、血小板功能障碍、心脏毒性、肝毒性、肾毒性的危险。因此，需要观察患者有无出血征象，监测心功能、肝肾功能。密切观察阿片类药物的不良反应，评估患者的排便情况、恶心呕吐症状以及镇静表现等，尤其应该注意神经系统变化，如意识障碍（嗜睡、过度镇静等）或呼吸抑制（呼吸频率每分钟小于 8 次，针尖样瞳孔，嗜睡或昏迷等），及时发现异常情况，必要时使用纳洛酮解救处理。

(三) 非药物护理

1. 心理护理

指导患者进行自身调节，纠正不良认知及行为。可通过认知治疗、放松训练、催眠治疗等方法进行干预，配合规范的止痛治疗，指导患者减轻疼痛的技巧，改变对疼痛的反应；指导患者采用自我心理暗示，放松机体，缓解焦虑情绪，有利于增强药物治疗的效果。

2. 音乐疗法

音乐疗法是通过哼唱、聆听音乐等方式，分散患者对疼痛的注意力，降低疼痛感受。音乐优美的旋律和节奏能带给患者享受、增加舒适感、改变情绪并使精神振奋，可缓解癌症患者的焦虑、悲伤等情绪。舒适、轻松、欢快的音乐，使人心潮激荡，进入一个忘我的境地，从而减轻疼痛。

3. 分散注意力

又称分心止痛法，其本质是使患者的注意力从疼痛或伴有的不良情绪中转移到其他刺激上，以抑制患者对疼痛的注意，是对痛觉的一种阻断和屏蔽，也是一种简便、经济的非药物镇痛治疗措施，如做游戏、阅读、聊天等。分散注意力疗法通常用于缓解轻中度癌性疼痛，在重度癌性疼痛治疗中效果减弱。

(四)健康教育与随访

1. 正确认识癌痛, 掌握疼痛自评方法

告知患者药物治疗可以有效控制疼痛, 鼓励主动表达疼痛感受; 解释阿片类药物的特性, 消除患者对用药成瘾的顾虑, 提高其治疗依从性。教会患者掌握疼痛自我评估的方法, 每次使用的方法要保持一致。

2. 指导正确用药

在医生指导下用药, 不可自行调整用药剂量和频率; 口服缓释制剂的药物应整片吞服, 不能掰开、碾碎服用; 为避免胃肠道不适, 非甾体类抗炎药物应在饭后服用; 掌握透皮贴剂、栓剂等的使用方法。

3. 阿片类药物不良反应的预防

(1)便秘: 最常见。鼓励患者足量饮水, 多吃蔬菜和水果, 适当运动, 保持每天排便的习惯, 可预防性使用缓泻药, 指导患者顺时针按摩腹部, 促进肠蠕动, 降低便秘风险。

(2)恶心呕吐: 服药后初期反应, 一周左右症状逐渐消失。合理使用止吐药物, 针灸疗法、放松疗法、音乐疗法等可以减轻症状。

(3)皮肤瘙痒: 嘱患者不可抓挠, 以防皮肤损伤, 局部可使用润肤剂; 严重者可用止痒药物。

(4)神经系统症状: 如出现嗜睡或过度镇静等表现, 及时就医。

4. 患者随访

通过随访对癌痛患者进行全程管理, 出院 1 周内进行第 1 次随访, 疼痛缓解可 1~2 周随访 1 次。随访内容包括: 疼痛控制总体情况, 有无出现爆发痛, 目前疼痛评分、疼痛部位与性质、服药情况以及不良反应等。

(邱翠玲、陈婕君)

第三节 疲乏

疲乏PPT

一、概述

(一)定义

美国国立综合癌症网络(National Comprehensive Cancer Network, NCCN)2019 版《癌因性疲乏指南》将癌因性疲乏(cancer-related fatigue, CRF)定义为: 一种痛苦的、持续的、主观的, 有关躯体、情感或认知方面的疲乏感或疲惫感, 与近期的活动量不符, 与癌症或癌症的治疗有关, 并且妨碍日常生活。

(二)病因

目前癌因性疲乏的病因学因素尚未完全明确, 但导致癌因性疲乏的因素往往多个同

时存在，且它们之间可能相互促进、相互影响，共同促使癌因性疲乏的发生发展。目前国内外学者公认的癌因性疲乏的病因主要与肿瘤本身、肿瘤相关治疗、肿瘤相关合并症、心理社会因素等有关。

1.肿瘤本身

肿瘤细胞可以释放如 IL-1、IL-6、肿瘤坏死因子(TNF)等细胞因子，这些细胞因子不仅影响机体正常细胞的功能代谢，而且促进肿瘤细胞的生长，从而导致机体机能降低，出现发热、贫血、感染等，进而导致疲乏的发生。

2.肿瘤治疗相关因素

手术、化疗、放疗和生物治疗等是肿瘤常用的治疗手段，而这些治疗方法对癌因性疲乏均有不同程度的影响。化学治疗引起的毒副反应，如血液学毒性、胃肠道反应，放疗引起的细胞损伤等均可加重疲乏的发生。

3.肿瘤相关合并症

癌因性疲乏(CRF)并非单独发生，肿瘤治疗的合并症如贫血、甲状腺功能紊乱、骨髓抑制、疼痛等均可促进 CRF 的发生、发展。贫血与 CRF 有确切的关系，部分肿瘤患者会出现贫血的表现，这可能与肿瘤本身或其治疗有关。有研究表明，血红蛋白水平与疲乏的发生率及严重程度呈明显的正相关。焦虑和抑郁是癌症患者的常见症状，也是 CRF 的常见病因。睡眠障碍使机体生物钟严重紊乱，使机体处于恶性循环，更易导致 CRF 的发生和认知功能障碍。

4.心理社会因素

癌症的诊断、癌细胞的神经毒性作用、治疗的影响以及患者对预后的担心、功能丧失、社会角色认同、自我形象改变、药物治疗等因素都会导致患者出现一系列精神心理不良反应，促进和加重疲乏。

二、治疗

癌因性疲乏的治疗主要有非药物治疗和药物治疗两种，目前尚缺乏不良反应小、疗效好的治疗药物。非药物治疗仍是目前主要的治疗方法。

(一)非药物治疗

主要包括体力活动、按摩治疗、心理社会干预、营养辅导和睡眠认知行为治疗以及明亮白光疗法。睡眠认知行为治疗是认知疗法和行为疗法的整合，临床上多用于抑郁、焦虑、失眠、强迫障碍等疾病的治疗，常用的方法有认知重建、暴露和放松训练等。明亮白光疗法采用高亮度(10000lx)的家用荧光灯刺激调节昼夜节律的下丘脑视交叉上核，治疗情绪和睡眠障碍。终末期癌因性疲乏患者的非药物性干预主要包括体力活动和心理社会干预。

(二)药物治疗

排除其他可导致 CRF 的情况(如癌痛、贫血等)，可使用中枢兴奋剂(哌醋甲酯)行药物性干预，终末期患者可考虑使用皮质类固醇(强的松或地塞米松)。考虑到长期使用的不良反应,类固醇仅限于晚期 CRF 和厌食症患者,以及与脑转移或骨转移相关的疼痛患者。针对合并睡眠障碍、营养缺乏等并发症,根据患者的具体需求优化饮食和营养方案。

三、护理措施

(一)筛查

根据 NCCN 指南标准按年龄对患者进行筛查,了解患者的疲乏程度。

(1)0~10 分评分尺:适用于>12 岁的患者,采用 0~10 量表(0 为无疲乏,10 为能想象的最为严重的 CRF),0~3 分为轻度疲乏,4~6 分为中度疲乏,7~10 分为重度疲乏。

(2)1~5 分评分尺:适用于 7~12 岁的患者。1~2 分为轻度疲乏,3 分为中度疲乏,4~5 分为重度疲乏。

(3)5~6 岁的儿童则采用询问其"累"或"不累"进行筛查。

(二)评估

对筛查发现的中重度 CRF 患者需采取初步评估,包括病史采集、体格检查以及伴随症状和可干预影响因素的评估等。确定 CRF 是否与癌症复发或与其潜在的恶性肿瘤恶化有关,这通常是导致 CRF 患者寻求进一步评估的重要因素之一。如果 CRF 与疾病复发无关,明确告知患者可有效降低患者和亲属的焦虑水平。对从无到轻度的 CRF 患者仍要进行持续监测。由于 CRF 可在整个疾病过程和抗肿瘤治疗的任何阶段发生,因此定期进行 CRF 的再评估是为患者提供有效 CRF 管理的重要组成部分。

(三)护理要点

1. 疲乏知识宣教

根据患者文化水平、认知程度及心理素质,制定个性化宣教方案。向患者介绍癌因性疲乏的相关影响因素、临床特征及应对方法。

2. 睡眠指导

帮助患者制订作息计划,保证患者有充足的睡眠或休息时间。日间小睡可以补充能量,但最好限制在 1 小时以内,以避免打扰夜间睡眠。

3. 指导有效使用体能的方法

教会患者节省体能的技巧,如洗澡后穿浴袍代替用毛巾擦干;也可使用辅助工具,如助行架、抓取工具、床头柜等,减少不必要的活动,尤其是处于中重度疲乏时。

4. 饮食护理

指导患者进食高蛋白、富含维生素、低脂饮食,如鸡、鸭、鱼、肉和禽蛋、米面、新鲜蔬菜、水果、鲜果汁等,病情允许应多饮水,每日 2000~3000 mL,以促进代谢废物的排泄,必要时申请营养会诊。

5. 运动指导

不必要的卧床休息不仅不能缓解疲乏,还可能加重疲乏。适当的运动锻炼可减少功能丧失，减轻 CRF。在患者疲乏程度较轻的情况下，可指导患者进行有氧运动，如散步、慢跑、做操等。

6.症状管理

给予患者减轻疼痛、恶心、便秘等症状的护理措施，减少能量消耗。

7.心理护理

对患者进行心理行为干预，即鼓励患者进行情感宣泄，耐心倾听，必要时给予言语安慰及精神支持。支持表达式治疗能疏导患者的消极情绪，调动其配合治疗的积极性；认知治疗可以提高患者的认知水平和生活积极性；行为治疗可降低患者的应激反应水平，提高患者反应的灵敏度，减轻其疲乏感。重视对患者的人文关怀，关注有意义的互动、提升患者尊严。

（邱翠玲、陈婕君）

第四节　口腔黏膜炎

一、概述

（一）定义

口腔黏膜炎是指口腔黏膜组织发生缺损的病变，口腔黏膜出现充血发红、散在的成溃疡的白色小疱或融合成大片的黄色假膜。其发病部位常见于唇内侧、舌尖、舌缘、软腭及前庭沟等多个部位，临床症状主要表现为疼痛、口干、吞咽困难、营养不良，严重者可致治疗中断、生活质量下降等。

（二）病因

肿瘤患者口腔黏膜炎发病与多种因素有关。

1.化疗药物的毒性作用

①由于抗肿瘤药物干扰细胞的生长、成熟及分化，直接造成口腔黏膜的改变，导致细胞的萎缩及胶原的破坏，最终导致口腔黏膜红肿、溃疡。②化疗导致患者出现胃肠道反应，减少了饮水及进食，唾液分泌随之减少，减弱了口腔环境润滑和清洁的防卫作用，导致口腔黏膜受损而形成溃疡。③化疗致患者中性粒细胞及体液免疫因子减少，中性粒细胞计数减少为致病微生物在口腔黏膜表面停留、定植及生长繁殖创造了有利条件，促进了口腔黏膜炎的发生，尤其是中性粒细胞的数目少于 1×10^9/L 时，更易发生口腔溃疡。

2.放射治疗

放射线可直接和间接损伤口腔黏膜，引起上皮细胞凋亡、坏死，加剧局部微血管管壁肿胀、痉挛，管壁增厚，管腔狭窄或阻塞，局部供血不足，引起口腔黏膜缺血损伤、坏死。同时放疗导致涎腺放射性损伤，造成唾液分泌量降低，口腔自洁作用下降，促进细菌、真菌和病毒在受损黏膜上增殖，从而加重口腔黏膜炎。

3.其他危险因素

口腔卫生不良、慢性口腔感染、吸烟、饮酒、服用可导致口干的药物、氧疗、禁食等。

（三）分级

世界卫生组织（WHO）口腔黏膜炎分级量表是目前使用最多的测评工具，具有较好的实用性。其根据患者临床表现进行等级划分，1~2级为轻度口腔黏膜炎；3~4级为重度口腔黏膜炎，见表4-4-1。

表4-4-1　WHO口腔黏膜炎分级量表

级别	0级	1级	2级	3级	4级
临床表现	无症状和体征	红斑、轻度疼痛	疼痛性红斑，水肿，或溃疡，但能够进食	疼痛性红斑，水肿或溃疡，仅能进流食	不能进食，需要肠外或肠内营养支持

二、治疗

（一）防护剂

口腔溃疡防护剂（利膜平）是一种假塑性流体，能覆盖于黏膜表面形成黏附性保护涂层，有效延迟和减轻放射性口腔黏膜炎。

（二）物理治疗

1.冷冻疗法

冷冻疗法是指采用冰水含漱、冰水含服等方法降低口腔内温度，引起局部血管收缩，进而减少口腔黏膜血流量，降低细胞毒性药物在颊黏膜中的暴露，从而预防口腔黏膜炎的发生。30分钟口腔冷冻疗法多用于预防5-氟尿嘧啶化疗所致的口腔黏膜炎。

2.低能量激光治疗

低能量激光治疗能降低炎症细胞因子（IL-6、IL-8），同时低能量激光具有扩张局部血管，加快血流，改善微循环的作用，多用于造血干细胞移植患者高剂量化疗（伴/不伴全身放疗）期间口腔黏膜炎的预防。但由于激光只对直接照射的黏膜发挥作用，对不能直接照射的部位如口咽、喉部和食管没有修复作用。

（三）镇痛治疗

当出现中重度疼痛时，推荐使用盐酸羟考酮缓释片、吗啡或芬太尼贴片等强阿片类药物，有利于缓解疼痛症状、改善营养状况及维持体重。

(四)抗感染治疗

感染是口腔黏膜炎最常见的合并症之一,使用抗菌药是减少口腔黏膜炎的一种有效方法,而治疗前需要进行口腔黏膜拭子细菌、真菌培养及药物敏感试验,以指导抗菌药的使用。

(五)其他

天然蜂蜜及医用蜂蜜一直被用来治疗烧伤、口腔感染、手术伤口及压力性损伤等。放疗期间,使用蜂蜜含服对减轻口腔黏膜炎的严重程度有显著的影响。

三、护理措施

(一)护理评估

(1)评估患者口腔溃疡发生的时间、原因及分级。
(2)治疗前了解患者的口腔情况,评估是否继发细菌、真菌感染。
(3)评估患者的营养状况和进食状况。

(二)护理要点

1.识别高危人群

熟悉口腔黏膜炎发生的影响因素,例如接受头颈部放疗、应用5-氟尿嘧啶和甲氨蝶呤等抗代谢类细胞毒性化疗药物等患者,应采取预防措施并重点监测。

2.口腔护理

口腔护理可以减少微生物菌群的存在,减少疼痛和出血,并防止感染。指导患者维持口腔卫生的正确方法:①每天饭后和睡前用软牙刷或医用海绵刷牙;②使用含氟非发泡牙膏清洁齿列及牙龈;③认真清洁牙刷,每月更换1次牙刷;④舌头应轻刷,以帮助清除食物残渣和细菌;⑤使用润唇膏及饮用充分的水,保持口腔湿润;⑥选择无刺激的0.9%氯化钠及碳酸氢钠含漱液降低口腔黏膜炎的发生率。

3.症状管理

口腔疼痛的患者,根据其疼痛程度,遵医嘱指导其正确使用镇痛类药物。氧气雾化吸入有利于减轻鼻咽癌放射治疗患者的口干、口咽疼痛等不适症状,针对口腔干燥的患者,建议使用氧气雾化吸入。

4.饮食护理

鼓励患者多进食,指导患者选择易消化、富含营养的饮食,如高热量、高蛋白、富含维生素的软食或流质饮食,多进食新鲜蔬果,避免进食过热、过硬或刺激性食物及饮料,如咖啡、辣椒、油炸食品等。少食多餐、细嚼慢咽,可减少口腔黏膜不适。溃疡疼痛影响进食者,餐前30分钟使用镇痛性含漱液,如苄达明漱口水、吗啡含漱液等缓解疼痛。口腔黏膜炎严重影响进食时,予胃肠内营养或肠外营养。

(陈婕君、邱翠玲)

第五节　恶心、呕吐

一、概述

(一)定义

1. 恶心

上腹部不适和紧迫欲吐的感觉,可见有迷走神经兴奋的症状,如皮肤苍白、出汗、流涎、血压降低及心动过缓等,常为呕吐的前奏。

2. 呕吐

通过胃的强烈收缩迫使胃或部分小肠内容物经食管、口腔而排出体外的现象。

恶心与呕吐均为复杂的反射动作,可由多种原因引起。化疗引起的恶心和呕吐(chemotherapy-induced nausea and vomiting, CINV)是其常见的不良反应,严重影响患者的生活质量。

(二)病因及发生机理

化疗相关性恶心呕吐产生的机理目前尚不明确,可能由治疗药物、精神心理因素及晚期肿瘤并发症等共同作用。

1. 抗肿瘤药物

抗肿瘤药物刺激胃肠道黏膜上的嗜铬细胞,使其释放5-羟色胺(5-HT)等神经递质,5-HT与5-HT受体结合产生的神经冲动经周围神经末梢传入呕吐中枢,引起呕吐反应。化疗药物或其代谢产物,可直接刺激化学感受区,诱导神经递质相应的受体,冲动传递至呕吐中枢,同样可以引起呕吐反应。抗肿瘤药物所致的呕吐主要取决于所使用药物的催吐潜能。一般可将抗肿瘤药物分为高度、中度、低度和轻微4个催吐风险等级,如不予以预防处理,呕吐发生率分别为>90%、30%~90%、10%~30%和<10%,详见表4-5-1。

表4-5-1　常用抗肿瘤药物致吐风险分级

高度致吐风险	中度致吐风险	低度致吐风险	轻微致吐风险
顺铂	卡铂(AUC<4)	硼替佐米	丝裂霉素	贝伐单抗
卡莫司汀(>0.25 g/m²)	奥沙利铂	西妥昔单抗	米托蒽醌	博来霉素
环磷酰胺(>1.5 g/m²)	环磷酰胺(≤1.5 g/m²)	甲氨蝶呤	紫杉醇	白消安
达卡巴嗪	阿糖胞苷(>1 g/m²)	多西他赛	培美曲塞	克拉屈滨
氮芥	柔红霉素	依托泊苷	西罗莫司	氟达拉滨
卡铂(AUC≥4)	伊达比星	氟尿嘧啶	拓扑替康	长春花碱
多柔比星(≥60 mg/m²)	异环磷酰胺	吉西他滨	曲妥珠单抗	长春新碱
表柔比星(≥90 mg/m²)	伊立替康	埃坡霉素	阿糖胞苷(≤1 g/m²)	长春瑞滨

2. 精神心理因素

精神紧张所致的条件反射直接刺激大脑皮质及边缘区导致呕吐, 这种途径多发生于预期性呕吐。

(三) 化疗所致恶心呕吐的类型

CINV 通常可以分为急性、延迟性、预期性、爆发性及难治性 5 种类型。

1. 急性恶心呕吐

一般发生在给药数分钟至数小时, 并在给药后 5~6 小时达高峰, 但多在 24 小时内缓解。

2. 延迟性恶心呕吐

多在化疗 24 小时之后发生, 常见于顺铂、卡铂、环磷酰胺和阿霉素化疗时, 可持续数天。

3. 预期性恶心呕吐

是指患者在前一次化疗时经历了难以控制的 CINV 之后, 在下一次化疗开始之前即发生的恶心呕吐, 是一种条件反射, 主要由精神、心理因素等引起。预期性恶心呕吐往往伴随焦虑、抑郁, 与以往 CINV 控制不良有关, 发生率为 18%~57%, 恶心比呕吐常见。由于年轻患者往往比老年患者接受更强烈的化疗, 并且控制呕吐的能力较差, 容易发生预期性恶心呕吐。

4. 爆发性呕吐

是指即使进行了预防处理但仍出现的呕吐, 并需要进行解救性止吐治疗。

5. 难治性呕吐

指以往的化疗周期中使用预防性或解救性止吐治疗失败, 而在接下来的化疗周期中仍然出现呕吐。

(四) 分级

根据美国国家癌症研究所(National Cancer Institute, NCI)颁布的常见不良反应事件评价标准(common terminology criteria for adverse events, CTCAE) 4.03 版, 恶心及呕吐的严重程度分级见表 4-5-2。

表 4-5-2　恶心及呕吐严重程度分级

不良事件	分级				
	1	2	3	4	5
恶心	食欲降低, 不伴进食习惯改变	经口摄食减少不伴明显体重下降、脱水或营养不良	经口摄入能量和水分不足, 需要鼻饲, 全肠外营养或住院	—	—

续表4-5-2

不良事件	分级				
	1	2	3	4	5
呕吐	24小时内发作1~2次（间隔5分钟）	24小时内发作3~5次（间隔5分钟）	24小时内发作≥6次（间隔5分钟）	危及生命；需要紧急治疗	死亡

（五）症状缓解标准

根据 WHO 标准止吐疗效分为完全有效（无呕吐）、部分有效（呕吐 1~2 次/天）、轻度缓解（呕吐 3~5 次/天）、无效（呕吐不小于 5 次/天）。以用药期间恶心、呕吐最重一天的情况作为统计标准。

二、治疗

1. 预防为主

CINV 的处理应以预防为主，止吐药物应在化疗前给予。接受高度和中度催吐风险药物进行化疗的患者，恶心、呕吐风险分别至少持续 3 天和 2 天。因此在整个风险期，均需对呕吐予以防护。

2. 止吐药的选择

主要应基于抗肿瘤药物的催吐风险、既往使用止吐药的经历以及患者本身因素。对于高度催吐性化疗药物提倡采用标准三联止吐疗法（5-HT$_3$ 受体抑制药联合地塞米松及 NK-1 受体抑制药）；中度催吐性化疗药物可采用二联疗法（5-HT$_3$ 受体抑制药联合地塞米松）；而低催吐风险药物可采用单药预防，推荐以地塞米松或甲氧氯普胺为主的方案；轻微催吐风险药物则不主张常规进行预防，如果化疗后出现恶心、呕吐，推荐以地塞米松或甲氧氯普胺为主的止吐方案。对于多药方案，应基于催吐风险最高的药物来选择止吐药。联合应用若干种止吐药能够更好地控制恶心和呕吐，特别是采用高度催吐药物化疗时。

3. 注意不良反应

在预防和治疗呕吐的同时，还应该注意避免止吐药物的不良反应，如便秘、腹胀、头痛、锥体外系症状等。

4. 注意其他影响因素

注意可能导致或者加重肿瘤患者恶心呕吐的其他影响因素，如部分或者完全性肠梗阻、前庭功能障碍、脑转移、电解质紊乱如高钙血症、高血糖、低钠血症等，以及尿毒症、与阿片类药物联合使用，或者其他因素如糖尿病引起的胃轻瘫，以及心理因素如焦虑等。

三、护理措施

(一)护理评估

(1)评估患者恶心与呕吐发生的持续时间、频次、程度和强度,呕吐的特点及呕吐物的颜色、性质、量、气味,伴随的症状等。

(2)评估患者的生命体征、神志、营养状况,有无脱水表现,腹部体征。

(3)了解患者呕吐物或细菌培养等检查结果。

(4)注意有无水电解质紊乱、酸碱平衡失调。

(二)护理要点

1.环境准备

制造愉悦的环境,在病房内播放柔和、旋律慢、频率低和患者喜欢的轻音乐,鼓励患者阅读、看电视或从事感兴趣的活动等,可以转移患者的注意力,有助于稳定情绪,减轻恶心呕吐症状。

2.呕吐的护理

有呕吐前驱症状时协助患者取坐位或头偏向一侧,预防误吸;呕吐后及时清理呕吐物,协助患者及时漱口、洗脸、更换污染衣物被褥,开窗通风祛除异味;严格记录每日的出入量,必要时监测生命体征;评估脱水情况及电解质平衡情况,必要时查电解质、补液。

3.用药护理

按医嘱给予止吐药,关注止吐药物的不良反应,如便秘、腹胀等。

4.饮食护理

指导患者尽量保证营养摄入,餐前适量进食饼干、烤面包等柔软干燥食物,剧烈呕吐时暂禁食,呕吐停止后进食少量清淡、易消化的食物,少食多餐,逐渐增加进食量。鼓励患者进食,可选择患者自己喜好的食物,餐后取半坐位,避免频繁翻身,嘱患者勿进冰冷或过热的食物,食欲缺乏者餐前可适量散步。若频繁呕吐致营养严重失调,可酌情给予静脉高营养。

5.心理护理

做好心理疏导,消除紧张情绪,对呕吐与精神因素有关的患者,必要时使用镇静剂。常用方法有催眠疗法、渐进性肌肉放松、分散注意力、音乐疗法等。护士应掌握简单的心理行为干预方法,并能够在化疗过程中恰当实施,注意观察这些方法实施的效果,并记录。

(陈婕君、邱翠玲)

第六节　便秘

一、概述

(一)定义

便秘是指一种(组)临床症状,表现为排便困难和(或)排便次数减少、粪便干硬。排便困难包括排便费力、排出困难、肛门直肠堵塞感、排便不尽感、排便费时以及需手法辅助排便。排便次数减少指每周排便<3 次。便秘按病因分为器质性疾病、功能性疾病及药物因素三大类;按病程或起病方式可分为急性便秘和慢性便秘。便秘与患者的年龄、不良的生活习惯、精神心理因素,肠道病变、全身性疾病、药物治疗等医源性因素相关,严重影响患者的生活质量。恶性肿瘤的主要治疗方式如手术、化疗、放疗等,在积极治疗疾病的同时,可诱发不同程度的便秘,可引起机体代谢紊乱以及免疫功能降低,导致患者腹痛腹胀、厌食、恶心呕吐、大便嵌塞、肠梗阻等,还可导致患者出现烦躁、焦虑等负性心理状态。

(二)病因/发病机制

1. 病理因素

各种肿瘤、炎症或其他因素引起的肠梗阻、肠扭转、高钙血症(尤其是骨转移患者)、营养和代谢问题导致的脱水、精神心理障碍(如抑郁、厌食)等。

2. 治疗因素

(1)化学药物治疗:化学药物治疗是治疗恶性肿瘤的最主要方式,但也有不同程度的毒性作用,其中便秘的发生率约为16%,肠上皮黏膜炎症及溃疡是其主要发病因素。

(2)手术:如大肠癌患者等手术后肠运动功能出现紊乱,术后患者必须卧床休息,长时间卧床活动减少易引起肠蠕动减慢。

(3)使用阿片类药物:癌性疼痛患者使用阿片类镇痛药时便秘为最常见的不良反应,此类药物可引起胃肠道功能紊乱,使肠道对水分的重吸收增加,导致大便干结、排便困难,发病率为90%~100%,并出现在阿片类止痛药的用药全过程,且不会随着时间的推移而逐渐缓解。

(4)使用止吐药物:预防术后、化疗后引起的恶心呕吐常需使用止吐药,如5-羟色胺受体(5-HT$_3$)拮抗药,5-HT$_3$拮抗药能抑制小肠和结肠蠕动,其最大的不良反应是便秘,发生率达 20%~30%。

3. 生活方式因素

(1)饮食结构不合理、食物和液体摄入量减少,食物中缺乏膳食纤维。

(2)患者长时间的卧床、活动量明显减少,忽略或抑制便意。

(3)患者治疗时,每日需要输入大量的液体,化疗药物的应用也会抑制机体的中枢系统，使患者口渴感不明显，经口饮水量较少，导致肠道内水分缺乏，肠液的分泌减少，肠道的润滑度降低，最终引发便秘。

（4）在病房公共区域，缺乏舒适、隐私的环境。

二、治疗

治疗便秘的总体原则是个体化的综合治疗，包括积极预防；对有明确病因者针对病因治疗；合理使用缓泻药等。

（一）合理用药

1. 缓泻药

目前缓泻药根据作用机制大致可分为 4 类：渗透性泻药、膨胀性泻药（容积性泻药）、刺激性泻药及润滑性泻药。不同类型的缓泻药作用机制不同，因此应根据便秘的类型选择不同的缓泻药。口服缓泻药有番泻叶、酚酞片、乳果糖等，直肠缓泻药有甘油栓剂、磷酸盐灌肠剂、开塞露溶剂等。使用泻药时，注意皮肤肛周保护。

2. 中医中药治疗方法

如中医耳穴压豆、针刺疗法、复方生大黄散贴敷神阙穴等。

（二）非药物治疗

1. 精神心理治疗

可给予合并精神心理障碍、睡眠障碍的慢性便秘患者心理指导和认知治疗等。对合并明显心理障碍的患者给予抗抑郁焦虑药物治疗，存在严重精神心理异常的患者请精神心理科会诊，考虑专科治疗。

2. 生物反馈

循证医学证实，生物反馈治疗是盆底肌功能障碍所致便秘的有效治疗方法，生物反馈治疗能持续改善患者的便秘症状、心理状况和生活质量。

三、护理措施

（一）护理评估

合理有效的评估是提供个体化治疗和护理的关键措施。

1. 症状评估

症状评估包括详细的病史、腹部检查等，评估排便时间、腹痛腹胀情况、辅助用药、排便颜色、排便性状、排便量等。

2. 评估量表

便秘评估量表（constipation assessment scale, CAS）包含 8 个条目，用于快速判断患者有无便秘以及便秘的严重程度，该量表总分为 0~16 分，得分越高症状越重。便秘评分系统（constipation scoring system, CSS）包含 8 个条目，量表总分最低为 0 分，最高为 30 分，得分超过 15 分可判定为便秘。

3. 动态评估

入院后责任护士每天进行记录、评估，动态监测肠道功能和排便情况变化，根据肠鸣音、腹围、腹部视诊确认有无肠型，由亲属及患者协助评估排便体位、排便时间、腹痛腹胀情况、辅助用药、排便颜色、排便性状、排便量等内容。依据评估结果对患者及亲属进行健康指导，如饮食结构调整、最佳排便时间选定等。

(二) 护理要点

1. 合理的膳食

向患者及亲属讲明饮食与排便的关系，根据病情制定合理的饮食干预措施。包括多摄入新鲜蔬菜和水果、增加膳食纤维、植物油的摄入；病情允许，保证每日饮水量在2000~3000 mL，嘱患者每日晨起饮温水；增加高纤维素食物的摄入量，如白菜、玉米、红薯及芹菜等。忌饮烈酒、浓茶、咖啡等，忌食蒜、辣椒等刺激性食物，少吃荤腥厚味的食物。

2. 适当运动

适当的增加运动量，可促进直肠供血及肠蠕动，有利于排便。运动的内容和方法应根据性别和体力等情况综合考虑，如跑步、太极拳等。

3. 建立良好的排便习惯

良好的排便习惯是预防便秘的重要措施。建议患者在晨起或餐后 2 小时内尝试排便，排便时集中注意力，注意排便时的隐私和舒适。

4. 用药护理

护士应掌握正确用药的方法，熟知各类缓泻药的适应证和禁忌证，严密观察患者用药的不良反应。例如：矿物盐类泻药可引起电解质紊乱，故应慎用于老年人和心肾功能减退者；乳果糖长期服用可产生耐药性，且使用不当可能造成严重腹泻，出现脱水、电解质紊乱，对老年张力迟缓型便秘效果不佳；容积性泻药适用于不能用力排便及食物中缺乏纤维素的慢性便秘，对于进水受限和极度虚弱的终末期肿瘤患者应慎用，因大量服用可能导致胃肠胀气，使腹部紧张，甚至继发消化道的机械性梗阻等。

5. 严密监测并发症

严重便秘可继发粪便嵌塞，甚至出现肠梗阻，因此应及早识别便秘，及时处理，连续监测便秘程度，预防并发症发生。如出现粪便嵌塞，应及时给予直肠栓剂解除。出现粪便嵌塞或肠梗阻，禁止使用刺激性泻药和全肠道动力药，以免引起肠管不协调运动，继发肠穿孔。

(三) 健康教育

1. 知识普及

采用视频、图画、文字以及讲解的方式，使患者了解化疗后胃肠道不适的原因、便秘危害、防治措施等。

2. 促进肠道功能恢复

指导患者进行排便行为的训练，恢复肠道功能，从化疗前 3 天至化疗后 1 周为 1 个周期，依据患者心理状况、病情，在生命体征稳定状态下进行训练，并严密监测病情变化。

（1）腹式呼吸：平卧位，鼻深呼气3~5秒，屏住呼吸1秒，口呼吸3~5秒，持续训练5分钟。

（2）排便行为建立：训练姿势为屈膝仰卧位，床头抬高30°，在训练时集中注意力，深缓呼吸，吸气时收缩肛门持续5秒。

（3）模拟排便：建立早餐后1小时排便行为习惯，模拟排便持续5分钟；训练时使用窗帘遮挡，保护隐私，在训练结束后开窗通风，维持病房环境舒适。

3. 便前腹部按摩

指导患者取仰卧位，双膝微弯，双手重叠，右手在下，由右下腹开始，顺时针推按腹部，致腹部下陷2~3 cm，每次5~10分钟。

4. 定时排便

养成定时排便的习惯，排便时注意力集中。

（陈婕君、李金花）

第七节　腹泻

一、概述

（一）定义

腹泻是指排便次数明显超过平时习惯（>3次/天），粪质稀薄，含水量增加（>85%），大便可伴有黏液、脓血或未消化的食物。一般来说，急性腹泻的病程在2~3周内，而慢性腹泻指病程>4周，或间歇期在2~4周内的复发性腹泻。

（二）发病机制

1. 肿瘤本身

肠道肿瘤如结直肠癌、小肠恶性肿瘤、胃肠道恶性淋巴瘤、胰腺癌、类癌综合征、甲状腺髓样癌等。结直肠癌多数发生在中年以后，位于左侧结肠者常为环状生长，伴有排便习惯改变，当肿瘤有糜烂、溃疡、坏死时，可表现为腹泻、血便和里急后重，尤其是肿瘤位于直肠者，主要表现为血便、排便次数增多、排便不畅和里急后重。胰腺癌患者行胰腺切除术合并神经丛切除术后出现难治性发生率较高。

2. 手术

肠道肿瘤手术时，会切除部分肠段，造成肠道功能改变和肠黏膜吸收面积减少，导致腹泻。食管和胃切除术后腹泻的发生率约为15%。在进行肠切除术时，了解小肠的剩余长度很重要，因为这可能与腹泻的发生风险和腹泻的严重程度有关。

3.化学治疗

化疗药物可导致肠黏膜损伤，干扰肠细胞分裂，引起肠壁细胞坏死及肠壁广泛炎症，造成肠道吸收面积减少。同时化疗药物的代谢产物在肠道内蓄积，影响小肠隐窝细胞有丝分裂并促使其凋亡，造成肠道内吸收和分泌细胞数量失衡，化疗药物还可损伤肠黏膜免疫屏障功能进而引起机会性感染，如氟尿嘧啶与亚叶酸钙、伊立替康、多烯紫杉醇、卡培他滨等。

4.靶向治疗、免疫治疗

腹泻与靶向治疗、免疫治疗药物相关，如拉帕替尼、厄洛替尼、吉非替尼、索拉非尼等。

5.放射治疗

腹部、盆腔、下胸部或腰骶椎放疗后，可直接引起肠黏膜损害，导致放射性肠炎，引起急性渗出性腹泻。

6.肠道感染

患者免疫功能低下、放化疗、大量使用抗生素及营养不良时，可并发肠道感染性腹泻。

7.营养配置不当

肠内营养时，由于营养液配制、保存及使用过程中的温度、浓度、速度不当，也可导致腹泻。

8.艰难梭菌腹泻

正常肠道菌群发生改变时，艰难梭菌在肠道内大量繁殖，产生一种导致水样腹泻的毒素。反复灌肠、长时间鼻胃管插管、胃肠道手术及使用抗生素，特别是青霉素、克林霉素、头孢菌素类药物均可诱发腹泻。

(三)分级

美国国家癌症研究所（National Cancer Institute，NCI）关于腹泻毒性的分级见表4-7-1。

表4-7-1　NCI关于腹泻毒性的分级

分级	1	2	3	4	5
腹泻	大便次数增加<4次/日	大便次数增加4~6次/日，排出物量中度增加，不影响日常生活	大便次数增加≥7次/日，大便失禁，需24小时静脉补液，需住院治疗，排出物量重度增加，影响日常生活	危及生命（如血流动力学衰竭）	死亡

二、治疗

肿瘤患者腹泻更容易导致脱水、电解质失衡、肾功能下降、营养不良等，对患者的生活质量产生重大影响，因此规范的诊疗措施至关重要。临床常用肠蠕动抑制药、抗分泌药、肠黏膜保护药、微生态制剂、收敛止泻药以及洛哌丁胺等对症治疗。

（一）支持和对症治疗

1. 保守治疗

无并发症的 1 级或 2 级腹泻可采用口服补液和洛哌丁胺保守治疗。洛哌丁胺的初始剂量为 4 mg，之后每 4 小时或每次不成形便后服用 2 mg（不超过 16 mg /d）。轻度至中度腹泻的初步治疗应包括饮食调整（如取消所有含乳糖产品和高渗透性饮食补充剂）。

2. 静脉补液

3 级或 4 级腹泻以及出现严重脱水迹象时，首选静脉补液途径。大多数患者用等渗盐水或平衡盐溶液治疗，但治疗的选择受同时出现的血清钠、钾异常或代谢性酸中毒的影响。持续快速补充体液，直到低血容量的临床症状改善，同时应考虑监测中心静脉压和尿量，但必须注意预防感染。

3. 止泻药

轻度腹泻患者可选用吸附剂，如蒙脱石散剂等。症状明显者可使用地芬诺酯或洛哌丁胺等缓解症状，预防并发症。但需注意腹泻主要针对病因治疗，盲目给予止泻药有时非但无效，还可能会干扰腹泻保护机体的一面（如感染性腹泻），甚至引起严重并发症。

4. 肠道微生态制剂

益生菌可以调节肠道的正常菌群，减少致病性菌群的过度生长。目前常用的活菌制剂有多种乳杆菌和双歧杆菌、非致病性大肠埃希菌、枯草杆菌二联活菌、双歧杆菌四联活菌等复合制剂。一般多菌株制剂优于单菌株制剂。

5. 口服补液

口服补液疗法（ORT）一般适用于轻度腹泻。稀释的果汁、调味软饮料、咸饼干、肉汤或米汤可以满足轻度腹泻患者对液体和盐的需求。老年患者应注意预防过度补水，特别是合并有慢性心力衰竭或肾衰竭时。

6. 抗生素治疗

抗生素仅适用于有发热、低血压、腹膜刺激征、中性粒细胞减少、小肠细菌过度生长、肛周脓毒症或伴中性粒细胞缺乏性小肠结肠炎、艰难梭菌感染或其他感染原因的带血腹泻患者。

（二）病因治疗

评估并分析患者发生腹泻的机制和原因，积极寻找并消除病因。对乳糖不耐受者饮食中应避免乳制品，小肠细菌过度生长或肠道感染者应予抗生素治疗，胃泌素瘤患者应予抑酸剂和手术切除肿瘤。肿瘤患者最常见的腹泻为化疗引起的腹泻。化疗引起的腹泻每天超过 5 次或出现血性腹泻时，一般采用下列处理步骤：

（1）停止化疗。

（2）抗感染治疗：如合并感染，主要是大肠埃希菌感染，可选用抗生素治疗等。

（3）补充足够的营养，维持水及电解质平衡，防止水、电解质紊乱。

（4）在没有明确炎症和感染情况下，对大多数患者来说，最好针对病因治疗腹泻。

（三）中医中药治疗

可选用参苓白术散、葛根芩连汤或半夏泻心汤口服，也可针刺足三里、上巨虚、中脘等穴位，以及中药敷脐、中药灌肠等。中医药对肠道黏膜具有保护作用，能协调促进胃肠道蠕动，调节机体免疫功能。中医药治疗化疗相关性腹泻具有其独特优势，但目前大样本、多中心、大规模的循证医学并不多见，有关用药机制的研究还有所欠缺。

三、护理措施

（一）护理评估

（1）评估大便次数，注意大便黏稠度和血液、黏液或脓液的混合情况。
（2）评估患者腹部绞痛情况和疼痛程度及有无恶心呕吐、头晕等。
（3）评估脱水的程度、一般的营养状况、体重指数（BMI）。
（4）评估高危患者，认真观察记录患者每天大便次数与性质。如有异常立即报告医生处置，必要时留标本送检，特别是使用可能诱发腹泻的化疗药物时。

（二）护理要点

1.病情观察

密切观察血压、脉搏的变化，准确记录出入量，观察皮肤弹性、眼窝凹陷程度，以判断是否合并脱水；观察大便性状、气味、次数及量的多少，询问腹痛规律；观察肛周皮肤有无潮红、糜烂；根据患者的临床表现，进食及治疗用药情况，分析判断患者发生腹泻的原因及分类，并结合对身体的影响采取有针对性的护理措施。

2.饮食护理

避免诱发或加重腹泻症状的食物，尤其是不耐受的食物，如难吸收的短链糖类（果糖、乳糖、多元醇、果聚糖、低乳半聚糖等）、高脂肪、咖啡和乙醇、重香料、辛辣、寒凉食物等。严重腹泻时，应该首先禁食，待病情缓解后逐渐过渡到流质、半流质饮食直至普通饮食。禁食期间给予静脉高营养。

3.调整生活方式

减少烟酒摄入、注意休息、充足睡眠等。

4.管饲护理

使用鼻胃管、胃造口管或是空肠造口管管饲肠内营养时，都可能发生腹泻。在使用管饲装置前，应注意手卫生，在设置和连接管饲装置及相关设备时遵循无菌原则。

5.肛周皮肤的护理

保持肛周皮肤清洁、干燥和舒适。
（1）每次排便后用温水及软性皂清洗肛门，并用软纸擦干。
（2）局部涂擦防水制剂如涂抹凡士林保护。
（3）指导患者穿松软的棉质衣服，尽可能减少对骶尾部皮肤的摩擦。

（4）可用高锰酸钾液坐浴，也可以用温水坐浴。

（5）对于大便失禁的患者可用造口袋收集粪便，如肛周皮肤有溃疡可用护肤粉局部喷涂。

6. 用药护理

严格掌握药物的适应证、禁忌证及使用方法，并注意观察药物不良反应。护士协助患者服药，保证按时按量服药，用药后及时评价效果，包括腹泻的次数、量是否减少，不适症状是否减轻。

7. 心理护理

腹泻患者可能会因尴尬、疲劳、脱水、肛周疼痛以及害怕突然需要排便而足不出户，可导致社会孤立、人际关系困难和心理困扰。因此，加强患者的心理护理很重要，使患者从心理上得到安慰，保持乐观情绪，调动内在因素增强自身抗病能力。

8. 严密监测并发症

严重腹泻会导致脱水，电解质失衡，甚至威胁生命，因此护士应熟悉腹泻常见的并发症及其表现，连续监测腹泻程度，出现腹泻及早发现，及时处理，预防并发症出现。

（三）健康教育

（1）调整生活方式和社会行为，如减少烟酒摄入、注意休息、充足睡眠等。

（2）忌盲目使用止泻药、氯霉素，如果是消化不良引起的腹泻，用氯霉素是危险的，广谱抗生素的应用将导致菌群失调，加剧腹泻。

（陈婕君、李金花）

第八节　恶性积液

恶性积液PPT

一、概述

（一）定义

肿瘤患者（特别是晚期）常出现体液异常的问题。恶性肿瘤会导致液体异常地从血管及淋巴管渗漏至组织或腔隙中，通常与疾病的恶化有关。水肿和积液会影响身体正常功能，引发新的健康问题。肿瘤导致的恶性积液常见的有恶性胸腔积液、恶性腹腔积液、恶性心包膜积液、恶性脑水肿、淋巴水肿等。

（二）病因

（1）肿瘤细胞不断浸润，导致局部血管内皮生长因子大量分泌，进而血管或淋巴管通透性增加，引起血管内物质及淋巴液大量渗出至组织或腔隙内。

（2）肿瘤压迫、侵犯血管，引起静脉回流障碍。

（3）肿瘤自行分泌的体液介质影响。

二、治疗

恶性腔内积液目前主要治疗手段是局部治疗或联合全身抗肿瘤治疗。局部治疗包括恶性积液引流、腔内药物灌注(铂类药物、抗血管生成药物、硬化剂等)、放疗和热疗；全身抗肿瘤治疗包括化疗、靶向治疗、抗血管治疗和免疫治疗等。脑水肿主要采取利尿、脱水治疗，降低脑部血浆渗透压和颅内压；淋巴水肿包括保守治疗和手术治疗。保守治疗指综合消肿疗法，包括手法淋巴引流、压力绷带治疗、皮肤护理、功能锻炼等，手术治疗包括淋巴结移植、淋巴管吻合等。

三、护理措施

(一)恶性胸腔积液

(1)评估高危患者：密切观察病情变化、生命体征和有无水电解质紊乱，随时评估病情进展，及时处理因积液导致的疼痛，有助于缓解呼吸困难。

(2)采取适当体位：半卧位有利于缓解患者呼吸困难的症状。

(3)加强患者心理护理：心理护理可减轻患者由液体蓄积导致的病情恶化、形象受损以及对进一步治疗的担忧所致的恐惧心理。

(4)注意休息，勿劳累，指导患者深呼吸及有效咳嗽，注意保暖、防感冒，避免到公共场所，防交叉感染；多吃水果蔬菜，进食高蛋白、高热量、富含维生素易消化饮食，少食多餐，低盐饮食，戒烟酒。

(二)恶性腹腔积液

(1)合理运动与饮食：提供舒适的休养环境，根据病情指导患者休息，必要时绝对卧床休息。若病情允许，适当活动可增加机体代谢，增加肠蠕动，促进消化与吸收。给予易消化、富含维生素和蛋白质、低脂肪的饮食，根据腹水情况给低盐或限盐饮食。

(2)密切监测生命体征变化：随时注意呕吐物和粪便的颜色、性质和量，注意观察有无出血倾向及肝性脑病的前兆，如出现嗜睡、烦躁、幻觉，应及时通知医生。准确记录出入水量，按时测量体重及腹围并记录。

(3)加强基础护理：做好皮肤护理，协助做好口腔护理，防止水肿部位的长期受压，预防压疮发生。对留置腹腔引流管者应注意妥善固定，防止管道脱出或感染。

(4)加强心理疏导：鼓励患者正确面对疾病，安心治疗。

(5)监测体温及腹围，记录每日饮水量和尿量；限制钠盐及水的摄入，少食多餐；肝功能显著损害或有肝性脑病先兆的应限制或禁止蛋白质，避免进食坚硬、粗糙的食物。

(三)恶性心包积液

(1)评估高危患者，密切观察病情变化，胸痛患者应及时给予镇痛治疗。

(2)评估患者呼吸困难程度，按医嘱进行氧疗，并观察氧疗的效果。按医嘱使用糖皮质激素与利尿药，合理使用抗生素控制感染，补充适量的蛋白质与维生素，配合医生及时解除心脏压迫症状。

（3）加强患者心理疏导，解除其恐惧与焦虑感，积极配合各种后续治疗和护理。

（4）嘱患者注意休息，加强营养，注意保暖，防止呼吸道感染。留置引流管者避免俯卧及过度躬屈运动，防止导管打折；置管至拔管后48小时内禁淋浴，擦澡时注意避开置管部位，防止潮湿。

（四）恶性脑水肿

（1）评估高危患者，密切观察患者病情变化。注意有无脑水肿、颅内高压的先兆表现，早期发现，及时处理，防止出现脑疝而危及患者生命。

（2）按医嘱使用高渗性脱水药物，注意观察药物不良反应。

（3）专人陪护，提供适当的防护措施，保证患者安全。

（4）积极治疗原发疾病，加强锻炼，提高身体素质，以提高自身抵抗力和免疫力；平衡饮食，注意饮食卫生，保证睡眠，养成良好生活习惯。

（陈婕君、李金花）

第九节　淋巴水肿

一、概述

（一）定义

淋巴水肿是因外部或自身因素引起的淋巴管输送功能障碍造成的渐进性发展的疾病，多发生在肢体。早期以水肿为主，晚期以组织纤维化、脂肪沉积和炎症等增生性疾病为特征。

（二）病因

淋巴水肿分为原发性淋巴水肿和继发性淋巴水肿两大类。

1. 原发性淋巴水肿

原发性淋巴水肿因淋巴系统发育异常引起。少部分（<10%）为家族遗传性，非家族遗传性约占90%。原发性淋巴水肿的发生因素包括淋巴管、淋巴结、淋巴管与淋巴结双重因素。

（1）淋巴管因素：淋巴管稀少、淋巴管扩张或增生。

（2）淋巴结因素：淋巴结病变导致的淋巴结数目少、体积小、增生或结构不良。

（3）淋巴管和淋巴结结构异常双重因素：原发性淋巴水肿的淋巴管功能异常较常见，表现为淋巴管收缩或瓣膜关闭功能障碍。淋巴管和淋巴结结构及功能障碍导致输送能力不足，引发组织水肿。

2.继发性淋巴水肿

继发性淋巴水肿发病原因主要为肿瘤手术、炎症、放射治疗、外伤、寄生虫、真菌、细菌、肿瘤转移、妊娠等。淋巴结和淋巴管受损后未能再生，淋巴液回流受阻滞留在组织中是继发性淋巴水肿发生的病理基础。目前恶性肿瘤根治术后的肢体淋巴水肿是继发性淋巴水肿的主要因素，女性患者多见于乳腺癌、宫颈癌、子宫内膜癌、卵巢癌根治术后；男性患者多见于前列腺癌、阴茎癌、外阴 Paget 病术后。

(三)临床表现

淋巴水肿起病缓慢，从早期的凹陷性水肿进展到晚期的象皮肿可以迁延数年到数十年。

1.原发性淋巴水肿

发病部位以四肢为主，尤其是下肢多见，也可发生在面部、外生殖器、下腹部和臀部；可以是单个部位、单侧肢体，也可能是多个部位、双侧肢体，多为不对称分布。

2.继发性淋巴水肿

通常发生于手术、炎症、放射治疗、外伤、肿瘤转移等部位，多为单侧肢体。水肿早期出现在肢体远端的足背和手背，呈凹陷性水肿；逐渐向近心端蔓延，发展为非凹陷性水肿。

淋巴水肿一般不伴疼痛和压痛，但自觉肢体酸胀、沉重感。淋巴水肿常伴有皮肤改变，水肿部位皮肤干燥、粗糙、肤色正常，随着病情进展，皮肤褶皱加深，质地变硬，皮下脂肪沉积和纤维化，发展为乳头状瘤，甚至发生皮肤淋巴液漏，可合并真菌感染。绝大多数淋巴水肿患者常因细菌感染反复发生丹毒和蜂窝织炎。

(四)分级和分期

了解淋巴水肿的分期，是明确其严重程度的基础，也是临床治疗和康复的参考。目前，淋巴水肿的分期大多建立在临床症状和体格检查结果上，其中经典的分期标准是国际淋巴协会(ISL)淋巴水肿分期(表4-9-1)。此外，根据淋巴水肿的病理生理特征或一些水肿相关测量值，也有其他分类标准被提出。

1.国际淋巴协会淋巴水肿分期标准

表4-9-1 国际淋巴协会淋巴水肿分期标准

分级	0	I	II	III
淋巴水肿	潜伏期或亚临床阶段，该阶段患者的淋巴系统功能已经受损，但无明显肿胀及临床症状出现，可持续数月甚至数年，此期没有纤维化	富含蛋白的淋巴液在结缔组织中积聚，可见明显肢体肿胀，若抬高肢体，肿胀可以暂时消退，此期可能有凹陷性水肿(pitting 征)，可伴有纤维化	抬高肢体时肿胀不会消退，组织开始纤维化，导致肢体变硬；肢体肿胀无凹陷，pitting 征逐渐消失，为不可逆性水肿。该期最大特点就是肢体组织的纤维化改变	淋巴象皮肿，皮肤非常厚，有巨大皱褶，出现皮肤改变，如脂肪沉积、棘皮症和疣状增生，此期组织重度纤维化

2. 其他分期

(1)根据临床体征分期：国内学者按照水肿程度和纤维化程度，将肢体淋巴水肿分为Ⅳ期，见表4-9-2。

表4-9-2 淋巴水肿根据临床体征分期

分级	Ⅰ	Ⅱ	Ⅲ	Ⅳ
淋巴水肿	凹陷性、可逆性水肿，用手指按压水肿部位，会出现局部的凹陷，下午或傍晚水肿最明显，休息一夜后，肿胀大部或全部消退	由于结缔组织增生，水肿区质地不再柔软，凹陷性水肿渐渐消失，组织变硬，此期水肿不会休息后自行消退	肿胀肢体体积增加显著，组织由软变硬，纤维化明显，皮肤发生过度角化，生长乳突状瘤	象皮肿，为晚期下肢淋巴水肿的特征性表现，此期肢体表现为异常变大增粗，皮肤严重增厚角化，且粗糙似大象腿样变化，尤以远端肢体明显

(2)Campisi's 淋巴水肿临床分期：此系统分期更加细化，也是常用的分期标准，将淋巴水肿分为Ⅴ期，见表4-9-3。

表4-9-3 Campisi's 淋巴水肿临床分期

分级	Ⅰ A	Ⅰ B	Ⅱ	Ⅲ	Ⅳ	Ⅴ
淋巴水肿	无水肿但存在淋巴管功能障碍	轻度水肿，抬高患肢及夜间休息后水肿可消失	持续性水肿，抬高肢体及夜间休息后水肿稍微缓解	持续性水肿，程度逐渐加重，反复发生的急性淋巴管炎	淋巴水肿纤维化，出现疣状增生，柱状肢体	肢体严重变形呈象皮肿样改变，棘皮症及广泛的疣状增生

综上所述，国际淋巴协会制定的分期标准简便易用，便于临床评估诊断，在文献报道及实践中被广泛应用。国内分期标准按照临床体征进行分期，相比国际淋巴协会制订的标准能更加精确地反映淋巴水肿的病变程度，有助于选择恰当的治疗方案，便于跟踪治疗效果。

二、治疗

根据淋巴水肿的临床特征，详细询问患者临床病史并进行体格检查，综合收集信息进行确诊。因继发性淋巴水肿有明确的发病因素，以及晚期淋巴水肿具有明显的特征，在临床上可以根据病史和体征结合影像学等确诊。

(一)病史询问

1. 既往病史

询问患者水肿前疾病史，有无淋巴水肿家族史；是否有手术、恶性肿瘤、静脉疾病等病史；有无心、肝、肾等脏器疾病及治疗情况。

2. 发病情况

了解发病是否有明显的诱因，发病缓慢出现还是突然发生，水肿持续时间，是否合并呼吸困难等。

3. 加重因素

检查患者抬高肢体后水肿是否减轻，长时间坐或站立后是否加重，傍晚水肿是否加重，是否摄盐过多等。

4. 严重程度

评估患者能否行走，是否影响到工作和日常生活；有无反复发生丹毒和蜂窝织炎。

(二) 体格检查

1. 一般检查

测量患者身高和体重、双侧肢体周径。

2. 肿胀部位

检查水肿为全身性还是局限于某一特定部位，发生于上肢还是下肢，一侧还是双侧肢体，是否有对称性，是近心端还是远心端。

3. 水肿特征

是凹陷性还是非凹陷性水肿，Stemmers 征（用力按压水肿组织 5~10 秒，松手后压痕依然存在为阳性）、pitting 征（无法捏起患者水肿部位皮肤为阳性）是否阳性。

4. 伴随体征

是否有疼痛和压痛，浅表静脉是否显露，皮肤温度、颜色的变化，是否有皮下组织增生、溃疡、乳头状瘤及淋巴液渗漏等改变；是否有颈静脉怒张、肺部啰音、心脏扩大、腹水和肝颈回流征阳性等。

(三) 影像学诊断

包括对水肿部位超声检查或淋巴造影等影像学诊断。

三、护理措施

淋巴水肿护理的主要目的是尽早预防，早期发现水肿，减轻患者水肿程度，预防感染的发生，促进患者的舒适。

(一) 护理评估

使用主观、客观相结合的评估方法，准确评估患者是否存在淋巴水肿。

1. 主观症状评估法

(1) 乳腺癌相关淋巴水肿问卷（lymphedema and breast cancer questionnaire，LBCQ）：是 Armer 等在 2002 年设计的，可用于评估乳腺癌相关淋巴水肿的指征、发生频率、症状管理措施。LBCQ 包括 19 条症状，主要从两个方面（现在是否存在、过去 1 年是否存在）进行评估。症状评估可充分考虑患者的主观感受，通过症状的详细分析可以在肿胀被测量出来之前，捕捉到水肿存在的早期信号，有利于淋巴水肿的早期发现和干预。

（2）妇科恶性肿瘤淋巴水肿问卷（gynecologic cancer lymphedema questionnaire，GCLQ）：最早由 Lockwood 等在 LBCQ 基础上修订而成，后由 Carter 等进一步完善。此问卷评估患者过去 4 周的症状，共 20 个条目，所有问题均为二分类，回答"是"得 1 分，"否"得 0 分。GCLQ 具有较好的灵敏性及特异性，且易于理解，被广泛应用到妇科恶性肿瘤治疗后下肢淋巴水肿的评估和诊断中。

2. 客观测评法

（1）围度测量：临床最常用的测量方法，即用卷尺分别在健侧和患侧肢体测评不同点的周径。上肢的 5 个测量点为：上肢虎口处、腕横纹上 5 cm、肘横纹下 10 cm、肘横纹上 10 cm、腋窝下。下肢周径 5 个测量点为：下肢中趾上、外踝最高点上、髌骨下缘、髌骨上缘上 10 cm、髌骨上缘上 20 cm。注意测量时让患者充分放松，每次测量处于同一体位；测量时如果有伤口，要及时做清洁消毒处理。

（2）水置换法：分别将肢体放入盛满水的容器，此时溢出水的体积代表肢体的容积，用来判断两侧肢体的容量差异。此方法被认为是测评淋巴水肿的金标准，较之周径测量法更准确。但是此方法较麻烦，仅适合在实验室条件下使用，且该方法不能用于肢体有开放性创口的患者，也不能提供水肿部位以及肢体外形相关信息，不适用于临床。

（3）人体水分子成分检测：使用人体成分分析测试仪检测患者水肿相关的客观指标，包括细胞内水分、细胞外水分、身体总水分、浮肿指数、身体细胞量、全身相位角、肢体水分量等。

（二）预防

淋巴水肿是高致残类疾病，呈进行性发展，早期预防尤为重要。

1. 上肢淋巴水肿的预防

主要针对乳腺癌手术和放疗患者。

（1）禁止患肢进行抽血、注射、置管、测血压等操作。

（2）日常生活中禁止做重复性动作，如织毛衣、拖地、搓衣物等；尽量避免反复做推、举、抓等动作和提重物、抱小孩等负重行为。

（3）不暴露在严寒和酷暑中，防止日晒，不蒸桑拿、泡澡等；应注意防止患肢皮肤晒伤、损伤、蚊虫叮咬、感染等。

（4）使用中性的清洁剂清洗皮肤，保持肢体皮肤清洁。适当使用温和的保湿霜/乳液防止皮肤干燥。

（5）避免穿过紧的衣物、戴过紧的首饰与手表等。

（6）术后及早行患肢功能锻炼，患肢锻炼应循序渐进，量力而行，以不感到疲劳为宜。

（7）指导患者及其亲属掌握上肢自我淋巴引流的方法。

（8）长途旅行时，应穿压力袖套甚至可用弹力绷带适度加压患肢，促进回流。

2. 下肢淋巴水肿的预防

下肢淋巴水肿的预防主要针对妇科肿瘤手术或放疗后及男性泌尿生殖系统肿瘤手术

后患者。

（1）使用中性的清洁剂清洗皮肤，保持下肢皮肤清洁，尤其要彻底擦干脚趾和折痕之间的皮肤，适当使用温和的保湿霜或乳液防止皮肤干燥。

下肢淋巴水肿功能锻炼（视频）

（2）保持良好的足部卫生，穿着透气、舒适的袜子；观察有无真菌感染的迹象并及时治疗，如脚趾间或趾甲中的脚气。

（3）在户外散步或活动时穿长裤和支撑鞋，使用驱虫剂避免蚊虫咬伤；避免危险区域被割伤、划伤或宠物抓伤。

（4）避免在"危险"区域（如腿部、腹部或臀部等）注射、针灸、纹身等。

（5）防止晒伤，建议使用防晒霜；避免进行桑拿浴、热水浴缸和冷水喷射。

（6）避免穿高跟鞋以及过紧的鞋子、袜子、长袜、裤子等。

（7）根据自己的情况，选择适合自己的运动，从温和的、具体的、有规律地锻炼开始，随着时间的推移逐步增加运动量。推荐的运动包括快走、游泳或水上运动、轻有氧运动、骑自行车、瑜伽等。

（8）避免长时间以同一姿势站立/坐着，避免双腿交叉。建议长坐时，间断站立行走；休息时双腿要有支撑，把腿抬高到高于心脏的位置（如斜靠在长椅上或床上）。

（9）坐飞机长途旅行时，应穿压力袜甚至可用弹力绷带适度加压下肢，促进回流。

（10）有静脉曲张、瓣膜功能不全病史者应长期穿压力袜。

（三）护理要点

1.心理护理

鼓励患者正确面对疾病。很多患者病程长，且病情反复加重，长期的病痛折磨给患者造成了很大的心理压力，护理人员应多次向患者讲解淋巴水肿疾病的相关知识，可邀请治疗效果好的病友进行"现身说法"，分享治疗经验。在诊疗过程中，护理人员应采用安慰性语言加强与患者的沟通交流，积极倾听、适时共情，并鼓励患者抒发内心感受。

2.准确评估，尽早干预

使用适当的评估方法，准确评估患者是否存在淋巴水肿。对于未确诊淋巴水肿患者，预防是其护理要点。应指导患者严格遵守淋巴水肿基础预防措施，包括淋巴水肿早期症状的识别、肢体保护及皮肤护理、适当的功能锻炼、良好的生活方式。对于确诊为淋巴水肿的患者，护理人员应该向其推荐专业淋巴水肿治疗机构。淋巴水肿综合消肿治疗（complete decongestion therapy, CDT）是目前应用时间最久、适应征最广、疗效最为肯定的保守治疗手段。CDT是一系列治疗方法的结合，包括手法淋巴引流、皮肤护理、压力绷带包扎及功能锻炼。目前，相关治疗并不能完全治愈淋巴水肿，只能控制其进展，提高生活质量，因此，提高患者的治疗依从性对于维持治疗效果非常重要。

（四）健康教育

淋巴水肿是慢性进展性疾病，整个治疗过程中，护理的重心是患者的自我管理。加强患者教育，监测患者的自我管理效果，并给予有效指导。

（1）告知患者淋巴水肿发生的原因及危害、手术后预防水肿发生的方法、可能加重水肿的危险因素、淋巴水肿的症状与体征等。

（2）告知患者淋巴水肿的早期症状与体征，学会自我监测和识别淋巴水肿。淋巴水肿早期症状包括：①肢体及相关部位肿胀；②肢体出现沉重、僵硬感；③肢体、关节活动受限；④出现皮肤紧束感；⑤皮肤增厚、粗糙；⑥患肢无力、疲乏；⑦肢体有烧灼感等。一旦出现这些症状，应及时就医。

（3）告知患者淋巴水肿的相关治疗方法及专业治疗机构，让合并淋巴水肿的患者可以得到及时、有效的治疗。

（4）鼓励患者保持心情愉悦，提高机体免疫力，避免过度疲劳。

（5）指导患者控制体重，饮食清淡易消化，宜低盐、低脂、富含维生素、高蛋白饮食；禁烟、酒。

（6）指导患者及其亲属掌握肢体自我淋巴引流的方法。

（7）指导患者定期随访和复查，治疗结束后按时随访，做好基线记录，连续监测。

（刘高明、李金花）

第十节　恶性肿瘤伤口

一、概述

恶性肿瘤细胞皮下转移侵犯上皮组织并破坏其完整性或浸润皮肤、血液和淋巴导致皮肤溃疡性损伤、产生蕈状物，当肿瘤细胞转移和浸润持续发展而引起组织坏死时，即称为恶性肿瘤伤口（malignant fungating wounds，MFW）。

（一）恶性肿瘤伤口的类型

恶性肿瘤伤口可见于身体任何部位，最常见部位是乳腺，其次依次是颈部、胸部、四肢、生殖器、头部等，肿瘤侵蚀周围正常组织，早期很难区分。有时在体表形成隆起包块和表皮破溃，呈蕈状生长突出于皮肤，称为增生型（图4-10-1）；有时向组织内浸润出现溃疡和坏死，出现瘘管或窦道形成，称为溃疡型（图4-10-2）；有时两者兼有，称为混合型。

（二）恶性肿瘤伤口的特点

伤口因肿瘤侵犯皮肤可呈现出皮肤结节、开放性溃疡或蕈状及菜花状改变，现患病率为10%~14%，肿瘤转移患者的伤口发生率为5%~10%，且常发生于其生命的最后6~12个月内。在女性患者中，70%的恶性肿瘤伤口来源于乳腺癌；而男性患者中，32%的恶性肿瘤伤口是由黑色素瘤引起的。恶性肿瘤伤口往往迁延不愈，甚至伴随至患者死亡，同时还会出现日益加重的疼痛、气味、渗液和出血等症状，再加之肿瘤本身的疾病进展，严重影响着患者的身心健康，也加重了照顾者的心理负担。

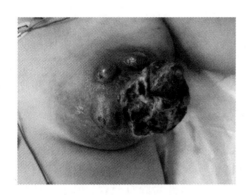

图 4-10-1　增生型

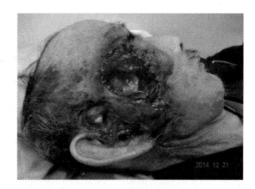

图 4-10-2　溃疡型

(三)恶性肿瘤伤口的来源

1. 皮肤局部的恶性肿瘤

此类伤口是由恶性肿瘤细胞随着淋巴液及血液浸润皮肤所致，如皮肤局部原发性恶性黑色素瘤、原发皮肤鳞状细胞癌，以及慢性伤口长期感染恶变为鳞状细胞癌或基底细胞癌。

2. 乳腺癌浸润性生长

部分乳腺癌浸润生长迅速，突出皮肤表面，形成较大肿块，导致局部皮肤张力过大、破溃，形成恶性肿瘤伤口。

3. 远处肿瘤转移

远处肿瘤细胞可通过淋巴液或血液转移至皮肤，浸润皮肤后形成伤口，且该肿瘤伤口的组织病理通常与原发肿瘤相同。

4. 肿瘤手术后原位复发

手术后残留肿瘤细胞通过种植或在切口处原位浸润生长，可导致组织异常增生、破溃、感染和伤口进行性扩大。

二、治疗

恶性肿瘤伤口治愈性治疗有手术、放射性治疗、化疗等，当治愈性治疗不适合或效果不良时，姑息性治疗护理相形之下就显得格外重要，主要是伤口的症状处理，如减轻疼痛、控制感染、出血、伤口渗液及恶臭等。

(一)恶臭

因组织中血管阻塞伴随着血管形成的变异性，使血流供给与细胞灌流的起伏不定，导致组织氧气的灌流量降低，因而造成组织缺氧坏死，是恶臭发生的主要原因，此外，坏死组织为厌氧菌最理想的培养基，厌氧细菌会分泌脂肪酸的代谢产物，也是形成恶臭味道的来源，若伤口有瘘管形成，又会加重恶臭的产生。对于恶臭的伤口可以通过以下几个步骤减轻异味：

1. 清洗伤口

清洗伤口最重要的是能彻底移除伤口床上的渗液、伤口组织废物，这是臭味移除的首要步骤。使用碘制剂虽可协助坏死组织的移除，但碘对正常肉芽细胞也有伤害性，故临床上清洗伤口的溶液仍以生理盐水为主。抽取经微波炉加温的生理盐水，从距伤口3~5 cm的高度轻柔地冲洗伤口，以清除伤口表面的坏死组织与分泌物。

2. 使用伤口除臭剂

最常使用的伤口除臭剂是氯霉素，其使用方法是将沾湿的纱布涂上氯霉素溶液，再覆盖于伤口表面，建议1天可更换2次，但因氯霉素易对皮肤造成刺激，故使用时须注意伤口周围皮肤的保护。另外，常使用的敷料种类还有活性炭除臭敷料，但由于价格昂贵，临床上可将活性炭口罩覆盖于伤口敷料外层。若想达到除臭效果也可以从室内空气着手，如空气清净机、电扇或精油熏香等。

3. 清创

谨慎清创，以自溶性清创为主。

4. 控制感染

局部的抗生素治疗可抑制厌氧菌的生长，常用药物为甲硝唑，它可杀死厌氧菌，阻断挥发性脂肪酸的形成。使用方法：遵医嘱涂抹0.8%甲硝唑凝胶于伤口上或使用0.5%甲硝唑加在100 mL生理盐水中清洗伤口。必要时可全身使用抗生素。此外有研究显示使用蜂蜜于癌症伤口，可抑制细菌生长，降低伤口炎症反应，减少臭味及渗液。

(二)渗液

渗液产生的原因主要是肿瘤细胞会增加血管对纤维蛋白原及血浆胶质的通透性，且肿瘤细胞会分泌血管通透性因子所致。此外，若伤口发生感染亦可能成为渗液的来源。

1. 大量渗液的伤口

大量渗液若无法控制则易玷污衣服及引发伤口感染，易造成患者及照顾者心理社会方面的相关问题。渗液的处理可降低恶臭，避免污损衣物，亦可增加患者的舒适度及自信心。选择高吸水性敷料，如亲水性纤维敷料具备能吸收量多渗液，低回渗性的功能；亲水性聚合物为自粘性高吸收敷料，此敷料具有和皮肤紧密接触，移动时不会粘黏伤口或周围皮肤及减少渗液外漏的特性。更换敷料的时间视渗液量而定，若渗液量较少可3天更换一次。上述这类产品的成本较高，对于经济困难患者可选择成本较低的纱布棉垫，再用防水治疗巾覆盖伤口处，缺点就是需增加更换敷料的频率，才能降低渗液浸润皮肤的情形。

2. 渗液量极为严重伤口

可使用一次性伤口引流袋收集伤口渗液，避免渗漏，提高患者生活质量。

(三)出血

出血是肿瘤恶性伤口常见问题，有时仅在更换患者的伤口敷料时就可能发生，若持续且大量地出血，则有可能威胁患者的生命。

1. 出血原因

(1)出血主要原因是恶性肿瘤侵蚀血管壁或是恶性肿瘤本身造成血小板功能低下所致。此外，肿瘤细胞不断延伸且增加肿瘤细胞新血管床，造成组织受压，增加了组织的易脆性，因而容易出血。

(2)恶性肿瘤伤口出血，除了伤口本身容易自发性出血外，外力的接触亦可能引发伤口流血，因此动作轻柔的换药方式是必须注意的。

2. 护理

(1)选择能控制出血的敷料，如海藻胶类成分的敷料制品；具有止血作用的吸收性敷料；或利用硝酸银直接做局部烧灼以控制微血管出血症状。

(2)若出血严重时，紧急情况下可利用棉签或纱布加压止血10~15分钟，其次在伤口上使用浓度为1∶1000的血管收缩药，遵医嘱服用凝血剂药物或做血管栓塞治疗。

(四)周围皮肤浸润

恶性肿瘤伤口有大量的渗液且易出血，若未能妥善处理则会造成周围皮肤浸润，可能使周围皮肤产生发红、起水疱甚至破皮的情形，故在处理恶性肿瘤伤口时，也须保护伤口周围的皮肤。随时评估皮肤是否有细菌、真菌感染症状，如红肿热痛、产生硬块或出现丘疹的情形；其次从保护皮肤的策略着手，如使用吸收能力强的敷料，避免皮肤受到浸润，或是使用保护皮肤的乳霜、敷料或喷剂，同时须选择透气多孔、不易造成创伤的胶带。

(五)疼痛

恶性肿瘤伤口疼痛的原因可归纳为下列几点：①肿瘤本身压迫到神经或血管，让患者产生抽痛及周边神经麻木感；②皮肤受损致神经、血管裸露于表皮所引起；③伤口护理技巧的欠缺，如不正确的疼痛评估、不适当移除敷料的方式或伤口清洁技巧等。医护人员除了根据疼痛评估给予止痛药外，关键在于换药时不要造成患者的不适。因此在换药时，应尽可能降低皮肤机械性的损伤，动作轻柔地更换伤口敷料，并选择合适的敷料以减少更换的频率。

三、护理措施

(一)心理护理

恶性肿瘤伤口护理（视频）

恶性肿瘤伤口发展迅速，局部创面往往伴有大量渗液、恶臭、出血等症状，严重影响了患者的生活质量及心理健康。应针对患者的身心状况，采取相应的干预措施，通过提供相应的信息支持，纠正患者的不合理认知或歪曲的想法，帮助其建立有效的情感和社会支持系统，鼓励其积极应对，尽可能做好患者的身心照顾。

(二)营养护理

恶性肿瘤伤口每日的大量渗出可导致机体蛋白质、液体丢失过多,因此患者有较高的代谢需求。患者营养护理方案也应由有营养师参与的多学科团队共同制定,需充分考量患者的年龄、合并症、体质量、活动量、生化指标、伤口大小、渗出量、进食情况、胃肠道反应等影响摄入量的因素,优化营养摄入量,以满足不同患者的个性化需求和营养目标。肿瘤伤口患者推荐的摄入热量为 25~35 kCal/(kg·d)(1 kCal=4.186 kJ),蛋白质摄入量为 1.5~2.5 g/(kg·d),液体摄入为 1500~2000 mL/d。对于存在吞咽困难的患者,建议使用肠内或肠外营养。

(三)健康教育

体表长期不愈合的伤口、不明原因的溃疡、各种肿块需咨询专业医生,没有确诊的肿块不要随便使用中草药敷、排脓等,防止肿瘤转移扩散。晚期恶性肿瘤伤口的外观通常比较恐怖,伤口位置也比较敏感(如乳房、生殖器或头面部等),使患者产生极大的心理压力和痛苦。适当的敷料包扎遮盖会使伤口外观得到改善,在一定程度上维护患者的自尊,有助于缓解其负性情绪。伤口出现早期应积极寻求内外科、放疗、免疫治疗等控制肿瘤生长,达到治愈的目的。

(朱小妹、李金花)

第十一节　静脉炎

一、概述

(一)定义

静脉炎是指各种原因导致血管壁内膜受损继发的炎症反应。临床表现主要包括疼痛、触痛、红斑、发热、肿胀、硬化、化脓或者可触及静脉条索状。部分有硬结或脓性渗液。

(二)发病机制

静脉炎可能是化学性、机械性或细菌性原因引起。

1.引起化学性静脉炎的因素

(1)细胞毒性药物。

(2)pH/渗透压超出正常范围及不合理稀释的药物。

(3)刺激性溶液(如氯化钾、异丙嗪、部分抗生素等)。

(4)微粒物质。

(5)皮肤消毒剂未充分待干,随导管置入。

(6)对置入的输液工具材质过敏。

2. 引起机械性静脉炎的因素

(1)导管型号过大。

(2)导管材质过硬。

(3)导管与血管内膜反复摩擦。

3. 引起细菌性静脉炎的因素

(1)手消毒不充分。

(2)皮肤消毒不充分。

(3)导管置入或静脉输液期间未遵循无菌技术。

(4)在置入过程中导管或其他穿刺物品被污染。

(5)未妥善固定导管或由于活动导致导管移动将皮肤上的微生物带入穿刺部位。

(6)患者自身免疫力下降。

(三)分级

美国静脉输液协会(Intravenous Nurses Society, INS)5级分级标准,见表4-11-1。

表 4-11-1 INS 关于静脉炎分级

分级	0	I	II	III	IV
静脉炎	无临床症状	穿刺部位发红,伴有或无疼痛	穿刺部位疼痛伴有发红,有(或无)水肿	穿刺部位疼痛伴有发红,有或无水肿,静脉索状物形成,可触摸到条索状的静脉	穿刺部位疼痛伴有发红,有或无水肿,静脉索状物形成,可触及静脉的条索状物长度>2.5 cm,并有脓性渗出

二、治疗

接诊患者时询问患者病史,有无中心静脉置管史等医疗操作,有无静脉曲张史、血栓病史等。观察浅静脉走行有无红肿、硬结,是否有压痛,给予对症处理。

三、护理措施

(一)护理评估

护士应根据患者人群、治疗类型、装置类型和危险因素,常规评估所有血管通路装置及输液患者是否存在静脉炎的症状和体征。可透过敷料轻触、观察穿刺部位,听取患者主诉来识别静脉炎的症状和体征。评估过程中注意以下几点:

(1)应使用规范化的静脉炎评级标准评估是否存在发生静脉炎的症状和体征。

(2)确定是否存在导致发生静脉炎的病因,同时对经中心和外周插入的中心静脉导管采取适当的护理措施。

(二)预防

(1)根据患者的治疗选择合适的输液工具,尽量避免在外周静脉使用化疗药物、刺激性药物、pH 和渗透压超出正常范围的药物。

(2)使用各类中心静脉导管前,介绍清楚置管目的、程序等,做好心理护理,降低患者心理应激反应的强烈程度。

(3)选择合适型号、材质的导管。

(4)充分评估血管,避免在有静脉炎的血管穿刺、置管,避免在肘窝处穿刺。

(5)经外周中心静脉置管(PICC)尽量选择肘上 B 超引导下穿刺置管。

(6)严格无菌技术操作,操作中使用最大化无菌屏障,置管或维护前充分洗手,穿刺部位消毒彻底。

(7)提高穿刺水平,避免创伤穿刺,送管动作轻柔,匀速送管。仔细核对药物,确保药物质量。

(8)置管后穿刺部位上方热敷或外贴增强型溃疡膜、水胶体敷料等有一定的预防作用。

(9)导管留置期间注意评估导管使用情况及导管尖端位置是否正常,如导管尖端位置不在上腔静脉又无法复位时,只能当作中期或短期导管保留,且要密切观察药物输注情况和导管尖端处局部情况。

(10)导管不用时及时拔除。

(11)加强患者营养,提高机体抵抗力,及时控制身体其他部位的感染。

(三)护理要点

1. 一般处理

(1)外周静脉输液过程中发生静脉炎,立即停止输液。避免再度穿刺已发生静脉炎的血管。

(2)中心静脉导管发生静脉炎可先评估静脉炎类型,再采取对应的处理。机械性静脉炎以物理疗法为主;化学性及细菌性静脉炎在物理疗法的基础上使用药物疗法。

(3)有局部肿胀的患者,抬高患肢,促进静脉回流,缓解症状。

(4)对导管材质过敏引起的化学性静脉炎,应立即拔管。

2. 物理疗法

(1)在肿胀部位湿热敷(使用暖水袋)每次 30 分钟,休息 30 分钟后再敷。

(2)使用红外线治疗仪:在 15 cm 的距离使用,第 1 天 5 秒,第 2 天 10 秒,第 3 天 15 秒,症状未完全缓解可重复,还可以预防性使用。

3. 药物疗法

(1)肿胀部位使用如意金黄散、青黛外敷消肿效果较好;还可选用其他药物,如硫酸镁、赛肤润、扶他林、喜疗妥等。

(2)细菌性静脉炎如症状较轻时,局部使用水胶体敷料或增强型溃疡膜,还可用 0.5%~1%活力碘湿敷和(或)庆大霉素及地塞米松湿敷穿刺点。如有脓性分泌物应做细菌培养，遵医嘱使用抗生素；革兰阳性菌感染使用 0.5%～1% 活力碘湿敷穿刺点，革兰阴性菌感染使用庆大霉素湿敷穿刺点；如感染不能控制应拔除导管。

（四）健康教育

（1）根据患者治疗周期、药物的性质、患者血管情况及患者意愿，医护患共同选择最合适的输液工具。

（2）指导患者识别静脉炎的症状和体征，发现异常及时汇报。

（3）加强营养，提高免疫力。

（林琴、袁忠）

第十二节　手足综合征

手足综合征PPT

一、概述

（一）定义

手足综合征以手掌和足底红斑及感觉异常为主要表现，又称掌跖红斑综合征。在化疗数周或数月开始出现感觉异常及感觉麻木，表现为手足部位麻刺感/烧灼感/疼痛及持物行走时触痛等各种不适，发病 2～4 天内出现红斑及肿胀，疼痛加重，大小鱼际隆起部位变红并可扩展到整个掌及足跟。初期表现为手掌、足底、指/趾末端的感觉异常、刺痛感、麻木、充血和红斑，可伴有皮肤增厚、粗糙、皲裂、脱屑、脱皮；严重者可出现水疱、溃疡，伴有疼痛。

（二）病因

手足综合征主要是细胞毒性药物对基底角质细胞的直接毒性作用、环加氧酶表达介导的炎症反应、二氢嘧啶脱氢酶产生的代谢产物等原因引起，不同药物引起手足综合征的机制也有所不同，多具有自限性。主要表现为基底角质细胞空泡变性，皮肤血管周围淋巴细胞浸润、角质细胞凋亡和皮肤水肿。

（三）发病机制

炎症反应可能是手足综合征产生的主要机制，有下述四种假说：①环氧化酶（COX）介导的炎症反应；②毛细血管损伤，如多靶点络氨酸激酶抑制药可抑制血管内皮生长因子受体和血小板生长因子介导的血管修复，故这类药物出现手足综合征概率较高；③卡培他滨及其代谢产物的累积；④代谢酶和转运蛋白的差异分布。

（四）分级

手足综合征根据美国国家癌症研究所（National Cancer Institute，NCI）常见不良反应事件评价标准(NCI-CTCAE)4.02版分为Ⅲ级,见表4-12-1。

表4-12-1　NCI关于手足综合征的分级

分级	Ⅰ	Ⅱ	Ⅲ
手足综合征	无痛性轻微皮肤改变或皮肤炎(如红斑、水肿、角化过度)	痛性皮肤改变(如剥落、水疱、出血、肿胀、角化过度);影响工具性日常生活活动	重度皮肤改变(剥落、水疱、出血、水肿、角化过度),伴疼痛;影响个人日常生活活动

二、治疗

对于抗肿瘤药物所致的手足综合征,目前并没有一种标准的防治措施,主要以尿素软膏、糖皮质激素、烟碱、维生素 E、维生素 B_6、中药以及 COX-2 抑制药等药物进行治疗。

三、护理措施

(一)预防

1. 一般护理

注意防寒防热,穿软暖合适的鞋袜、手套,鞋袜不宜过紧,以防摩擦伤;避免剧烈运动、反复揉搓手足;必要时使用药物预防。

2. 专科护理

Ⅰ级:一般不需要特殊处理,积极采取预防措施,可局部涂抹尿素霜软膏。

Ⅱ级:协助患者做好生活护理,指导患者睡眠时提高肢体;可加用地塞米松软膏、利多卡因治疗;必要时暂停表皮生长因子受体(EGFR)给药或药物减量。

Ⅲ级:一般使用氢化可的松软膏外涂。嘱患者避免搔抓局部皮肤及撕去脱屑,避免水疱挤破,可局部消毒后抽吸液体,避免涂刺激性药物及乙醇、碘酊;脚指甲脱落,甲床渗血,用生理盐水冲洗,再敷上消毒油纱,直到甲床无渗血、干燥结痂。根据患者的疼痛程度给予镇痛药物。暂停 EGFR 给药。

(二)手足部护理

1. 动态观察

观察手足部皮肤情况和运动情况,进行充分病情评估,早期筛查,遵医嘱嘱患者按时使用治疗药物保护皮肤,观察用药后效果,做好病情监测。

2. 防止损伤

尽量避免手部和足部的摩擦及接触高温物品,减少手足接触冷、热水的次数,避免在阳光下暴晒,少接触化学洗涤剂,出现脱皮时不要用手撕脱,可以用消毒的剪刀减去掀起部分,防止受伤、感染。

3.保护手足

嘱咐患者日常穿宽松鞋袜,治疗期间适当冰敷手腕和踝关节处,使用能减震的鞋垫,休息时抬高上下肢,促进静脉回流。

(三)饮食护理

鼓励患者多饮水,进食清凉饮食,避免温补,少刺激性,如咖啡、辛辣食品,注意饮食均衡。

(四)心理护理

及时给予患者和其亲属心理支持,耐心倾听患者谈话,帮助减轻疑虑,增强信心,配合治疗。

(五)健康教育

1.避免日晒

嘱患者使用防晒系数(SPF)>30的防晒用品或使用物理防晒。

2.保持身体清洁及皮肤湿润

勿接触碱性和刺激性强的洗浴用品;勤更换衣服、床单;沐浴后涂抹温和的润肤露或硅霜、维生素E软膏,手足擦涂湿润剂。避免长时间接触热水,如洗碗、洗澡(短时间淋浴、注意水温),减少与刺激性物质接触。

3.避免摩擦皮肤

嘱患者衣着宽松,避免摩擦皮肤;在清洁丘疹脓疱部位时,应用轻拍、轻微按压方式将水分吸干,切勿采用擦、抹的方式。有趾甲倒刺(逆剥)者,治疗期间需穿宽松、透气性好的鞋。避免对手掌和足底频繁摩擦和过度受压以及长时间的步行,坐、卧时尽量抬高腿部。

4.避免皮肤破损

出现皮疹后嘱患者修剪指甲,尽量避免搔抓皮肤,以防破损感染,可局部涂抹止痒膏剂。勿自行挤破丘疹脓疱,以免发生感染。头皮出现丘疹脓疱时,使用宽齿的梳子轻柔梳理,洗头时用指腹按压清洗。

5.调整药物剂量

发生手足综合征时,可根据不良反应的级别以及出现的频率调整相关治疗药物的剂量,严重时需永久性停药。

(陈婕君、邱翠玲)

练习题

一、选择题

【A型题】(10题)

1.温水擦浴的水温为(   )。

A. 30℃~32℃   B. 32℃~34℃

C. 34℃~36℃   D. 36℃~38℃

E. 38℃~40℃

2. 口腔黏膜有明显的红斑，疼痛感强烈，且有散在的溃疡，仅能进食半流质食物属于 WHO 口腔溃疡分度中的几度(　　　)。

A. Ⅰ度   B. Ⅱ度

C. Ⅲ度   D. Ⅳ度

E. Ⅴ度

3. 便秘患者肠道功能的训练不包括(　　　)。

A. 腹式呼吸   B. 排便姿势训练

C. 呼气放松   D. 胸式呼吸

E. 吸气时收缩肛门

4. 国家癌症研究所(NCI)关于腹泻的毒性分级中 2 级是指(　　　)。

A. 大便次数<4 次/日

B. 大便次数≥7 次/日，大便失禁，需 24 小时静脉补液，需住院治疗，排出物量重度增加，影响日常生活

C. 大便次数 4~6 次/日，排出物量中度增加，不影响日常生活

D. 危及生命(如血流动力学衰竭)

E. 死亡

5. 以下哪项不是恶性胸腔积液的饮食要点(　　　)。

A 高蛋白、高热量饮食

B 富含维生素饮食

C 多食膳食纤维

D 控制饮水量

E 易消化饮食

6. 继发性淋巴水肿的发生原因包括(　　　)。

A. 放射治疗   B. 外伤

C. 炎症   D. 肿瘤手术

E. 以上都是

7. 下列哪项不是恶性肿瘤伤口的主要症状(　　　)。

A. 疼痛   B. 出血

C. 水肿   D. 恶臭

E. 大量渗液

8. 穿刺部位疼痛伴有发红，有或无水肿，静脉索状物形成，可触摸到条索状的静脉。以上描述属于静脉炎的几级(　　　)。

A. 0 级   B. Ⅰ级

C. Ⅱ级   D. Ⅲ级

E. Ⅳ级

9. pH 和渗透压超出正常范围及不合理稀释的药物引发的静脉炎属于( )。

A. 化学性静脉炎   B. 细菌性静脉炎

C. 输液后静脉炎   D. 机械性静脉炎

E. 血栓性静脉炎

10. 以下哪项药物不属于手足综合征的药物治疗 ( )。

A. 塞来昔布   B. 维生素 B_6

C. 维生素 E   D. 三甲亚砜

E. 尿素霜

【B 型题】(10 题)

A. 面部表情疼痛评定法   B. 文字描述评定法

C. 数字评分法   D. 视觉模拟评分法

E. Prince-henry 评分法

1. 患者, 男, 35 岁, 肝癌末期疼痛, 护士给该患者镇痛治疗, 需要对其疼痛治疗前后效果测定对比, 最适宜选择的评估方法是( )。

2. 患儿, 男, 5 岁, 左下肢骨癌住院, 为准确评估其疼痛程度, 最适宜选择的评估方法是( )。

A. 0 级   B. Ⅰ 级

C. Ⅱ 级   D. Ⅲ 级

E. Ⅳ 级

3. 食欲降低, 不伴进食习惯改变属于恶心呕吐分级标准中的( )。

4. 24 小时内呕吐发作≥6 次(间隔时间≥5 分钟)属于恶心呕吐分级标准中的( )。

A. 淋巴系统发育异常   B. 家族遗传

C. 肿瘤转移   D. 术后不正确的运动

E. 肥胖

5. 原发性淋巴水肿主要病因为( )。

6. 属于继发性淋巴水肿发生原因的有( )。

A. 乳腺癌   B. 阴茎癌

C. 外阴癌   D. 皮肤癌

E. 黑色素瘤

7. 在女性患者中, 恶性肿瘤伤口主要来源于( )。

8. 在男性患者中, 恶性肿瘤伤口主要来源于( )。

A. 胃肠道功能紊乱   B. 肠上皮黏膜炎症及溃疡

C. 抑制小肠和结肠蠕动   D. 肠道对水分的重吸收增加

E. 活动量减少

9. 化疗患者发生便秘主要因素( )。

10. 使用止吐药导致便秘发生的主要原因为( )。

二、是非题(5题)

1.癌症患者疼痛剧烈,为了缓解疼痛,提高患者生活质量,应尽早使用止痛药。( )

2.癌因性疲乏是一种痛苦的、间断的、主观的精神或身体疲乏感。( )

3.无症状的已知病因或高度怀疑的恶性胸腔积液,不应该进行胸腔穿刺排液。( )

4.淋巴水肿是由于淋巴循环障碍引起淋巴液在组织间隙滞留,出现组织水肿、脂肪沉积、慢性炎症及组织纤维化等病理改变的疾病。( )

5.恶性肿瘤伤口不可以治愈,只能对伤口的症状做处理,如减轻疼痛、控制感染、出血、伤口渗液及恶臭等。( )

三、填空题(5题)

1.根据世界卫生组织癌痛三阶梯止痛治疗指南,药物止痛治疗五项基本原则为( )、( )、( )、( )、( )。

2.手足综合征是一种主要发生在( )和( )的红斑性皮肤损害,主要由于( )引起。

3.恶性胸腔积液主要的护理问题有( )、( ),与( )有关。

4.淋巴水肿手法引流综合消肿治疗包括( )、( )、( )、( )四部分。

5.恶性肿瘤伤口清创以( )为主,应该谨慎清创。

四、简答题(4题)

1.简述口腔溃疡的护理要点?

2.针对恶性心包积液的患者,有哪些主要护理措施?

3.上肢淋巴水肿的预防措施有哪些?

4.对恶性肿瘤伤口恶臭的管理包括哪几方面?

参考答案

一、选择题

【A型题】(10题)

1.B 2.B 3.D 4.C 5.D 6.E 7.C 8.D 9.A 10.D

【B型题】(10题)

1.C 2.A 3.B 4.D 5.A 6.C 7.A 8.E 9.B 10.C

二、是非题(5题)

1.× 2.× 3.√ 4.√ 5.×

三、填空题(5题)

1.口服给药 按阶梯用药 按时用药 个体化给药 注意具体细节

2.手掌部 足底部 细胞毒性药物

3.气体交换受损 胸痛 胸膜炎

4.手法淋巴引流 压力绷带包扎 功能锻炼 皮肤护理

5. 自溶性清创

四、简答题(4题)

1. 简述口腔溃疡的护理要点？

(1)识别高危人群。

(2)指导患者维持口腔卫生的正确方法。

(3)维持黏膜完整性。

(4)防治感染。

(5)加强饮食护理。

(6)促进愈合与舒适,控制感染和出血。

2. 针对恶性心包积液的患者,有哪些主要护理措施？

(1)评估高危患者,密切观察病情变化,积极采取措施早期确诊。对症支持治疗,胸痛患者应及时给予镇痛治疗。

(2)评估患者呼吸困难程度,按医嘱进行氧疗,并观察氧疗的效果。按医嘱使用糖皮质激素与利尿药,合理使用抗生素控制感染,补充适量的蛋白质与维生素,注意解除心脏压迫症状。

(3)加强患者心理疏导,解除其恐惧与焦虑感,积极配合各种后续治疗和护理。

3. 上肢淋巴水肿的预防措施有哪些？

(1)禁止患肢进行抽血、注射、置管、测血压等操作。

(2)日常生活中禁止做重复性动作,如织毛衣、拖地、搓衣物等;尽量避免反复做推、举、抓等动作和提重物、抱小孩等负重行为。

(3)不暴露在严寒和酷暑中,防止日晒,不蒸桑拿、泡澡等;应注意防止患肢皮肤晒伤、损伤、蚊虫叮咬、感染等。

(4)使用中性的清洁剂清洗皮肤,保持肢体皮肤清洁。适当使用温和的保湿霜或乳液防止皮肤干燥。

(5)避免穿过紧的衣物、戴过紧的首饰与手表等。

(6)术后及早进行患肢功能锻炼,应循序渐进,量力而行,以不感到疲劳为宜。

(7)指导患者及其亲属掌握上肢自我淋巴引流的方法。

(8)长途旅行时,应穿压力袖套甚至可用弹力绷带适度加压患肢,促进回流。

4. 对恶性肿瘤伤口恶臭的管理包括哪几方面？

(1)清洗伤口:清洗伤口最重要的是能彻底移除伤口床上的渗液、伤口组织废物,这是臭味移除的首要步骤。

(2)使用伤口除臭剂:常使用的敷料种类还有活性炭除臭敷料,室内空气着手,如空气清洁机,电扇或精油熏香等。

(3)清创:谨慎清创,以自溶性清创为主。

(4)控制感染:局部的抗生素治疗可抑制厌氧菌的生长,最常被使用的药物为甲硝唑。

第五章

肿瘤患者危急重症的预防与处理

肿瘤患者危急重症的
预防与处理PPT

▮ 第一节 颅内高压

颅内高压(微课)

颅内肿瘤因肿瘤在颅内的占位性改变，对脑组织产生压迫、浸润或破坏，从而使脑组织缺血、缺氧形成脑水肿。随着肿瘤的增大，对脑组织压迫加重，脑脊液循环受阻，脑组织顺应性下降，导致颅内压增高。如不及时缓解颅内高压，患者往往会因脑疝死亡。

一、概述

(一)定义

颅腔内容物对颅腔壁所产生的压力就是颅内压(intracranial pressure，ICP)，成人正常颅内压为 70～200 mmH$_2$O(0.7～2.0 kPa)，儿童为 50～100 mmH$_2$O(0.5 kPa～1.0 kPa)。当颅腔内容物体积增加或颅腔容积缩小超过颅腔可代偿的容量，使颅内压持续高于 200 mmH$_2$O(2.0 kPa)时，称为颅内压增高。

(二)临床表现

1. 颅内压增高"三主征"

头痛、呕吐和视神经乳头水肿是颅内压增高的典型表现。头痛是颅内压增高最常见的症状之一，多位于前额及颞部，其程度可随颅内压的增高而进行性加重。晨起呕吐是颅内高压的典型症状，呕吐呈喷射性，呕吐之后头痛也随之缓解，可伴有恶心，与进食无直接关系，是迷走神经中枢及神经受激惹引起。视神经乳头水肿是颅内压增高的重要体征之一，常为双侧性。视神经受压，眼底静脉回流受阻，进而引起视神经继发性萎缩，视力减退，甚至可导致失明。

2.意识障碍

急性颅内压增高可引起进行性的意识障碍，由嗜睡、淡漠发展成昏迷，慢性颅内压增高可表现为神情淡漠、反应迟钝、呆滞等。持续及严重的颅内压增高，会出现昏睡、昏迷，并伴有瞳孔散大、对光反射消失、脑疝、去大脑强直。

3.生命体征的改变

颅内压增高时，常引起库欣（Cushing）反应，即动脉压升高并伴心率减慢、心输出量增加和呼吸深慢；随着病情发展，出现血压下降，呼吸快而浅，脉搏细速，最终因呼吸、循环衰竭而死亡。

4.其他症状和体征

颅内压增高还可引起短暂性视力丧失、视物模糊、复视、展神经麻痹、颈部僵硬、易怒或性格改变等。

二、紧急处理

(一)减轻脑水肿

1.脱水治疗

常用高渗性和利尿性脱水药，使脑组织间的水分通过渗透作用进入血液循环，再由肾脏排出，从而缩小颅腔内容物体积，降低颅内压。高渗性脱水药如 20% 甘露醇 250 mL，应在 30 分钟内快速静脉滴注，每日 2 ~ 4 次，同时使用利尿药，如呋塞米 20~40 mg，静脉注射每日 1~2 次，降低颅内压效果更好。脱水治疗期间，应准确记录出入量。

2.激素治疗

常用地塞米松、甲泼尼龙等，可通过稳定血脑屏障、预防和缓解脑水肿达到改善患者症状的目的。

3.治疗癫痫

控制癫痫能减少氧的消耗及增加脑对缺氧的耐受力，从而降低颅内压。

(二)减少脑脊液或脑血流量

1.脑室穿刺引流术

对于急性发生脑危象的患者，可采用脑室穿刺引流出适量的脑脊液，降低颅内压力，为继续抢救患者和治疗赢得时间。

2.辅助过度换气

治疗颅内高压的急救措施，它可以增加血液中的氧分压、排出二氧化碳（CO_2），使脑血管收缩，减少脑血流量。使用期间监测脑血流和血气分析，使 PaO_2 维持在 90 ~ 100 mmHg（12~13.33 kPa），$PaCO_2$ 维持在 25~30 mmHg（3.33~4.0 kPa）。

3.体位

抬高床头 15°~30°，促进颅内静脉回流，缓解脑水肿，降低颅内压。

（三）支持治疗

1. 限制液体入量

每日静脉输液量控制在 1500～2000 mL，其中等渗盐水不超过 500 mL，注意控制输液速度，防止短时间内输入大量液体，保持每日尿量不少于 600 mL。

2. 给氧

持续或间断氧气吸入，保持呼吸道通畅。

3. 避免诱发因素

如保持大便通畅，防止便秘；避免情绪激动和剧烈咳嗽。

4. 镇静

减少刺激，躁动、谵妄患者，遵医嘱给予镇静剂。

5. 控制体温

给予亚低温冬眠疗法，减少脑的耗氧量，防止脑水肿的发生及发展。

（四）手术治疗

手术去除病因是最根本和最有效的治疗方法，如切除颅内肿瘤、清除血肿、控制颅内感染等或行开颅减压术、去骨瓣减压术等，根据患者具体情况而定。

三、预防措施

（一）严格卧床休息

保持病房安静，患者保持情绪稳定及大便通畅，避免剧烈咳嗽，防止血压骤升引起颅内压增高。

（二）保持呼吸道通畅

若患者呕吐严重时，应保持侧卧位，及时清除呕吐物，防止大量呕吐物而造成误吸；对于咳痰困难或气道梗阻患者，应及时吸痰或行气管切开。

（三）预防癫痫发作

遵医嘱使用抗癫痫药物，及时妥善处理癫痫发作，避免因脑缺氧和脑水肿而加重病情。

（王睿、王玉花）

第二节　癫痫发作

癫痫（epilepsy）是神经系统常见疾病之一，由多种病因引起。发病原因与年龄有关，儿童期首次有癫痫发作者多为脑器质性疾病，青年及成年人则多为颅脑外伤原因所致，中年期多由脑肿瘤所致，老年期癫痫发作者多为脑血管疾病。约50%的颅内肿瘤患者存在癫痫发作。

一、概述

(一)定义

癫痫发作是指一种脑神经元异常的阵发性放电活动，导致感觉功能、运动功能、行为或意识发生改变的临床综合征，具有发作性、短暂性、重复性及刻板性的临床特点。因异常放电的位置不同及波及范围有差异，导致患者发作的形式多样。癫痫每次发作及每种发作的短暂过程称为痫性发作，反复发作所引起的慢性神经系统病症则称为癫痫。

(二)临床表现

1.痫性发作

癫痫每次发作及每种发作的短暂过程称为痫性发作。根据发作的临床表现和脑电图特征可分成部分性发作、全面性发作、不能分类的发作。

(1)部分性发作：是痫性发作的最常见类型，源于大脑半球局部神经元的异常放电。包括单纯部分性发作、复杂部分性发作、部分性继发全面性发作3类。单纯部分性发作为局限性发作，无意识障碍。复杂部分性发作、部分性继发全面性发作放电从局部扩展到双侧脑部，出现意识障碍。

(2)全面性发作：最初的症状学和脑电图提示发作起源于双侧脑部，多在初期就有意识丧失。包括全面强直-阵挛发作、失神发作、强直性发作、阵挛性发作、肌阵挛发作、失张力发作。全面强直-阵挛发作(又称癫痫大发作)，是最常见的癫痫发作类型之一，由全身强直进展为痉挛性运动的全身发作，以意识丧失和全身对称性抽搐为特征。按其发展过程可分为三期。

1)强直期：患者突然意识丧失，全身骨骼肌强直性收缩，喉头痉挛发出尖叫，进而导致呼吸暂停，面色由苍白转为青紫，两眼上翻或斜视，牙关紧闭。持续20~30秒后，出现指端震颤并扩展至全身震颤。

2)阵挛期：患者全身肌肉有节律地收缩与松弛，口吐白沫或血沫，持续1~3分钟后突然停止，全身肌肉松弛，常有大小便失禁。

3)恢复期：阵挛停止后，患者首先恢复呼吸，心率、血压、瞳孔随之也恢复正常，意识逐渐清醒。清醒后对发作过程不能回忆，醒后感到全身酸痛、乏力、头晕头痛。

(3)癫痫持续状态：又称癫痫状态，目前认为，如果患者出现全面强直-阵挛发作持续5分钟以上即考虑癫痫持续状态。癫痫持续状态是一种急症，若不及时治疗可导致永久性脑损伤，其致残率和病死率均很高。

(4)难治性癫痫：是指频繁的癫痫发作，至少每月4次，进行正规治疗其药物浓度在有效范围内，至少观察2年仍不能控制且影响患者日常生活，进行性中枢神经系统疾病或颅内占位性病变者除外。

2.癫痫综合征

在癫痫发作中，一组具有相似症状和体征所组成的特定癫痫现象统称为癫痫综合征。如伴中央–颞部棘波的良性儿童癫痫多在夜间发病，表现为一侧面部和口角的阵挛性抽搐，常伴舌部僵硬、言语和吞咽困难；额叶癫痫每次发作时间短，刻板性突出，强直或姿势性发作及下肢双侧复杂的运动性自动症明显。

二、紧急处理

(一)保持呼吸道通畅

患者出现癫痫发作，立即协助患者就地平卧，头偏向一侧，并保护患者头部；解开衣领衣扣、裤腰带，保持呼吸道通畅，吸氧；取下义齿，及时清除口腔和鼻腔分泌物，防止发生误吸和窒息；必要时备好床旁吸引器和气管插管或气管切开包；防止外伤及其他并发症。

(二)病情观察

专人守护，密切观察患者的意识、瞳孔及生命体征，遵医嘱使用药物控制癫痫发作。发作持续时间>5分钟，考虑癫痫持续状态的可能性，并做好抢救准备，迅速建立静脉通道。用药期间需严密观察用药反应，并注意是否出现呼吸变浅、意识变差等症状，出现异常及时报告医生处理。

(三)安全护理

癫痫发作时不要掐人中穴；不可强行按压抽搐的肢体，以免造成骨折、脱臼等；不能在患者完全恢复之前给吃或喝的任何东西，预防吸入性肺炎。

(四)准确记录

发作停止后，护士应记录发作的时间、持续时间、频率、发作类型、停止时间、意识恢复时间，有无头痛、行为异常等相关内容。

(五)心理护理

癫痫发作后，护士应关心、理解、尊重患者，鼓励患者表达自己的心理感受，面对现实，采取积极的应对措施，配合长期药物治疗。

三、预防措施

(一)疾病相关知识指导

详细告知患者所患疾病的类型、病因及临床表现。患者应充分休息，劳逸结合，环境安全适宜，养成良好的生活习惯；饮食应清淡，少量多餐，避免辛辣刺激性食物，戒烟酒；避免劳累、饥饿、睡眠不足、便秘、饮酒、情绪激动、惊吓、强烈的声光刺激等相关诱发因素。

(二)规律服药

遵医嘱按时服用抗癫痫药，切勿漏服药、突然停药、减药、自行换药。癫痫发作频繁或症状控制不理想或出现发热、皮疹等相关并发症时应及时就诊。

(三)安全出行

随身携带写有姓名、年龄、所患疾病、住址、家庭联系方式的病情卡片，便于疾病发作时取得联系。勿从事高空作业及潜水、驾驶或有危险的机械性工作。发作控制不佳者不要单独外出，以免发生溺水、烫伤、摔倒等意外。

(四)婚育指导

特发性癫痫且有家族史的女性患者，婚后不宜生育。双方均有癫痫，或一方有癫痫，另一方有家族史者不宜结婚。

(王睿、王玉花)

第三节 鼻咽癌大出血

鼻咽癌(nasopharyngeal carcinoma，NPC)是原发于鼻咽黏膜上皮的恶性肿瘤，治疗方式首选放射治疗。患者在接受放射治疗的过程中由于黏膜干燥、血管硬化，鼻咽周围组织坏死、糜烂而引发大出血，一旦出现大出血，病情凶险，病死率较高。

一、概述

(一)定义

鼻咽部出血是鼻咽癌放疗后临床常见的并发症之一，亦称为难治性或顽固性鼻出血。鼻咽癌大出血是指一次连续性出血量超过 300 mL 或者一次出血超过 100 mL 并反复出血。

(二)临床表现

鼻咽癌患者早期出血表现为回缩性涕血或吐痰、用力擤鼻涕时有血丝。鼻咽癌大出血一般伴有鼻塞、头痛、复视、面部麻木、眼睑下垂、视物模糊等，可引起急性呼吸道梗阻、窒息或失血性休克死亡。鼻咽癌大出血具有出血迅速、反复和易变等特点。部分患者在大出血前存在持续性小量出血，或有面色苍白、烦躁不安、头痛等症状。

二、紧急处理

(一)保持呼吸道通畅

鼻咽癌患者大出血急救流程图

神志清楚患者取半卧位或坐位,休克或神志不清患者取平卧位、头偏向一侧,指导清醒患者吐出或协助清除口腔积血。如患者神志不清,可将开口器放入患者口腔,用吸引器吸出鼻咽部的血液。保持呼吸道通畅,防止窒息,如出现呼吸困难、发绀、窒息等症状,立即协助医生进行气管插管或气管切开,并及时吸出凝血块。

(二)止血

立即通知医生,协助医生进行鼻腔填塞。根据患者情况及出血部位,可选择前鼻孔填塞或后鼻孔填塞止血。鼻咽部填塞止血无效时可选择介入栓塞止血。

(三)维持有效循环

建立两条以上静脉通道,给予快速扩容抗休克治疗,必要时输血治疗。

(四)病情观察

密切观察出血量及血压、脉搏、呼吸、神志的变化,每30分钟测量一次,必要时行床旁心电监护。

(五)口腔护理

患者经过放疗后唾液的分泌量会明显减少,进行鼻腔填塞后进行张口呼吸,对于吸入的空气口腔黏膜并不能起到湿化加温的作用;同时口腔内有残留的血液也会导致患者口干,导致黏膜出现感染或溃疡。应每天给予口腔护理,使用呋喃西林液或朵贝氏液漱口。可应用温水进行湿润,并使用液状石蜡涂抹口唇,以免出现干裂。

(六)心理护理

鼻咽癌大出血患者大多会出现焦虑、恐惧心理,适当给予镇静,安定患者情绪,消除紧张恐惧心理。

三、预防措施

(一)减少放射性损伤

在放疗期间遵医嘱进行鼻腔冲洗,根据鼻咽部耐受情况调节冲洗温度与压力,达到清洁鼻腔、减少放疗并发症的目的。

(二)预防感染

可用克拉霉素治疗鼻咽癌放疗后鼻窦炎,改善患者鼻腔黏膜水肿及分泌物潴留。

(三)降低假性动脉瘤发生率

高剂量的放疗会导致血管变硬、纤维化，收缩功能变差，放疗后肿瘤组织与鼻咽部溃疡，局部感染等，导致假性动脉瘤形成。此外，放疗引起的血管炎、创伤、骨坏死、鼻咽部解剖异常等均与假性动脉瘤的形成有关。应在病情稳定时在鼻内镜下进行鼻咽部清创术，减少鼻咽部细菌繁殖导致感染，防止鼻咽部的坏死，减少假性动脉瘤的形成。

(四)减少鼻咽部痂皮及肉芽组织形成

鼻内镜手术是治疗放疗后痂皮及肉芽组织的有效方法。因此，放疗后应定期行鼻内镜检查与影像学评估，及时发现痂皮及肉芽组织。对于存在广泛痂皮或颅骨坏死者，应积极干预，在鼻内镜下进行清创，并联合抗炎、鼻咽部冲洗等措施，防止坏死进一步扩大，预防鼻出血的发生。

(黄小波、王玉花)

第四节 大咯血

咯血(hemoptysis)指喉及喉以下呼吸道及肺组织出血，从口腔咯出。各种肺部疾病、心血管疾病或血液疾病均可引起咯血。肿瘤急症大咯血的主要原因是肿瘤侵犯了大血管导致血管破裂，一旦出现会导致窒息以及失血性休克。窒息是咯血直接致死的主要原因，应及时识别与抢救。

一、概述

(一)定义

大咯血指在 24 小时内咯血量超过 500 mL 或每次咯血量在 100 mL 以上，或持续咯血需输液以维持血容量，以及因咯血而引起气道阻塞导致窒息者。

(二)临床表现

咯血者常有胸闷、喉痒和咳嗽等先兆症状，咯出的血液颜色多为数鲜红，混有泡沫或痰，呈碱性。少则痰中带血，多则大口涌出，一次可达数百或上千毫升。咯血持续时间长短不一，除有原发的体征外，可有出血部位呼吸音减弱和湿啰音。大咯血后常有持续数天的血痰，患者常伴有紧张不安等表现。咯血应注意与呕血鉴别。

二、紧急处理

(一)及时识别咯血窒息征兆

有以下征兆者可视为咯血窒息：咯血突然减少或停止，患

患者大咯血窒息
紧急处理流程图

者表情紧张或惊恐，大汗淋漓，两手乱抓或手指喉头，继而出现发绀、呼吸音减弱、全身抽搐，甚至呼吸心跳骤停。

(二)急救措施

当患者出现咯血窒息征兆，应立即进行抢救。

1. 保持呼吸道通畅

(1)患者取头低脚高45°俯卧位，面向一侧。首先清除口腔内的血块，同时轻轻拍击胸背部，排出口咽部和气道内的积血或直接刺激咽喉部使患者发生呕吐反射，咯出堵塞于气管内的血块。

(2)呼吸道梗阻未解除，紧急经鼻插入导管至咽喉部，用吸引器吸出血液，或在喉镜下行硬质支气管镜直接插管，通过冲洗和吸引，迅速恢复呼吸道通畅。

(3)以上措施无效时可行气管插管或气管切开。

2. 纠正缺氧

(1)呼吸道基本通畅后立即给予氧气吸入，如患者失去自主呼吸能力应予以机械通气。

(2)呼吸心跳停止者，立即进行心肺复苏。

3. 止血

立即建立两条静脉通道，快速补液。使用止血药，垂体后叶激素可收缩小动脉，减少肺血流量，从而减轻咯血，但高血压、冠心病和孕妇忌用，静脉滴注时速度勿过快。

4. 对症及支持治疗

急查血型、交叉配血，输入浓缩红细胞以及新鲜冷冻血浆。通过输血、补液，如患者仍处于休克状态，给予升压药物，纠正酸中毒，处理脑水肿，预防呼吸道感染。

5. 病因治疗

如果持续咯血，则需要进一步查明原因，可行介入或手术治疗。

6. 病情观察

严密监测患者的心率、血压、呼吸和神志变化，必要时进行心电监护。准确记录出入量，休克时留置导尿管，监测尿量。

7. 对症护理

绝对卧床休息，避免不必要的移动。稳定患者情绪，避免精神紧张。暂时禁食。

三、预防措施

(1)卧床休息，取侧卧位，保持呼吸道通畅。

(2)出现少量咯血时应避免躁动和精神紧张，积极寻找出血部位和原因，进行病因治疗。

(3)咯血较多时，取患侧卧位，轻轻将气管内积血咯出，以防窒息。

(4)在床边放置急救设备，一旦发现窒息征兆，立即抢救。

(5)指导患者及亲属学会识别大咯血早期征兆及应急措施，如突然出现烦躁不安、发绀、呼吸困难等不适时，立即采取头低脚高45°俯卧位，轻拍背部排出气道和口咽部的血块，保持安静，减少大咯血窒息的危险。

(彭维、王玉花)

第五节　肺血栓栓塞症

急性肺栓塞是常见的心血管急症。绝大多数的肺栓塞由静脉血栓引起，但也可以由羊水、空气、脂肪栓塞引起，部分肿瘤物质也可成为栓子。因静脉血栓引起的肺栓塞称为肺血栓栓塞症。恶性肿瘤患者，尤其是恶性肿瘤活动期的患者发生肺血栓栓塞症的风险显著增高，肿瘤的化疗、放疗、手术等进一步增加肺血栓栓塞症的风险。急性肺血栓栓塞症可引起循环和呼吸两大系统的功能障碍。如果及时确诊可以治愈，延误治疗则预后较差，严重时可致死亡。

一、概述

(一)定义

肺血栓栓塞症(pulmonary thromboembolism, PTE)是指来自静脉系统或右心的血栓阻塞肺动脉或其分支所致的疾病，以肺循环和呼吸功能障碍为其主要临床和病理生理特征。多数情况下 PTE 继发于深静脉血栓(deep venous thrombosis, DVT)，约 70% 的 PTE 患者可在下肢发现 DVT；而在近端 DVT 患者中，通常有 50% 的患者存在症状性或无症状 PTE。

(二)临床表现

急性 PTE 的临床表现多种多样，且缺乏特异性，从轻者无症状到重者出现血流动力学不稳定，甚或猝死。其表现主要取决于栓子的大小、数量、肺动脉堵塞的部位、程度、范围，也取决于患者有无心肺疾患、血流动力学状态、基础心肺功能状态、年龄及全身健康状况等。PTE 的具体临床表现见表 5-5-1。

表 5-5-1　急性肺血栓栓塞症的临床表现

症状	体征
呼吸困难及气促(80%~90%)	呼吸急促(52%)
胸膜炎性胸痛(40%~70%)	哮鸣音(5%~9%)；细湿啰音(18%~51%)；血管杂音
晕厥(11%~20%)	发绀(11%~35%)
烦躁不安、惊恐甚至濒死感(15%~55%)	发热(24%~43%)，多为低热，少数患者可有中度以上发热(11%)
咳嗽(20%~56%)	颈静脉充盈或搏动(12%~20%)
咯血(11%~30%)	心动过速(28%~40%)
心悸(10%~32%)	血压下降甚至休克
低血压和(或)休克(1%~5%)	胸腔积液体征(24%~30%)
猝死(<1%)	肺动脉瓣区第二心音亢进(P2>A2)或分裂(23%~42%)、三尖瓣区收缩期杂音

二、紧急处理

急性 PTE 根据危险程度给予相应的治疗。出现休克或持续性低血压者为高危急性肺栓塞，不伴休克或持续低血压者为非高危急性 PTE。

(一)一般支持疗法

1. 呼吸与循环支持

对于高危 PTE，如合并低氧血症，应使用经鼻导管或面罩吸氧；当合并呼吸衰竭时，可采用经鼻/面罩无创机械通气或经气管插管行机械通气；当进行机械通气时，应注意避免其对血流动力学的影响，机械通气造成的胸腔内正压可以减少静脉回流、加重右心功能不全，应该采用低潮气量(6~8 mL/kg)使吸气末平台压<30 cmH_2O；应尽量避免做气管切开，以免在抗凝或溶栓过程中发生局部大出血。

2. 应用血管活性药物

对于维持有效的血流动力学至关重要。右心功能不全、心排出量下降但血压尚正常的患者，可给予多巴胺或多巴酚丁胺。去甲肾上腺素仅限于急性 PTE 合并低血压的患者，可以改善右心功能，提高体循环血压，改善右心冠脉的灌注。

3. 对症处理

对于焦虑和有惊恐症状的患者应予安慰，可适当应用镇静药；胸痛者可予止痛药；对于有发热、咳嗽等症状的患者可退热和止咳治疗以尽量降低耗氧量；对于合并高血压的患者，应尽快控制血压；保持大便通畅，避免用力排便导致血栓脱落。

4. 病情观察

对高度疑似或确诊急性 PTE 患者，应严密监测呼吸、心率、血压、心电图及血气的变化。对于合并休克或低血压的急性 PTE 患者，进行血流动力学监测，并予支持治疗。

(二)抗凝治疗

恶性肿瘤患者合并 PTE 的患者应用低分子肝素或新型口服抗凝药(胃肠道肿瘤除外)抗凝治疗 3~6 个月，能显著降低静脉血栓栓塞症复发风险，而其出血风险并不增加。恶性肿瘤是血栓进展的风险之一，如肿瘤始终处在未控制状态，则患者将持续存在血栓风险，应酌情延长抗凝时间。对于活动期恶性肿瘤合并 PTE 的患者，在抗凝治疗 3 个月后，若出血风险不高，可延长抗凝时间，甚至终生抗凝。

(三)溶栓治疗

急性高危 PTE，如无溶栓禁忌，应考虑行溶栓治疗。急性非高危 PTE，不常规行溶栓治疗。常用的溶栓药物有尿激酶、链激酶和阿替普酶(rt-PA)。溶栓治疗主要并发症为出血，用药前需充分评估出血风险，必要时应配血，做好输血准备。

(四)介入或手术治疗

对于有溶栓禁忌证的急性 PTE 患者或溶栓后病情不稳定的患者，可考虑使用导管或手术取栓术和溶栓治疗。此外，这类患者可以考虑使用下腔静脉滤器，防止下肢深静脉大块血栓再次脱落阻塞肺动脉。

三、预防措施

早期识别静脉血栓栓塞症高危患者，及时采取预防措施，可明显降低 PTE 的发生率。

静脉血栓栓塞症(VTE)
预防流程图

（一）基础预防

1. 一般措施

没有严重心肺疾病的患者每日饮水 1500~2000 mL，降低血液黏稠度；戒烟、戒酒；控制血糖血脂。

2. 活动与体位

避免卧床时间过长和长时间站立不活动。卧床休息时抬高下肢，多做深呼吸运动，避免在腘窝及小腿下单独垫枕，行踝泵运动，尽最大的努力背伸或跖屈踝关节，每个动作保持 3 秒，10 分钟/次，每天 3~4 次。病情允许尽早下床活动。

踝泵运动（视频）

3. 饮食指导

进食低脂、低盐、低糖、高蛋白、富含维生素、易消化饮食，多食新鲜蔬菜水果等富含维生素 C 的食物，维持血管壁的完整性，保持大便通畅。

（二）物理预防

对于静脉血栓栓塞症风险高，但有活动性出血或出血风险的患者可给予物理预防措施，包括间歇性充气加压装置、足底静脉泵和梯度压力弹力袜。

（三）药物预防

对于静脉血栓栓塞症风险高而出血风险低的患者可给予低分子肝素、新型口服抗凝药等。使用抗凝药物期间需避免摔倒、磕碰或其他外伤，注意观察有无牙龈出血、鼻腔出血、黑便、血尿及出血点或全身皮肤青紫表现，出现头痛、呕吐，应警惕颅内出血。

（王婧、王玉花）

第六节　上腔静脉综合征

上腔静脉位于纵隔内，四周被胸骨包围，相邻的有气管、脊椎和主动脉、右支气管、淋巴结、肺动脉，是静脉血液从头部、颈部、上肢和上胸部回流到心脏的一种薄壁大血管。上腔静脉容易受压，肿瘤直接浸润、肿大的淋巴结或血管内的血栓等均可能导致其受压而产生上腔静脉综合征。

一、概述

(一)定义

上腔静脉综合征(superior vena cava syndrome,SVCS)是由于上腔静脉内部新生物或者管腔外部受到压迫导致上腔静脉完全或不完全阻塞,血液回流受阻所导致的一组临床征象。因其梗阻部位、阻塞程度、发生速度及侧枝静脉循环建立的情况不同而有所差异。长时间阻塞,可导致不可逆的血栓形成或中枢神经损害、肺部并发症,属肿瘤急症,需及时处理。

(二)临床表现

1. 静脉回流障碍

头面部、颈部及上肢进行性肿胀,可见眼结膜和颜面部周围发红和水肿,水肿呈非凹陷性,平卧时加重。根据上腔静脉阻塞部位不同,可出现颈胸部静脉怒张、胸腹部静脉曲张,上胸静脉充血、静脉压升高,继而发生心脏充盈和心输出量降低。

2. 压迫症状

气管受压时呼吸困难为最常见症状,可见干咳、胸闷;食管受压时可出现进食不畅、吞咽困难;喉返神经受压时可出现声嘶;严重时可出现Horner综合征,表现为眼睑下垂和瞳孔收缩,有时伴有同侧脸部出汗减少。

3. 其他表现

当中枢神经系统受损时,患者可出现因颅内压增高而引起的头晕头痛、呕吐、视力障碍与模糊、意识障碍及精神改变等。急性重症者甚至可因为脑缺氧、脑水肿、急性喉头水肿或实质性的血流动力学变化引发死亡。

二、紧急处理

(一)卧位和吸氧

取半坐卧位,适当抬高头部和双上肢,促进上半身的静脉回流,增大肺通气量,保持呼吸道通畅。观察呼吸和血气分析指标情况,遵医嘱持续低流量吸氧,协助患者有效咳嗽和排痰,痰液黏稠不易咳出者可给予雾化。

(二)用药及病因治疗

应用利尿药和大剂量皮质激素以减轻体液潴留、消除水肿和缓解炎症反应,改善压迫症状,防止颅内压增高,减少并发症。根据病因可采用放疗、化疗、放化疗联合治疗、手术、血管腔内介入治疗和抗凝治疗。

(三)合理选择输液途径

严格限制输液总量及输注速度,合理选择穿刺部位,不宜在上腔静脉系统输液输血

（如双上肢、颈静脉）以免加重压迫症状，可选择下肢浅静脉或股静脉置管输液，若同时伴有双下肢静脉血栓的上腔静脉压迫患者可考虑左上肢静脉输液。

（四）病情观察

密切观察生命体征的变化，观察有无皮肤发绀、呼吸困难、咳嗽咳痰和心脏功能情况，严格记录 24 小时出入水量。由于患者右肱动脉压力增高，测量血压不宜采用右上肢。

（五）饮食指导

进食易消化饮食，少量多餐。限制钠盐摄入，减轻水肿。

（六）心理疏导

患者因呼吸困难、不能平卧，易紧张焦虑，护士应安抚患者，给予心理支持，缓解患者的不安情绪。

三、预防措施

（一）早期识别

1.识别风险因素

非小细胞肺癌和小细胞肺癌、乳腺癌、淋巴瘤累及纵隔、生殖细胞肿瘤、甲状腺和胃肠道癌、黑色素瘤，置入中心静脉导管和起搏器，存在纵隔放疗史，组织胞浆菌病、真菌感染、纵隔纤维化、良性肿瘤、主动脉瘤的患者是高风险人群。

2.辅助检查

胸部 X 线检查、胸部 CT 及磁共振成像（MRI）、上腔静脉造影、纵隔镜检查、支气管内超声引导下经支气管针吸活检术（EBUS-TBNA）可辅助尽早明确诊断。

（二）病因预防

预防结核以及组织胞浆菌病等感染性疾病；预防中心静脉导管内血栓的形成；预防特发性纤维性纵隔炎的发生，患者存在心力衰竭以及甲状腺肿时，积极处理。定期查体发现肿瘤，对于早期的肿瘤尽早行手术治疗，避免肿瘤压迫上腔静脉。

（王婧、邓莉）

第七节　上消化道出血

引起上消化道出血的原因很多，上消化道及邻近器官肿瘤是常见的原因之一。肿瘤侵犯血管，放射治疗导致的放射性损伤以及术后病变，如吻合口溃疡、糜烂、残胃癌等均可引起上消化道出血。肿瘤合并消化性溃疡、急性糜烂性胃炎、食管胃底静脉曲张破裂、应激性溃疡以及服用非甾体抗炎药等，也是肿瘤患者发生上消化道出血的原因。上消化道大出血是内科常见危急症，具有发病突然、病情进展迅速等特点，短时间内大量失血可导致血容量锐减而引起急性周围循环衰竭，严重者可导致失血性休克而危及患者生命，病死率约为10%。迅速准确地抢救治疗，科学合理的护理措施，是降低患者病死率和保障患者生活质量的关键。

一、概述

(一)定义

上消化道出血(Upper gastrointestinal hemorrhage)是指屈氏韧带以上的消化道，包括食管、胃、十二指肠、胰或胆管病变引起的出血，以及胃空肠吻合术后的空肠病变出血。上消化道大出血一般指在数小时内失血量超过1000 mL或循环血容量的20%。

(二)临床表现

肿瘤患者上消化道出血的临床主要表现取决于导致出血的原因、病变的部位、失血速度与量，以及患者出血前自身的状况。

1. 呕血、黑便

呕血、黑便是上消化道出血的特征性表现。出血部位在幽门以上者常有呕血和黑便，在幽门以下者可表现为黑便。但出血量少而速度慢的幽门以上病变亦可仅见黑便，而出血量大、速度快的幽门以下病变可因血液反流入胃，引起恶心、呕吐而出现呕血。呕血与黑便的颜色、性质亦与出血量和速度有关。呕血呈鲜红色或血块提示出血量大且速度快；如呕血呈棕褐色咖啡渣样，则表明血液在胃内停留时间长。柏油样黑便，黏稠而发亮，是因血红蛋白中铁与肠内硫化物作用形成硫化铁所致；当出血量大且速度快时，血液在肠内推进快，粪便也可呈暗红甚至鲜红色。

2. 失血性周围循环衰竭

出血量在400 mL以下可无明显表现。出血量达循环血容量的20%~40%(800~1600 mL)，患者可出现表情淡漠、反应迟钝，面色苍白、四肢湿冷、脉搏加快、血压下降、脉压缩小、尿少。出血量达循环血容量的40%以上(1600 mL以上)患者可出现意识模糊、甚至昏迷，面色显著苍白、肢端可出现青紫、肢体冰冷、脉搏细速或摸不清、呼吸浅促、血压进行性下降或测不到、尿少或无尿。若病情继续发展，可导致死亡。合并高血压、冠心病等基础疾病的老年人，即使出血量不大，也可出现周围循环衰竭，甚至多器官功能衰竭而死亡。

3. 其他

患者因为急性循环衰竭可导致体温调节中枢功能障碍而发热；肠道中血液的蛋白质消化产物被吸收，引起血液中尿素氮浓度增高而出现肠源性氮质血症；周围循环衰竭，使得肾血流量和肾小球滤过率较少，可导致肾前性肾衰竭；长期慢性失血或者急性大出血后，会导致贫血，表现为头晕、乏力、易疲劳、记忆力减退、注意力不集中、心慌、气短、睑结膜苍白等，查血常规可发现血红蛋白、红细胞和血细胞压积均降低。

二、紧急处理

（一）补充血容量

上消化道大出血
紧急处理流程图

对于血流动力学不稳定的上消化道大出血患者应立即开通两组静脉通路（最少 18G 的留置针），必要时中心静脉置管补充血容量，并立即抽血查血型和交叉配血。

1. 补液治疗

等待配血时先输入平衡液或葡萄糖盐水、右旋糖酐或其他血浆代用品。对于静脉曲张破裂出血者输液需要谨慎，过度输液可能加重出血。对于合并心肺肾疾病的患者，需警惕输液量过多引起的心力衰竭或肺水肿。

2. 输血治疗

患者收缩压<90 mmHg、心率>120 次/分、血红蛋白<70 g/L、血细胞比容<25% 或出现失血性休克时应输血。输血量以血红蛋白达到 70~90 g/L 为宜。大量输血可导致输血并发症，如低钙血症和凝血功能障碍，应给予钙剂，每输注 4U 血液制品后，补充 1 g 氯化钙。

（二）止血

1. 药物治疗

（1）血管收缩药物：静脉曲张破裂出血患者，往往出血量大，早期病死率较高，在内镜未确诊前需给予包括血管收缩药物在内的药物治疗。

（2）初始药物治疗：急性上消化道大出血病因不明时，可静脉联合应用质子泵抑制药和生长抑素治疗，病因明确后再行调整。

（3）降低门静脉压力的药物：生长抑素（或其类似物奥曲肽）或血管加压素（或其类似物特利加压素），可降低门静脉压力，最长可持续用药 5 天。

（4）抑制胃酸分泌药物：消化性溃疡和急性胃黏膜损伤引起的出血，临床常用 H_2 受体拮抗药或质子泵阻断药，抑制胃酸分泌，如西米替丁、雷尼替丁、法莫替丁、奥美拉唑等，在急性出血期均静脉给药。

2. 三腔或四腔气囊管压迫止血

食管胃底静脉曲张破裂出血的患者使用三腔或四腔气囊管压迫止血效果显著，但患者痛苦多，并发症多，早期再出血率高，不推荐作为首选止血措施，只在药物不能控制出血时暂时使用。

3. 内镜直视下止血

消化性溃疡活动性出血或暴露血管的溃疡，可使用内镜直视下止血，如使用激光光凝、高频电凝、微波，血管夹钳夹，局部药物喷洒或局部药物注射。食管胃底静脉曲张破裂出血在用药物和气囊压迫基本控制出血，病情基本稳定后，可进行急诊内镜检查或止血治疗。常用方法有硬化剂注射术、食管曲张静脉套扎术、组织黏合剂注射法。

4. 介入治疗

内镜禁忌或检查阴性者仍有活动性出血，或药物及内镜治疗出血失败者、腹部 CT 血管造影提示出血者，可急诊介入检查和治疗。

5. 多学科诊治和外科手术干预

对于药物、内镜及介入治疗均难以控制的持续性出血，可启动多学科诊治，必要时外科手术干预。

（三）一般措施

1. 卧位与防止窒息

上消化道大出血的患者需绝对卧床，取平卧位并将下肢略抬高，以保证脑部供血。呕吐时侧卧，防止窒息或误吸，必要时用负压吸引器清除气道内的分泌物、血液或呕吐物，保持呼吸道通畅。给予氧疗，必要时人工通气支持。

2. 病情观察

持续监测心率、血压、血氧饱和度、意识、皮肤和甲床色泽。有意识障碍或休克的患者，留置尿管记录尿量，保持尿量>30 mL/h。观察呕吐物和粪便的性质、颜色及量。定期复查红细胞计数、血细胞比容、血红蛋白、网织红细胞计数、血尿素氮、血清电解质、血气分析，以了解贫血程度、出血是否停止、有无水电解质紊乱等。

3. 饮食

大出血时应禁食，少量出血无呕吐者可进食温凉清淡流质，出血停止后改为营养丰富、易消化、无刺激性的半流质、软食，少量多餐，逐步过渡到正常饮食。

4. 心理支持

关心、安慰患者，给予心理支持，稳定患者情绪。向亲属讲解疾病情况，缓解其紧张、疑虑的情绪。

三、预防措施

（一）病因预防

1. 合理饮食

注意饮食卫生和饮食的规律，食物多样化，进营养丰富、易消化、新鲜的食物；避免过饥或暴饮暴食，避免摄入粗糙、刺激性食物，或过冷、过热、产气多的食物；戒烟戒酒。

2. 增强体质

适度运动，劳逸结合、不熬夜，避免长期精神紧张，过度劳累，保持心情舒畅。

3. 定期进行健康体检和癌症筛查。

（二）早期识别出血征象

合并消化性溃疡、急性糜烂性胃炎、食管胃底静脉曲张破裂等容易发生上消化道出血的消化道肿瘤患者和长期服用非甾体抗炎药的肿瘤患者及亲属应学会识别早期出血征象及应急措施：出现头晕、心悸等不适，或呕血、黑便时，立即卧床休息，保持安静，减少身体活动，立即送医院治疗。

（王婧、王玉花）

第八节　恶性肠梗阻

恶性肠梗阻是晚期恶性肿瘤尤其是结直肠癌、卵巢癌和胃癌患者的常见并发症。在晚期恶性肿瘤中，恶性肠梗阻发生率为 5%~43%，小肠梗阻比大肠梗阻更常见。癌症侵犯和播散是导致机械性肠梗阻的主要原因，手术或放疗后肠粘连、低钾血症、体弱衰竭所致粪便嵌塞等是引起恶性肠梗阻的非癌性病因。肠道内液体分泌-吸收平衡破坏是恶性肠梗阻的关键性病理生理变化。

一、概述

(一)定义

恶性肠梗阻（malignant bowel obstruction，MBO）指原发性或转移性恶性肿瘤造成的肠道梗阻，是晚期肿瘤常见的并发症，通常合并炎性水肿、电解质紊乱、肠道动力异常、肠道菌群失调及药物不良反应等因素，从而使病情进一步复杂及恶化。一般恶性肠梗阻为机械性肠梗阻，广义概念既包括恶性肿瘤占位直接引起的机械性肠梗阻，也包括肿瘤相关功能性肠梗阻。

(二)临床表现

恶性肠梗阻发病缓慢，常为不完全性肠梗阻。常见症状有恶心、呕吐、腹胀、腹痛、无法进食、停止排便排气。腹部体查可见肠型、腹部压痛、肠鸣音亢进或消失。影像学检查可见肠道积气、肠内气液平面等征象。其临床表现与梗阻部位及梗阻程度有关。

二、紧急处理

(一)物理治疗

禁食、胃肠减压、灌肠等物理治疗手段，纠正水、电解质及酸碱平衡失调，防止感染和中毒。

(二)体位

取半坐卧位，减轻腹肌紧张。

(三)镇痛

阿片类止痛药是控制恶性肠梗阻腹痛最有效的药物，对持续性疼痛和绞痛均有效。

应用时可根据病情选择吗啡、芬太尼等强阿片类止痛药。对于无法口服用药的患者，首选芬太尼透皮贴剂，也可采用吗啡皮下、肌肉或静脉注射。阿片类止痛药的临床用药应遵循 WHO 癌症疼痛治疗指南，规范化、个体化用药。强阿片类药物治疗时，应该重视个体化滴定用药剂量，防止恶心呕吐、便秘等药物不良反应。单用阿片类药物控制不佳的腹部绞痛可合用抗胆碱类药物，包括氢溴酸东莨菪碱、山莨菪碱等。

（四）止吐

及时清除口腔内呕吐物，以免误吸引起吸入性肺炎或窒息。可使用促动力药如甲氧氯普胺（胃复安）或者中枢止吐药如神经安定类药物氟哌啶醇、氯丙嗪和丙氯拉嗪等或抗组胺药如茶苯海明、塞克利嗪。

（五）抑制腺体分泌

抑制腺体分泌包括抗胆碱类药物和生长抑素类似物。

1. 抗胆碱药物

为外周胆碱能抑制药，主要有氢溴酸东莨菪碱、山莨菪碱等，可抑制胃肠道腺体分泌。抗胆碱类药物抑制平滑肌蠕动的作用相比对胃肠道腺体分泌的抑制作用相对较弱，因此即使无腹部绞痛的恶性肠梗阻也可以选择使用抗胆碱类药物。但抗胆碱类药物可引起口腔干燥、口渴等不良反应。

2. 生长抑素类似物

主要药物为奥曲肽，可以抑制胰腺、胃肠道的内、外分泌，抑制多种胃肠道激素释放，通过减少胃肠道分泌调节胃肠道功能，降低肠道运动、减少胃肠道分泌、降低内脏血流、增加肠壁对水和电解质的吸收，从而有效控制恶性肠梗阻的恶心、呕吐症状。在恶性肠梗阻的早期，生长抑素类似物还可通过抑制恶性肠梗阻病理生理过程中的分泌-扩张-运动过

生长抑素

程，从而逆转恶性肠梗阻。其中，奥曲肽通过抑制胃酸、胰液分泌减轻消化道负担的作用，在恶性肠梗阻的治疗中越来越受到重视。

（六）补液

补液适用于存在脱水症状的恶性肠梗阻患者，每日肠外补液量>1L者，可显著减轻恶心症状。但是补液过多可能导致胃肠道分泌量增加。一般每日补液量为 1000~1500 mL，5%葡萄糖注射液、0.9%氯化钠溶液均为常用补液制剂。

（七）手术治疗

适用于机械性梗阻和（或）肿瘤局限、部位单一的梗阻，及对进一步化疗及抗肿瘤治疗可能会有较好疗效的患者，可选择的手术方案有松解粘连、肠段切除、肠段吻合、肠造口。

三、预防措施

(一)识别高危人群和高危因素

原发肿瘤肠腔占位的结直肠癌患者和易发生肠系膜或网膜肿瘤播散的胰腺癌、卵巢癌或胃癌、前列腺癌或膀胱癌患者均属于易发生恶性肠梗阻的高危人群;恶性肿瘤患者合并腹内疝、腹水、低钾血症、腹腔感染、放疗后肠道狭窄、粘连等,以及年龄大、虚弱、长期卧床、腹腔化疗后、服用阿片类药物、止泻治疗中等均属于高危因素,应密切观察,预防在先。如对进食差、恶心、呕吐、腹泻的患者应及时补钾,预防低钾血症;对服用阿片类药物的患者,指导患者按时服用缓泻药,对于卧床、腹水、肠道肿瘤及局部复发的患者指导合理饮食,适量活动,预防便秘。

(二)早期识别恶性肠梗阻

晚期恶性肿瘤尤其是结直肠癌、卵巢癌和胃癌患者出现恶心、呕吐、腹胀、腹痛、无法进食、停止排便排气时应警惕恶性肠梗阻,及早诊断和处理。

(谭艳、王玉花)

▋ 第九节　阴道大出血

阴道出血是指在除月经及产后恶露以外的生殖系统出血,是妇科疾病中较常见的症状之一,也常是女性生殖道肿瘤的主要症状。出血量根据病灶大小、侵及间质内血管情况而不同,肿瘤在发展过程中组织发生坏死和溃烂,导致局部少量出血经阴道流出,晚期癌肿侵袭盆腔壁及阴道壁大血管可引起阴道大出血。阴道大出血属肿瘤急症,需紧急处理以防出血过多造成休克。

一、概述

(一)定义

阴道大出血是指阴道内涌现大量的新鲜血液,出血量是正常月经的数倍或有大量的血凝块流出阴道。一般发生于宫颈癌或者子宫内膜癌等肿瘤性疾病患者。

(二)临床表现

最常见症状为阴道内涌现大量的新鲜血液或有大量的血凝块流出阴道,可伴有头晕、心慌、面色苍白、呼吸困难甚至休克等情况。

二、紧急处理

(一)补充血容量

迅速建立有效的静脉输液通道,遵医嘱予以输液、交叉配血、输血、止血治疗等抢救措施,快速扩充血容量。

(二)迅速止血

阴道大出血最简单而有效的方法是迅速往阴道内填塞无菌纱布或碘仿纱条压迫止血。阴道填塞的注意事项如下。

1. 体位

患者取膀胱截石位,协助医生先明确出血部位再填塞,避免盲目填塞扩大破溃面。

2. 阴道填塞

填塞时用力要适度,过紧易引起局部损伤及阴道黏膜缺血坏死,过松达不到止血的目的。准确记录填入纱布数量,纱布每日更换,填塞时间不宜过长(特殊情况例外),以免发生感染及引起局部血循环障碍。阴道填塞后部分患者会有大便感,是阴道纱条压迫邻近器官直肠所致,向患者做好解释工作;阴道出血停止后部分患者会有阴道疼痛不适要求取出

阴道填塞

纱布,需向患者及亲属说明阴道填塞的意义,如不足 48 小时去除纱布,很可能再次出血。每天会阴擦洗 2 次,保持外阴清洁,床上大小便,便后及时清洗减少感染机会。

3. 留置尿管

在填塞前留置导尿管,因为阴道填塞可压迫尿道可引起排尿困难,如果填塞后强行插尿管会导致尿道损伤或插管困难。

(三)吸氧、保暖

给予氧气吸入,保暖并嘱患者卧床休息,避免大幅度活动及翻身。

(四)生命体征监测

密切观察患者神志、面色、体温、血压、脉搏、呼吸及出血情况,发现异常,及时报告医生处理。

(五)心理护理

患者发生阴道大出血后多较紧张、焦虑,并担心再次大出血。与患者耐心交谈做好患者心理安慰,消除其紧张、恐惧的不良情绪。

三、预防措施

(一)预防出血

减少不必要的宫颈活检、妇科检查,冲洗阴道时动作要轻柔,防止损伤组织造成出血。告知患者发现阴道异常出血,及时通知医护人员。

(二)注意个人卫生

指导患者养成良好的卫生习惯,注意性生活以及月经期的卫生,避免病原菌感染。

(三)定期体检

肿瘤患者阴道大出血一般是肿瘤发展到了晚期的症状表现,应定期体检以便及早发现肿瘤,尽早治疗。

(郭立文、王玉花)

第十节　肿瘤溶解综合征

恶性肿瘤治疗后细胞迅速凋亡,细胞溶解后的细胞内容物包括脱氧核糖核苷酸(DNA)、钾离子、磷酸根离子、细胞因子等随即释放到血液中,当积累内容物的速度快于排泄的速度时,则引起代谢紊乱。最常见于高度增殖性血液系统恶性肿瘤,如白血病、恶性淋巴瘤、多发性骨髓瘤等,常发生于化疗后1~7天。

一、概述

(一)定义

肿瘤溶解综合征(tumor lysis syndrome,TLS)是肿瘤治疗所导致的大量肿瘤细胞快速和大规模被破坏,引起高尿酸血症、高磷血症、高钾血症、低钙血症,甚至肾衰竭,也可导致心律失常、癫痫发作和猝死。

(二)临床表现

1.高尿酸血症

由恶性肿瘤细胞溶解,释放大量DNA,其代谢产物为腺苷和鸟苷,两者都转化为黄嘌呤,再经过氧化导致尿酸产生。早期可出现恶心、呕吐、腹泻、厌食;晚期可出现腰痛、少尿、无尿、水肿、血尿等肾功能异常状态,当血尿酸高于892.5 μmol/L(15 mg/dL)时,便存在高尿酸血症肾病的危险,继之发生氮质血症和尿毒症,导致肾功能衰竭;也可出现其他急性关节障碍,类似风湿。

2.高钾血症

钾是细胞内主要的电解质,通过肾脏排泄来调节。高钾血症是大量肿瘤溶解的另一个后果,血清钾离子浓度上升,可见心电图的改变、肌无力、痉挛、抽搐、刺痛、感觉异常、恶心、呕吐、腹泻、嗜睡、晕厥等,严重时甚至导致心律失常和猝死。

3.高磷酸血症

细胞内磷酸根离子的大量释放引起血清磷酸根离子上升,表现为神经肌肉不稳定、阻塞性尿路病变加剧肾功能恶化、少尿或无尿,心脏传导异常或癫痫发作,心脏中的磷酸钙沉积可以导致致命的心律失常。

4.低钙血症

过量的血清磷酸盐与钙结合并导致继发性低钙血症和磷酸钙在全身沉积。可见心电图变化,QT 间隔及 ST 延长,T 波变低或倒转,室性心律不齐,房室传导阻滞;神经异常时可见肌肉痉挛及抽搐、感觉异常、易怒、焦虑,手足抽搐、强直性痉挛、咽喉痉挛。

二、紧急处理

(一)水化与利尿

保持高尿量和充足的水合作用可以改善肾脏灌注和肾小球滤过,并最大限度地减少酸中毒。患者伴有肾衰竭或心功能不全,需要利尿药来维持尿量,优选促进钾排泄的髓袢利尿药,需要注意的是在血容量不足或阻塞性尿路疾病中必须避免使用利尿药。严密观察体重和尿量变化,严格记录出入量。

(二)保持水电解质平衡

密切观察并记录患者血生化钾离子、磷酸根离子、钙离子、尿酸、血清尿素氮、肌酐等指标,及时报告医生。高钾血症或低钙血症患者应进行心电监测,观察心电图变化,评估是否有肌肉无力及感觉异常。

(三)药物治疗

出现高血钾可给予 50% 葡萄糖注射液静脉注射,使用胰岛素,使钾离子进入细胞内,若出现心脏或神经肌肉毒性症状,可给予 10% 葡萄糖酸钙注射液,以减缓症状。禁止使用任何可能造成肾毒性的药物及可能增加尿路中尿酸浓度的药物,如阿司匹林、显影剂等。根据病情调整输液量和速度。

(四)血液透析

持续性高钾血症或高尿酸血症,继发性低钙血症、出现肾衰竭患者进行血液透析。

三、预防措施

本症的主要危险在肾衰竭,应着重于预防。

（一）早期识别

TLS 的严重程度取决于癌症的类型与潜在的肿瘤细胞溶解。肿瘤溶解潜在高危肿瘤类型包括重度淋巴瘤、急性白血病及大的实体瘤。患者的并发症如慢性肾功能不全、少尿、脱水、广泛淋巴结肿大、腹水，及使用肾毒素药物等是诱发 TLS 的危险因素。因此，要早期识别高危肿瘤类型和诱发 TLS 的危险因素，及时评估电解质失衡的症状和体征，监测对管理和治疗 TLS 具有重要作用的实验室检查结果，如基础代谢实验、肝功能检查、尿常规等。

（二）有效预防

1.提高预警意识
在放疗、化疗之前提高预警意识，密切监测血清电解质、肌酐、尿酸等水平。

2.预防性用药
白血病、淋巴瘤等患者可服用别嘌呤醇，剂量 300~600 mg/d，以抑制次黄嘌呤氧化酶，减少尿酸的产生。

3.管理体液平衡
静脉输液水化，使尿液保持在 2000 mL/d 以上，以防止尿酸在尿中过度饱和。每日监测体重，严格记录出入量，治疗患者的恶心和呕吐，及时发现潜在的液体超负荷。

4.健康指导
指导患者每日饮水 2000 mL 以上，发现尿量较平时减少时报告医生，遵医嘱调整患者饮食，减少钾和磷的摄入。向患者及亲属讲解疾病知识，解释治疗方法和步骤，减轻其焦虑心理。

（王婧、邓莉）

练习题

一、选择题

【A 型题】(30 题)

1.颅内压增高患者取床头抬高卧位的目的是(　　)。

A.减轻颅内出血　　　　　　　　　B.有利于颅内静脉回流

C.防止呕吐　　　　　　　　　　　D.预防误吸

E.改善呼吸功能

2.颅内压增高头痛的特点是(　　)。

A.夜间轻　　　　　　　　　　　　B.喷嚏时减轻

C.咳嗽时减轻　　　　　　　　　　D.低头时减轻

E.晨起较重

3.造成颅内压骤然增高的因素，下列除外(　　)。

A.呼吸道梗阻　　　B.剧烈咳嗽　　　C.癫痫发作　　　D.情绪激动

E.血压下降

4. 快速减轻脑水肿的措施是(　　)。

A. 保持呼吸道通畅　　　　　　　　B. 快速静滴甘露醇

C. 头部冰帽降温　　　　　　　　　D. 静脉注射地塞米松

E. 限制液体输入

5. 在颅内压的生理调节机制中首先起调节作用的是(　　)。

A. 颅内静脉血量　　　　　　　　　B. 脑脊液量

C. 脑组织中含水量　　　　　　　　D. 血液中二氧化碳分压($PaCO_2$)

E. 血液中氧分压(PaO_2)

6. 癫痫的主要发病机制是(　　)。

A. 循环血量不足导致血压急剧下降

B. 心律失常导致心排血量锐减

C. 严重脑血管闭塞性病变引起全脑供血不足

D. 严重贫血

E. 大脑神经元过度异常放电引起的短暂神经功能障碍

7. 癫痫大发作的特征是(　　)。

A. 发作性头痛　　　　　　　　　　B. 发作性意识障碍

C. 发作性强直-阵挛动作及意识障碍　D. 发作性多动

E. 发作性偏瘫

8. 关于鼻咽癌大出血紧急处理措施错误的是(　　)。

A. 迅速建立两条静脉通路　　　　　B. 鼻腔填塞止血

C. 屏气以免血液进入气管　　　　　D. 平卧，头偏向一侧

E. 心理护理

9. 治疗鼻出血导致的休克首选治疗方法是(　　)。

A. 鼻内镜检查

B. 烧灼法

C. 纱条填塞

D. 补液、输血、升血压、保暖等抗休克治疗

E. 输血

10. 预防鼻咽癌放疗引起的大出血的措施不包括(　　)。

A. 减少放射剂量

B. 在放疗期间进行鼻腔冲洗

C. 用克拉霉素治疗鼻咽癌放疗后鼻窦炎

D. 个体化治疗和长期随访预防鼻咽癌局部复发

E. 减少鼻咽部痂皮及肉芽组织形成

11. 鼻咽癌患者，放疗期间出现鼻咽大出血，此时最好的急诊止血措施是(　　)。

A. 加大放疗量止血　　　　　　　　B. 使用强效止血药

C. 气管插管预防窒息　　　　　　　D. 鼻腔填塞压迫

E. 配合大剂量化疗

12. 我国咯血最常见的病因是(　　　)。

A. 流行性出血热　　　　　　　　　　　B. 肺结核

C. 肺炎　　　　　　　　　　　　　　　D. 支气管肺癌

E. 支气管扩张

13. 肺结核大咯血最危急的并发症是(　　　)。

A. 出血性休克　　　　　　　　　　　　B. 广泛结核菌播散

C. 肺不张　　　　　　　　　　　　　　D. 合并肺部感染

E、窒息

14. 抢救大咯血窒息时，最关键的措施是(　　　)。

A. 立即进行人工呼吸　　　　　　　　　B. 立即使用中枢兴奋药

C. 立即使用鼻导管给氧　　　　　　　　D. 立即采取解除呼吸道阻塞的措施

E. 立即输血或输液

15. 某支气管扩张合并妊娠患者大咯血，下列哪种药物禁用(　　　)。

A. 酚磺乙胺　　　　　　　　　　　　　B. 巴曲酶(立止血)

C. 抗血纤溶芳酸　　　　　　　　　　　D. 卡巴克洛

E. 垂体后叶素

16. 大咯血时，应采取体位是(　　　)。

A. 健侧卧位　　　　B. 患侧卧位　　　　C. 平卧位　　　　D. 俯卧位

E. 坐位

17. 大咯血的患者不宜(　　　)。

A. 咳嗽　　　　　　B. 屏气　　　　　　C. 绝对卧床　　　　D. 少交谈

E. 禁食水

18. 绝大多数肺栓塞的栓子来源于(　　　)。

A. 羊水　　　　　　B. 肿瘤组织　　　　C. 脂肪组织　　　　D. 深静脉血栓

E. 空气

19. 以下哪项不是肺血栓栓塞症的临床表现(　　　)。

A. 呼吸困难　　　　B. 胸痛　　　　　　C. 晕厥　　　　　　D. 咯血

E. 症状典型，有特异性

20. 肺血栓栓塞症的紧急救治措施哪项错误(　　　)。

A. 抗凝治疗　　　　　　　　　　　　　B. 吸氧

C. 胸痛者可予镇痛药　　　　　　　　　D. 不宜使用溶栓药，因容易导致出血

E. 发热者给予退热处理

21. 上腔静脉综合征患者应取(　　　)体位。

A. 头低脚高位　　　B. 截石位　　　　　C. 平卧位　　　　D. 半坐卧位

E. 侧卧位

22. 声音嘶哑可能因为肿瘤压迫(　　　)所致。

A. 喉上神经　　　　B. 喉返神经　　　　C. 迷走神经　　　　D. 面神经

E. 食管

23. 上腔静脉综合征患者不宜选用(　　)作为测量血压的部位。

A. 左上肢　　　　　B. 右上肢　　　　　C. 左下肢　　　　　D. 右下肢

E. 双下肢

24. 以下哪项不是恶性肠梗阻的紧急处理措施(　　)。

A. 禁食、胃肠减压　B. 镇痛治疗　　　　C. 止吐治疗　　　　D. 记出入水量

E. 抗分泌治疗

25. 肿瘤急症阴道大出血一般发生在如下哪类肿瘤性疾病(　　)。

A. 绒癌　　　　　　　　　　　　　B. 宫颈癌、子宫内膜癌

C. 卵巢癌　　　　　　　　　　　　D. 卵巢囊肿

E. 外阴癌

26. 紧急处理阴道大出血最简单而有效的方法是(　　)。

A. 手术治疗　　　　B. 阴道填塞　　　　C. 介入治疗　　　　D. 化学治疗

E. 生物治疗

27. 肿瘤溶解综合征的四大表征不包括(　　)。

A. 高尿酸血症　　　B. 高磷血症　　　　C. 高钾血症　　　　D. 低钾血症

E. 低钙血症

28. 肿瘤溶解综合征常发生于化疗后(　　)。

A. 1~7 天　　　　　B. 15 天　　　　　C. 21 天　　　　　D. 30 天

E. 3 个月

29. 高钾血症是指血清钾高于(　　)。

A. 3.5 mmol/L　　　B. 4.5 mmol/L　　　C. 5.5 mmol/L　　　D. 6.0 mmol/L

E. 6.5 mmol/L

30. 上消化道出血的临床表现不包括(　　)。

A. 发热　　　　　　B. 黑便　　　　　　C. 咯血　　　　　　D. 氮质血症

E. 便血

【B 型题】(10 题)

问题 31~32

A. 头痛、呕吐、视神经乳头水肿　　　B. 一侧瞳孔散大, 对光反应消失

C. 血压升高, 脉搏慢, 呼吸慢　　　　D. 血压降低, 脉速, 呼吸不规则

E. 一侧肢体瘫痪, 病理反射阳性

31. 急性颅内压增高代偿期的症状是(　　)。

32. 颅内压增高三主征是(　　)。

问题 33~34

A. 每天<100 mL　　　　　　　　　B. 每天 100~500 mL

C. 每天>300 mL　　　　　　　　　D. 每天>500 mL 或一次>300 mL

E. 每天<50 mL

33. 大咯血(　　)。

34. 中等量咯血(　　)。

问题 35~36

A. 左上肢静脉　　B. 右上肢静脉　　C. 上肢静脉　　D. 下肢静脉

E. 颈静脉

35. 上腔静脉综合征患者应选用(　　)为穿刺部位。

36. 上腔静脉综合征患者同时伴有双下肢静脉血栓时应选用(　　)为穿刺部位。

问题 37~38

A. 阿片类止痛药　　　　　　B. 抗胆碱类药物

C. 生长抑素类药　　　　　　D. 促动力药

E. 中枢止吐药

37. 控制恶性肠梗阻腹痛最有效的药物(　　)。

38. 通过抑制胃酸、胰液分泌减轻消化道负担的药物是(　　)。

问题 39~40

A. 血管活性药物　　　　　　B. 血管收缩药物

C. H_2 受体拮抗药或质子泵抑制药　　D. 生长抑素

E. 抗生素

39. 上消化道大出血患者在积极进行容量复苏后仍存在持续性低血压,为保证重要器官最低有效灌注,可选择使用(　　)。

40. 消化性溃疡和急性胃黏膜损伤引起的上消化道出血临床常用(　　),抑制胃酸分泌。

二、是非题(10 题)

1. 颅内压增高患者处理便秘的方法可用肥皂水大剂量灌肠。(　　)

2. 对癫痫发作患者的急救首要处置是保持呼吸道通畅,防止窒息。(　　)

3. 鼻咽癌大出血时,要尽快建立两条静脉通道。(　　)

4. 对于大咯血的患者要警惕失血性休克的发生,要密切观察病情变化。(　　)

5. 支气管扩张大咯血的患者突然停止咯血,张口目瞪,两手乱抓。应首先考虑呼吸衰竭。(　　)

6. 患者发生急性肺血栓栓塞症时应保持大便通畅,避免用力排便导致血栓脱落。(　　)

7. 上腔静脉综合征出现进行性头面部、颈部及上肢肿胀,可见眼结膜和颜面部周围发红和水肿,水肿常呈凹陷性。(　　)

8. 恶性肠梗阻腹痛患者发生持续性疼痛和绞痛,为避免病情覆盖,不应使用镇痛药物。(　　)

9. 血容量不足或阻塞性尿路疾病的患者出现肿瘤溶解综合征时必须避免使用利尿药。(　　)

10. 所有急性肺栓塞都需要抗凝治疗。(　　)

三、填空题(15 题)

1. 颅内压增高时,常引起库欣(Cushing)反应,即动脉压(　　)并伴心率(　　)、心排血量增加和呼吸(　　);随着病情发展,出现血压(　　),呼吸(　　),脉搏(

），最终因呼吸循环衰竭而死亡。

2. 强直性发作是全身骨骼肌强直性收缩，常伴有（　　）、瞳孔散大等自主神经症状。

3. 鼻咽癌出血患者一般取（　　），疑有休克者应取（　　）。

4. 一般后鼻孔填塞物应在（　　）内取出更换，以免在鼻腔内发生异物反应。

5. 咯血者常有（　　）、（　　）和（　　）等先兆症状。

6. 患者大咯血，首选给予的止血药为（　　）。

7. 咯血主要见于（　　）、（　　）、（　　）。

8. 溶栓治疗前需充分评估（　　）风险。

9. 使用糖皮质激素时注意口腔等部位有无（　　）感染。

10. 上腔静脉综合征患者呼吸困难时宜持续（　　）吸氧。

11. Horner 综合征表现为（　　）和（　　），有时伴有同侧脸部出汗减少。

12. 恶性肠梗阻病因分为（　　）和（　　）两类，（　　）是导致机械性肠梗阻的主要原因。

13. 服用别嘌呤醇预防肿瘤溶解综合征，剂量为（　　），以抑制次黄嘌呤氧化酶，减少尿酸的产生。

14. 肿瘤溶解潜在高危肿瘤类型包括重度淋巴瘤、（　　）及任何体积巨大的肿瘤。

15. 上消化道大出血一般指在数小时内失血量超过（　　）或循环血容量的（　　）。

四、简答题（7题）

1. 简述预防颅内压增高的措施。

2. 简述癫痫大发作的急救处理。

3. 简述大咯血窒息的抢救措施。

4. 简述上腔静脉综合征的临床表现。

5. 恶性肠梗阻预防措施是什么？

6. 肿瘤溶解综合征的临床表现。

7. 如何预防静脉血栓栓塞症？

参考答案

一、选择题

【A 型题】（30题）

1. B　2. E　3. E　4. B　5. B　6. E　7. C　8. C　9. D　10. A
11. D　12. B　13. E　14. D　15. E　16. B　17. B　18. D　19. E　20. D
21. D　22. B　23. B　24. D　25. B　26. B　27. D　28. A　29. C　30. C

【B 型题】（10题）

31. B　32. A　33. D　34. B　35. D　36. A　37. A　38. C　39. A　40. C

二、是非题（10题）

1. ×　2. √　3. √　4. √　5. ×　6. √　7. ×　8. ×　9. ×　10. ×

三、填空题(15 题)

1. 升高　减慢　深慢　下降　快而浅　细速

2. 面色苍白或潮红

3. 坐位或半卧位　平卧头低位

4. 48~72 小时

5. 胸闷　喉痒　咳嗽

6. 垂体后叶素

7. 肺结核　支气管扩张症　支气管肺癌

8. 出血

9. 真菌

10. 低流量

11. 眼睑下垂、瞳孔收缩

12. 癌性,非癌性,癌症侵犯和播散

13. 300~600 mg/d

14. 急性白血病

15. 1000 mL, 20%

四、简答题(7 题)

1. 严格卧床休息。保持病房安静,保持情绪稳定,保持大便通畅,避免剧烈咳嗽及刺激患者,防止血压骤升引起颅内压增高。保持呼吸道通畅。若患者呕吐严重,应保持侧卧位,及时清除呼吸道分泌物,防止剧烈呕吐而造成误吸;对于咳痰困难或气道梗阻患者,应及时吸痰或行气管切开。预防癫痫发作。遵医嘱使用抗癫痫药物,及时妥善处理癫痫发作,避免因脑缺氧和脑水肿而加重病情。

2. (1)患者出现癫痫发作,护士应第一时间赶至床旁,加床栏防止坠床,同时通知医生,专人守护。

(2)立即协助患者就地平卧,头偏向一侧,并保护患者头部,解开衣领衣扣、裤腰带,保持呼吸道通畅,取下义齿,防止发生误吸和窒息。

(3)遵医嘱上氧,床旁心电监护,严密观察患者神志瞳孔、生命体征的变化。呼吸功能障碍者,及时给予人工辅助通气。

(4)遵医嘱使用药物控制癫痫发作。发作持续时间>5 分钟,考虑癫痫持续状态的可能性,并做好抢救准备,迅速建立静脉通道。用药期间需严密观察用药反应,并注意是否出现呼吸变浅、意识变差等症状,出现异常及时报告医生处理。

(5)癫痫发作时不要掐人中;不要在患者口中或牙齿之间强行塞木筷、勺子等物;不可强行按压抽搐的肢体,以免造成骨折、脱臼等;不能在患者完全恢复之前给吃或喝任何东西,预防吸入性肺炎。

(6)发作停止后,护士应记录发作的时间、持续时间、频率、发作类型、停止时间、意识恢复时间,有无头痛、行为异常等相关内容。

3. (1)体位引流。立即将患者置于俯卧头低足高位(头部向下倾斜 45°~60°)引流,轻拍背部以利于血液流出。

(2)出现四肢抽搐、牙关紧闭、神志不清时，立即用开口器撬开闭合的牙关或先用金属汤匙撬开牙关，然后用开口器张开口腔，用舌钳将舌拉出，抽吸以清除口腔血凝块和血液。必要时做气管切开、保持呼吸道通畅。

(3)在解除呼吸道堵塞的同时，给予高浓度吸氧。适当应用呼吸中枢兴奋药，以改善缺氧。

(4)无自主呼吸时，可施行人工呼吸，或气管插管行呼吸机辅助呼吸。

4.(1)静脉回流受阻出现进行性头面部、颈部及上肢肿胀，眼结膜和颜面部周围发红和水肿，水肿呈非凹陷性。

(2)压迫症状，可见干咳、胸闷、呼吸困难、进食不畅、吞咽困难、声嘶、Horner综合征。

(3)中枢神经系统受损时，患者可出现头晕头痛、呕吐、视力障碍与模糊、意识障碍及精神改变等，急性重症者甚至可能死亡。

5.(1)识别高危人群，熟悉恶性肠梗阻癌性因素和非癌性因素，及早采取干预措施。

(2)密切观察生命体征。

(3)遵医嘱正确用药。

(4)补液，根据患者具体情况进行补液.

(5)心理和精神支持。

6.(1)高尿酸血症：可出现恶心、呕吐、腹泻、厌食；腰痛、少尿、无尿、水肿、血尿等肾功能异常状态，也可出现其他急性关节障碍，类似风湿。

(2)高钾血症：可见心电图的改变、肌无力、痉挛、抽搐、刺痛、感觉异常、恶心、呕吐、腹泻、嗜睡、晕厥等，严重时甚至导致心律失常和猝死。

(3)高磷酸血症：可见神经肌肉不稳定、少尿或无尿，癫痫发作，心脏中的磷酸钙沉积可以导致致命的心律失常。

(4)低钙血症：可见肌肉痉挛及抽搐、感觉异常、易怒、焦虑，手足抽搐、强直性痉挛、咽喉痉挛，沃斯特克征(Chvostek's sign)和束臂征(trousseau's sign)呈阳性。

7.(1)基础预防：①没有严重心肺疾病的患者每日饮水1500~2000 mL，降低血液黏稠度；戒烟戒酒；控制血糖血脂。②避免卧床时间过长和长时间站立不活动；卧床休息时抬高下肢，多做深呼吸运动，避免在腘窝及小腿下单独垫枕，行踝泵运动，尽最大的努力背伸或屈曲踝关节，每个动作保持3秒，10分钟/次，每天3~4次。病情允许尽早下床活动。③进食低脂、低盐、低糖、高蛋白、富含维生素、易消化饮食，多食新鲜蔬菜水果等富含维生素C的食物，维持血管壁的完整性，保持大便通畅。

(2)物理预防：对于静脉血栓栓塞症风险高，但有活动性出血或出血风险的患者可给予物理预防措施，包括间歇性充气加压装置、足底静脉泵和梯度压力弹力袜。

(3)药物预防：对于静脉血栓栓塞症风险高而出血风险低的患者可给予低分子肝素、新型口服抗凝药等抗凝药物。使用抗凝药物期间需避免摔倒、磕碰或其他外伤，注意观察有无牙龈出血、鼻腔出血、黑便、血尿及出血点或全身皮肤青紫表现，出现头痛、呕吐，应警惕颅内出血。

第六章

肿瘤患者的营养管理

第一节 肿瘤患者营养概述

营养不良是肿瘤患者普遍存在的一个问题，其危害常被忽视。文献显示 30%~80% 的肿瘤患者存在营养不良，20% 的肿瘤患者直接死于营养不良。营养不良严重削弱了疾病的治疗效果，导致患者并发症增加、病死率提高、生活质量降低。对肿瘤患者开展营养治疗，不仅能显著改善临床结局，缩短住院时间，节约医疗费用，还可改善患者的疾病预后，降低病死率，提高肿瘤患者的生存率。

肿瘤患者营养概述PPT

一、肿瘤患者营养现状

营养不良显著增加了肿瘤的发病率、病死率，耗费社会资源、医疗费用，降低了肿瘤患者的治疗效果、生活质量及生存时间；同时，肿瘤本身及其治疗措施又导致或加重营养不良。营养不良促进肿瘤的发生发展，肿瘤又通过多种机制引起营养不良，从而形成恶性循环。

营养相关状况（nutrition-related conditions，NRC）是欧洲临床营养和代谢学会（European Society of Parenteral and Enteral Nutrition，ESPEN）提出的一个名词，是与营养或营养治疗密切相关的疾病的总称。主要包括营养不良（营养不足）、肌肉减少症、虚弱症、超重和肥胖、微量营养素异常和再喂养综合征。在实际临床工作中，肿瘤患者较常见的营养相关状况为营养不良、恶液质、肌肉减少症及体重丢失，它们是肿瘤患者的常见并发症，既相互独立，又相互联系。

（一）肿瘤患者营养不良的现状

营养不良（malnutrition）与营养不足（undernutrition）同义，是营养摄入或吸收不足导致的人体成分和体细胞改变,进而引起体力和智力下降、疾病临床结局受损的状态。营养不良特指三大宏量营养素(糖类、脂肪及蛋白质)或能量与蛋白质摄入不足或吸收障碍造成的营养不足,即通常所称的蛋白质-能量营养不良(protein-energy malnutrition, PEM)。可由饥饿、疾病或衰老单独或联合引起。最新营养不良定义不再包括原来的微量营养素异常(不足或过剩)及营养过剩。根据是否合并疾病,将营养不良分为疾病相关性营养不良(disease-related malnutrition, DRM)如结核病营养不良和没有疾病的营养不良如饥饿营养不良;根据是否伴有炎症反应,将DRM又分为伴有炎症的营养不良如肿瘤营养不良,和没有炎症的营养不良如神经性厌食营养不良。

肿瘤相关性营养不良(cancer-related malnutrition),简称肿瘤营养不良,是一种慢性疾病相关性营养不良(chronic disease-related malnutrition, cDRM),特指肿瘤本身或肿瘤各相关原因如抗肿瘤治疗、肿瘤心理应激导致的营养不足,是一种伴有炎症的营养不良。

营养不良是肿瘤的重要发生、发展因素,是肿瘤患者最常见的合并症。为准确了解我国肿瘤患者营养不良发病情况,中国抗癌协会肿瘤营养专业委员会(Chinese Society of Nutritional Oncology, CSNO)发起了常见恶性肿瘤营养状态与临床结局相关性研究,采用患者主观整体评估量表(Patient-generated subjective global assessment, PG-SGA)作为营养不良的诊断工具,调查了全国80家三级甲等医院47488例住院肿瘤患者,发现总体营养不良的发病率为80.4%,消化道肿瘤尤其是胰腺癌、胃癌和食管癌是营养不良最严重的三种肿瘤。肿瘤患者营养不良发生率高,其影响贯穿整个肿瘤病程,是肿瘤患者不良临床结局的主要负性因素。因此临床营养治疗对于肿瘤患者具有重要意义,是肿瘤多学科综合治疗的重要组成部分。

(二)肿瘤患者营养治疗现状

营养治疗(nutrition therapy)是指通过营养诊断,对患者进行针对性营养教育/咨询,和(或)以口服(普通膳食、治疗膳食如强化食品、特殊医学用途配方食品等)、管饲或静脉给予营养素,是以预防和治疗营养不良和某些疾病为目的的个体化医疗过程,包括改善患者营养状况和临床结局。

肿瘤营养疗法(cancer nutrition therapy, CNT)是计划、实施、评价营养干预,以治疗肿瘤及其并发症或身体状况,从而改善肿瘤患者预后的过程,包括营养诊断(筛查/评估)、营养干预、疗效评价(包括随访)三个阶段。其中营养干预的内容包括营养教育和人工营养(肠内营养、肠外营养)。肿瘤营养疗法是与手术、化疗、放疗、靶向治疗、免疫治疗等肿瘤基本治疗方法并重的治疗方法,它贯穿于肿瘤治疗的全过程,融汇于其他治疗方法之中。营养疗法是在营养支持的基础上发展起来的,当营养支持不仅仅是补充营养素不足,而是被赋予治疗营养不良、调节代谢、调理免疫等使命时,营养支持则升华为营养治疗。

发达国家采用营养支持小组(nutrition on support team, NST)的形式,由临床医生和营养师联合对患者进行营养诊疗,但我国由于专业营养师资源极度匮乏,导致营养问题常常被患者乃至临床医生忽视,我国71%的住院肿瘤患者未曾得到营养治疗。另外在得到营养治疗的患者中，亦存在营养治疗不合理、不规范等问题。

二、肿瘤患者营养治疗原则

理想的肿瘤营养治疗应该达到四个目的，即抗消耗、抗炎症、抗肿瘤及免疫增强。营养疗法的最高目标是代谢调节、控制肿瘤、提高生活质量、延长生存时间，其基本要求是满足肿瘤患者目标能量及营养素需求。良好的营养方案、合理的

肿瘤患者营养治疗PPT

临床应用、正确的制剂选择，可以改善慢性消耗导致的营养不良，抑制炎症介质的产生及其作用，增强机体自身免疫系统的功能，直接或间接地抑制肿瘤细胞的生长繁殖，从而达到提高肿瘤患者生活质量、延长生存时间的目标。

(一)掌握营养治疗的适应证

肿瘤营养疗法的目的并非仅仅提供能量及营养素、治疗营养不良，其重要的目标在于调节代谢、控制肿瘤。由于所有荷瘤患者均需要代谢调节治疗，肿瘤患者营养治疗的适应证：①荷瘤肿瘤患者；②营养不良的肿瘤患者。

(二)目标能量与蛋白质需求达标

理想的肿瘤患者营养治疗应该实现两个达标：即能量达标和蛋白质达标。有效的营养治疗依赖于准确估计患者的总能量消耗(total energy expenditure，TEE)，即静息能量消耗(resting energy expenditure，REE)和活动相关能量消耗之和。

肿瘤患者一方面由于炎症反应、人体成分变化、棕色脂肪激活等，使 REE 升高；另一方面由于乏力等原因使体力活动减少，活动相关能量消耗下降，其 TEE 可能不高或降低。REE或 TEE 无法直接测得，推荐采用拇指法则[25~30 kcal/(kg·d)]计算能量需求。欧洲肠外肠内营养学会(ESPEN)指南建议：即卧床患者能量需求为 20~25 kcal/(kg·d)，活动患者 25~30 kcal/(kg·d)，同时区分肠外营养与肠内营养，建议采用 20~25 kcal/(kg·d)计算非蛋白质能量(肠外营养)，25~30 kcal/(kg·d)计算总能量(肠内营养)。营养治疗的能量最少应该满足患者需要量的70%以上。

肿瘤患者蛋白质需求升高，蛋白质需要量应该满足机体 100%的需求，推荐量为 1.2~1.5 g/(kg·d)，消耗严重的患者需要更多的蛋白质。肿瘤恶液质患者蛋白质的总摄入量(静脉+口服)应该达到 1.8~2g/(kg·d)，支链氨基酸应该达到≥0.6g/(kg·d)，必需氨基酸(EAA)应该增加到≥1.2g/(kg·d)。严重营养不良肿瘤患者的短期冲击营养治疗阶段，蛋白质给予量应该达到 2g/(kg·d)；轻、中度营养不良肿瘤患者的长期营养补充治疗阶段，蛋白质给予量应该达到 1.5 g/(kg·d)。高蛋白饮食对肿瘤患者、危重患者、老年患者有益，建议每日三餐均衡摄入。

非荷瘤状态下三大营养素的供能比例与健康人相同，糖类 50%~55%、脂肪 25%~30%、蛋白质 15%。荷瘤患者应该减少糖类在总能量中的供能比例，提高蛋白质、脂肪的供能比例；按照需要量 100%补充矿物质及维生素。

根据肿瘤营养不良的病理生理及治疗目标，理想的肿瘤患者营养治疗配方要求符合

如下特点：①能量来源：提高脂肪、降低葡萄糖供能比例；②能量密度：小容量、高密度（1.2~2.0 kcal/mL）；③脂肪酸：增加鱼油、橄榄油；④蛋白质：提高蛋白质供给[1.5~2.5 g/(kg·d)]，尤其要提高支链氨基酸比例；⑤维生素：提高维生素 C 等抗氧化维生素供给。

（三）五阶梯营养治疗

营养不良的规范治疗应该遵循五阶梯治疗原则：首选营养教育，然后依次选择口服营养补充（oral nutritional supplement，ONS）、全肠内营养（total enteral nutrition，TEN）、部分肠外营养（partial parenteral nutrition，PPN）、全肠外营养（total parenteral nutrition，TPN），见图6-6-1。参照 ESPEN 指南建议，当下一阶梯不能满足60%目标能量需求3~5天时，应该选择上一阶梯。

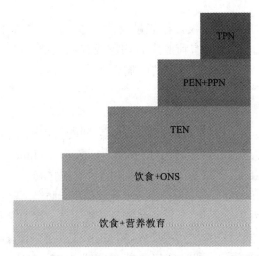

注：TPN，Total parenteral nutrition，全肠外营养；TEN，Total enteral nutrition，全肠内营养；PPN，Partial parenteral nutrition，部分肠外营养；PEN，Partial enteral nutrition，部分肠内营养；ONS，Oral nutritional supplement，口服营养补充；营养教育包括营养咨询、饮食指导与饮食调整。

图 6-1-1　营养不良患者营养干预五阶梯模式

1. 第一阶梯　饮食+营养教育

饮食+营养教育是所有营养不良患者（不能经口摄食的患者除外）首选的治疗方法，是一项经济、实用而且有效的措施，是所有营养不良治疗的基础。轻度营养不良患者使用第一阶梯治疗即可能完全治愈。营养教育包括营养咨询、饮食指导及饮食调整。

营养教育是通过改变人们的饮食行为而达到改善营养状况为目的的一种有计划活动。

营养咨询是由营养师根据患者的营养需要，对影响营养摄入的问题进行分析和评估的过程，从而指导患者应用正常的食物和饮料，帮助患者改善进食，达到营养治疗目的。强化营养咨询是传统营养咨询理念的进一步发展，其最大的特点是系统性地评估咨询者的需要并提出干预建议。在一定时期内频繁地对咨询者进行评估和干预或教育，以达到培养良好的营养饮食习惯、改善机体营养状况的目的。

对于存在营养不良或营养风险的肿瘤患者，如果饮食无法满足机体的营养需求，只要患者肠道功能正常，首先推荐通过强化营养咨询来增加经口进食。积极回答患者、亲属及照护人员的问题，澄清认识误区，传播科学知识，引导合理营养，是肿瘤患者营养教育的最基本、最重要的内容，是肿瘤患者五阶梯营养治疗的第一阶梯，是促进肿瘤患者顺利康复的有效措施。

2. 第二阶梯　饮食+ONS

如果饮食+营养教育不能达到目标需要量，则应该选择饮食+ONS。ONS 是最为简便的营养治疗方式，其临床效果及卫生经济学效益已经得到大量证明。肿瘤患者，尤其是老年肿瘤患者、消化道肿瘤患者推荐终身 ONS。

3. 第三阶梯　TEN

TEN 特指在完全没有进食条件下，所有的营养素完全由肠内营养制剂（FSMP）提供。在饮食+ONS 不能满足目标需要量或者一些完全不能饮食的条件下如食管癌完全梗阻、吞咽障碍、严重胃瘫时，TEN 是理想的选择。营养不良条件下的 TEN 实施，多数需要管饲，常用的喂养途径有鼻胃管、鼻肠管、胃造口、空肠造口。在食管完全梗阻的条件下，优先选择胃造口、肠造口。TEN 的输注方法有连续输注及周期输注两种。

4. 第四阶梯　PEN+PPN

在 TEN 不能满足目标需要量的条件下，应该选择 PEN+PPN，或者说在肠内营养的基础上补充性增加肠外营养。尽管完全饮食或完全肠内营养是理想的方法，但在临床实际工作中 PEN+PPN 是更现实的选择，对肿瘤患者尤为如此。因为厌食、早饱、肿瘤相关性胃肠病、治疗不良反应等使患者不想吃、吃不下、吃不多、消化不了，此时的 PPN 或补充性肠外营养（supplemental parenteral nutrition，SPN）就显得特别重要。PEN 与 PPN 两者提供的能量比例没有一个固定值，主要取决于肠内营养的耐受情况，肠内营养耐受越好，需要 PPN 提供的能量就越少，反之则越多。不同能量密度的工业化多腔袋小容量肠外营养制剂为临床 PPN 的实施提供了极大的便利。

5. 第五阶梯　TPN

在患者无法经胃肠道摄取和利用营养物的情况下，TPN 是维持患者生存的唯一营养来源。肠外营养推荐以"全合一营养液"（allinone，AIO）的方式输注，长期使用肠外营养时推荐使用经外周静脉穿刺中心静脉置管（peripherally inserted central Venous catheters，PICC）、中心静脉导管（central venous catheter，CVC）或输液港（port）。

营养不良治疗的五个阶梯实际上也是营养不良治疗的五种手段或方法，其中，营养教育是所有营养不良患者的基础治疗措施；饮食+ONS 是居家患者最多的选择；PEN+PPN 是围手术期患者最现实的选择。这五个阶梯既相互连续，又相对独立。一般情况下，应该遵循阶梯治疗原则，由下往上依次进行。但是，阶梯与阶梯之间并非不可逾越，患者可能逾越上一阶梯直接进入上上阶梯，而且不同阶梯常常同时使用，如饮食+营养教育+ONS+PPN。在临床营养工作实践中，应该根据患者的具体情况，进行个体化的营养治疗。

（邓诗佳、李华）

第二节　营养诊断

营养不良是与人类历史一样悠久的疾病,目前全世界针对营养不良仍然没有一个公认的通用定义、诊断方法与诊断标准。2015 年欧洲临床营养和代谢学会(ESPEN)发表专家共识,提出营养紊乱的概念,并将其分为营养不良、微量营养素异常和营养过剩 3类,实际上是将营养过剩、微量营养素异常从前期的营养不良定义中独立出来,将营养不良界定在能量和宏量营养素不足,即蛋白-能量营养不良(PEM)。这一最新定义使得营养不良的诊断变得清晰、简便。

一、营养不良三级诊断

传统上营养不良的诊断为二级诊断,即营养筛查与营养评估。2015 年,中国抗癌协会肿瘤营养与支持治疗专业委员(Chinese Society Oncological Nutrition Supportive Care,CSONSC)会提出了营养不良的三级诊断的概念并得到了社会各界的高度认同。营养不良是一种全身性疾病,严重营养不良影响机体的器官和系统功能,甚至影响患者心理和社会角色,如心理障碍、月经停止、不孕不育、体毛增多、神经/精神异常,已经超出了营养评估的定义与范畴,需要在营养评估后进一步综合评价,即第三级诊断。

(一)第一级诊断

营养筛查是营养诊断的第一步,也是最基本的一步,包括营养风险、营养不良风险和营养不良 3 个方面的筛查,所有患者应该在入院后 24 小时内常规进行营养筛查。可由护士实施,门诊患者则由接诊医务人员如医生、营养师、护士等实施。

1. 营养风险筛查

ESPEN 和中华医学会肠外肠内营养学分会(Chinese Society for Parenteral and Enteral Nutrition,CSPEN)推荐采用营养风险筛查 2002(nutritional risk screening 2002,NRS2002)筛查患者的营养风险。其适用对象为一般成人住院患者。

2. 营养不良风险筛查

一般患者首选营养不良通用筛查工具(malnutrition universal screening tool,MUST)或营养不良筛查工具(malnutrition screening tool,MST),老年患者可首选简版微型营养评估(mini-nutritional assessment short-form,MNA-SF)。

3. 营养不良筛查

营养不良的筛查方法有多种,其中以身高体重指数(Body mass index,BMI)较为常用,具体标准如下:①理想体重法:采用实际体重/理想体重,90%~109% 为适宜,80%~89% 为轻度营养不良,70%~79% 为中度营养不良,60%~69% 为重度营养不良;②BMI法:(中国标准)BMI<18.50 kg/m^2 为低体重(营养不良),18.50~23.99 kg/m^2 为正常,24.00~27.99 kg/m^2 为超重,BMI≥28 kg/m^2 为肥胖。BMI 标准有种族、地区的差异,欧美国家 BMI 标准高于亚洲和非洲国家。

营养风险筛查、营养不良风险筛查及营养不良筛查的具体内容见表6-2-1。

表6-2-1　营养筛查

项目	营养风险筛查	营养不良风险筛查	营养不良筛查
工具	NRS 2002	MUST，MST	理想体重，BMI
目的	发现不利临床结局的风险	发现营养不良的风险	发现营养不良，并对其进行分类
结果	有营养风险，无营养风险	高、中、低营养不良风险或有、无营养不良风险	营养不良及其严重程度

临床上，实施营养筛查只需要选择上述方法中的一种对患者进行筛查即可。

（二）第二级诊断

第二级营养诊断即营养评估，根据ESPEN的营养评估定义，石汉平等对传统营养评估重新进行了界定，改变了将第二级诊断—营养评估局限在直接的"营养"上，如膳食调查、人体学测量、能量需求等，而是将营养评估的目标锁定于发现有无营养不良并判断营养不良的严重程度。营养评估应该在患者入院后48小时内完成，由营养护士、营养师或医生实施。

营养评估量表数量众多，临床上以主观整体评估（subjective global assessment，SGA）、患者主观整体评估（PG-SGA）、微型营养评估（MNA）最为常用。最近，国际上又推出了一种新的营养评估方法—全球营养不良领导倡议（Global leadership initiative on malnutrition，GLIM）标准。

1. 主观整体评估

SGA是美国肠外肠内营养学会（American Society for Parenteral and Enteral Nutrition，ASPEN）推荐的临床营养评估工具，广泛适用于不同疾病、不同年龄的门诊和住院患者，用于发现营养不良，并对营养不良进行分级。评估内容包括详细的病史与身体评估的参数。病史主要强调5个方面：①体重改变；②进食改变；③现存的消化道症状；④活动能力改变；⑤患者疾病状态下的代谢需求。身体评估主要包括3个方面：①皮下脂肪的丢失；②肌肉的消耗；③水肿（踝部、骶尾部、腹水）。主观整体评估是营养评估的金标准。

2. 患者主观整体评估

PG-SGA是在SGA基础上发展而成的，是专门为肿瘤患者设计的营养状况评估方法。由患者自我评估和医务人员评估两部分组成。

3. 微型营养评估（MNA）

MNA是专门为老年人群开发的营养筛查与评估工具。主要用于社区居民，也适用于住院患者和家庭照护患者。

4. 全球营养不良领导倡议（GLIM）

GLIM是由欧洲、亚洲、拉丁美洲、美国肠外肠内营养学会牵头联合制订的一种通用型营养评估工具,评估内容较少,因而更加简便,其信度和效度正在接受多方面的验证。

5. 膳食调查

以膳食调查软件和 2 小时回顾法较为常用,通过膳食调查计算患者每日能量和各种营养素摄入量,可以帮助了解患者营养不良的类型(能量缺乏型、蛋白质缺乏型和混合型)。

6. 人体学测量

包括身高、体重、BMI、上臂中点周径、上臂肌肉周径、三头肌皮褶厚度、双小腿最大周径。能量需求包括静息能量消耗(REE)、基础能量消耗(Basal energy expenditure, BEE)、总能量消耗(TEE),REE 常用拇指法则或公式法计算,后者以 Harris-Benedict 方程式最为经典,目前推荐 Mifflin-StJeor 公式。

对营养筛查阳性(即有营养风险、营养不良风险或营养不良的患者),应该进行二级诊断,即营养评估;对特殊患者群,如肿瘤患者、危重症患者及老年患者(≥65 岁),无论其一级诊断(营养筛查)结果如何(即使为阴性),均应该常规进行营养评估。对不同人群实施营养评估时应该选择不同的方法。

(三)第三级诊断

第三级营养诊断即综合评价。为进一步了解营养不良的原因、类型与后果。在第二级诊断的基础上,通过病史、查体、实验室和器械检查分析导致营养不良的原因,从能耗水平、应激程度、炎性反应、代谢状况 4 个维度对营养不良进行分型;从人体成分分析、体能、器官功能、心理状况、生活质量对营养不良的后果进行五层次分析,这些措施统称为综合评价。

综合评价的方法采用临床疾病诊断的常用方法,如询问病史、体格检查、实验室检查、器械检查,重点关注营养相关问题,增加体能与代谢评价。在实施综合评价时,应充分考虑医院条件、患者病情特点和经济能力,因地制宜、因人制宜、因病制宜,个体化选择综合评价方案,在入院后 72 小时内完成,由不同学科人员实施。

1. 病史询问

采集患者现病史和既往史,重点关注营养相关病史,如摄食量变化、消化道症状和体重变化等。

2. 体格和体能检查

体格检查时需特别注意肌肉、脂肪和水肿,采用 SGA 或 PG-SGA 进行营养评估可获得上述资料。体能测定常用方法有平衡试验、4 米定时行走试验、计时起坐试验、6 分钟步行试验和爬楼试验等。

3. 实验室检查

包括基础血液学检查、炎症水平检查、营养状况检查、激素水平检查、重要器官功能检查、肿瘤和严重营养不良患者还应常规了解代谢因子及其产物等。

4. 器械检查

重点围绕营养不良导致的人体成分和代谢功能改变开展检查。人体成分分析常用方法有生物电阻抗分析(bioelectrical impedance analysis, BIA)、双能 X 线、MRI、CT、B 型超声。代谢水平测定可用量热计直接测量法、代谢车间接测热法，计算 REE/BEE 比值，<90% 为低能量消耗（低代谢），90%～110% 为正常能量消耗（正常代谢），>110% 为高能量消耗（高代谢）。

理论上，任何营养不良患者都应该进行综合测定。但是在实际工作中，出于卫生经济学及成本效益因素考虑，轻度、中度营养不良患者可不常规进行综合测定，重度营养不良患者应该常规实施综合测定。营养不良的三级诊断是一个由浅到深的连续过程，由简单到复杂的发展过程。营养筛查、营养评估与综合测定既相互区别又密切联系，三者构成营养不良临床诊断的一个有机系统。

二、营养风险筛查工具

营养风险是现存的（或潜在的）与营养因素相关的、导致患者出现不良临床结局的风险。根据 ESPEN 指南（2003 版）和 CSPEN 指南（2008 版），营养风险筛查的定义是：借助具有循证基础的量表筛查，判断患者是否具有营养风险，即判定患者是否具有营养治疗适应证。营养风险筛查是对患者进行营养干预的前提，ESPEN 及 CSPEN 推荐采用营养风险筛查 2002（NRS2002）筛查住院患者的营养风险。

NRS2002 适用于 18～90 岁且住院时间超过 24 小时的患者，不推荐用于未成年人。NRS2002 内容包括：①营养状况受损评分（0～3 分）；②疾病严重程度评分（0～3 分）；③年龄评分（大于等于 70 岁者，加 1 分），总分为 0～7 分。评分≥3 分为具有营养风险，需进行营养评估。而入院时筛查 NRS<3 分者虽暂时没有营养风险，但应每周重复筛查 1 次，一旦出现 NRS≥3 分情况，即进入营养治疗程序。

门诊患者营养筛查则由接诊医务人员如医生、营养师、护士等实施。住院患者营养风险筛查在入院后 24 小时内由办理入院手续的护士实施。对营养筛查阳性的患者，应进行营养评估，同时制订营养治疗计划或进行营养教育。我国目前已经将营养筛查阳性列为肠外肠内营养制剂使用和医疗保险支付的前提条件。

三、营养评估工具

经过营养风险筛查后，对于有营养风险的恶性肿瘤患者，还要进行营养评估，即结合病史、体格检查、实验室检查、人体测量、人体成分分析等多项指标来综合判断，为制定营养治疗方案提供依据。

PG-SGA 是美国营养师协会（American Dietetic Association，ADA）等机构大力推荐用于肿瘤患者营养评估的首选方法，目前已经成为我国卫生行业标准，定量评估是 PG-SGA 的最大亮点。

PG-SGA 由患者自我评估及医务人员评估两部分组成，具体内容包括体重、摄食情况、症状、活动和身体功能、疾病与营养需求的关系、代谢方面的需要、体格检查等 7 个方面，前 4 个方面由患者自己评估，后 3 个方面由医务人员（医生、护士或营养师）评估，总体评估结果包括定量评估及定性评估两种。定性评估将肿瘤患者的营养状况分为 A（营养良好）、B（可疑或中度营养不良）、C（重度营养不良）三个等级。定量评估将 7 个方面的积分相加，得出一个最后积分，根据积分将患者分为 0～1 分（无营养不良）、2～3

分(可疑或轻度营养不良)、4~8分(中度营养不良)、≥9分(重度营养不良)。0~1分为无营养不良，不需要进行营养干预，一个疗程后应常规进行再次营养评估；2~3分为可疑或轻度营养不良，由营养师、医生对患者及其亲属进行营养指导，并根据实验室结果进行药物干预；4~8分为中度营养不良，需要营养干预及对症治疗；≥9分为重度营养不良，迫切需要改善症状的治疗和营养干预。

(邓诗佳、李华)

第三节　肠内营养

肠内营养(enteral nutrition，EN)指经消化道给予营养素。因其符合人体生理过程、并发症少、营养供给全面，并能维护胃肠道及肝脏功能，维护患者的营养代谢等优点，是肿瘤患者首选的营养治疗方法。

一、肠内营养原则与输注途径

(一)肠内营养原则

肠内营养是指通过胃肠道途径提供营养物质的一种营养支持治疗方式。其中，当患者在非自然饮食条件下口服肠内营养制剂称为口服营养补充(ONS)；当患者存在上消化道通过障碍时，经鼻胃(十二指肠)管、鼻空肠管、胃造口或空肠造口等方式给予肠内营养制剂则称为肠内管道喂养(enteral tube feeding，ETF)。只要患者的胃肠道具有吸收营养物质的能力，且能耐受肠内营养制剂，原则上在患者因原发疾病或因治疗需要不能或不愿自然饮食或摄食量不足总能量需求60%时均可考虑开始EN支持。EN总剂量应该根据疾病的进程和肠道耐受情况动态调整。

临床常用的肠内营养制剂主要有粉剂、混悬液和乳剂。肠内营养制剂根据其组成又可分为要素型、非要素型、组件型和特殊应用型。肠内营养制剂的口味取决于制剂的氮源与矿物质等成分，以氨基酸混合物或水解蛋白为氮源者，口感较以整蛋白为氮源者差。

肠内营养的输注方式有一次性投给、间歇性重力滴注和连续性经泵输注3种。具体输注方式的选择取决于营养液的性质、喂养管的类型与大小、管端的位置及营养物质需要量。

一般情况下，EN输注以连续滴注为佳，在EN刚开始的1~3天，需要让肠道逐步适应，采用低浓度、低剂量、低速度，随后再逐渐增加营养液浓度、滴注速度和投给剂量。一般第1日用1/4总需要量，营养液浓度可稀释1倍，如患者耐受良好，第2日可增加至1/2总需要量，第3日、第4日增加至全量。EN的输注速度开始宜慢，一般为25~50 mL/h，随后每12~24小时增加25 mL/h，最大速率为125~150 mL/h，如患者不耐受，宜及时减慢输注速度或停止输注。此外，在输注过程中应注意保持营养液的温度。

（二）肠内营养途径

适宜的喂养途径是保证 EN 安全有效实施的重要前提。喂养途径的选择取决于喂养时间长短、患者疾病情况、精神状态及胃肠道功能。

肠内营养的途径包括符合生理的口服（经口摄入）和管饲两大类，口服包括 ONS。管饲是指通过置入营养管进行肠内营养的途径，管饲途径从置管入口可以分为经鼻置管、胃造口置管及空肠造口置管等，从营养管末端所在的部位又可分为胃管和空肠管，其中经鼻置管主要用于 4 周以内的临时置管，包括鼻胃管（nasogastric tube，NGT）和鼻空肠管（nasointestinal tube，NTT）；而各种造口技术主要用于长期管饲（预计置管时间在 4 周以上），主要包括外科手术造口以及内镜、X 线、超声等技术辅助的经皮消化道造口，经皮内镜下胃/空肠造口术（percutaneous endoscopic gastrostomy/jejunostomy，PEG/PEJ）。恶性肿瘤放疗患者肠内营养的途径选择遵循"四阶梯原则"，当下一阶梯无法满足患者营养需要或无法实施时，则选择上一阶梯的治疗途径。肠内营养途径四阶梯模式见图 6-3-1。

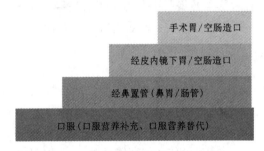

图 6-3-1　肠内营养途径四阶梯模式

ONS 作为一种常见的日常饮食外营养补充手段，是胃肠功能正常的肿瘤患者接受肠内营养的首选途径。在临床实践中，ONS 适用于经口营养摄入不足、消化吸收障碍的患者，除外昏迷、中枢性吞咽障碍、严重的口腔咽喉黏膜炎以及喂养受到局限（如能量密度不高、无法持续性喂养）等情况。

经鼻或经口置管通常用于预计管饲时间不超过 4~6 周的肠内营养，长期肠内营养的置管选择应考虑预期肠内营养的时间、患者的意向及照护条件。PEG 是目前中长期肠内营养的普遍选择。

二、肠内营养护理

（一）胃管护理

1.胃管的选择

结合胃管材质、特点、用途、留置时间和效价比等因素，选择适宜管径（8~12Fr）及材质（聚氨酯或硅胶）胃管进行鼻饲。

2.检查胃管是否在胃内

通过观察胃管末端在水中有无气泡溢出、听气过水声、胃液 pH 测定、肉眼观察抽出物和 X 线定位等确认胃管是否在胃内,其中,X 线检查是判断鼻胃管位置的金标准。

3. 胃管固定

常用系带和鼻贴固定等方法,鼻贴固定采用弹性柔棉宽胶带,有胶布过敏者,采用棉质系带双套结固定胃管,并在受压部位使用减压装置。

(二)造口护理

1. 皮肤护理

在造口前应进行皮肤准备,置入胃肠造口管 24 小时后,应每日用生理盐水对造口及周围皮肤进行清洗并评估有无感染、皮肤损伤、组织坏死及皮肤炎症等,同时将无菌纱布垫于造口周围以吸收渗液。术后 24 小时对造口管进行 360° 或 180° 的旋转,并上下提拉 2~3 cm,防止粘连,以后每周进行 1 次旋转。对于肠造口的患者,需避免旋转以防发生肠穿孔及导管移位。

2. 尽早开展肠内营养

在造口管置入 4 小时后尽早开展肠内营养。置管后第 1 小时,首先注入 50 mL 水并评估造口情况;每次注入肠内营养液前,评估造口管是否移位。

(三)肠内营养制剂输注护理

(1)输注肠内营养制剂时,根据室温决定是否需要加温,保持在 37℃~40℃。

(2)根据患者病情,选择肠内营养泵进行输注。持续输注者每日输注 12~24 小时,间歇输注建议每次输注 200~500 mL,每次持续 30~60 分钟,每日 4~6 次。

(3)输注过程中患者应保持半卧位,并在输注后一段时间保持体位相对稳定。鼻饲时保持床头抬高角度为 30°~45°(禁忌证除外),鼻饲结束后保持半卧位 30~60 分钟,鼻饲过程中如果患者必须降低床头进行其他操作,结束后尽快恢复床头高度。实施 TEN 时,要注意掌握"5 个核心内容":①一个原则,即个体化,根据每位患者的实际情况选择合适的营养制剂及其量、输注途径及其方法。②了解两个不耐受,胃不耐受及肠不耐受,前者多与胃动有关,后者多与使用方法不当有关。③观察消化道表现,如恶心、呕吐;腹痛、腹胀、肠型、肠鸣音;腹泻、便秘,大便次数、性质与形状。④重视四个问题:即误吸、反流、腹胀、腹泻。⑤注意五个度:输注速度、液体温度、液体浓度、耐受程度及患者体位,患者体位 30°~45° 为宜。

(4)预防堵管:药物与营养液分开输注,并在输注药物前后用温水脉冲式冲管,对于需持续肠内营养的患者,每 4~6 小时用 15~30 mL 温水冲管;发生堵管时,可先用 20~30 mL 温水脉冲式冲洗;如无效,用 8.4% 碳酸氢钠(NaHCO$_3$)脉冲式冲洗;若两者都无效,可使用溶解于水的胰酶+8.4%NaHCO$_3$ 封管 5~10 分钟;若上述方法均无效,考虑重新置管。

(四)并发症的预防与护理

临床上常见的肠内营养并发症主要有机械性并发症、胃肠道并发症、代谢并发症和感染。此外,长期饥饿或严重营养不良者在重新摄入营养物质时可能出现以严重低磷血症为主要病理生理学特征的电解质紊乱及由此产生的一系列症状，即"再喂养综合征（Refeeding syndrome，RFS）"。

1. 机械性并发症

肠内营养的机械性并发症与喂养管的质地、粗细以及置管方法及部位有关，主要包括鼻、咽及食管损伤，喂养管堵塞，喂养管拔除困难，造口并发症等。应选择合适口径喂养管，做好肠内营养制剂输注护理。

2. 胃肠道并发症

胃肠道并发症是 EN 支持治疗中最常见的并发症，也是影响 EN 实施的主要因素，主要表现为腹胀、腹泻、肠痉挛、恶心、呕吐、便秘等。应选择合适的 EN 制剂，从小剂量、低浓度开始，根据耐受慢慢加量、鼓励患者适当活动等。

3. 代谢并发症

主要包括水、电解质及酸碱代谢异常、糖代谢异常、微量元素异常、维生素及必需脂肪酸缺乏、肝功能异常。应监测电解质和出入量、选用合适的 EN 配方，如等渗、糖尿病专用、必需脂肪酸及脂溶性维生素配方。

4. 感染

肠内营养相关的感染并发症主要是营养液的误吸和污染两方面原因所致。营养液误吸主要表现为吸入性肺炎，原因包括：①床头未抬高；②喂养管位置不当；③喂养管太粗；④胃排空延迟或胃潴留；⑤患者高危因素（如体弱、昏迷、神经肌肉疾患等）。可通过以下方法护理：①输注中床头抬高 30°~45°；②调整喂养管位置；③选择较细较软的喂养管；④减慢输注速度；⑤改用胃造口或空肠造口等方式有效地避免或缓解其发生。营养液污染的可能原因包括：①配置过程污染；②输液器械不清洁；③储存温度过高；④储存时间过长；⑤患者口腔不清洁等。肠内营养制剂的使用过程中应严格遵守无菌配制原则，已打开的制剂室温下 12 小时内一般不会有细菌生长，冰箱（4℃下）可保存 24 小时，建议输注时间小于 8 小时。

（易丽丽、李华）

第四节 肠外营养

恶性肿瘤患者的代谢常处于慢性消耗和慢性炎症过程中，充足的营养是维持患者正常体重和代谢状况的重要条件。肠外营养（Parenteral nutrition，PN）主要指经静脉输液的方式输入营养物质，应用于临床医学的多个领域。PN 早在 20 世纪 60 年代便作为营养不良的恶性肿瘤患者重要营养支持途径广泛地应用于临床。

一、肠外营养原则与输注途径

（一）肠外营养原则

2009 年 ESPEN 发表的肿瘤患者肠外营养指南中认为恶性肿瘤患者的每日能量需求

应达到 20~25 kcal/kg(卧床患者)或 25~30 kcal/kg(有活动能力患者)。

1. 肠外营养适应证

当患者可能存在长期(>10 天)的 EN 摄入不足(<60%需要量)时,需要考虑采用 PN 的支持。①肠道功能不全或丧失(如放射性肠炎,消化道肿瘤切除术后)的患者;②能够接受 EN,但由于疾病等原因无法通过 EN 满足机体的能量和蛋白质目标需要量的患者;③需要营养支持,不能或不宜接受 EN 的患者。

2. 肠外营养的配方

须根据不同患者的器官功能、疾病状态、代谢情况及其他治疗措施准确设计制定肠外营养配方。接受 PN 的患者不能控制营养物质的吸收,所有经静脉给予的营养物质都要被吸收、代谢和排泄。TPN 的营养物质必须完整,包括水、糖类、氨基酸、脂肪、电解质、维生素和微量元素。特殊情况下,也可加入某些特殊营养物质(如药物营养素),其独特的药理作用可能影响预后。

3. 肿瘤患者 PN 供能策略

每日最低 20 kcal/kg,最高可达 30 kcal/kg。ESPEN 和 ASPEN 均认为恶性肿瘤患者若需要长时间 PN 支持时,可优先考虑含有较高脂肪供能比例(葡萄糖:脂肪酸=1:1)的供能策略。CSPEN 则指出,有高脂血症(甘油三酯>3.5 mmo/L)和脂代谢异常的患者,应根据患者的代谢状况决定是否使用脂肪乳剂;而在重度甘油三酯血症(4~5 mmo/L)的患者中,应避免使用脂肪乳剂。

经外周静脉肠外营养(PPN)和 SPN 两者提供的能量比例没有一个固定值,主要取决于肠内营养的耐受情况,肠内营养耐受越好,需要 PPN 提供的能量就越少,反之则越多。

(二)肠外营养输注途径

肠外营养主要经外周静脉置管或中心静脉置管输注。临床上,需综合考虑患者的病情、肠外营养液的渗透压、预计使用时间、血管条件和护理环境等因素合理选择输注途径。

1. 经外周静脉肠外营养

经外周静脉肠外营养被临床普遍认为是一种安全、有效、便捷的营养治疗通路。

适应证为:①肠外营养治疗途径早期的建立;②对营养需求(热量、氮量等)和体液输注量要求不高的患者;③输注时间小于 7~10 天的患者;④无法建立中心静脉途径时,如发生了导管相关性血行感染或无法进行深静脉置管操作。

局限性及缺陷:①不能用于对能量及液体量需求高的患者;②不能长时间的应用;③对血管及患者的要求较高。

2. 经中心静脉肠外营养

当肠外营养超过 2 周或最终浓度超过 10%的葡萄糖或营养液渗透压高于 900 mOsm/L 时,推荐经中心静脉进行肠外营养,包括经外周静脉穿刺置入中心静脉导管(PICC),经锁骨下静脉、颈内静脉(internal jugular vein, IJV)、股静脉(femoral vein, FV)置管和植入式静脉输液港(PORT)等。PICC 和 PORT 可长期输注肠外营养,避免反复外周静脉穿刺,且较少影响患者的日常生活及运动,具有较高的舒适度、患者满意度和良好的生活质量。

二、肠外营养护理

肠外营养可提供机体所需的营养物质,是肿瘤营养治疗的重要组成部分,已广泛用于住院、家庭营养治疗的患者,是一种有效的营养治疗方式。但肠外营养容易出现营养成分供给不足或者过量。同时,因其需要借助导管进行输注,导管相关并发症也较为常见。护士在进行肠外营养时,需掌握肠外营养输注时的注意事项,安全、有效地实现营养补充。

(一)肠外营养输液装置

(1)短期内低渗透压肠外营养可选择外周静脉留置针;肠外营养时间>10~14天,采用中心静脉导管(CVC)或PICC,需长期肠外营养或终身依赖肠外营养的患者,采用隧道式中心血管通路装置。

(2)避免用乙醇消毒聚氨酯材质导管。

(3)滴注葡萄糖/氨基酸时使用0.22 μm的过滤器,输注全合一溶液时,建议使用1.2 μm的过滤器,输液装置每24小时需更换1次。

(二)肠外营养液输注护理

1. 冲洗导管

(1)全合一营养液混合了脂肪乳剂、氨基酸、葡萄糖等多种物质,且输注时间长,在输注前后应使用生理盐水冲管。

(2)多种药物同时输注时,为避免药物之间的相互作用,应在输注两种药物间隙用20~30 mL生理盐水冲洗导管,或选择另一条静脉通路输注。

2. 采血

采血时间应选择在肠外营养液输注完毕后5~6小时,以免影响患者生化指标结果。

(三)并发症的防治

PN的并发症主要分为与输注途径有关的导管相关并发症和与输注成分有关的代谢性并发症。

1. 导管相关并发症

导管相关并发症常发生在中心静脉置管过程中。并发症的发生受通路种类、操作经验、治疗持续时间、管路护理和患者的基础疾病状态等因素影响。分为机械性并发症、感染和血栓栓塞。

(1)血栓的预防和处理:在中心血管通路装置入之前,评估患者的静脉血栓危险因素,使用非药物应对策略来预防血栓,如置入导管的肢体早期活动、合理的功能锻炼和补充足够的水分。深静脉血栓发生后,需及时抬高患侧肢体并制动,避免对患肢的按摩、热敷及挤压,并通知医生进行处理,遵医嘱予以抗凝或溶栓治疗。

（2）堵管的预防和处理：单纯输注脂肪乳剂浓度较高，每 4 小时使用生理盐水脉冲式冲洗导管 1 次，降低堵管发生的风险。堵管发生后，应分析具体原因，不能强行推注生理盐水，外周静脉留置针若发生堵管立即拔除，而 PICC、CVC、PORT 需根据原因遵医嘱处理。

（3）感染：预防导管相关感染最重要的措施是在穿刺置管、PN 配置、给药和导管护理时严格遵守无菌原则，一般不需预防使用抗菌药物，没有感染证据时也不必定期更换导管。明确发生导管相关感染者在拔除导管后，送导管尖端、导管出口渗液和经导管抽出的血样做培养。

2. 代谢性并发症

肠外营养中各营养物质供给不足或过量，均会引起代谢性并发症。在 PN 开始前，尽量纠正电解质缺乏，特别是钾、镁、磷，补充维生素 B_1，能量摄入应从目标量的 50% 开始，逐步加量。在临床实践中，须密切监护电解质、血糖等，根据患者的代谢需求及时调整营养液配方，优化周期性营养方案。

（易丽丽、李华）

第五节　肿瘤患者营养支持

一、肿瘤手术患者营养支持

（一）概述

围术期营养支持治疗是指围术期患者在饮食摄入不足或不能摄入的情况下，通过肠内或肠外途径进行补充或提供全面、充足的机体所需的各种营养素，以达到预防和纠正患者营养不良、增强患者对手术创伤的耐受力和促进早日康复的目的。

肿瘤和非肿瘤围术期患者的营养支持治疗原则基本相似，不同的是肿瘤围术期患者营养不良发生率较高，以胰腺、食管、胃肠肿瘤营养不良的发生率及营养不良状况最为严重，平均 40%~60% 不等，术前新辅助化疗患者的营养风险更大。较多证据表明，围手术期合理营养支持治疗可改善术后临床结局，包括降低并发症和缩短住院时间。

（二）围手术期营养风险筛查和营养评定

根据欧洲、美国及中国肠外肠内营养学会的指南推荐，营养支持治疗需遵循基本步骤，即营养风险筛查，营养评定，营养支持计划的制订，营养支持治疗的实施、监测和评估。围手术期营养支持治疗需遵从指南，同时注意其特殊性，如按照术前、术后及出院后的三个时间阶段给予相应的营养支持。

营养风险筛查（nutrition risk screening，NRS-2002）是临床医护人员用来判断患者是否存在营养风险、是否需要进一步全面营养评定和制订营养治疗计划的一种快速、简便的方法。NRS-2002≥3 分者表明存在营养风险，需制定营养计划。（详见第六章第二节

中的营养风险筛查工具)

对有营养风险患者进行营养评定,鉴别患者是否存在营养风险,并判断机体营养状况,预测营养状况对临床结局的影响,为制订合理的营养支持计划提供根据。经过营养筛查后,有营养高风险的患者除需进行营养治疗,还要进行多学科的综合评定。营养评定是由营养专业人员对患者的营养代谢机体功能等进行全面检查和评估,用于制订营养治疗计划,考虑适应证和可能的不良反应。营养评定内容需结合病史、体格检查、实验室检查和机体测量指标等进行综合评定。

(三)围术期患者的营养干预

1. 术前营养干预

术前应重视蛋白质供给量,当机体处于应激状态,如手术,机体蛋白需要量显著升高,用于肝脏合成急性期蛋白等,参与免疫功能和伤口愈合。低营养风险的围术期患者,鼓励术前进食高蛋白质食物和含糖类的饮食。动态进行营养风险筛查,存在营养风险时,需要进行营养评估,以决定是否需要进行营养支持治疗,以及采取何种营养支持治疗方案。

伴有营养风险的患者中,很多人不能从正常的饮食获得充分的营养补充。鼓励患者口服补充高蛋白或免疫营养配方;如不能通过 ONS 方式补充或满足营养需求时,应该放置肠内营养管,给予至少 7 天的肠内营养。如果不能使用 ONS 和 EN 或两种方式达不到蛋白质/能量需求的 50% 时,需开始肠外营养,通常建议使用 7~14 天以改善营养状况。在高风险的患者的营养路径中,虽然术前优化的最佳时期尚未确定,2~4 周可能是一个合理的时间范围。患者术前尽量减少禁食时间,鼓励术前口服糖类。

2. 术后营养干预

快速外科康复强调术后早期恢复经口饮食。如果判断患者术后可能存在营养风险或胃肠功能不全,可在术中行空肠造口或放置肠内营养管,以利于术后实施肠内营养。早期恢复胃肠道的进食,可促进肠功能的恢复,加速患者康复。术后早期肠内营养可改善患者的免疫功能,降低患者感染性并发症的发生率。而如果患者术后存在营养不良。则会引起吻合口以及切口相关的并发症。术后早期肠内营养的价值不仅仅在于营养支持治疗,更加注重的是保护肠黏膜、减少肠黏膜屏障的损害、防止肠道菌群的移位。

患者在术后接受营养支持时,摄入热卡的目标量为 25~30 kcal/(kg·d),摄入蛋白质的目标量是 1.5~2 g(kg·d)。术后蛋白质摄入应足量,蛋白质摄入量不足将会导致去脂组织的丢失,有损机体功能的恢复。对于老年人群,无论是否给予足量的能量,只要给予足够蛋白质就有助于维持机体的去脂组织,减少因能量供给不足而引起虚弱的风险。除患者存在肠道功能障碍、肠缺血或肠梗阻,大部分患者都应在手术后当天通过饮食或 ONS 摄入高蛋白质营养食品。术后达到足够的蛋白质摄入量比摄入足够的能量更加重要。

患者在术后接受营养支持治疗时,当其口服营养能够超过 50% 的营养目标量时,则首选口服高蛋白质 ONS。当经口摄入量小于 50% 营养目标量时,需要通过 EN 管饲进行营养支持治疗。如果通过口服或 EN 均无法达到 50% 的蛋白或能量的需要量超过 7 天时，则应启动 PN。对于营养不良的患者，术后营养支持治疗应当持续更长时间。

3. 出院后营养干预

很多胃肠术后患者经口摄入量都不是十分充足，营养问题在出院后更加凸显。术后出现并发症的患者会继续丢失体重，存在营养状况进一步恶化的风险，这些患者在出院后更加需要继续营养随访。在手术或疾病后，如果患者体重明显减轻，则需考虑增加能量和蛋白质的摄入量以满足康复的需要。对于大部分手术患者，出院后相当长的时间内需要更加重视营养支持治疗，从而保证患者更好的康复。食欲减退、持续的恶心、阿片类药物引起的便秘以及缺乏饮食恢复指导都是阻碍手术患者术后恢复的障碍，对老年人尤其明显。高蛋白 ONS 应当作为手术患者出院后饮食计划的主要组成（详见第六章第五节居家肿瘤患者营养支持）。

(四)健康教育

1. 营养知识宣教

根据营养治疗五阶梯原则，对患者和亲属进行营养知识宣教，能口服的就口服，能利用肠道功能就使用肠道。

2. 饮食指导

手术患者宜使用清淡易消化的饮食，注意营养搭配，禁忌食用辛辣、油腻、腌制及熏制的食物。可根据患者的饮食习惯，适当少食多餐。

3. 并发症的观察

营养干预作为一种治疗手段同样会遇到各种各样的问题，包括各类不适与并发症等，告知患者可能遇到的问题及其对策，可以显著提高患者对营养干预的依从性。

4. 随访

遵医嘱进行随访，出院后 1~3 个月，建议每 2 周随访一次；出院后 3~6 个月，建议每个月随访一次；出院 6 个月后，每 3 个月随访一次；如有不适，随时随访或到医院就诊。

二、肿瘤化疗患者营养支持

(一)概述

化疗是肿瘤治疗的三大手段之一，而化疗会对人体正常细胞产生损害，出现恶心、呕吐、疼痛，口腔黏膜炎和胃肠道黏膜炎、便秘等症状，影响食物的摄入及消化吸收，造成营养不良。营养不良会降低患者对化疗的耐受程度，影响生活质量、治疗效果及预后。研究显示，合理的营养治疗可改善化疗患者的营养状况，提高对治疗的耐受性和生活质量。

(二)肿瘤化疗患者营养风险筛查和营养评估

恶性肿瘤患者明确诊断后，应用 NRS2002 进行营养风险筛查，根据筛查结果进行营养评估。患者入院时(入院后 24 小时内完成)，首次化疗前 3 天，化疗持续期间，化疗结束后 3 天以及后续的每一次随访中通过 PG-SGA 评估患者的营养状况，接受高剂量化疗的患者，应每周进行评估检测。

（1）对已存在营养不良或营养风险的患者应早期进行营养治疗。当 BMI<18.5，血浆清蛋白（ALB）<30 g/L，血红蛋白（Hb）<90 g/L 时，提示患者存在营养不良，应进行营养治疗。

（2）化疗伴有明显不良反应的患者，如果已有明显营养不良，则在化疗的同时进行营养治疗。

（3）化疗严重影响摄食，如每日摄入能量低于 60% 目标需要量超过 3~5 天，因摄入不足导致患者体重丢失，建议启动营养治疗。

（4）营养状态良好，无营养风险的化疗患者，不需要常规营养治疗，但仍需每周进行动态营养风险筛查。

（三）肿瘤化疗患者营养支持

1.营养干预的原则

化疗患者营养治疗的途径选择遵循五阶梯治疗原则："只要肠道功能允许，应首先使用肠道途径"，优先选择肠内营养（EN），符合营养治疗指征，但不能耐受肠内营养或存在消化道梗阻、化疗所致严重黏膜炎、肠道功能紊乱等情况，以及仅通过经口摄食和肠内营养途径，患者仍无法获得足够的营养时，可给予肠外营养（PN），一般为短期治疗。当下一阶梯不能满足 60% 目标能量需求 3~5 天时，应该选择上一阶梯。

2.营养干预的方式

EN 首先鼓励口服，增加饮食频次或选择高能量密度食品，口服不足或不能口服时，用管饲补充或替代。需长时间营养治疗且食管通畅的患者，主张实施经皮内镜下胃造口（PEG）、经皮内镜下空肠造口。食管梗阻时，主张实施经皮影像下胃造口、穿刺导管空肠造口或手术胃造口、手术空肠造口。

3.化疗患者营养素目标

化疗患者营养治疗的能量推荐：卧床患者 20~25 kcal/（kg·d），下床活动的患者 25~30 kcal/（kg·d），再根据实际需求进行调整。蛋白质的需要量取决于代谢应激和蛋白质消耗程度，推荐肿瘤化疗患者提高蛋白摄入量，一般患者推荐 1.2~1.5 g/（kg·d），严重营养不良患者推荐 1.5~2.0 g/（kg·d），并发恶液质的患者可提高至 2.0 g/（kg·d）。

4.营养配方的选择

化疗患者的营养治疗（肠内）一般选择整蛋白标准配方。根据个体情况选择配方。高能密度配方可减少摄入量，可能有更好的依从性。n-3PUFA 强化型肠内营养配方对改善恶病质可能有益。短肽制剂含水解蛋白无须消化，吸收较快，适合化疗患者。

（四）健康教育

1.保持体力活动

患者化疗期间在可耐受范围内保持体力活动，推荐适量的有氧运动。建议接受化疗的肿瘤患者多运动，避免久坐的生活方式，根据自身体力状况选择合适的运动方式和运动量，如每天步行或专业教练指导下的体能锻炼。每次持续 10~60 分钟，每周 3~5 次。

2. 化疗常见症状的饮食指导

（1）疲劳和乏力：多食用富含优质蛋白的食物如肉、蛋、奶、鱼等，若摄入较少，可补充一些乳清蛋白质粉、新鲜的蔬菜和水果，如摄入不足，做成蔬果汁加坚果补充，同时适当用一些补血益气的药膳如阿胶、黄芪、党参、当归、大枣、山药等配一些食材食疗。

（2）食欲不振：少食多餐，进食高热量、高蛋白饮食。用餐前适当活动或使用少许开胃、助消化的食物如山楂、麦芽、萝卜、山药、酸奶等。必要时遵医嘱使用增加食欲的药物，如甲地孕酮。口腔溃疡可进食少渣半流质或质软食物。避免酸味强的或粗硬生硬食物。必要时可利用吸管吸吮液体食物。吃高蛋白质、高热量的食物，以加速愈合过程。

（3）恶心、呕吐：在食物中加姜汁或喝些陈皮茶等。呕吐严重者，2 小时内避免进食。防止脱水，经常喝清流质，如肉汤、水、果汁等。

（4）便秘：增加含膳食纤维素食物，如增加蔬菜、水果、薯类等，适当增加水分，如蜂蜜水、绿茶水等。

（5）腹泻：避免食用会加重腹泻的高纤维食品，如坚果、瓜子、全谷物、豆类、生的水果和蔬菜等。避免食用高脂肪食品，如油炸和油腻食物。多进食含有粗纤维少的蔬菜如冬瓜、去皮西红柿、土豆等并辅以小米粥、蛋黄米汤等食物。

（6）骨髓抑制：食用高蛋白质和养血补血的食物，如猪肉、牛肉、鸡肉、鱼肉、黑木耳、黑米、黑芝麻、大枣、花生等，避免喝浓茶。

三、肿瘤放疗患者营养支持

营养不良对肿瘤患者放射治疗和预后具有不良影响。营养管理是解决肿瘤放疗患者营养不良的方法，对改善患者机体营养状况、提高肿瘤综合治疗效果有着重要意义。

肿瘤放疗患者营养支持PPT

（一）概述

放射治疗（以下简称"放疗"）是肿瘤综合治疗最重要的手段之一，60%~80% 的患者在治疗过程中需要接受放疗。"围放疗期"是指从患者需要放疗开始至与放疗有关的治疗结束的全过程，包括放疗前、放疗中和放疗后 3 个阶段。放疗对患者的营养状况具有正面和负面双向影响。一方面，放疗可减少肿瘤负荷、缓解肿瘤压迫和梗阻，改善患者营养摄入和营养状况；但另一方面，头颈部放疗所致的味觉敏感度降低、放射性口腔黏膜炎和放射性口干等，胸部放疗所致的放射性食管炎，腹部、盆腔放疗所致的放射性肠炎、肠衰竭等均会影响营养物质摄入、消化、吸收和代谢等全过程，导致营养不良的发生或营养状况的恶化。营养不良是肿瘤放疗患者最常见的并发症之一。

营养不良会降低肿瘤细胞的放射敏感性、影响放疗摆位的精确性、增加放疗不良反应、降低放疗的耐受性、延长总住院时间等。规范合理的营养支持可降低放疗患者的不良反应，减少放疗非计划性中断。

(二)肿瘤放疗患者营养风险筛查和营养评估

围放疗期一般为患者接受放疗前 2 周至放疗结束后 3 个月。放疗患者在围放疗期应进行全程营养管理，放疗前、放疗中和放疗后使用 NRS 2002 进行筛查，必要时使用 PG-SGA 进行评估，并结合急性和晚期放射损伤分级[美国肿瘤放射治疗协作组(Radiation Therapy Oncology Group，RTOG)分级]进行规范化个体化营养支持，见图 6-5-1。

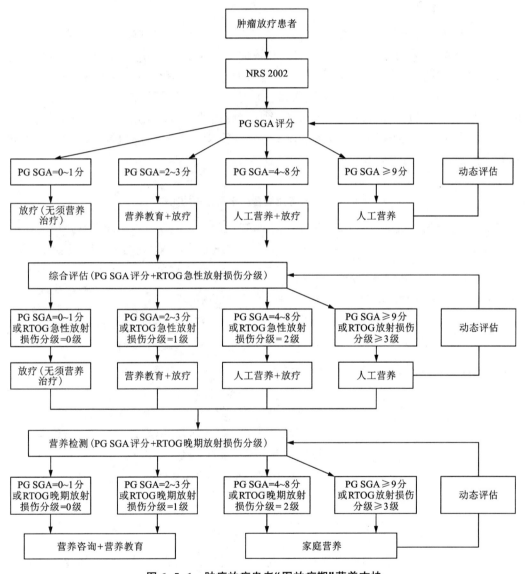

图 6-5-1　肿瘤放疗患者"围放疗期"营养支持

(三)肿瘤放疗患者营养干预

1. 营养干预的原则

营养不良的肿瘤放疗患者常采用 5 阶梯治疗原则,首先选择营养教育,然后依次向上晋级选择口服营养补充、完全肠内营养、部分胃肠外营养、全肠外营养。遵循阶梯治疗原则,当下一阶梯无法满足患者营养需要(<60%目标需要量 3~5 天时)或无法实施时,依次向上晋级应选择上一阶梯。

2. 营养干预的方式

营养不良的放疗患者胃肠道功能基本正常时首选 EN,胃肠道功能不全或功能障碍时使用部分或 PPN。EN 的途径包括 ONS 和管饲。ONS 是胃肠功能正常肿瘤患者接受肠内营养的首选途径。营养不良和处于营养风险的患者,经强化营养教育和咨询指导后通过经口摄食仍然不能达到目标营养摄入量,即可开始 ONS。管饲途径是胃肠功能正常,但存在无法经口摄食或摄食不足情形的患者接受肠内营养的首选途径。管饲途径有多种方式,鼻置管、经皮内镜下胃/空肠造口术、外科手术下胃/空肠造口等。放疗患者不同营养支持方式的比较见表 6-5-1。

表 6-5-1 放疗患者营养干预方式的比较

项目	口服营养补充	管饲	肠外营养
适应证	营养不良和处于营养风险的患者;经强化营养教育和咨询指导后,通过经口摄食仍然不能达到目标营养摄入量者	胃肠功能正常,但存在无法经口摄食或摄食不足以满足营养需求的患者	胃肠道功能障碍患者无法通过口服或肠道营养,例如出现严重的肠道黏膜炎症或放射性肠炎时,应该考虑肠外营养支持;肠内营养始终不足目标量 60%时
特点	接近自然进食,依从性好	需置管或造口	需建立静脉通路
并发症	少见	反流、吸入性肺炎、鼻腔损伤、肠道穿孔、倾倒综合征、切口感染、导管移位、造口旁渗漏、导管堵塞等	肠黏膜萎缩、肠功能减退、细菌移位;导管相关性感染
成本	经济	鼻胃/鼻肠管简单经济,PEG/PEJ 需手术费用	静脉通路费用高

3. 放疗患者营养素摄入目标

放疗患者的能量摄入目标根据肿瘤负荷、应激状态和急性放射损伤个体化给予及动态调整。建议每天给予 25~30 kcal/(kg·d),再根据实际需求进行调整。蛋白质的需要量取决于代谢应激和蛋白质消耗程度,推荐肿瘤放疗患者提高蛋白摄入量。若不存在胰岛素抵抗,脂肪供能应占全日摄入能量的 20%~35%。均衡摄入各类必需微量营养素,无必要时不盲目使用营养补充剂。

(四)健康教育

1.营养诊断的必要性

并不是所有肿瘤放疗患者都存在营养不良或需要接受营养治疗，甄别营养不良需要进行营养诊断。

2.饮食指导

(1)放疗患者宜使用清淡易消化的饮食，注意营养搭配，禁忌食用辛辣、油腻、腌制及熏制的食物。可根据患者的饮食习惯，适当少食多餐。因患者常合并一些症状，具体的饮食建议如下：①食欲缺乏：膳食和饮品需富含营养，提供小分量饮食。②吞咽困难：调整食物的质地，通过小分量来缓解吞咽不适及避免疲劳，以免加重吞咽困难，增加误吸的风险；确保患者在用餐时处于合适的体位从而有利于食物的蠕动；避免食物堆积在口腔中。如果患者对液体吞咽困难，摄食可以胶状或乳脂类的为主；相反，如果对固体吞咽困难，可准备质地柔软的食物。③黏膜炎：细嚼慢咽，同时使用常温食品；保持口腔卫生；摄入柔软、光滑或者捣碎的混合有水分或汤汁的食物；避免辛辣刺激饮食，比如瓜果皮、辛辣的、酸的或煎炸的食物。

(2)消除饮食误区：部分患者常认为鱼、家禽、家畜等是发物、是酸性食品，不能吃。实际上，上述动物食物都是优质蛋白质来源，肿瘤放疗患者蛋白质需求高于健康人。无证据表明营养支持会促进肿瘤生长。在与患者及亲属沟通的过程中，鼓励患者说出真实想法，消除患者及亲属对营养支持的疑问。

3.疾病相关知识指导

(1)放疗知识指导：介绍放射治疗的方法，可能发生的不良反应。放疗的不良反应一般出现在放疗中期，即放疗开始2周左右，放疗前2周时间内的营养问题需受到患者或亲属的重视。

(2)实验室结果与营养相关性：常见的实验室检查包括血常规(白细胞、红细胞)、生化(血清白蛋白、血清前白蛋白)。白细胞是放疗的重要参考指标。红细胞的主要功能是运输和交换氧和二氧化碳，常作为缺铁性贫血诊断时的检查项目。血清白蛋白是用来评估内脏的蛋白质储存状况，反映患者营养状态的参考指标。血清前白蛋白，反映蛋白质营养不良、肝功能不全，正常成人参考值为 200~400 mg/L。

4.随访

由营养支持治疗小组成员负责实施随访。出院后1个月内，建议每周随访一次；出院后2~3个月，每2周随访一次；出院后3~6个月，每月随访一次；出院6个月后，每3个月随访一次；出现不适或问题不能自行解决时，随时随访或去医院就诊。

四、居家肿瘤患者营养支持

国内大部分抗肿瘤治疗措施都是在医院实施，若肿瘤患者出院，营养管理和治疗随即结束，然而持续的营养管理对肿瘤患者至关重要。

(一)概述

2006 年 WHO 宣布肿瘤是一种慢性代谢性疾病，居家肿瘤患者数量逐年上升，越来越多的患者在家庭中接受肠内营养和肠外营养。由于需要营养治疗的患者一般病情比较复杂，需加强肠内营养和肠外营养的规范化管理，以提高营养治疗效果、减少营养治疗并发症。

家庭营养支持(home nutrition support，HNS)是治疗间歇期需要营养治疗的肿瘤患者在营养支持小组(nutrition supportteam，NST)的指导下居家进行营养治疗的手段。合理的家庭营养支持能改善患者的营养状态，HNS 包括家庭肠内营养(home enteral nutrition，HEN)和家庭肠外营养(home parenteral nutrition，HPN)。HEN 是指居家经胃肠道途径提供人体营养代谢所需的营养物质，以补充饮食摄入不足或替代经口饮食，广泛应用于需要长期肠内营养的恶性肿瘤、厌食、年老体弱、消化道疾病等患者。HPN 是通过居家以静脉输注的方式进行肠外营养支持，适用于无法进食或经胃肠道摄入的营养无法满足机体营养需求的患者。良好的 HNS 能改善患者的营养状况。HNS 是由多个专业学科共同协助为患者提供的合理、全面而有效的营养支持服务。NST 是一种团队医疗模式，主要由医生、营养师、药剂师、护士、心理咨询师、理疗师等专业人员组成，其需要认真科学地对患者进行营养评估，全面合理的为患者制定营养计划，并对其进行营养教育，定期随访，依据患者的情况及时的调整营养方案以保证 HNS 的有效性和连续性，使患者更好地获益。

(二)居家肿瘤患者营养评估与筛查

居家肿瘤患者营养管理首先应对患者进行家庭营养管理评估。评估内容包括患者营养状况、预计营养治疗时间、患者的认知及对于营养改善的意愿，即是否能够或愿意配合 NST 进行自我营养监测及营养师的定期随访。中国肿瘤营养治疗指南推荐，决定肿瘤患者是否需要 HNS 前应首先进行营养风险筛查及评估，存在营养风险或中、重度营养不良的患者需要营养治疗。肿瘤患者的营养风险筛查，NRS 2002≥3 分的患者建议转诊营养门诊或请营养科会诊，由营养师对患者进行 PG-SGA 评估。把存在中、重度营养不良的患者，且家庭营养治疗时间预计大于 4 周、认知及社会支持良好、愿意配合的患者纳入家庭营养管理。患者出院前 NST 为其制定个体化的营养治疗目标及方案，以营养师为主进行个体化营养咨询及饮食营养指导，同时护士给予营养指导。

(三)居家肿瘤患者营养干预

1. 家庭肠内营养干预

肿瘤患者 HEN 的主要目的是治疗肿瘤相关的营养不良，提高肿瘤患者对治疗的耐受性及生活质量，减少医疗费用。接受 HEN 的患者需满足 6 个条件：①患者经营养评估为中、重度营养不良或长期胃肠功能障碍导致经口不能摄入或不能吸收足够营养以维持营养状况，如门诊头颈放疗患者、消化道肿瘤术后及化疗患者、晚期恶液质患者；②患者病情经过治疗基本平稳，无须住院处理；③患者认知及家庭环境经过评估适合开展HEN；④患者亲属已接受 HEN 培训，了解基本营养护理知识，愿意配合 HEN 及随访；⑤预计 HEN 时间至少持续 4 周或以上；⑥预计生存期大于 1~3 个月的非终末期患者。

HEN 的摄入途径包括口服和管饲，口服包括 ONS 和 EEN，管饲分为经胃管饲(鼻胃管饲、胃造口管饲)和经肠管饲(鼻空肠管饲、空肠造口管饲)。ONS 是指除正常食物外,补充性经口摄入特殊医学用途(配方)食品以补充日常需要,其接近于患者自然进食过程,患者依从性好,是 HEN 首选方法。当 ONS 不能满足患者营养需求或者不能经口进食时选用管饲喂养。鼻胃管和鼻肠管适用于短期 HEN 的患者,而对于需要长期肠内营养的肿瘤患者,常使用经皮内镜下胃造口/经皮内镜下空肠造口建立 EN 途径。虽然营养治疗的途径很多,但不同的途径有不同的适应证、禁忌证及并发症,因此应根据患者自身情况选择合适的途径,尽量鼓励患者经口进食。

在选择营养剂时应根据患者的营养情况、疾病状态、胃肠功能、基础疾病及经济情况等选择合适的营养液。常用的肠内营养制剂包括:维沃(AA)、百普力(SP)、能全力(TPF)、瑞能(TPF-T)、瑞代(TPF-D)、瑞高(TP-HE)、瑞素(TP)。根据肠内营养制剂的组成成分不同将营养液分为:要素型、非要素型、组件型及特殊应用型,其中非要素型制剂中的匀浆膳是由普通食物加工处理后形成的糊状流状体食物,营养成分与正常食物相似,对患者胃肠道刺激小,适用于不能经口进食需管饲但胃肠功能尚可的患者,因其经济实惠且可于家中制作,适用于 HEN 患者。

尽管 HEN 相对安全,但 HEN 的过程中仍可能出现腹胀、恶心、呕吐、腹泻、便秘等胃肠道并发症,吸入性肺炎、营养液污染、输液管道污染等感染性并发症,再喂养综合征(严重水电解质失衡、葡萄糖耐受下降和维生素缺乏等表现)等代谢性并发症及导管阻塞等机械性并发症干预,不仅影响营养支持的效果,还增加患者的痛苦及经济负担。因此 NST 小组成员对患者及亲属进行详尽的健康教育并进行监测和随访,及时提出指导意见。

2. 家庭肠外营养干预

HPN 是通过采用全营养液混合(total nutrient admixture, TNA)或称为全合一(all-in-one, AIO)的方式将患者所需的糖类、氨基酸、脂肪乳剂、维生素、水、电解质及微量元素等基本营养混合在一起,通过静脉途径输注入体内。肿瘤患者是否适合 HPN 应该由主治医生和营养支持小组共同决定,肿瘤患者接受 HPN 的适应证如下:①患者不能获得足够的口服或肠内营养;②病情平稳,卡氏评分≥50,没有严重的器官障碍,能够控制或没有疼痛,估计恶性肿瘤患者能存活 3 个月以上者;③患者要求或同意 HPN,患者及其亲属有较好的依从性,经过相关的培训;④家中有良好环境,可配置肠外营养液并保存,或靠近医院便于获取肠外营养液,有专门照顾患者的人员;⑤可定期随诊,如有不适,立即去医院就诊。

家庭肠外营养的输注途径主要有中心静脉导管(CVC)、经外周静脉置入中心静脉导管(PICC)和输液港(PORT)。根据患者自身意愿及具体情况选择合适的输注方式。HPN 患者肠外营养输注及导管维护通常由护理人员进行。

研究报道 HPN 并发症发生率并不比住院肠外营养高,关键在于操作者能够严格按照各项规程操作。并发症包括:①导管相关并发症;②HPN 相关肝病;③代谢并发症;④代谢性骨病;⑤脱发;⑥血管栓塞等。在恶性肿瘤中,深静脉血栓形成是最常见的。因此在进行 HPN 的过程中 NST 小组成员应及时地进行监测和随访,以确保 HPN 的顺利进行。

(四)健康教育

1.保持理想体重

体重不低于正常范围的下限值,每 2 周定时(早晨起床排便后空腹)称重一次并记录。任何不明原因(非自主性)的体重丢失大于 2%时,应该及时回医院复诊。

2.饮食指导

(1)节制能量:每餐七八分饱最好,不能过多,也不能过少,非肥胖患者以体重不下降为标准,但是切忌饥饿。

(2)增加蛋白质摄入量:乳、蛋、鱼、肉、豆是优质蛋白质来源。动物蛋白质优于植物蛋白质,乳清蛋白优于酪蛋白。荤素搭配(荤:素 = 1:2)。控制红肉(猪肉、牛肉、羊肉)及加工肉(如香肠、火腿)摄入。

(3)增加水果蔬菜摄入量:每日蔬菜+水果共要求摄入 5 份(蔬菜 1 份 = 100 g,水果 1 份 = 1 个),要求色彩缤纷,种类繁多。增加全谷物、豆类摄入。

3.坚持健康的生活习惯

戒绝烟草,限制饮酒(如饮白酒,男性不超过 100 g/d,女性不超过 50 g/d),保持充足睡眠。不能以保健品代替营养素。避免含糖饮品,避免过咸食物及盐加工食物(如腌肉、腌制蔬菜)。

4.积极运动

每周运动不少于 5 次,每日 30~50 分钟的中等强度运动,以出汗为好。卧床患者建议进行适合的运动(包括手、腿、头颈部及躯干的活动)。肌肉减少的老年患者提倡抗阻运动。

5.随访

出院后营养师对纳入家庭营养管理的患者定期通过电话或 APP 进行随访。随访时间:第 1 次随访为出院后 1 周内,第 2 次为出院后 1 个月内,以后每 1~3 个月随访 1 次,对 HN 治疗效果进行监测,包括饮食摄入、体重变化、营养治疗不良反应、营养医嘱依从情况等,并评价营养治疗疗效,如营养改善、维持、恶化情况。

(谭艳、李华、谌永毅)

练习题

一、选择题

【A 型题】(10 题)

1.营养不良的规范治疗应该遵循五阶梯治疗原则,当下一阶梯不能满足(　　)目标能量需求 3~5 天时,应该选择上一阶梯。

A.70%　　　　　　　　　　　　B.60%

C.50%　　　　　　　　　　　　D.40%

E.30%

2.专门为肿瘤患者设计的营养评估方法是(　　)。

A.PG-SGA　　　　　　　　　　B.SGA

C. NRS2002
D. MNA

E. GLIM

3. 喂养途径的选择取决于( )。

A. 喂养时间长短
B. 患者疾病情况

C. 精神状态
D. 胃肠道功能

E. 以上都是

4. 硅胶胃管每( )更换 1 次。

A. 1 周
B. 2 周

C. 3 周
D. 4 周

E. 5 周

5. 判断鼻胃管位置的金标准( )。

A. 观察胃管末端在水中有无气泡溢出
B. 听气过水声

C. 胃液 pH 测定
D. 肉眼观察抽出物

E. X 线定位

6. 输注肠内营养制剂时,应符合生理功能,根据室温决定是否需要加温,保持在( )。

A. 37℃~40℃
B. 35℃~38℃

C. 38℃~41℃
D. 39℃~42℃

E. 36℃~39℃

7. 肠内营养支持治疗中最常见的并发症是( )。

A. 机械性并发症
B. 胃肠道并发症

C. 代谢并发症
D. 感染并发症

E. 营养液污染

8. 输注全合一溶液时,输液装置每( )需更换一次。

A. 4 小时
B. 6 小时

C. 12 小时
D. 24 小时

E. 8 小时

9. 采血时间应选择在肠外营养液输注完毕后( ),以免影响患者生化指标结果。

A. 3~4 小时
B. 4~5 小时

C. 5~6 小时
D. 6~7 小时

E. 7~8 小时

10. 肠外营养输注途径选择( )。

A. 病情
B. 肠外营养液的渗透压

C. 预计使用时间
D. 血管条件

E. 以上都是

【B 型题】(10 题)

问题 11~12

A. 10~15 kcal/kg
B. 20~25 kcal/kg

C. 20～30 kcal/kg　　　　　　　　　　D. 25～30 kcal/kg

E. 10～20 kcal/kg

11. 恶性肿瘤卧床患者的每日能量需求应达到（　　　）。

12. 恶性肿瘤有活动能力患者每日能量需求应达到（　　　）。

问题 13～14

A. 钢针　　　　　　　　　　　　　　B. 外周静脉留置针

C. PICC　　　　　　　　　　　　　　D. CVC

E. 隧道式中心血管通路装置

13. 短期内低渗透压肠外营养输液装置可选择（　　　）。

14. 需长期肠外营养或终生依赖肠外营养的患者可选择（　　　）。

问题 15～16

A. 1 小时　　　　　　　　　　　　　B. 2 小时

C. 3 小时　　　　　　　　　　　　　D. 4 小时

E. 5 小时

15. 造口管置入（　　　）后尽早开展肠内营养。

16. 在造口管置管后第（　　　），首先注入 50 mL 水并评估造口情况。

问题 17～18

A. 1/2　　　　　　　　　　　　　　B. 1/3

C. 1/4　　　　　　　　　　　　　　D. 1/5

E. 2/3

17. EN 输注第 1 日用（　　　）总需要量，营养液浓度可稀释 1 倍。

18. 如患者耐受良好，第 2 日可增加至（　　　）总需要量。

问题 19～20

A. <80%　　　　　　　　　　　　　B. <90%

C. <100%　　　　　　　　　　　　　D. >110%

E. >120%

19. 低能量消耗（低代谢）的 REE/BEE 比值为（　　　）。

20. 高能量消耗（高代谢）的 REE/BEE 比值为（　　　）。

二、是非题（5 题）

1. 肿瘤营养疗法的目的是提供能量及营养素、治疗营养不良（　　　）。

2. 术后 24 小时对造口管进行 360°或 180°的旋转，并上下提拉 2～3 cm，防止粘连，以后每周进行 1 次旋转（　　　）。

3. 为预防堵管的发生，药物与营养液应分开输注，并在输注药物前后用温水脉冲式冲管（　　　）。

4. 输注全合一溶液时，应使用 1.5 μm 的过滤器（　　　）。

5. 深静脉血栓发生后，需及时抬高患肢体并制动，停止对患肢体的按摩、热敷及压迫，并通知医生进行处理（　　　）。

三、填空题(5题)

1.理想的肿瘤营养治疗应该达到4个目的,即(　　　)、(　　　)、(　　　)及(　　　)。

2.理想的肿瘤患者的营养治疗应该实现两个达标,即(　　　)、(　　　)。

3.营养不良的规范治疗应该遵循五阶梯治疗原则:首先选择(　　　),然后依次向上晋级选择(　　　)、(　　　)、(　　　)、(　　　)。

4.恶性肿瘤放疗患者肠内营养的途径选择遵循(　　　)。

5.在造口管置入(　　　)后尽早开展肠内营养。

四、简答题(4题)

1.手术患者行肠内营养,如何提高胃肠道耐受性?

2.放疗患者营养干预的原则。

3.营养不良与肿瘤的关系。

4.肠内营养制剂输注护理。

参考答案

一、选择题

【A型题】(10题)

1.B　2.A　3.E　4.C　5.E　6.A　7.B　8.D　9.C　10.E

【B型题】(10题)

11.B　12.C　13.B　14.E　15.D　16.A　17.C　18.A　19.B　20.D

二、是非题(5题)

1.×　2.√　3.√　4.×　5.√

三、填空题(5题)

1.抗消耗　抗炎症　抗肿瘤及免疫增强

2.能量达标　蛋白质达标

3.营养教育　口服营养补充　全肠内营养　部分肠营养　全肠外营养

4.四阶梯原则

5.4小时

四、简答题(4题)

1.答:提高胃肠道耐受性的护理措施:①输注环节的调控:开始时采用低浓度、低剂量、低速度,随后再逐渐增加,应用肠内营养专用输注泵控制输注速度,输注时保持营养液温度合适(38℃～40℃);②防止营养液污染:遵守无菌操作原则现配现用,暂不用时置于4℃冰箱保存,24小时内用完,每日更换输注管或专用泵管;③加强观察:注意有无腹泻、腹胀、恶心、呕吐等胃肠道不耐受症状;④支持治疗:伴有低蛋白血症者,遵医嘱给予白蛋白或血浆等,以减轻肠黏膜组织水肿导致的腹泻。

2.答:营养不良的放疗患者采用5阶梯治疗原则,首先选择营养教育,然后依次向上晋级选择口服营养补充(oral nutritional supplements,ONS)、完全肠内营养(total enteral nutrition,TEN)、部分胃肠外营养(partial parenteral nutrition,PPN)、全肠外营养(total parenteral nutrition,TPN)。营养治疗需遵循阶梯治疗原则,当下一阶梯无法满足患者营养需要(＜60% 目标需要量，3~5 天时)或无法实施时，依次向上晋级应选择上一阶梯。

3. 答：营养不良与肿瘤是对孪生姐妹：一方面营养不良显著增加肿瘤的发病率、病死率，显著耗费社会资源、医疗费用，显著降低肿瘤患者的治疗效果、生活质量及生存时间；另一方面，肿瘤本身及其治疗措施又反过来导致或加重营养不良，致使 40%~85% 肿瘤患者出现营养不良。营养不良促进肿瘤的发生发展，肿瘤又通过多种机制引起营养不良，从而形成恶性循环。

4. 答：(1)输注肠内营养制剂时，应符合生理功能，根据室温决定是否需要加温，保持在 37℃~40℃。

(2)根据患者病情，选择肠内营养泵进行输注.持续输注者每日输注 12~24 小时，间歇输注建议每次输注 200~500 mL，每次持续 30~60 分钟，每日 4~6 次。

(3)肠内营养制剂输往过程中患者应保持半卧位，并在输注后一段时间保持体位相对稳定。鼻饲时保持床头抬高角度为 30°~45°(禁忌证除外)，鼻饲结束后保持半卧位 30~60 分钟，鼻饲过程中如果患者必须降低床头进行其他操作，结束后尽快恢复床头高度。

(4)为预防堵管的发生，药物与营养液应分开输注，并在输注药物前后用温水脉冲式冲管，对于需持续肠内营养的患者，每 4~6 小时用 15~30 mL 温水冲管；发生堵管时，可先用 20~30 mL 温水脉冲式冲洗；如无效，用 8.4% 的 $NaHCO_3$ 注射液，脉冲式冲洗；若两者都无效，可使用溶解于水的胰酶+8.4% $NaHCO_3$ 注射液封管 5~10 分钟；若上述方法均无效，考虑重新置管。

第七章

肿瘤患者的心理护理与社会支持

▮ 第一节　肿瘤患者心理护理与社会支持概述

肿瘤患者心理护理与
社会支持概述PPT

　　肿瘤发病原因复杂多样，目前学术界普遍认为，肿瘤是由多种因素长期综合作用引起的，而在这多种因素之中，心理社会因素具有重要作用。相关心理神经免疫学研究证明，社会心理应激可通过交感神经调节免疫细胞，间接地刺激肿瘤生长和转移发展。不仅心理社会因素会诱发和促进恶性肿瘤的发生与发展，而且随着恶性肿瘤的发生与发展，患者躯体的病理变化也会导致患者出现一系列社会心理问题。

一、肿瘤患者心理护理与社会支持起源

（一）中国传统医学"七情致病"学说

　　早在春秋战国时期，中医学就提出了七情致病学说，中国传统医学认为七情，即喜、怒、忧、思、悲、恐、惊等7种不同的情感反应超过个体生理适应能力时，可导致躯体病变或损伤。

　　古代中医典籍中与肿瘤相关的病名记载有积聚、癥瘕、噎膈、肠覃等，甲骨文有"瘤"的病名，至明代开始用"癌"统称恶性肿瘤。《灵枢经·百病始生》中写道："内伤于忧怒，则气上逆，气上逆则六腧不通，温气不行，凝血蕴里而不散，津液涩渗，著而不去，而积皆成也。"《素问·通评虚实论篇》中也记载："隔塞闭绝，上下不通，则暴忧之病也。"朱丹溪论乳腺癌的发生是由于"忧怒郁闷，朝夕积累，脾气消阻，肝气横逆"所致。《医学正传》论述心理因素与乳腺癌发病的关系："此病多生于忧郁积忿。"清代高秉钧《疡科心得集》记载："舌疳者，由心绪烦扰则生火，思虑伤脾则气郁，郁甚而成斯疾，其症最恶。"中国肿瘤防治研究事业的开拓者和奠基人之一李挺宜曰："郁结伤脾，肌肉消

薄，与外邪相搏，而成肉瘤。"可见中医认为肿瘤的发生与情志因素有很大的关系。

(二)西方医学"癌症性格"学说

公元前 2 年，希腊医生 Galen 曾观察到抑郁的妇女比乐观的妇女更易患癌症。20 世纪 50 年代，心理学家 Eugene Blumberg 发现，病情发展快的恶性肿瘤患者大多是"过于严肃的、过于合作的、过于好的、过于焦虑的、过于痛苦敏感的、被动的、有自罪感的"，而具有较好的应对紧张能力的患者恶性肿瘤进展较慢。在这些发现的基础上，学者认为有一种"癌症性格"，其主要表现为情感反应的过分强烈或过分抑制，在这种情绪下，其免疫机能容易发生波动，情志因素则通过干扰自控细胞群，促进癌症的发生发展。如国内外文献均有报道，过多应激生活事件及烦恼、焦虑、疲倦和抑郁情绪是癌症发病的重要危险因素之一。

二、心理社会因素致癌的机制

目前，普遍认为癌症是一种心身疾病，癌症的发生发展、转归与心理社会因素有密切关系。

(一)神经—内分泌系统的作用机制

在 20 世纪初，美国学者 Gannon 在研究发现，强烈的情绪能激活交感神经—肾上腺皮质系统，刺激肾上腺分泌而引起一系列生理功能的改变。这种改变有助于动物应付挑战和威胁。1925 年，Hess 指出交感神经的兴奋能够增加抵抗力。在此之后，许多研究者发现：交感神经的激活与肿瘤的阻抑有关，而副交感神经系统的激活则与肿瘤的增长有关，很多癌症患者中发现交感肾上腺系统正常活动受到损害，血中肾上腺素数量减少。心理应激主要通过下丘脑-脑垂体-肾上腺皮质轴，分泌适应性激素来维持内环境的稳定。但机体的适应能力有一定限度，当长期的应激使机体的适应能力超过一定限度时，机体的抵抗力完全丧失，可能促使肿瘤的发生和发展。

(二)免疫系统的作用机制

现代免疫学认为，健康人体内正常细胞也可能突变而形成癌细胞，但机体正常的免疫系统具有监视、抑制和消灭这种突变细胞的能力，使其无法形成癌瘤。在应激状态下，机体糖皮质激素分泌亢进，糖皮质激素可抑制免疫功能，影响巨噬细胞、B 淋巴细胞、T 淋巴细胞、NK 细胞及免疫抗体的功能，而细胞免疫在抗肿瘤中具有重要作用，当细胞免疫机制受到抑制就可能促使肿瘤的发生和发展。

三、常见心理社会因素对肿瘤发病及预后的影响

(一)人格特征和应对方式

1.人格特征

具有压力人格特征的人，看上去很平静，内心却装有很多痛苦的情感，心理学家托

马斯将这种个性命名为 C 型性格。C 型性格的人一方面生理上对应激反应强烈,另一方面却又感觉不到应激。有研究表明肺癌与情感释放受到限制有关,乳腺癌的发生与生活中压抑自己的愤怒情绪以及这种愤怒情绪的异常释放有关。但也有研究发现人格特点与恶性肿瘤之间没有存在关联。芬兰的研究者对 12032 名女性进行了 21 年的随访调查,结果显示并没有证据表明不开心、不满意和焦虑的女性中乳腺癌的发病率更高。

2. 应对方式

应对方式与肿瘤的发病有一定的关系,但研究认为在一些不可避免的危机中,应对机制可能会耗尽机体的资源,产生负面作用。防御的目的是减轻痛苦,维持内心平衡,同时又要使外在表现符合现实的要求。应对方式在应激导致心身疾病的过程中作为中介和缓解机制。

(二)应激事件

应激事件(比如丧亲、失业、离异等)常会引起健康问题,尤其是心脏病、糖尿病、高血压以及恶性肿瘤。

重大生活事件、日常生活应激或工作相关应激是恶性肿瘤发生的危险因素。纽约的心理学家 Leshan 等对 250 名恶性肿瘤以及其他病种的住院患者的对比分析研究结果显示,恶性肿瘤患者的生活经历趋势:发生的社会生活事件导致焦虑,遭遇打击后无法补偿,由丧失变为无望的抑郁。但是还有很多研究并没有发现应激事件与恶性肿瘤发病和进展之间的联系。美国一项研究探讨了日常生活相关压力与乳腺癌发生风险的关系,调查了 69886 名 46~71 岁的女性,同时分析了月经生育史、家族史、抑郁症状、社会关系、压力水平、生活方式等因素,结果并没有发现日常相关压力会增加乳腺癌的发生风险。

"短暂的应激反应可改变免疫系统的功能"与"应激导致恶性肿瘤"这两者之间有很大的不同。1998 年,纽约洛克菲勒大学布鲁斯在新英格兰杂志上的一篇文章中,描述了慢性应激引起"损耗"的理论。应激每天都在影响我们每个人,我们对大大小小的事件作出反应,然后又恢复到正常状态,布鲁斯将这种现象称为"异构"。他认为应激相关生理变化要经过一段长时间后,才会引起"异构负荷",这将导致人体易患心脏病、糖尿病、高血压及感染。他建议可以通过身体锻炼、补充营养和尽量控制我们的应激水平来弥补这种损耗,并将异构负荷减少到最小来保持健康。如果人在应对危机时,能客观评价它并保持平静,就有可能减少身体的应激反应。

(三)负性情绪

心理学上常把焦虑、紧张、愤怒、沮丧、悲伤、痛苦等情绪统称为负性情绪。一项大规模的流行病学调查显示:抑郁症状与恶性肿瘤的发病率增加有关,并且使恶性肿瘤患者死亡的危险性增加 2 倍。情绪状态对恶性肿瘤患者的结局产生一定的影响,肺癌患者情感上的痛苦可能会预示着较低的存活率。抑郁可能会直接影响恶性肿瘤患者的疾病过程,如抑郁造成患者对疼痛的控制能力和对治疗的依从性降低,以及降低患者对维持治疗的期望。

（四）社会支持

社会支持包括社会支持结构和社会支持功能。

1. 社会支持结构

社会支持结构是指与社交网络中其他成员的联系，包括三个方面：①婚姻状况（包括已婚、单身、丧偶、离异等）；②社交圈子的大小（家庭成员和朋友的数量）；③社会支持整体状态，指各种结构性的测量（包括婚姻状况、社交圈子以及与圈子里其他成员的联系频率）。

2. 社会支持功能

社会支持功能是指接受到或希望得到的支持资源，包括情感支持、工具支持和信息支持。

社会支持结构和社会支持功能通过认知、情感、行为三个途径来影响恶性肿瘤患者的发病率、病死率和生存率。在认知方面，从社交圈子成员那里直接或间接获得信息，通过融入社交圈子来增加自尊、乐观和自我控制感。在情感方面，通过融入社交圈子和家庭，从其他成员那里获得支持来增加积极情绪，减少消极情绪。在行为方面，包括减少有风险的行为模式，关注疾病的预防，恶性肿瘤患者出现症状及时就医，遵医嘱治疗等。认知、情感、行为三个途径最终通过心血管系统、神经内分泌系统和免疫系统对恶性肿瘤的发病率、病死率和生存率产生影响。有研究结果显示，社会支持整体状态与恶性肿瘤生存率有关。

（沈波涌　李伟玲）

第二节　肿瘤患者的心理护理

肿瘤患者的心理护理PPT

恶性肿瘤是一种心身疾病，应激因素、个性特征等心理社会因素在肿瘤发生、发展中的作用越来越受到重视。不仅社会心理因素会诱发和促进恶性肿瘤的发生与发展，而且随着恶性肿瘤的发生与发展，患者躯体的病理变化也会导致患者出现一系列社会心理问题。

一、肿瘤患者心理痛苦筛查

随着医学模式从传统的医学模式向生物-心理-社会医学模式转变，心理因素越来越受到医学界的重视。虽然肿瘤患者的心理问题普遍存在，但是在临床工作中，由于时间的限制、医护人员心理知识缺乏等因素，使肿瘤患者的心理精神问题常常被忽视。

美国国家综合癌症网（National Comprehensive Cancer Network，NCCN）将癌症患者可能发生的一系列心理问题归为癌症相关心理痛苦。心理痛苦既包括沮丧、担心等正常心理感受，也包括抑郁、焦虑、恐惧等心理障碍及抑郁症、焦虑症等。我国有学者也将其译为心理困扰或心理忧伤。NCCN心理痛苦研究小组将心理痛苦定义为：由多重因素引起的一种不愉快的情绪体验。本质上是心理(认知、情感和行为)、社会和精神上的变化。这种情感体验能够明显地干扰患者应对恶性肿瘤、躯体症状以及治疗的能力,并对治疗效果产生负面影响。常见的心理痛苦筛查工具有:《美国精神障碍诊断与统计手册》(第4版)(diagnostic and statistical manual of mental disorders, DSM-Ⅳ)、《中国精神障碍分类与诊断标准》(第3版)(Chinese dassification and diagnostic criteria of mental disorders, CCMD-3)、《症状自评量表-90》(self-reporting Inventory, SCL-90)、《综合医院焦虑抑郁量表》(hospital anxietyand depression scale, HADS)、《焦虑自评量表》等。然而,上述大多数量表过于繁琐,患者在填写过程中都会需要问卷发放者的帮助,因此并不适合用于肿瘤临床工作中的日常筛查。

　　NCCN心理痛苦研究小组认为,心理痛苦的筛查不仅要量化患者心理痛苦的程度,而且还要反映产生心理痛苦的原因。他们制定了心理痛苦温度计(DT)对患者进行快速筛查(表7-2-1)。DT为一个单项条目的心理痛苦自评工具,包括从0~10之间11个尺度(0为无痛苦,10为极度痛苦),评估患者在近一周所经历的平均痛苦水平。DT还包括一项问题列表(PL)(表7-2-2),该问题列表包括患者患病后可能遇到的5类问题:实际问题、交往问题、情绪问题、身体问题、宗教问题,共40个问题。2007年唐丽丽等将心理痛苦温度计引进国内并对其进行了翻译和信效度检验,结果显示:中文翻译版心理痛苦筛查工具具有良好的信效度,适合在中国癌症患者中使用。目前,心理痛苦温度计在我国癌症患者心理痛苦筛查中广泛使用。

表7-2-1　心理痛苦温度计

| 亲爱的病友:

　　您好!首先感谢您对我们医护人员的信任。我们衷心希望与您携手共抗病魔,并祝您早日康复!

　　在疾病的治疗和康复中,您可能会因为一些身体或心理上的不适而产生困扰。比如睡眠问题、疼痛、食欲不振、心烦、心慌等。作为医护人员,我们非常希望能够了解您的内心困扰并提供专业的服务。

　　请认真填写这份小的问卷,如实告诉我们是什么原因或哪儿不舒服使您感到困扰,以及困扰的程度。只要您告诉我们,我们会在医疗中尽力减轻您的困扰,给予您更多的人文关怀。 | 首先,请在最符合您最近一周所经历的平均困扰的水平数字上面画"○"

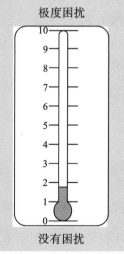 |

表 7-2-2　问题列表

请您指出下列哪些选项是引起您痛苦的原因，并在该项目前打"√"。

实际问题	身体问题
□无时间、精力照顾孩子/老人	□外表/形体
□无时间、精力做家务	□洗澡/穿衣
□经济问题	□呼吸
□交通出行	□排尿改变
□工作/上学	□便秘
□周围环境	□腹泻
交往问题	□进食
□与孩子/老人相处	□疲乏
□与伴侣相处	□水肿
□与亲友相处	□发热
□与医护人员相处	□头晕
情绪问题	□消化不良
□抑郁	□口腔疼痛
□恐惧	□恶心
□孤独	□鼻子干燥/充血
□紧张	□疼痛
□悲伤	□性
□担忧	□皮肤干燥
□对日常活动丧失兴趣	□手/脚麻木
□睡眠问题	□身体活动受限制
□记忆力下降/注意力不集中	信仰/宗教问题
	□信仰/宗教问题

其他问题：

二、肿瘤患者常见心理问题和护理

(一)肿瘤患者常见的心理问题

恶性肿瘤不仅给患者带来躯体上的影响，而且还会引发一系列精神心理问题。肿瘤患者常见的心理问题有以下几种。

1. 疾病侵袭感

指由于疾病和治疗导致生活方式、兴趣、重要的活动不能继续，生活显得支离破碎。疾病侵袭感会损害患者的心理健康，增加抑郁情绪。

2. 病耻感

是基于持续的自我认同特征感受到或预期到负面的社会评判而产生的排斥、拒绝、责备和无价值感。恶性肿瘤的病耻感与心理健康状况受损、人际关系受损、经济方面受限、不接受治疗有关，常导致患者不能及时接受治疗，使治疗变得复杂，预后变差。

3. 生育和性问题

对于年轻妇科肿瘤患者而言，不能生育可能会带来丧失感。此外，身体结构和功能的变化会带来性心理的变化，这是否会成为挑战取决于她们获得的支持和性在她们生活中的重要性。有些患者虽然生活中不会再有性生活，但会感觉关系更亲密，还有些患者会努力重新获得性满足感和自信。

4. 对复发的担忧及复发后的应对

虽然对疾病复发的担忧会随时间减少，但对大多数带癌生存者来说，这种担忧从未完全消失。持续存在的焦虑部分是由于患者认为治疗后的任何时候疾病都有可能复发，因此复诊需要持续一生。复发的诊断对患者来说是"毁灭性的"，复发后整体生活质量的恢复比最初诊断时要慢。但即使存在复发的压力，患者的心理功能在诊断后的几年内也会逐步好转。与没有复发的恶性肿瘤幸存者相比，复发患者的躯体功能和健康状态更差，心理健康损害更大。

5. 焦虑、抑郁

焦虑症状可能因疾病的威胁和对治疗的担忧引发。抑郁症状是对多个应激源持久、累积的反应，恶性肿瘤患者中出现明显抑郁症状的风险是普通人的 2~3 倍。躯体痛苦和功能紊乱是抑郁症状最重要的预测指标。

(二)肿瘤患者常见的心理问题的护理

1. 认知重建

帮助患者认知重建的方式包括开展防癌、抗癌知识讲座，发放健康教育手册，建立抗癌热线和网站等。通过认知重建，使患者了解肿瘤的相关知识，认识到肿瘤不等于死亡，了解疾病的发展和治疗的效果，帮助患者减轻恐惧和焦虑。

2. 行为训练

心理干预中行为训练是主要方法之一，可以帮助患者降低心理应激反应和躯体症状。

(1)肌肉放松训练：如握拳曲腕、屈肘耸肩、曲颈皱眉、闭眼咬牙、下巴贴胸、拱背挺胸、吸气缩胸、收腹憋气、提肛收臀、伸腿跷趾等。

(2)希望疗法：包括建立团体意识、探索希望、调动支持系统、丰富生活、陶冶性情、坚定希望、思考与评价。

(3)冥想：在专业人员的指导下，通过视觉、声音、气味、感觉创造想象。

(4)音乐治疗：按照患者自身的喜好选择合适的音乐，一般每次 20~30 分钟。

(5)尊严治疗：护士在称呼患者时不要直呼其床号，而应该根据其年龄、职业来称呼，如"张老""刘老师"等，可拉近护士与患者的距离，代表对患者的基本尊重。对于不能自理而需要床上大小便的患者，应注意保护患者隐私，使用屏风等保护工具。放化疗引起脱发时，可指导患者佩戴帽子、头巾、假发。喉癌佩戴喉套管的患者，可指导其随身携带本子、写字板以便于交流，同时在与患者沟通时注意控制语速，耐心开导，注意尽量让患者可以完整表达内心想法，不要中途打断。乳腺癌的患者可出现形象紊乱，应指导其佩戴义乳，以维护患者的尊严。

（6）与患者建立治疗互动关系：治疗互动关系的内容包括向患者提出忠告、建议；帮助患者说出难以启齿的问题及表达消极情绪；帮助患者明白问题所在；应用团体和社会动力影响患者的心情并改变其行为；形成安全的、被接受的互动关系；帮助患者认识自己的软弱；改变患者不良的思维模式。

3. 巧妙沟通

（1）理解与倾听：倾听是心理治疗的一个核心技术，是心理治疗的基础，在"倾听"的基础上，用一颗爱心和同情心，去了解、理解患者。耐心地倾听患者的诉说，细心观察患者的举止表情，体验患者的情感、人格与经历之间的联系，有时还需换位思考，然后再把对患者的理解传达给患者，让患者感到医护人员在关心他、理解他。医护人员尽可能以简洁、婉转、得体的语言，鼓励、诱导患者把深层的思想顾虑"发泄"出来，可在一定程度上减轻或缓解患者的内心痛苦。

（2）安慰与鼓励：鼓励患者表达情绪，根据其存在的身体和心理问题，给予解释。矫正其不正确的认识，并给予有效正确的健康指导和教育。鼓励和安慰的语言要中肯，态度要真诚，切忌简单化和口号式、说教式的语言。通过鼓励和安慰来减轻或消除患者的恐惧情绪和焦虑症状；对预后不良的患者可请已治愈的患者现身说法。对晚期和治愈希望不大者，可举出类似的患者长期生存的例子，以增强患者战胜癌症的信心和勇气。

（3）告知：谨慎对待肿瘤诊断的保密问题，原则上不隐瞒患者病情。因患者一旦得知自己被欺骗则易生愤怒，对亲属、医生及所有的人都会失去信任。因此，需要根据患者的心理素质、病理结果、病期等因素向患者介绍病情。①对不了解或不愿了解真实病情者，不和盘托出。②对心理素质稳定、病期早、疗效好的患者，可及早坦诚相告，以便使其配合治疗。③对于感情脆弱、精神极度敏感者，则要谨慎从事，选择适当时机告知其真实病情。④对于疗效较好的患者，要让其有肿瘤复发的思想准备。⑤对于病情严重的患者，不宜告知他全部实情，以免患者精神崩溃。但所有真实情况必须向患者亲属解释清楚，避免日后纠纷的发生。

4. 集体心理治疗

集体心理治疗是把具有类似性质、共同心理问题的患者结合在一起，以集体的方式有组织、有计划地进行治疗的方法，治疗者运用讲解和启发的方式使者一方面接受治疗，另一方面集体成员间通过相互启发、学习和集体暗示作用达到心理治疗的目的。将肿瘤患者特别是有心理问题的患者集中在一起，请患者亲属、亲朋好友参加，由医务人员或专家讲课，请抗癌明星现身说法，相互学习、相互交流自己治疗、康复的经过，共同讨论、探讨抗癌之法、康复之策，充分调动集体成员间的互助性、暗示性和互动性而增进疗效。让患者懂得：癌症不等于死亡，只要有信心，保持良好的心态，积极配合治疗，顽强地与病魔抗争，就能获得良好的效果。

5. 鼓励回归社会

肿瘤患者手术、放疗及肿瘤浸润可导致结构和功能的损伤，导致患者的躯体形象和功能改变,给患者的自尊、自信带来极大的负性冲击。术后患者羞于见人,常将自己孤立起来,与家庭、社会隔离。如喉切除的患者,由于别人听不懂自己的话,造成与他人沟通困难,可产生严重的失控感;鼻咽癌的放疗可造成嗅觉、味觉的灵敏度下降,乃至消失,以及口干、吞咽困难等不适,导致生活质量下降。因此,术前应向患者介绍整个手术过程及手术可能出现的结构和功能损害,尽可能地让患者思想上有准备,并对患者进行心理社会因素评估,包括个性特征、应对、技能、嗜好、经济状况、工作环境及社会、家庭支持情况等。告诉患者不要把自己与社会隔离起来,要克服社交障碍;阻止患者对现状的回避,鼓励其尽早参与集体治疗,尽早与家人和病友接触,进行面对面地交流。多参加社交活动,与病友一起联欢旅游、交流思想、交流感情、交流信息、交流经验,交流康复技巧。这样有利于疾病的康复,有利于患者重返社会。

6. 家庭和婚姻心理指导

(1)家庭角色转变:患者在家庭中的地位不同、角色不同、作用不同,可产生不同的心理变化,出现不同的抑郁症状,如觉得自己处于失败、孤独、无助、绝望之中;或表现为焦虑、恐惧,害怕工作不能坚持,职务、地位、收入可能受到影响;觉得自己是"家中的一个累赘,一个负担",觉得对不起家庭,对不起配偶,宁愿早些死亡,也不愿意接受治疗。由于这种错误的认识降低了患者治疗的依从性,特别是在得不到亲人的理解、帮助、照顾或满足不了心理安抚的情况下,还可能导致更严重的情绪和行为异常。此时,家庭成员特别是配偶参与心理干预至关重要。应尽可能多地与患者交谈,全面深入地了解患者的内心苦楚,找出患者不正确的认识,纠正患者认知上的偏见。告诉患者尽管在工作、收入上可能会受到影响,特别是自己的孩子、老人和其他亲人时刻在关爱着患者,让患者知道自己在社会及家庭中依然有着举足轻重的作用。同时告知亲属,对患者在生活上要加倍关心关爱,精神上鼓励抚慰,增强患者战胜疾病的信心和生活下去的勇气。

(2)性生活指导:由抗肿瘤治疗引起的性功能障碍发生率相当高。患者感到对不起配偶,担心丧失生育能力等。对生殖系统肿瘤患者的配偶进行调查发现,有80%的配偶出现心理危机。因此,进行夫妻心理治疗颇为重要,可针对不同部位、不同病期的肿瘤患者制定不同的治疗方案、根据损伤程度提出相应的性生活内容。同时,要让患者及伴侣认识到,性生活并不是夫妻生活的全部。根据性心理障碍的各种表现,向患者及其配偶介绍有关医学范围内的性知识。

三、肿瘤患者疾病治疗阶段的心理变化和护理

(一)肿瘤患者疾病治疗阶段的心理变化

恶性肿瘤患者在治疗阶段,其心理活动常随着治疗及病情而变化,需要承受肿瘤诊断和治疗的双重压力。外科手术切除范围广,常影响机体或肿瘤所在器官的正常功能,如失语、截肢、人工肛门,甚至损容等。应深切理解患者的心理变化,术前协助医生耐心解释手术对挽救生命、防止肿瘤复发的必要性;术后帮助患者重建机体功能,如语言训练,造口咨询和身体缺失部分的代偿等。放疗和化疗的不良反应如恶心呕吐、头晕、乏力等,常使患者的焦虑加重。因此,在进行各项治疗前,认真做好解释工作,使患者

理解治疗的作用、简要步骤、可能出现的不良反应和需要配合的事项，是恶性肿瘤心理护理不可忽视的环节。在治疗结束后，适时恢复部分工作，可使患者体会到自身的价值及在社会中的作用。

1. 肿瘤手术患者的心理特点与影响因素

(1)手术前：对肿瘤患者来说，手术本身不但是一种躯体刺激，而且还是一种严重的心理刺激，易产生各种心理症状，尤其是焦虑、抑郁症状和睡眠障碍、食欲缺乏等，而这些症状又影响患者的生活质量和身体康复，并有可能加速肿瘤的发展。患者术前焦虑等心理产生的原因有以下几方面：①害怕疼痛：对手术的方式、麻醉方式、术中是否疼痛及术后的疼痛如何处理、术后的功能锻炼会不会疼痛等问题存在一定的恐惧心理。②手术医生的技术水平及手术效果。③担忧预后：由于人的个体差异很大，不同的人患同一种疾病预后情况也各不相同。④术中输血：输血作为临床医学的重要急救手段，在手术救治中是一项不可替代的措施，但输血除具有治疗作用外，也可引起不良反应、并发症，甚至某些病原体的感染等，导致患者对手术中输血存在顾虑。⑤经济等问题：有部分患者，特别是农村贫困患者，存在肿瘤就是绝症、死亡等的"代名词"的错误认知，认为手术治疗只是在浪费时间及金钱。

(2)手术后：①失去部分肢体或身体外观改变，如截肢、乳房切除、肠道造口等，当他们回归社会时，大多数人会有不同程度的心理障碍，主要原因是形体改变产生的强烈心理反应，不敢面对家人、同事及朋友。②术后切口疼痛、尿潴留、呃逆以及留置各种导管引起的不适。③术后身体恢复缓慢及并发症的发生。④担心不良的病理检查结果、预后差或危及生命。

2. 肿瘤放疗患者的心理特点及影响因素

(1)放疗前：接受放疗的肿瘤患者常存在恐惧、悲伤心理，患者通常认为放疗是一种姑息性治疗，不能消灭肿瘤细胞达到根治的最终结果，花费高等。对放疗缺乏信心、消极悲观、精神萎靡甚至有的脾气变得暴躁。

(2)放疗后：①周围病友放疗后出现的皮肤色素沉着、脱发、皮炎等，会导致患者产生一定的心理负担。②患者面对陌生放疗室中庞大的放疗机器治疗时会感到紧张、恐惧，加重患者不安的情绪。③口腔炎、咽炎、放射性纵隔炎、放射性肺炎、放射性直肠炎等并发症的发生，患者会认为病情加重，感到悲观失望、对周围的事物变得更加敏感，怀疑医务人员、家人隐瞒自己的病情，情绪低落，甚至拒绝治疗等。

3. 肿瘤化疗患者的心理特点及影响因素

(1)化疗前：①焦虑恐惧：面对陌生的就医环境，不了解的治疗计划，及对化疗不良反应的担心，使患者常常表现出焦虑情绪。②情绪不稳：当患者看到病友出现的各种化疗药物的不良反应时，都会令他们情绪低落，自我控制能力下降，容易冲动。同时又害怕化疗药物对自身的影响，担心自己难以承受药物对身体产生的痛苦，甚至对化疗药物效果产生怀疑，导致患者出现情绪低落、意志消沉、丧失与疾病作斗争的信心。

(2)化疗后：经过一个阶段的适应过程，患者将希望寄托在各种治疗上，对化疗产生了依赖心理，认为只要挺过化疗的折磨后就能万事大吉，而化疗对多数患者的疗效都是有限的，当患者经历化疗的种种折磨之后，却发现自己的病情未被很好地控制，甚至恶化，患者的精神支柱瞬间崩溃，从而出现悲观、绝望心理。医护人员需要充分了解患者的心理反应，让患者及亲属了解到治疗不良反应是不可避免的，但是在能承受范围内，治疗效果常常大于治疗的危险性。患者和亲属的信心对化疗效果十分重要。

(二)肿瘤患者疾病治疗阶段的心理护理

1. 健康宣教

向患者及亲属解释治疗计划，取得患者的理解和配合，如手术、放疗、化疗、生物免疫治疗及其他方法，应将疗效、可能出现的不良反应及预防措施解释清楚，使患者和亲属有充分的思想准备，最大限度地减轻治疗带来的不良反应，提高患者的生存质量。

2. 协助行为矫正

通过了解患者的生活方式、行为习惯，与患者共同分析其生活方式、行为与肿瘤发生、发展、治疗、转归的关系，使患者认识到不健康的生活方式、行为习惯的危害性并加以矫正，做到生活有序，心身松弛，情绪乐观。

3. 积极的心理暗示

如在使用止痛药时可以告知患者"这种药物止痛效果很好，你的疼痛会很快减轻……"，通过语言暗示可以发挥药物的心理效应，减轻患者疼痛。如指导患者经常运用自我暗示法，"体内的抗癌大将军——免疫杀伤细胞，正在主动攻击肿瘤细胞，肿块在慢慢缩小"。这不仅可使患者由消极被动治疗转变为积极主动治疗，还可提高患者战胜疾病的勇气和信心。

4. 心理疏导

因人体免疫系统受神经、内分泌系统的调节，所以易受到认识、情绪的心理因素影响。肿瘤患者的负性情绪状态可通过交感-肾上腺髓质系统，作用于免疫细胞、吞噬细胞、NK 细胞，降低机体免疫力；通过下丘脑-垂体-肾上腺轴系统作用于免疫细胞上的类固醇受体，使 T、B 淋巴细胞减少并降低免疫力。压抑、紧张可能会损伤 DNA 自然修复过程，导致肿瘤的发生。此外，压抑可使分化的原癌基因转化为癌基因，诱发癌变。这样使人体处于反常的功能状态，打破了生命过程中物质与精神活动之间良性的平衡关系，使癌细胞处于易发生和发展状态。因此护士要为患者实施积极心理疏导和调整，使其及时宣泄紧张、恐惧、焦虑、抑郁等不良情绪。

(1)纠正错误认知：虽然"肿瘤不等于死亡"的理念已为不少人接受，然而谈癌色变的人依然很普遍。大量研究表明，凡能正确认识肿瘤，保持良好心态的患者，5 年生存率明显提高。故应加强肿瘤的科普宣教，使肿瘤患者了解只要及时发现、及时治疗，保持积极心理状态，部分肿瘤是可以治愈的，同时可提高生存质量等。

(2)放松训练：指导患者通过听音乐、静思、放松身心的行为训练方式，达到改善焦虑、抑郁等不良情绪的目的。

(3)给予信息支持：在疾病的不同阶段给予患者各种信息支持，如诊断后，患者需要关于疾病预后、治疗等信息支持；晚期、临终阶段，患者需要情感支持。信息支持可消除患者恐惧绝望情绪，恢复心态平衡。

5. 引导有效应对

由于恶性肿瘤本身带给患者极度的恐惧和忧虑，使其不敢正视疾病，出现否认、依赖等消极防卫反应，对治疗及预后造成不利影响。护士应引导患者恰当运用心理防御机制，如运用转移机制，使其及时疏泄紧张、恐惧等。

6. 强化社会支持

护士应关注每位患者的社会关系网，尽力做好患者亲属的开导和劝慰，协同医护人员做好患者心理支持。此外，单位领导的关怀，同事、亲朋的探望慰问，也可为患者提供心理支持。

7. 加强榜样示范

病友的榜样示范作用，对增强患者抗击肿瘤的决心具有非常重要的作用。创建积极的群体氛围，组织患者与抗癌明星座谈，分享其与肿瘤抗争的经历与经验，使患者从明星的现身说法中获得心理支持和情感鼓励。

8. 增强归属感

如在家庭中，作为一个家庭主妇即使不能买菜和安排家庭生活，但也应多征求她的意见，使她感到仍生活在这个家庭之中，家庭和社会仍需要她，消除其孤独感，同时也可以使其忘记患者的身份。尽量让患者做自己力所能及的事。

9. 预见性护理

肿瘤患者由于疾病的折磨，往往会产生轻生的念头，以自杀来解决痛苦。其表现为情绪低落，话语减少，对周围人或事漠不关心，精神不能很好地集中，拒绝相关的治疗，对家人反复交代注意事项等异常行为。此时护士应具备预见性，严格做好交接班，与亲属有效沟通，患者身边随时有家人陪伴，避免患者以任何理由将亲属支开，保证患者周围环境的安全。听取患者的主诉，观察其行为，耐心安慰患者，列举治疗效果佳的病例，树立患者战胜疾病的信心。加强基础护理，使患者舒适。对疼痛患者应及时给予镇痛药，注意观察使用后效果，减轻其疼痛感。

四、肿瘤患者照顾者的心理护理

恶性肿瘤患者的照料任务绝大部分由家庭成员来负担，给照顾者的躯体健康、心理健康、社会功能等带来负面影响。对患者疾病预后的担忧、长期陪护、经济负担等可能成为影响主要照顾者心理健康的重要因素。国外研究发现，恶性肿瘤患者照顾者心理问题的发生率为 20%~30%。恶性肿瘤不仅是一个单一的家庭应激事件，它还是一个多重交织、错综复杂的心理社会过渡。恶性肿瘤及复发给整个家庭带来的威胁和压力不断出现，一次恶性肿瘤不仅是对患者的价值观、发展方向以及自我形成的挑战，也是对家庭的挑战。

(一)肿瘤患者的配偶

1. 满足肿瘤患者配偶的信息需求

配偶通常需要得到患者治疗的相关信息，包括对治疗方法、预期的治疗过程、传统和替代的治疗方法、控制症状的方法以及可获得的社区资源等。护士应向患者配偶介绍疾病相关知识、治疗方式及预后等，缓解其紧张、焦虑的情绪，并准确评估患者配偶可能采取的应对方式，鼓励其最大程度地发挥自身学习能力，提高自我效能感。

2. 提供心理支持

配偶情感上的创伤与患者相近甚至更重，但是配偶所感受到的来自朋友和心理专家的支持却较少。配偶的支持需要往往被社会忽视。护士应准确评估患者配偶社会支持的来源，并提供适当的指引，协助其寻求有效的社会支持源，同时，护士可以通过开展小组活动、疾病相关知识讲座等，鼓励患者配偶讲述其身心历程，并选取适合的方式为其进行心理疏导。

3. 协助改善患者与其配偶的沟通交流

与患癌伴侣进行有效沟通是配偶照顾者的一个重要需求，有效地沟通对夫妻双方都会带来很多好处。但夫妻沟通中存在困难，主要原因有两个方面：①认知误区：认为谈论对恶性肿瘤的恐惧会阻碍患者对疾病的适应，导致一些夫妻采取封闭的保护性方式，隐藏彼此对疾病以及治疗的感受；②夫妻沟通方式：部分夫妻沟通带有批评性，阻碍了双方对疾病开放式的交流。有研究表明，开放式的交流越多，夫妻关系满意度越高，亲密度越高，恶性肿瘤相关的回避越少，情感上的创伤越少。护士应鼓励患者与其配偶加强交流，表达出内心的担忧，共同参与治疗及康复过程，并可通过回忆、拥抱等方式增强双方之间的亲密关系，进而改善双方的生活质量。

(二)肿瘤患者的未成年子女

1. 协助未成年子女应对父母因疾病导致的症状

儿童通常对他们父母出现的症状感到好奇，也很关心，包括脱发、疲劳和恶心。即使他们知道这些症状可能与恶性肿瘤治疗有关，但是还需要有人安慰他们，父母是由于治疗不良反应显得虚弱，但病情有好转。学龄儿童可能会表达父母被同伴仔细观察的担心。这可能会帮助父母与孩子计划并商量如何向孩子的同伴解释身体上的改变。对孩子来说，疲劳造成的负面影响可能更严重。年纪较小的孩子可能会觉得父母只是不想和他们玩，而青少年则会对"总是躺着的"父母失去耐心。激素药物或者抑郁引起的情绪上的改变和易激惹也极具挑战性。孩子们可能会认为他们是造成父母脾气暴躁的原因，从而感到愧疚、退缩，或者为使父母高兴起来而承担了过多的责任。

2. 帮助未成年子女调整情绪

一些学龄儿童或年龄较大的孩子，表示他们不想知道父母病情的变化，不愿意提问或分享感情，父母会担心他们是否对疾病做出了适当调整。尽管父母知道孩子不想听到不好的消息，但是对于这些孩子而言，获得简要的治疗计划和父母身体状态重大改变的信息十分重要。

3. 减轻未成年子女的焦虑

父母会担心与孩子们交谈，因为他们会问"我可能从未考虑过的问题"。不管病情处于哪个阶段，父母都特别害怕孩子问："你会离我而去吗"？如果他们对这么难的问题都有了充分的准备，那么谈话将会进行得非常顺利。或许这样的回答，孩子会比较安心地说："是的，有时人们，像某婶婶那样，会因为患恶性肿瘤而去世，可是我的恶性肿瘤与她的不同。我和我的医生们都不担心我会离开人世。我准备尽我所能好起来。如果情况有变，我会告诉你的"。如果病情更为严重，则可以说："尽管有人因为我这种恶性肿瘤去世了，但是我依然信心满满，相信这种新的治疗方式会帮助我减缓恶性肿瘤病情的发展。"尽管父母可能会担心孩子会因为坏消息而产生负担，但是当他们了解了较多情况，有机会说出他们自己的关切后，通常发现孩子们信心更足，并较为安心地成为家庭团队的一员。

(三)肿瘤患者的父母

1. 协助肿瘤患者父母接受现实

恶性肿瘤患者的父母在自己的子女被确诊为恶性肿瘤时，心理变化波动比较大。他们认为恶性肿瘤是一种绝症，是一种不易治愈的疾病，因此当确诊之时，会因子女的生命受到威胁而感到恐惧，不愿意接受现实。护士应疏导、安慰患者的父母，鼓励其说出感受和关心的问题，耐心解释各种疑惑，尊重、同理父母的悲痛，提供一种开放式的支持环境，并让其了解发泄的重要性。

2. 介绍疾病相关知识

为患者父母亲适时提供心理支持，减轻他们照护过程中的焦虑，恶性肿瘤威胁子女的生命时，患者父母希望治疗能挽救子女，只要能有一线希望都会坚持积极治疗，因此在治疗期间遵医行为很强。有时面临治疗效果差时，他们仍坚持治疗，不留下任何遗憾。在照护的过程中，全心全意照顾子女，同时因害怕子女本身有压力而影响到治疗，因此处心积虑地掩饰自己悲痛的心情，并且很少向外界传递内心的情感。护士应多与患者父母沟通，了解其情绪反应，给予精神上的支持，一起讨论患者治疗过程中可能出现的问题，并提供可选择的解决方案。

3. 死亡教育

患者父母一般都会回避死亡话题，或者把话题转移到其他问题上。有的父母是悲观、消极的态度，表示如果子女生命受到威胁，他们也想结束自己的生命。护士应与患者的父母建立良好的关系，真诚地与其沟通，了解他们内心世界的想法与感受，根据患者的病情，选择合适的时机对患者父母进行死亡教育，并关注他们的情绪和行为反应，及时地进行心理危机干预。

(叶沙、沈波涌)

第三节　肿瘤患者的社会支持

肿瘤患者的社会支持PPT

肿瘤是一种影响患者生理-心理-社会平衡的应急因素，在肿瘤患者的确诊期、治疗期以及康复期都需要有效的社会支持系统，它关系到患者的治疗效果和生活质量。

一、社会支持的概念及内涵

(一)社会支持的概念

社会支持是个体通过正式或非正式的途径与他人或群体接触，由他人提供潜在有用的信息、服务或其他事物的人际间的互动，使个体感受到被关怀、被尊重，能够获得信息、安慰及保证的过程。社会支持可减轻心理应激反应，缓解心理压力，提高社会适应能力。社会支持包括社会支持网络、社会支持行为、主观支持评价三方面。

(二)社会支持的内涵

1. 主观的感受

社会支持传递一个信息，让个体体验到情感支持，即个体在社会受到尊重、被理解、被支持的信息体验和满足。

2. 人际间的互动

社会支持提供服务、信息、金钱、物品，提供社会承认、社会赞同和尊敬。

3. 社会支持

物质上的直接援助和社会团体的参与。

4. 多维性

多维性包括三个体系：社会支持网络(例如家庭、朋友、同事、单位等)；社会支持行为(例如倾听、关怀、帮助完成具体任务、提供建议和指导等)；主观性地支持评价(能否感知他人的行为是自己需要的)。

二、社会支持的类型及评价方法

(一)社会支持的类型

社会支持包括有形支持和无形支持，其中无形支持起主导作用。有形支持指由各级政府或各个单位及支持服务机构提供的人力、物力、财力。无形支持指讲解使人获益的观点、思想、知识、方法等社会资源。护理人员应协助患者及亲属寻求和有效应用相关的社会资源。社会支持的类型包括：

1. 情感支持

使个体感到备受关怀、尊重。

2. 信息支持

信息支持是指对个体的发展和康复有用的信息。

3. 工具性支持

工具性支持是指提供金钱、物品、帮助完成具体任务等。

(二)社会支持的来源

1. 医疗费用补助

包括享受国家医保待遇和其他的社会资源医疗补助。

2. 家庭成员的支持

家庭支持是社会支持中最基本和最重要的支持形式。家庭成员的支持在帮助患者提高各种决定的能力上和积极参与护理的愿望上起了决定性作用。

3. 社会方面的支持

如朋友、同事、病友和患者讨论内心感受，交流应对危机的经验及自我成功的经验，让患者感到自己并不孤单，能抒发内心的感觉、情绪与压力。

4. 医务人员的支持

(1)护理人员社会支持的基本原则是提供信息、倾听主诉、给予反馈，充分强化这一过程中患者的个人价值感。

(2)社区服务在社会支持中起重要作用，它弥补和改善了家庭保障功能的薄弱环节。社区护士可协同医院护士组织肿瘤沙龙、康复俱乐部等鼓励患者走出家庭，投入社会，适当进行力所能及的工作。

5. 临终关怀护理

是为肿瘤终末期患者提供身体、心理、社会等方面的完整护理照顾，使患者减轻痛苦，提高生活质量，直到生命的终点。

6. 情绪压力舒解资源

肿瘤给患者及家庭带来极大冲击，陷入濒临瓦解的危机，可寻求社会有关组织及志愿者协助，也可到咨询中心、危机处理中心或社会团体等心理辅导中心取得支持和帮助。

(三)社会支持的评价方法

心理学领域中，将社会支持分为主观和客观支持，而领悟社会支持是主观社会支持的一部分。领悟社会支持是自我对社会支持的感悟与理解，对于来自不同社会关系中支持感的总和，是一种认知、理解的过程，是一种主观意识的、内心感受到的支持。领悟社会支持是一种认知评价的过程，与实际的社会支持相比，领悟社会支持为一种认知现象，表示个体对来自不同的社会关系下的理解力和感知度，更能反映实际社会支持的利用度。领悟社会支持可以作为积极影响因素降低医生同情心疲乏，同时领悟社会支持可以作为中介变量，调节工作压力对同情心疲乏的影响。

1. 领悟社会支持量表(Perceived Social Support Scale，PSSS)

由 Zimet 等学者编制，而后该量表被我国学者姜乾金等进行了翻译和修改，测定的是个体从不同的社会关系中例如配偶、朋友及同事等所能感受到的支持程度。该量表有两个维度，包含 12 个题项，其中家庭内源支持包含条目 3、4、8、11，家庭外源支持包含条目 1、2、5、6、7、9、10、12。采用 1~7 级评分法，从"极不同意"至"极同意"分别计 1~7 分。12~36 分表明个体感受到低支持状态；37~60 分表明个体感受到中度支持状态；61~84 分表明个体感受到高支持状态。量表总的 Cronbach's α 系数为 0.899，分半信度为 0.878。12 个条目的总得分表示个体所领悟到的社会支持情况。总分越高，自身感受的社会支持越多。

2. 社会支持评定量表(Social Support Rating Scale，SSRS)

由肖水源等于 1986 年设计编制，量表的 Cronbach's α 系数为 0.825~0.896，已被证实具有良好的信效度。此量表共有 10 个条目，包括客观支持(3 个条目)、主观支持(4 个条目)和对社会支持的利用度(3 个条目)等三个维度。量表的统计指标：①总分，即 10 个条目评分之和，得分越高，表明社会支持程度越高。总分≤22 分为低水平，23~44 分为中水平，

社会支持评定量表(SSRS)

总分≥45 分为高水平。②维度分，包括客观支持分(2、6、7 条评分之和)、主观支持分(1、3、4、5 条评分之和)、对支持的利用度(8、9、10 条评分之和)。

三、社会支持在肿瘤患者康复中的作用

社会支持与疾病有直接的联系。社会支持低下可导致个体产生不良的心理体验，如孤独感、无助感，使心理健康水平下降。社会支持的基本目的是保证肿瘤患者在生存的各个阶段不因疾病而丧失基本的生存条件，维持肿瘤患者最佳的心理和身体健康状态。来自家庭、朋友的稳定支持，适当参加社会活动是提高肿瘤患者生活质量的重要因素。来自社会各方面的精神或物质的帮助和支持，被肿瘤患者体验和感知后，可成为强大的支持力量，促进患者康复。接受社会支持可明显缓解恶性肿瘤患者的负性情绪，改善生活质量，提高治疗依从性，有利于肿瘤患者的康复。

(一)家庭支持

家庭支持是社会支持最重要的形式，恶性肿瘤患者最希望得到亲属的支持与关心，家庭支持的程度也直接关系到恶性肿瘤患者的身心健康和康复。有研究调查分析了肺癌患者家庭支持情况与癌痛及焦虑情绪的相关性，结果显示，癌痛程度直接与焦虑情绪呈正相关，与家庭支持程度呈负相关；焦虑情绪则与家庭支持程度呈负相关。

(二)专业支持

专业支持是医护专业人员利用专业技能和知识，为患者提供恰当的医学信息和心理支持，以缓解患者心理压力，促进心身康复的有效社会支持。专业支持多在患者住院期间提供，医护人员应根据患者的心理状态和疾病阶段，尽可能地向患者介绍肿瘤的形成、治疗现状和前景等，给予患者个性化指导及护理。对于姑息治疗或治疗间歇期的恶性肿瘤患者，专业支持也应在家庭护理中实施。有研究显示，实施家庭护理专业支持能显著改善肿瘤患者的负面情绪，基本满足肿瘤化疗患者的生活需求，具有积极的临床价值。

(三)志愿者支持

志愿者支持是指通过政府及相关社会民间社团组织，为恶性肿瘤患者构建如义工服务、癌友会等形式的社会支持平台。义工服务为常见的志愿者支持途径，通过义工的实际照料和情感支持，患者的生活质量整体水平得到提高。癌友会等形式构建的集体抗癌模式为肿瘤患者提供了交流的平台，通过组织和参与活动，可以让肿瘤患者学习成功抗癌的经验，提高自我解决问题的能力，有助于提高患者的生存质量。

四、护士在提高肿瘤患者社会支持中的作用

社会支持可提高个体的社会适应性，使其避免不利环境的伤害。护士作为一个专业团体，在提高肿瘤患者社会支持中起着重要的作用，其掌握的医疗护理等知识可以对肿瘤患者进行针对性的技术、理论、情感等社会支持。

(一)支持类型

1.情绪性支持
尊重患者的感情，关心和积极回答患者有关病情方面的问题。

2.信息性支持
给予病情指导、资料和劝告；护士应根据患者的心理状态和疾病阶段，给予患者个性化指导及护理。

3.医疗器械帮助性支持
如为患者提供合理的护理措施，辅助开展功能锻炼等。

4.评价性支持
在肿瘤患者的临床医疗护理中，护士应耐心地与患者交流，经常鼓励患者，给予人文关怀，满足其相关基本知识及精神方面等需求，提供治疗康复各阶段健康指导。

(二)提高肿瘤患者与家庭间的社会支持

家庭成员是肿瘤患者社会支持中起着重要的作用，直接家庭成员是主要的支持来源。肿瘤患者最希望得到亲属的支持与关心，家庭支持的程度也直接关系到恶性肿瘤患者的身心健康。不同的患者对于社会支持的需要不同，性格外向者、平日社会交往频繁的患者社会支持的需求量大；相反，性格内向者，平时喜欢静坐独处的患者社会支持的需求量较少。护士应该根据患者的特点，鼓励患者与家人、配偶间的沟通交流，同时也要鼓励家人与患者相处，珍惜相处的时间。

(三)加强肿瘤患者之间的相互支持

不同的患者对人生、疾病等的态度各不相同，有的态度积极，有的则消极。护士有责任帮助患者创建一个积极的氛围，使患者受到正性的影响。护士应有意识地收集有关康复较好的患者资料，在临床工作中给其他患者以榜样作用，另外也可邀请康复较好的患者为其他患者进行现身说法，促进肿瘤患者间的彼此交流，帮助提高心理适应能力。

（四）帮助优化社会支持网络

护士要了解患者亲朋好友情况，选取与患者关系紧密、对患者影响大的亲友进行指导，告诉他们不要将对肿瘤患者的恐惧表露在外，以免对患者造成负性情绪的影响，告知他们有关肿瘤治疗的进展等，取得他们的协助，使他们能与医护人员一起共同恢复患者的生活信心。在临床工作中，护理人员要多了解患者的社会支持网络，调动医护人员、亲属及集体抗癌组织等的积极性，构建多维的综合社会支持网络，并加以正面引导，使患者能最大限度地利用这些社会支持，减少各种心理问题的发生，提高生活质量。

（五）进行患者及亲属的认知矫正和健康教育

护士要对患者及亲属讲解有关肿瘤治疗（如放疗、化疗）、不良反应的防治及简单的认知行为技术的应用，以提高患者正确认识疾病和自我护理及康复的能力，尤其要调整好心态，消除好患者的自责、内疚等不良心理。

（叶沙、沈波涌）

第四节　肿瘤患者的精神抚慰与人文关怀

"有时去治愈；常常去帮助；总是去安慰。"医学关注的是在病痛中挣扎、最需要精神关怀抚慰和治疗的人，由于医疗技术自身功能的"有限"，总是需要人文关怀去弥补。肿瘤患者的治疗周期较长，遭受的不良反应大，在长期的病痛折磨下极易产生焦虑、抑郁甚至轻生等负面心理和情绪，严重影响到他们的生命质量。因此，精神抚慰与人文关怀显得尤为重要。

一、精神抚慰的概念及内涵

（一）精神抚慰的概念

每个人都有精神，其需求就像生理和心理的需求一样是人性的一部分。精神抚慰是指医务工作者运用安抚、慰藉等心理学方式，释放患者的心理能量，实现患者的心理平衡和关怀的一种工作方式。

精神健康可以帮助个体实现更有意义的人生，其作用高于心理层面。精神健康是健康的重要组成部分，尤其在遭受疾病痛苦（如癌症）的时候，精神健康的维护显得更加重要。精神投射到事物或现象时表现为态度倾向，是人的某种意向、愿望和打算。古希腊的哲人曾经指出，人间最最幸福之事不在肉体感官的享乐，而在灵魂的无痛苦。

（二）精神抚慰的内涵

精神是个体存在的内在属性，内涵较广，包含多个维度。相对于物质：精神存在主观性与社会性；相对于身体：精神具有抽象性和不可见性；精神是心智的和大脑的活动方式；当精神需求得到满足时，个人也就得到了精神的健康。普遍认为的人的精神需求有：①追寻有意义的人生目标的需求。②被爱及联系的需要。③被谅解和宽容的需求。④希望的需要。⑤寻找超越途径的需要。

二、精神抚慰技能的应用

1. 生命回顾

生命回顾帮助其有效重温生命的历程，让患者认清自己历经苦难和取得的成就对一生的意义，提高其心理、精神健康，是精神抚慰的重要方法之一。生命回顾即系统性地协助患者以一种崭新的观点去回顾其生命中以往的种种伤痛或快乐的过程。从生命回顾中寻找诸种经历的意义，使患者能体会到他并未白活一遭，挖掘到自身积极资源，并找到自己的人生价值，以及对所受苦难的另一种诠释，来体验生命的意义。生命回顾实施要点：

（1）准备生命回顾的提纲：①请您回顾您的一生，有哪些事是快乐的、有成就的？有哪些事是挫折、痛苦的？②如何重新看待它们？③如果有机会回顾一生，您最想为自己做些什么事？

（2）实施方法：护士为患者执行生命回顾6次，每次20~30分钟，4个阶段。

1）关系互动阶段：首先评估了解患者影响生活焦点的因素，如护士运用同理心及倾听方法等技巧与患者建立信任关系，了解患者参与生命回顾意愿，当患者同意时，开始深入沟通。

2）融入阶段：与患者一起进入回顾情境中，回顾患者一生中快乐的、有成就的或痛苦的事情。护士协助患者整理重要事件，并和患者讨论如何解决问题，协助患者对生命价值进行理性思考，帮助患者重新探索自己面对世界的态度。假如生活可以重新来一次，患者喜欢怎样的生活，什么是患者想要改变的、患者所担心的未完成的心愿。

3）回缩期：这时从过去回到现实，将患者引到正向情绪，此时需陪伴患者并接受其情绪变化，做好死亡教育。照护者对亲属实施生死教育，患者离开亲属们只是时间问题，接受患者即将离去的现实，将悲伤转化为长久的回忆。护士在实施精神抚慰照顾的过程中，对终末患者及其亲属都实行死亡教育，使患者及其亲属能够正确认识死亡、接受死亡，患者最终能安详、有尊严地死亡，消除对死亡的恐惧。教育亲属接受死亡的同时，尽快从悲痛中解脱出来，让"死者安息，生者安心"。

4）结束期：回忆过去所有体验，记住快乐及愉悦的情景。

2. 陪伴

陪伴属于交往的方式，陪伴意味着在生命的最后时刻，当患者进到与陪伴者不同的存在模式之后，照顾者依然希望能够在已有经验层面上和患者有深入交流。从这样的经验出发，陪伴者有可能和眼前的患者获得深度缔结的机会，照顾者能够有和患者"在一起"的机会。实施要点如下：

（1）保持自然轻松、泰然自若的情绪。临终者常常会感到拘谨和不安，陪伴临终者尽量保持自然轻松、泰然自若。用简单而自然的方式，缓和紧张的气氛，和患者建立信任关系，营造轻松和谐氛围，让临终者在充满信任、和谐的环境中把他真正想说的话说出来。鼓励他尽可能表达对临终和死亡的想法、恐惧和情绪。

（2）陪伴与分担，共同面对。作为一个陪伴和聆听者，引导亲属把不良情绪倾诉出来，应用合理情绪理论疏导。

（3）处理未了事务，完成心愿。护士设法单独和患者沟通，了解其潜在的心愿，重视患者的微小愿望，尽可能满足患者的生理、心理、社会需要，这是对患者最好的心理支持。

（4）重新构建人际关系。

3. 倾听

倾听属有效沟通的必要部分，以求思想达成一致和感情的通畅。狭义的倾听是指凭借听觉器官接受言语信息，进而通过思维活动达到认知、理解的全过程；广义的倾听包括文字交流等方式。其主体者是听者，而倾诉的主体者是诉说者。两者一唱一和有排解矛盾或者宣泄感情等优点。倾听者作为真挚的朋友或者辅导者，要虚心、耐心、诚心和善意为诉说者排忧解难。实施要点如下：

（1）第一层次：即患者说出，护士亦能听得懂的话，此为一般护士该具备的倾听能力。

（2）第二层次：即患者没有说出，但是他自己内心知道的事，若护士能够听到患者"没讲出的话"，护士具备精神照护能力。

（3）第三层次：即患者没说出，且他自己亦不知道的事。若是护士能够听到患者此部分内心的话，即达到倾听的最高境界，则护士具备优质的精神照护能力。

4. 同理

同理是一种艺术、态度、能力、沟通技巧和过程，即进入对方主观内在的世界，感觉其内在的感受，以易地而处的方式体会其感受，但非取代对方的主观世界，又能保持自己的主观，才不失同理的好本质。即站在当事人的角度和位置上，客观的理解当事人的内心感受及内心世界，且把这种理解传达给当事人的一种沟通方式。实施要点如下：

（1）同理三步骤：① 理性认知，先查阅患者的病历，了解其目前状况。②同情，试问自己，"如果我在患者目前的处境，会有何感受"。③同理，完成前2个步骤后，再开始准备和患者会谈。

（2）表达同理的七个阶段：

第一阶段：患者与护士准备就绪。

第二阶段：患者表达其经验。

第三阶段：护士表示接受与共鸣。

第四阶段：护士表达对患者经历的觉察。

第五阶段：患者表达护士正确的了解其感受。

第六阶段：患者感受到护士的同理，且愿意再诉说自己的故事。

第七阶段：护士进一步表达意义与感觉。（回到第三阶段。）由第七阶段的会谈回至第三阶段，可以进行更进一步的同理，如此循环的过程，已达成循环性同理的境界。

精神抚慰赋予患者"生命目的与意义"，好好地活在当下，引导其"价值取向"，可以感受爱、喜悦、平静与成就感，帮助其"自我超越"，成就他人与自己，并与自我、他人与外在环境建立互动关系的核心，形成一种强烈稳固的价值与信念系统。

三、人文关怀的概念和内涵

（一）人文关怀的概念

人文，一方面指成为有知识、有文化的理想人或理想人性的最高价值观念；另一方面指文化或文化的现象，如古希腊文化、我国经典文化、伦理道德准则，是文而化之的教养教化的内容与方式。因此，可以把人文界定为：通过特定文化及其伦理道德准则教育人成为具有特定文化精神的理想人或理想人性的最高价值观念。

关怀是指关心、帮助、爱护、照顾的意思，有丰富的情感性、责任性与意愿性的特征，是源于一种对人的苦痛或事的关注、忧虑与敬重混合在一起的情感与责任，以致采取有意愿的关怀行动。

人文护理，又称人性关爱、人性关怀，狭义上是指尊重人的主体地位和个性差异，关心人丰富多样的个体需求，激发人的主动性、积极性、创造性促进人的自由全面发展；广义上是指对人生存状态的关注，对符合人性的生活条件的肯定，对人的尊严、自由、权利的维护，对人类的理解与自由的追求。关怀是一个普遍性概念，更是护理专业的一个核心概念。从南丁格尔开创现代护理之时，关怀就被深深地植入护理专业中。

人文关怀是指医护人员在对患者的医疗过程中，以尊重患者人格和重视患者需求为前提，以关爱和友善的态度为特征，以相互信任的医患关系之建立为标志的职业理念。医护人员应以人道主义精神，对患者的生命与健康、权利与需求、人格与尊严的真诚尊重、理解、关心和帮助。

（二）人文关怀的内涵

人文就是人类文化中的先进部分和核心部分，即先进的价值观及其规范，其集中体现重视人、尊重人、关心人、爱护人。

人文关怀是护理学科的核心和精髓，是对患者的关怀和尊重。良好的人文关怀，可以融洽护患关系，可以增加患者治病的信心和希望，对促进患者早日康复起着非常重要的作用。

人性化护理是以患者为中心，以满足患者需求为出发点的护理，使患者感受到身心的支持，达到疾病康复，促进身心健康的护理行为。其内涵主要包括：①确保患者生命安全以及躯体舒适度；②满足患者需求，其中包括基本生活需求及精神需求；③提高患者机体免疫力；④尽量避免患者产生负性心理，取得患者及其家庭的认可和支持，提升患者与社会的满意度。

四、肿瘤患者各阶段的人文护理

1. 诊断初期

患者在肿瘤疾病得到确诊后的一段时间内不能接受现实，在这阶段患者易出现抑郁、恐惧、烦躁等不良心理变化。这一阶段重点内容包括住院环境、心理支持、信息支持、照顾者辅导等。

(1)住院环境：为患者提供整洁安静、舒适温馨的病房环境，保持室内温湿度适宜，医护人员和亲属营造以患者为主的人文关怀氛围的诊疗环境，例如创建科室文化墙，使患者感受到来自医务人员的关爱和鼓励；建立病房广播，搭建护患沟通桥梁，为患者创造和谐、便捷的交流环境，将消除患者的陌生感，更快融入新环境中，克服内心的恐惧感和焦虑感。

(2)树立良好的护士形象，提高患者治疗信心：在护理操作及与患者沟通过程中注意仪表端庄、文明用语，注意表情、姿势、动作、语气及语调等非语言性讯息，展示亲切、自信、专业的护士形象，提高患者对治疗的信心。

(3)构建病房心理支持体系：对于存在情绪症状患者，如抑郁、焦虑、谵妄等，制定个性化护理方案，对直接照护者给予心理支持，舒缓压力。

(4)信息支持：患者内心的恐惧一部分来源于对疾病的未知，因此护理人员应向患者详细地讲解治疗的方案，增加患者的信心。

(5)照顾者辅导：给予癌症患者的照顾者积极健康教育、心理护理、家庭支持教育、护理培训等专业辅助指导，可以提高照顾者的应对技巧及照顾质量。

2. 治疗期

肿瘤治疗不仅给患者生理带来了极大的痛苦，患者心理也承受着极大的负担，此时患者极易出现绝望、悲观等心理变化。此阶段的重点包括舒适照护和心理支持。

(1)舒适护理：根据患者情况实施舒适护理，也可以邀请患者亲属共同参与，包括体位摆放、身体清洁、异味控制、肢体按摩、大小便失禁护理等，为患者摆放舒适体位，保持身体清洁，提高患者舒适度。

(2)心理支持：护理人员应积极主动与患者进行沟通，耐心地倾听患者的主诉，必要时给予心理疏导。护理人员应指导患者亲属多关心、安慰、陪伴患者，在治疗前向患者讲解会出现的各种不良反应，缓解患者的不良心理情绪。

(3)树立人文护理理念：以患者为中心，关注其健康状况，根据其需求提供高效、全面的护理。积极关心患者的病情，告知其治疗情况，提高其依从性和康复信心。

3. 康复期

(1)多维度网络干预：作为延续护理的重要补充，可以通过网络医疗健康管理模式延伸护理服务中的人文关怀，定期对患者进行电话随访、网络在线讨论和病友们在线分享，能够及时解决患者的疑惑，增强护理服务的时效性，以积极乐观的心态面对肿瘤患者的生活和社交，从而提高患者的生命质量。

(2)建立出院随访制度：积极推行全程服务模式，将医疗服务延伸至院后及家庭，使肿瘤患者的院外康复和继续治疗能得到科学、专业、便捷的技术服务和指导。

4. 终末期

(1)评估患者的需求：对入院后患者病症及病情进行评估，了解患者的文化、性格、心理、精神以及对病情的认知情况，同时制定个性化的护理方案。

(2)疼痛护理：疼痛是终末期肿瘤患者的常见症状，有效的人文关怀行为能够有效缓解患者疼痛，提高生活质量。

（3）社会支持：社会支持主要包括医务人员支持、亲情支持和康复志愿者支持等 3 个方面，良好的社会支持可以缓解患者的负性情绪，树立战胜疾病的信心。

（4）死亡教育：开展死亡教育，传达适当的死亡相关知识，可加强肿瘤晚期患者对死亡的理解，减少负面情绪，进而能够平静接受死亡。

（易丽丽、沈波涌）

第五节　肿瘤患者的沟通

在现代医疗环境下，肿瘤患者往往要面对关于疾病治疗和症状管理的复杂决策，迫切需要医护人员的支持与帮助，而护患沟通是获得这些支持的主要途径之一，护患沟通的有效性直接影响到患者对治疗的选择、心理调整、治疗依从性和护理满意度。

一、沟通概述

沟通指信息的传递和交流的过程，包括人际沟通和大众沟通。人际沟通是个体之间的信息以及情感、需要、态度等心理因素的传递与交流过程，是一种直接的沟通形式。大众沟通，又称传媒沟通，是一种沟通媒体中介的信息交流过程，护患沟通属于人际沟通，主要是指护士与患者及其亲属之间的沟通，护患沟通是医患沟通的重要分支之一，是建立良好的护患关系的基础，也是满足患者被尊重，被关爱的心理需要的基本形式，有效的护患沟通可以拉近双方的距离，增进理解，改善护患关系，提高医疗服务质量。

二、护患沟通的基本类型

护患沟通按沟通符号分类，主要分为语言沟通和非语言沟通。

1. 语言沟通

护理语言沟通是指在医疗护理中护理人员与患者或者是其他的工作人员之间以语言为媒介进行相互沟通交流的行为，它是医疗护理中护理人员的主要沟通方式。在护理语言沟通中，人们能感受到始终贯穿于医疗护理过程的人文关怀和护理的人文本质。

语言沟通又包括口头沟通和书面沟通。

2. 非语言沟通

非语言沟通是借助非语言符号，例如人的仪表、服饰、动作、表情等，以非语言的方式进行的信息交流。非语言沟通对于调节护患关系具有重要意义，非语言沟通没有语言障碍，所以往往比语言信息更加丰富，更具有感染力。护理人员正确运用非语言沟通能够给患者带来亲切、安全、可信赖的感觉，促进护患交流，建立良好的护患关系。

三、护患沟通技巧

1. 开场的技巧

好的开场技巧有利于建立良好的第一印象，如果护士在沟通之初即建立起一个温馨和谐的气氛，会使患者开放自己并坦率地表达自己的思想情感，使沟通能够顺利进行。

护患沟通开始前,护士应该先礼貌地称呼患者,并向患者介绍自己。如"××阿姨/叔叔,您好,我是××护士"。有效的开场方式有:①问候式,如"您今天感觉怎么样?"②关心式,如"您这样躺着,感觉舒服吗?"③夸赞式,如"您看上去比前两天好多了!"④言他式,如"您的化验结果要明天才出来"。这些开场的话语既可以使患者感到护士的关心和爱护,也可以使患者放松心情,消除戒备心理。另外,开场话语的使用一定要符合情境习惯,不要随心所欲。

2.提问的技巧

提问在护患沟通中不仅是收集信息和核实信息的手段,而且可以引导护理人员与患者围绕主题展开讨论。

(1)提问的技巧:分为开放式(发散式)提问和封闭式(会聚性)提问。①开放式(发散式)提问:是导出一个探索的范围,而不过分限制回答的内容。通常使用"什么""如何""为什么"等词来发问。如"您能跟我谈谈是什么让您觉得很困扰吗?"开放式提问主要用于鼓励患者说出内心的感受。②封闭式(会聚性)提问:是一种将患者的回答限制在特定范围之内的提问,只是要求回答"是"或"不是","好"或"不好"等。如"您清晨醒来会有头痛吗"?主要用于收集资料并加以条理化、澄清事实、获取重点、缩小讨论范围,当患者的叙述偏离正题时用来终止其叙述。

(2)提问的注意事项:①选择合适的时机。不要随便打断对方的讲话。②注意提问的方式。语气要平和、礼貌、真诚。③提问的问题与患者的问题有关。同时问题不要提太多,最好分次提问。④提问围绕交谈的主要目的进行,同时询问的过程注意关心患者。针对肿瘤患者,护士提问时要关注患者的心理、家庭及社会背景等信息。

3.倾听的技巧

倾听即访谈过程中通过自己的语言和非语言行为向患者传达一个信息:"我正在很有兴趣地听着你的叙述,我表示理解和接纳"。这是一个积极参与的过程。有效倾听是良好护患沟通的前提条件,是发展护患间良好关系最重要的一步。有效倾听必须包括3个方面:展示你专注的神态;弄清对方阐述的问题;领会对方表达的情绪和情感。有效倾听的技巧有:①等待时间。适当的等待时间,可给双方思考问题的时间,并松弛彼此紧张的情绪,使沟通顺利进行。②辅助性回应。如可用言语性"嗯""是的""然后呢""请继续"等,或非言语性如微笑、眼神关注、身体前倾等,以引起对方的注意和说话的欲望,表现出自己在用心地倾听。③非语言性技巧。非语言信息可通过人的动作、表情、目光、空间距离、辅助语言等来进行人与人之间的信息交流。如点头、微笑、柔和且适当的目光交流。④提取语言和非语言的线索。患者的想法、担忧和期望经常通过非语言线索和间接评论表达出来,而不是直接讲述。因而倾听时要全神贯注,倾听者要善于运用自己的听觉、视觉等感觉器官,选择性获得对方语言及非语言信息。

4.情感传递的技巧

在护患沟通中,情感的传递是一个微妙的过程,相比于语言传递,情感的传递可谓"只可意会不可言传",但情感传递却又与沟通的质量息息相关,对沟通造成无处不在的实质性影响。当患者的倾诉欲望和需求得到释放以后,最需要的是情感上的支持与回应,护士可通过表达感受将情感进一步传递给对方。表达感受的技巧有:①说出患者的感受。通常认为，当患者诊断为恶性肿瘤时，我们应该尽力去安慰他。我们通常会说"不要难过了"，而不会直接说"你很难过吧"，这是因为我们担心说出对方的感受会让对方更难过。恰恰相反，从心理学的角度来看，说出对方的感受要优于安慰。当对方听到我们说出他心里的感受时，会因有人能够理解他的内心感受而感到安慰，这比安慰他更令他感到欣慰。②说出沟通者的感受。当沟通者说出沟通对象的感受之后，如果能够说出沟通者本人的真实感受，这种"感受交换"可以更好地促进情感的互动。与安慰的话语相比，沟通对象更愿意听到的是沟通者的真实感受。

5. 反馈的技巧

反馈使沟通成为一个双向的交互过程。在沟通中，双方都不断把信息回送给对方，这种信息回返过程称为反馈。反馈是护患沟通的重要环节，适当的反馈有助于进一步加深沟通。当患者处于情绪中或倾诉需求还没有得到完全释放的时候，护士只需用简单的词来回应，积极的反馈技巧有：①使用感叹词回应。例如，嗯、哦、啊……当然，如果从头到尾只用同一个感叹词，那给对方的信号就是你已经不耐烦了。因此，在使用感叹词回应的过程中，需要采用丰富的感叹词交替。②理解型回应。理解型回应是指能够表达沟通者已经理解了对方意思的话语。最常用的理解型回应是"是这样啊！""这么回事啊！"③重复型回应是指用一句最简单的话来概括对方一段话的意思或是找出他这段话中最核心的一句，绝不是简单的复制。如"您确实是不容易！"④鼓励型回应。即不对倾诉者的话做正面回应，而是鼓励他一个人继续讲诉，这是一种很安全的方式，如"你接着说！""然后呢？"

6. 结束的技巧

在交谈中，人们普遍重视开头，而对结束谈话，往往不以为然，其实结束谈话并非如此简单。例如，患者没说完话，护士有事必须离开，怎么结束？两人谈兴正浓，而客观条件又不允许继续谈下去，又该怎么结束？一次好的交谈，需要一个好的结尾。结束的技巧包括：①注意结束的时机。不要突然中断谈话，留意对方的暗示，恰到好处地掌握时间。②注意结束的方式。道谢式结束语，如"谢谢您的配合和支持"；关照式结束语，如"以后，您一定要多注意……"；道歉式结束语，如"真对不起，我现在必须去……我晚点再回答您的问题好吗？"；征询式结束语，如"您还有什么意见和要求吗？"；对于晚期癌症患者，避免使用"祝您早日康复"之类的话，推荐使用"我们会一直陪着您"。

注意沟通的过程中不要有东张西望或分散注意力的小动作，避免使患者产生不被重视的印象；在交流中注意察言观色，关注患者的情绪变化或身体痛苦，从而为诊治及护理提供参考信息。

四、影响护患沟通的因素

(一)护士相关因素

1. 缺乏相关专业知识

随着信息获取便利性的增加，患者更容易通过各种途径获得关于疾病诊断、治疗、护理及预后的相关信息，但未必准确。护士如果不能及时掌握不断更新的专业知识，在面对患者的相关问题时，往往由于信息匮乏而影响沟通的流畅性，降低自身有效沟通的信心，甚至会畏惧沟通。

2. 缺乏沟通知识和技巧

随着医学技术和社会经济的发展，肿瘤患者健康状况、社会文化背景及服务需求的不同，对护士的沟通能力及技巧提出了更高的要求，护士缺乏相应的沟通技巧，如沟通不主动、缺乏热情、不懂得倾听等，均会影响沟通效果，增加护患沟通障碍。

3. 缺乏有意识的护患沟通观念

虽然医学模式已转变，但有的护士仍然固守传统的护理观，仅强调执行医嘱和治疗，缺乏主动、积极的沟通意识。其次，护理职业环境中存在一种不成文的组织文化现象，如谈话不是必须完成的工作，也在一定程度上影响了护患沟通。

(二)患者相关因素

患者自身的沟通能力、文化水平、价值观、认知水平、情绪等均会影响护患沟通的顺利开展，肿瘤患者的身体状况及心理状态也是影响护患沟通的因素之一。

(三)环境相关因素

1. 物理环境

安静的环境是保证护患沟通的必备条件，安全性及隐私性是影响沟通效果的重要因素，心理学研究发现，沟通过程中所保持的距离不同，也会产生不同的沟通效果，在较近距离内进行沟通更容易形成融洽的沟通氛围。

2. 社会环境

目前护理人力资源不足是全球性的问题，受到工作量的影响，护士在临床护理工作中，除了治疗护理过程常用的健康宣教知识外，在对待患者或亲属提出的问题与疑问时，有时疏于解答，重视度不够，影响护患沟通。其次目前较严峻的医疗环境，使护士与患者的沟通变得更加小心翼翼，她们不愿也不敢与患者过多交流，担心引起医疗纠纷。

总之，沟通是一门艺术，是心与心的交流。面对当前复杂的医患关系，应加强护士对护患沟通的认知，强化其意识和积极性，医院应提高对护患沟通的重视和管理，为护士提供有效实施护患沟通的环境。

(邱翠玲、沈波涌)

第六节　肿瘤患者生活质量

随着肿瘤的治疗方法不断发展更新，肿瘤患者的生存率显著提高，但因肿瘤本身以及常规治疗如手术、化疗等产生的不良反应和并发症都会严重影响患者的生活质量。肿瘤的治疗不仅仅在于对疾病的治疗和延长生命，还包括使患者保持一定的生活能力并尽量减轻痛苦，因此肿瘤学科领域已普遍将生活质量作为评价肿瘤患者治疗和康复结局的终末指标。

一、生活质量的概述

(一)生活质量概念

生活质量(quality of life，QOL)，又称生存质量或生命质量。最初是社会学的概念，由美国经济学家 J. K. Calbraith 在 20 世纪 50 年代提出。社会学意义上的 QOL 可分为宏观、微观 2 个层次。微观层次研究个体、家庭的生活质量。20 世纪 70 年代末医学领域广泛开展了生命质量的研究，探索疾病及治疗对生命质量的影响，形成了健康相关生命质量(health related quality of life，HRQOL)。HRQOL 作为一种新的医学评价技术，全面评价疾病及治疗对患者造成的生理、心理和社会生活等方面的影响。1991 年，WHO 将生活质量定义为不同文化和价值体系中，个人对目标、期望、标准及与关注问题有关的生存状态的体验，包括躯体状态、心理健康、社会交往以及功能状况 4 个方面。

(二)生活质量的特点

1. 主观性

生活质量是一个主观的感受，它不但与人的健康状况相关，还与个体自身的价值观、人生观以及与社会、环境的适应能力密切相关，因此评价生活质量时着重于评价具有某种状态的人的行为能力，而不是临床诊断和实验室指标的测量。由于其主观性特征，肿瘤患者本人是评价其生活质量的最佳人选；评价生活质量多采用自评的形式，由患者本人而非医务人员或他人替代。

2. 多维性

健康相关生活质量具有多维性，目前普遍采用的维度包括患者的生理功能、疾病和治疗相关症状、心理功能、社会功能、精神状态等。

3. 动态性

生活质量具有动态变化性，随疾病和治疗的进程而变化、随着生活时间和场所而发生变化。

二、生活质量在肿瘤领域的作用

以往对于肿瘤的预防和治疗效果评价多采用发病率、患病率、病死率、生存率等评价，但未能表达健康的全部内涵，而生活质量是一个以健康概念为基础，但范围更广的概念。测量主要依靠患者本身的体验而非医护人员或者他人的评价，因此，生活质量更能够全面反映健康状况，并能充分体现积极的健康观。与正常人相比，肿瘤患者由于生理或心理上的困扰，生活质量常处于中等偏下水平。例如乳腺癌根治术后患者，虽治疗颇有成效，但患者尤其是年轻女性患者会出现自卑、抑郁等情绪，严重影响其生活质量与康复。有生育需求的宫颈癌患者常常会因为生殖关注度高、妇科问题多、社会支持少等问题导致身心健康状态差，从而影响生活质量。骨肿瘤患儿由于肿瘤侵犯运动系统导致患儿活动障碍，引起剧烈疼痛，处于求学阶段的患儿不论是截肢术还是保肢术，都可能休学或辍学，影响未来的职业道路。

　　肿瘤患者生活质量评价的价值主要体现在以下：①为筛选抗癌药物提供参考依据，可从一定程度反映药物疗效及不良反应。②可评价肿瘤治疗效果，从而为选择治疗方案提供依据。③可作为生存期的独立预测因素，有助于预测肿瘤患者治疗预后和对远期生存状态进行分析。④姑息性治疗的首要考虑问题，有助于对晚期肿瘤患者选择最好的管理方案。

　　因此，肿瘤患者生活质量的评价逐渐取代以生存期和疗效为研究终点的肿瘤治疗评价体系，生活质量的评价对治疗期及疾病晚期或终末的肿瘤患者都尤为重要。

三、肿瘤患者常用生活质量评价工具

　　肿瘤患者生活质量评价工具可分为一般普适性量表、肿瘤普适性量表和肿瘤特异性量表三大类。不同生活质量的测评量表所测人群、疾病种类、偏向重点和需求不同，医护人员需正确选择相应的生活质量测量工具，对患者的生活质量做出正确的评价。其次，患者、评估者之间存在的个体差异，要求在选择测评工具时考虑患者接受评估的时间以及临床易操作性。

（一）一般普适性量表

1. 健康调查简表 SF-36（the MOS item short from health survey, SF-36）

　　该量表是在医疗结局研究量表的基础上发展而来，是生活质量的一般普适性量表，它可以作为健康人群生活质量评价的参考指标，也可为不同疾病组群的生活质量及疗效评价提供参考。此量表从心理、生理 2 个方面，8 个维度实行综合测量，其评分越高代表健康状况越好。SF-36 量表用于城市化居民生存质量评价中，各维度 Cronbach's a 系数为 0.70~ 0.90 。

2. WHOQOL-100 和 WHOQOL BREF（World Health Organization Quality of Life Scale）

　　这两个量表是评价生活质量的普适性量表。WHOQOL-BREF 是 WHOQOL-100 发展而来的简化量表，包含 26 个问题，分为 4 个不同的维度，即生理维度（physiology, PH）、心理维度（pycology, PS）、社会关系维度（social relations, SR）及环境维度（environment, EN），得分越高，生活质量越好。该量表通过在不同国家、不同地区进行了多次研究，各维度 Cronbach's a 系数均大于 0.70，在各类人群的生活质量评价中具有实用性。

（二）肿瘤普适性量表

1. Karnofsky 行为状态评分（karnofsky performance scale, KPS）

　　1949 年 Karnofsky 首次对肿瘤患者进行身体机能测量，评价其化疗前后的行为状态的变化及疗效，包含了自理、活动能力的情况，KPS 量表包括 11 个条目，10 分一个等级，评分范围为 0~ 100 分，主要用来反映患者的行为状态，评分越高，代表其功能状态越好，见表 7-6-1。KPS 量表可作为 QOL 评定的初步工具，但因没有把握 QOL 的所有内涵，而且是由医生进行评价，一般作为生活质量评定的基础和参考。

表 7-6-1　Karnofsky 行为状态评分

体力状况	评分/分
身体正常,无任何不适	100
能进行正常活动,有轻微不适	90
勉强可进行正常活动,有一些不适	80
生活可自理,但不能维持正常生活或工作	70
有时需要人扶助,但大多数时间可自理	60
常需人照料	50
生活不能自理,需特别照顾	40
生活严重不能自理	30
病重,需住院 积极支持治疗	20
病危,临近死亡	10
死亡	0

注:得分越高,健康状况越好,越能忍受治疗给身体带来的不良反应,因而也就有可能接受彻底的治疗。得分越低,健康状况越差,若低于 40 分,许多有效的抗肿瘤治疗即无法实施。

2.癌症患者生活功能指标(The Functional Living Index-Cancer, FIIC)

该量表包括躯体良好和能力、心理良好、因癌症造成的困难、社会良好和恶心 5 个维度,22 个条目,每个条目的回答均在一条 1~7 的线段上划记。该量表比较全面地描述了肿瘤患者的活动能力、执行角色功能的能力、社会交往能力、情绪状态、症状和主观感受等,临床上用于肿瘤患者生活质量的自我测试,目前已有正式的中文版发行,中文版量表 Cronbach's a 系数为 0.77,信效度良好。

3.癌症康复评价系统(Caner Rehabilitation Evaluation Sytem, CARES)

该量表包括 139 个条目,用于全面评价癌症患者生命质量。1991 年被简化为一个简表,包含 59 项内容,包括身体、心理、医患关系、婚姻和性功能 5 个维度,采用 Likert 5 级评分,每个条目得分范围 0~4 分,评定肿瘤患者在过去的一个月内所遭遇的问题的严重程度,量表得分越高,生命质量越差。CARES 量表更侧重于肿瘤患者术后化疗、康复的生活质量评价。2006 年,胡雁和 Sellick 对中文版癌症康复评价简表进行信效度评价,总体 Cronbach's a 系数大于 0.75。

4.欧洲癌症研究与治疗组织的生活质量核心量表(European Organization for Research and Treatment of Cancer-Quality of Life Questionnaire -C30, EORTC QLQ-C30)

欧洲癌症研究与治疗组织在 1986 年开始研制的面向肿瘤患者的核心量表(共性量表)。它由 5 个功能子量表(躯体、角色、认知、情绪和社会功能)、3 个症状子量表(疲劳、疼痛、恶心呕吐)、1 个总体健康状况子量表和 6 个单一条目构成,共 30 个条目。该量表中除条目 29、30 外均为逆向条目(取值越大,生命质量越差),对于功能子量表、总体健康状况子量表得分越高说明功能状况和生命质量越好,对于症状子量表得分越高表明症状或问题越多(生命质量越差)。EORTC QLQ-C30 是世界上测量肿瘤患者生活质量使用最多、范围最广的问卷之一，该量表是专为肿瘤患者设计的，具有较好的特异性，能较好地反应生活质量的多维结构，并且该量表的信效度及敏感度已在欧洲及多个国家进行了验证，适用于不同文化、不同社会背景的患者。

5.癌症患者生活质量测定量表(quality of life instruments for cancer patient，QLICP)

该量表由我国学者万崇华等于 2007 年在借鉴国外现有量表开发经验的基础上独立研制成的具有中国文化特色的癌症患者生活质量测定系列量表。QLICP 共 32 个条目。由身体功能、心理功能、社会功能、共性症状及不良反应 4 个领域组成。QLICP 采用五点等距评分法，记为 1~5 分，在量表中有正负性条目之分，正性条目得分越高代表生命质量越好，负性条目得分越高代表生命质量越差。

(三)肿瘤特异性量表

为了适合不同肿瘤患者生活质量的测评，在肿瘤普适性量表的基础上，增加不同的特异性条目(模块)，构成了不同疾病的特异性量表，其中常见的是欧洲 EORTCQLQ、美国 FACT 和中国 QLICP 三个系列的肿瘤量表，见表 7-6-2，用共性模块的条目进行相互比较，新增的特定条目反映不同肿瘤的特点。

表 7-6-2　常见肿瘤的生活质量测定特异量表

癌症	FACT 系列	QLQ 系列	QLICP 系列
肺癌	FACT-L	QLQ-LC13	QLICP-LU
乳腺癌	FACT-B	QLQ-BR23	QLICP-BR
头颈癌	FACT-H&N	QLQ-H&N35	QLICP-HN
直肠癌	FACT-C	QLQ-CR38、QLQ-CR29	QLICP-CR
肝癌	FACT-Hep	QLQ-HCC18	QLICP-LI
食管癌	FACT-E	QLQ-OES24、QLQ-OES18	QLICP-ES
胃癌	FACT-Ga	QLQ-STO22	QLICP-ST
膀胱癌	FACT-Bl	QLQ-BLM30、QLQ-LLS24	QLICP-BL
前列腺癌	FACT-P	QLQ-PR25	QLICP-PR
胰腺癌	FACT-Pa	QLQ-PAN26	QLICP-PA
卵巢癌	FACT-O	QLQ-OV28	QLICP-OV
宫颈癌	FACT-Cx	QLQ-CX24	QLICP-CE
脑癌	FACT-Br	QLQ-BN20	QLICP-BN
血液肿瘤	FACT-Leu	QLQ-CLL16	QLICP-L

(邓诗佳、沈波涌)

练习题

一、选择题

【A 型题】(10 题)

1. 社会支持包括(　　　)。

A. 社会支持结构　　　　　　　　　　B. 社会支持功能

C. 社会支持教育　　　　　　　　　　D. 社会支持结构与社会支持功能

E. 社会支持结构与社会支持教育

2. (　　　)分为显著心理痛苦划界值。

A. 3　　　　　　　　　　　　　　　　B. 4

C. 5　　　　　　　　　　　　　　　　D. 6

E. 7

3. 以下哪项不是手术前患者的心理特点(　　　)。

A. 害怕疼痛　　　　　　　　　　　　B. 担心治疗效果

C. 悲观绝望　　　　　　　　　　　　D. 担心预后情况

E. 存在经济问题

4. 以下哪项是手术后患者的心理特点(　　　)。

A. 失去部分肢体或身体外观改变　　　B. 留置导管所致的不适

C. 术后并发症　　　　　　　　　　　D. 担心不良的病理结果

E. 以上都是

5. 以下不正确的是(　　　)。

A. 对不了解或不愿了解真实病情者,和盘托出

B. 对心理素质稳定、病期早、疗效好的患者,可及早坦诚相告,以便使其配合治疗

C. 对于感情脆弱、精神极度敏感者,则要谨慎从事,选择适当时机告知其真实病情

D. 对于疗效较好的患者,要让其有肿瘤复发的思想准备

E. 对于病情严重的患者,不宜告知他全部实情,以免患者精神崩溃

6. 以下哪项是放疗患者前后的心理特点(　　　)。

A. 焦虑恐惧　　　　　　　　　　　　B. 敏感多疑

C. 情绪不稳　　　　　　　　　　　　D. 绝望悲观

E. 以上都是

7. 关于肿瘤患者疾病治疗阶段的心理护理以下不正确的是(　　　)。

A. 向患者和亲属解释治疗计划,取得患者的理解和配合

B. 患者恐惧忧虑时熟视无睹

C. 引导有效应对

D. 强化社会支持

E. 协助行为矫正

8. 下列有可能引起恶性肿瘤发生的危险因素是(　　　)。

A. 重大生活事件　　　　　　　　　　B. 日常生活应激

C. 工作相关应激　　　　　　　　　　D. 以上都是

E. 以上都不是

9. 肿瘤患者常见的心理问题(　　　)。

A. 疾病侵袭感　　　　　　　　　　　B. 病耻感

C. 生育和性问题　　　　　　　　　　D. 对复发的担忧和复发后的应对

E. 以上都是

10. 以下属于希望疗法的是(　　　)。

A. 指导患者通过视觉、声音、气味、感觉创造想象

B. 肌肉放松训练,如屈肘耸肩等

C. 按照患者自身的喜好选择合适的音乐

D. 使用屏风保护患者隐私

E. 建立团体意识、探索希望、调动支持系统

【B 型题】(5 题)

问题 1~3

A. 焦虑恐惧　　　　　　　　　　　　B. 敏感多疑

C. 情绪不稳　　　　　　　　　　　　D. 悲观绝望

E. 担心预后

1. 患者对周围事情很敏感,怀疑医务人员、家人对自己隐藏病情属于(　　　)。

2. 患者经过化疗的折磨后,却发现自己的病情未被很好地控制,患者的精神支柱瞬间崩溃,从而出现悲观化疗、绝望的心理属于(　　　)。

3. 患者刚确诊时,对治疗不了解及对疾病缺乏正确的认识,导致生活出现生活规律紊乱,吃不香、睡不好、烦躁不安时属于(　　　)。

问题 4~5

A. 榜样示范　　　　　　　　　　　　B. 归属感

C. 具备预见性　　　　　　　　　　　D. 强化社会支持

E. 积极心理暗示

4. 在使用止痛药时告诉患者"这种止痛药效果很好,你的疼痛会很快减轻"属于(　　　)。

5. 让患者感到家庭和社会仍需要他属于(　　　)。

二、是非题(5 题)

1. 社会支持可减轻心理应激反应,缓解心理压力,提高社会适应能力。(　　　)

2. 社会支持的基本目的是保证肿瘤患者在生存的各个阶段不因疾病而丧失基本的生存条件,维持肿瘤患者最佳的心理和身体健康状态。(　　　)

3. 应激事件不会引起健康问题。(　　　)

4. 心理痛苦是由多重因素引起的一种不愉快的情绪体验。(　　　)

5. 心理痛苦会对治疗效果产生负面影响。(　　　)

三、填空题(5 题)

1. 巧妙沟通的三种方式(　　　)、(　　　)、(　　　)。

2.社会支持结构和社会支持功能通过(　　)、(　　)、(　　)三个途径来影响恶性肿瘤患者的(　　)、(　　)和(　　)。

3.社会支持包括(　　)、(　　)、(　　)三方面。

4.社会支持对健康的贡献来源于两种机制(　　)、(　　)。

5.生活质量的特点(　　)、(　　)、(　　)。

四、简答题(4题)

1.简述精神抚慰技能的应用。

2.社会支持整体状态包括什么?

3.简述肿瘤患者疾病治疗阶段的心理护理。

4.简述人文关怀的内涵。

参考答案

一、选择题

【A型题】(10题)

1.D　2.B　3.C　4.E　5.A　6.E　7.B　8.D　9.E　10.E

【B型题】(5题)

1.B　2.D　3.A　4.E　5.B

二、是非题(5题)

1.√　2.√　3.×　4.√　5.√

三、填空题(5题)

1.理解与倾听　安慰与鼓励　告知

2.认知　情感　行为　发病率　病死率　生存率

3.社会支持网络　社会支持行为　主观支持评价

4.应激缓冲模型　独立作用模型

5.主观性　多维性　动态性

四、简答题(4题)

1.精神抚慰技能的应用:

(1)生命回顾。准备生命回顾的提纲:①请您回顾您的一生,有哪些事是快乐的、有成就的?有哪些事是挫折、痛苦的?②如何重新看待它们?③如果有机会回顾一生,您最想为自己做些什么事?

分4个阶段实施执行生命回顾6次,每次20~30分钟,包括关系互动阶段、融入阶段、回缩期、结束期。

(2)陪伴。实施要点如下:①保持自然轻松、泰然自若的情绪。②陪伴与分担,共同面对。③处理未了事务,完成心愿。④重新构建人际关系。

(3)倾听。实施要点如下:①第一层次,即患者说出,护士亦能听得懂的话,此为一般护士该具备的倾听能力。②第二层次,即患者没有说出,但是他自己内心知道的事,若护士能够听到患者"没讲出的话",护士具备精神照护能力。③第三层次,即患者没说出,且他自己亦不知道的事。若是护士能够听到患者此部分内心的话,即达到倾听的最高境界，则护士具备优质的精神照护能力。

（4）同理。同理三步骤：① 理性认知，先查阅患者的病历，了解其目前状况。②同情，试问自己，"如果我在患者目前的处境，会有何感受"。③同理，完成前2个步骤后，再开始准备和患者会谈。

表达同理的7个阶段：第一阶段，患者与护士准备就绪。第二阶段，患者表达其经验。第三阶段，护士表示接受与共鸣。第四阶段，护士表达对患者经历的觉察。第五阶段，患者表达护士正确的了解其感受。第六阶段，患者感受到护士的同理，且愿意再诉说自己的故事。第七阶段，护士进一步表达意义与感觉。由第七阶段的会谈回至第三阶段，可以进行更进一步的同理，如此循环的过程，已达成循环性同理的境界。

2. 包括婚姻状况、社交圈子以及与圈子里其他成员的联系频率。

3. 向患者及亲属解释治疗计划，加强健康宣传，协助行为矫正，积极心理暗示，实施心理疏导，引导有效应对，强化社会支持，榜样示范，归属感，具备预见性。

4. 人文关怀的内涵主要包括：①确保患者生命安全以及躯体舒适度；②满足患者需求，其中包括基本生活需求及精神需求；③提高患者机体免疫力；④尽量避免患者产生负性心理，取得患者及其家庭的认可和支持，提升患者与社会的满意度。

第八章

肿瘤患者的康复护理

■ 第一节　肿瘤康复概述

随着肿瘤的诊断、治疗技术不断的进步，肿瘤患者生存期逐渐延长，他们对如何康复，如何提高生存质量越来越重视，做好肿瘤患者的康复尤为重要。

一、肿瘤康复的概念与定义

(一)康复的概念

康复主要针对各种原因导致的身体结构、功能活动障碍，通过综合协调应用各种措施，预防功能丧失，或延缓功能丧失的速度，改善或恢复功能，或维持现有功能，使患者身体、心理和社会功能达到或保持最佳状态，提升患者自理能力，回归家庭，重返社会，从而提高生存质量。

(二)肿瘤康复

1.肿瘤康复医学

肿瘤康复医学有广义与狭义之分。广义定义是指对癌症幸存者贯穿肿瘤康复全程的问题，应用多学科合作团队，为其提供必要的人文帮助、社会支持，从而使癌症幸存者们最大限度地恢复身体功能，提高生活质量，减轻家庭负担。狭义的肿瘤康复医学是指应用各种器械及非药物治疗手段，帮助患者恢复躯体及生理功能，一般不涉及综合症状、心理、社会等方面的问题。综上所述，肿瘤康复医学是以癌症幸存者需求为中心，从恶性肿瘤诊断开始直至生命结束，通过多学科合作团队，为其提供的一系列身心及社会支持、医疗与服务，帮助患者回归自我、回归家庭、回归社会。

2.肿瘤康复护理

肿瘤康复护理是指医护人员根据总体康复计划，围绕患者躯体、心理、职业和社会全面康复的目标，预防患者残疾、减轻其伤残程度，最大限度地挖掘残存功能，恢复患者生活和活动能力，实现患者延长生命，早日回归家庭，重返社会的目的。

二、肿瘤康复的目标和原则

(一)肿瘤康复目标

帮助肿瘤患者最大程度地恢复生理、心理和社会功能，延长其生存时间，改善其生活质量，缓解其家庭压力，使患者有尊严、有意义地生活。

(二)肿瘤康复的原则

(1)早期介入，长期坚持：康复护理应与临床护理同步进行，并全程干预，持续进行康复功能锻炼，预防继发性功能障碍。

(2)强调自我护理：确保康复对象安全的前提下，护士监督和指导患者做好残存功能的强化训练；由于病情原因不能进行自我护理时，给予必需的协同护理，充分发挥患者的主观能动性。

(3)关注患者心理状况：及时评估患者心理状况，有针对性地采取康复措施，帮助患者树立信心，鼓励其积极主动参与康复治疗。

(4)加强健康教育：健康教育应贯穿康复护理工作的始终，以保证康复护理的效果和质量。

(5)倡导多学科协作：医生、护士、治疗师、营养师、心理咨询师组成的治疗团队是提供综合康复治疗的可靠保证。

三、肿瘤康复评定与计划

康复治疗的全程应对患者的躯体情况、功能状况、心理等方面进行动态评估，根据患者具体情况制定个性化康复目标及计划，选择合适的康复措施，并及时评估康复治疗效果。

康复评定主要包括运动功能评定、心肺功能评定、认知功能评定、言语评定、日常生活活动能力和生存质量评定、心理评定等。本章节介绍的是常用于肿瘤患者的康复评定。

(一)常用的康复评定方法

(1)观察法：观察者凭借感官器官或其他辅助工具，对患者进行有目的、有计划的观察。

(2)调查法：采用问卷法或谈话法收集患者相关的方法。

(3)量表法：运用统一的、标准化的量表对患者进行测定的方法。

(4)视觉模拟尺法：是通过一条有刻度的直线(长度为 10 cm、15 cm 或 20 cm)来评定某种障碍或症状的方法。如疼痛评分尺、心理痛苦温度计等。

(5)仪器测量法：是指使用各种仪器设备对患者的某种功能进行客观的测量，得到的精确的量化结果的方法。如关节活动度、运动时最大耗氧量等。

(二)评估方法与量表

1. 日常生活活动能力(activities of daily living，ADL)

(1)定义：是指人们在日常生活中，为了维持生存及适应生存环境而每天必须反复进行的、最基本的、具有共性的活动。

(2)Barthel 指数评定量表：该量表是国际康复医学评估患者 ADL 的常用方法，具有简单、灵敏性及可信度高的特点，既可评定治疗前后的功能状况，也可用于预测治疗效果、住院时间及预后。Barthel 指数评定量表包括十项内容，总共 100 分(表 8-1-1)，分值越高，生活自理能力越强。

表 8-1-1　Barthel 指数评定量表

序号	项目	完全独立	需部分帮助	需极大帮助	完全依赖
1	进食	10	5	0	—
2	洗澡	5	0	—	—
3	修饰	5	0	—	—
4	穿衣	10	5	0	—
5	控制大便	10	5	0	—
6	控制小便	10	5	0	—
7	如厕	10	5	0	—
8	床椅转移	15	10	5	0
9	平地行走	15	10	5	0
10	上下楼梯	10	5	0	—

评分标准：根据指数总分确定患者自理能力等级。总分 100 分：无须依赖；总分 61~99 分：轻度依赖；总分 41~60 分：中度依赖；总分≤40 分：重度依赖。

2. 生活质量(quality of life，QOL)

生活质量又称生存质量，在医学领域中，QOL 是对躯体、精神及社会适应能力的综合监控评价指标。生存质量评定内容包括六个方面：躯体功能、心理功能、自理能力、社会关系、生活环境、宗教信仰与精神寄托。针对癌症患者生命质量评估有 EORTC QLQ-C30 量表系列、FACT 量表系列、Karnofsky 行为状态评分表等。

3. 症状评估量表

(1)埃德蒙顿症状评估量表(Edmonton symptom assessment scale，ESAS)：是评估晚期癌症患者生活质量的问卷量表。评估包括 9 个生活质量相关项目，是一个多症状调查量表。内容有疼痛、疲倦、恶心、抑郁、焦虑、思睡、食欲、幸福感及气紧等。

(2)安德森症状评估量表(MD Anderson symptom inventory，MDASI)：此量表广泛适用于不同类型和治疗的癌症患者。包括 13 个核心症状条目和 6 项日常生活干预程度两部分内容。

4. 心理评估量表

心理痛苦温度计(Distress Thermometer,DT)是快速识别患者心理痛苦的筛查工具,在肿瘤患者心理状况评估中有较大应用价值。心理痛苦温度计见第七章第二节"肿瘤患者的心理护理"。

(三)康复计划

康复计划是指肿瘤患者从确诊至康复或死亡,按照护理程序,根据康复过程不同阶段的需求,由多学科协作团队提供的康复指导,拟定系统的康复护理措施,使患者尽快恢复功能、回归家庭及重返社会。康复计划应贯穿康复护理全过程,是对康复对象实施护理的行动指南。

四、肿瘤康复疗法

(一)运动治疗

运动康复适用于不同性质、不同种类癌症患者的不同阶段,可提高各期肿瘤患者的免疫功能和身体功能,改善患者失眠、焦虑、癌症相关性疲劳等症状,从而提高患者生活质量。

1. 评估

在运动前评估患者身体状况,如肌力、肌张力、关节活动度、平衡功能、步行功能和转移功能,根据患者身体状况进行有氧训练、抗阻力训练(逐步进行)或灵活度训练,包括有关节活动范围训练、增强肌力训练、呼吸训练、体位摆放训练等。

2. 训练方法

有氧运动是最适宜肿瘤患者的运动方式。指导患者进行中等强度的有氧训练,如走路、慢跑、游泳、传统的太极、气功等,每周至少3次,每次至少30分钟;此外,每周两次抗阻力训练,每次两组,每组重复8~15次。指导者须了解患者可能发生的特殊情况,并及时根据患者情况进行调整。

(二)物理康复

1. 概念

物理疗法是常用癌症康复方法之一、是应用力、电、光、声、磁、温热等物理因素治疗的方法,有消炎止痛、促进血液循环、影响神经肌肉兴奋性的作用。但此治疗方法在肿瘤康复过程中存在争议,如热疗从理论上说使血流加快会促进肿瘤生长,所以肿瘤部位不能直接进行热疗。因此对于肿瘤患者应谨慎选择。

2. 肿瘤患者常用物理疗法

(1)气压治疗:可预防深静脉血栓形成,促进四肢循环,消除肿胀、缓解疼痛、麻痹不适肢体的康复。有研究表明空气波压力治疗仪治疗奥沙利铂导致的外周神经毒性反应具有良好的疗效,是一种安全、有效的方法;间歇性气压治疗在乳腺癌等相关淋巴水肿治疗上疗效较好。

（2）冷疗法：是通过寒冷刺激引起机体发生一系列功能性变化而达到治疗目的的一种方法，具有止痛、防止水肿的作用，可用于颜面部口腔肿瘤术后。

（三）心理治疗

见第七章第二节肿瘤患者心理护理。

（四）营养治疗

见第六章肿瘤患者营养管理。

（五）作业治疗

是为促进患者躯体、心理和社会功能的恢复，指导其进行有目的、有针对性地参与到日常生活活动、生产劳动、认知活动中，使癌症患者能逐渐融入家庭、社会，达到提高生存质量的目的。肿瘤作业治疗康复有以下几方面：

1. 日常生活活动训练

训练患者借助辅助器具如轮椅、助步器、矫形器和家用设备，或学习新的方法、方式完成日常生活活动，如穿衣、使用餐具进食、个人卫生处理等。

2. 家务活动训练

指导患者学会运用简单、省力的方法使用卫生工具、烹饪器皿、家用电器等，学会购物、参加必要的社交活动。

3. 训练职业技巧

培养娱乐兴趣，通过兴趣培养，技能训练转移患者对疾病的注意力，改善患者情绪，促进康复，为恢复工作或就业做好准备。

4. 针对性训练

根据患者情况，强化训练肌力、耐力、协调力，改善关节活动度；协助患者进行感知、认知训练。

5. 提供家居环境咨询

为患者提供一个无障碍的居住环境，给予必要的装修建议。

（六）传统康复疗法

肿瘤传统康复疗法是在中医理论指导下，对癌症患者应用中医药技术进行康复治疗，如针灸、中药、推拿、拔罐、音乐五行、饮食调理等治疗手段，详见本章第五节肿瘤幸存者的中医康复护理。

（七）康复护理

康复护理是护士在康复治疗过程中为患者提供专科护理，发现并协助治疗师处理治疗过程中发生的问题，并对患者实施康复治疗相关教育、指导，督促患者训练，解除患者顾虑，减轻痛苦，促进者主动参与到康复治疗中，并通过学习新的技术和生活方式，提高患者生活自理能力，帮助患者早日回归家庭和社会。根据肿瘤患者不同时期，不同情况开展不同的康复护理。

（1）预防性康复护理：普及防癌、致癌相关知识，告知并采取积极的预防措施，防止癌症的发生；在抗癌治疗前、中、后期，康复护理可以减轻症状及功能障碍对患者造成的刺激。

（2）恢复性康复护理：经治疗癌症得到控制后，帮助患者尽快恢复功能，回归家庭、社会，提高生活质量。

（3）支持性康复护理：在抗癌治疗期间或肿瘤进展期，为肿瘤患者实施康复护理减缓肿瘤的发展，改善身体状况，提高其自理能力，预防并发症的发生，延长生存期。

（4）姑息性康复护理：对于晚期癌症患者实施康复护理，减轻患者症状，如疼痛、便秘等，使患者精神上得到支持和安慰，直至离世。

（5）社区康复护理：患者离开医院，回到家庭后，社区继续为患者提供康复和护理。

（李旭英、刘高明）

第二节　肿瘤患者手术治疗康复护理

外科手术是肿瘤治疗的常用手段，也是最有效的方式之一。不同的手术方式在治疗肿瘤过程中起到不同的作用。如外科手术可以帮助肿瘤患者确诊；治愈性手术可以彻底切除原发肿瘤；姑息性手术可以减轻肿瘤负荷，提高患者舒适度；手术修复或重建可以改善手术导致的功能障碍和外观缺损，提高生活质量等。

一、护理评估

（一）术前评估

（1）了解患者主要病史：如既往史、现病史、用药史，结合患者入院评估、已完成的相关检查、已开展的相关治疗及效果，并评估患者是否存在影响手术的疾患。

（2）呼吸道评估：了解患者有无吸烟史，吸烟的具体情况，评估患者呼吸道有无炎症，对患者进行戒烟宣教，告知患者有效咳嗽排痰的方法，必要时行雾化治疗，或药物治疗，确保呼吸道通畅，降低术后感染率。

（3）心理评估：了解患者对待手术的心理状态，予以心理疏导，舒缓患者紧张情绪。

（4）常规肠道准备：根据医嘱进行肠道准备。

（二）术后一般情况评估

（1）了解手术部位及方式、麻醉类型、术中出血、输液、尿量等情况，评估手术对患者造成的影响。

（2）患者意识状态、生命体征。

（3）手术伤口情况：伤口敷料是否干燥、包扎是否妥善。

（4）引流情况：引流管位置、种类、作用和数量，引流管是否通畅，引流液的颜色、性状及量。

(5)肢体功能：术后肢体活动度、肌力及深浅感觉情况。

(6)出入水量：小便量、引流及体液丢失量、输液量、进食量等。

(7)术后舒适度：术后有无疼痛，有无消化道症状，如恶心、呕吐，腹胀、呃逆，有无尿潴留等。

(三)营养状况评估

了解患者摄取营养物质途径和量，通过体重、血清蛋白、肾功能等评估患者营养状况，详见第六章肿瘤患者营养管理。

(四)心理状况评估

了解患者及亲属对待手术的态度，掌握可能导致患者发生心理变化的原因，如手术预后、伤口疼痛、肿瘤类型、住院费用及家庭关系等，详见第七章第二节肿瘤患者心理护理。

(五)皮肤评估

术后患者活动能力下降，卧床时间延长，易发生压疮。可使用 Braden 压疮评分表对患者进行压疮风险评估，根据患者情况尽早采取护理措施，保护受压部位皮肤，防止发生压疮或对压疮采取干预措施，促进恢复。

(六)术后并发症评估

由于手术、营养、既往疾病、术后功能障碍及感染等原因可以引发术后多种并发症，护士需掌握各种手术相应并发症的临床表现与预防措施，做到早发现、早诊断、早治疗。除了深静脉血栓、误吸、术后感染、出血等常见的并发症，还有手术专科情况需要特别观察。如甲状腺癌术后应观察患者有无呛咳或声音嘶哑、手足抽搐，以判断有无喉上及喉返神经或甲状旁腺损伤。肝癌术后应关注有无肝功能衰竭的特征性表现，初期有行为与性格的改变，辨向力、计算力下降，逐渐发展为兴奋或嗜睡，出现扑击样震颤，终至昏迷。胃和胰腺手术后要关注胃肠功能恢复程度，及早发现功能性胃排空障碍。颅内肿瘤术后由于脑水肿、脑积水、脑出血等原因引起颅内压增高，主要表现为头痛、呕吐、视盘水肿等症状，应密切观察意识状态、瞳孔变化，有条件可监测颅内压。

(七)术后机体功能评估

肿瘤患者手术切除范围较大，容易引起局部正常功能受损，导致患者出现功能障碍甚至形体残疾。及时进行正确的、有针对性的功能评估，利于病情观察，制定个性化康复计划，促进患者恢复。

1.语言沟通功能

常用于喉癌术后患者，因喉切除术后失去了发音器官，存在语言沟通障碍，与手术方式、发音重建术效果有关。

根据听距法评定语言障碍,将语音障碍分为四级。Ⅰ级:讲话清,音量大,音质好,相距 5 m 能对话;Ⅱ级:讲话清,音量略小,音质满意,相距 3 m 能对话;Ⅲ级:讲话嘶哑,音量小,相距 0.5 m 能对话;Ⅳ:不能发音。

2. 呼吸功能

(1)肺功能:通过测量第 1 秒用力呼气量、用力肺活量、一氧化碳弥散量评价。

(2)肿瘤相关症状:呼吸困难、疼痛、癌因性疲乏等,可通过呼吸困难分级量表等进行评价(表 8-2-1)。

表 8-2-1　呼吸困难分级量表

级别	标准
0 级	除非剧烈运动,无明显呼吸困难
1 级	当快走或上缓坡时有气短
2 级	因呼吸困难而比同龄人步行慢,或者以自己的速度在平地上行走时需要停下来呼吸
3 级	在平地上步行 100 米或数分钟后需要停下来呼吸
4 级	明显呼吸困难而不能离开房间或者穿脱衣服即可引起气短

3. 肢体活动功能

由于肿瘤占位性反应或侵蚀周围神经、肌肉组织导致肢体活动障碍,部分肿瘤患者可因手术导致患侧肌肉粘连、肌肉萎缩、关节僵硬使关节运动幅度受限等,如脑肿瘤、乳腺癌、骨肿瘤等。

(1)肌力评估:肌力评估是肢体运动功能检查的最基本内容之一,评价肌肉功能损害的范围及程度,同时也可间接判断神经功能损害情况。目前临床上通用的 MMT(徒手肌力检查)肌力分级标准将肌力分为 6 级(表 8-2-2),此方法的特点是操作简便,不需要特殊检查器械,且不受场地限制,以受检肢体肌肉收缩时所产生的肌肉活动、抵抗阻力和重力的情况为肌力评价的依据。

表 8-2-2　MMT 肌力分级标准

级别	标准
0 级	完全瘫痪
1 级	肌肉可收缩,但不能产生动作
2 级	肢体能在床面上移动,但不能抵抗自身重力,即不能抬起
3 级	肢体能抵抗重力离开床面,但不能抵抗阻力
4 级	肢体能做抗阻力的动作,但不完全
5 级	正常肌力

（2）关节活动范围的评估：关节活动范围（range of motion，ROM）又称关节活动度，是指关节的运动弧度或关节的远端向近端运动，远端骨所达到的最终位置与开始位置的夹角，及远端骨移动的度数。测量工具有通用量角器和电子角度计。评定各关节尤其是肿瘤邻近关节的关节活动度，可以确定有无关节挛缩畸形。

4.性功能

乳腺癌、宫颈癌、结直肠癌等术后患者，由于各种原因导致不同程度的性功能障碍。评估患者的性功能，及时给予有针对性的指导和治疗，能提高患者的生活质量。女性性生活质量常采用问卷调查表进行评估，通常使用的量表是女性性功能指数（female sexual function index FSFI），共有 19 个条目组成，包含了性功能评估的 6 个方面，性需求、性唤起、阴道湿润程度、性高潮情况、性满意程度以及是否存在性交疼痛。总分 2~36 分，分数越高，表明性生活质量越高，FSFI 总分小于 26.55，评定为女性性功能障碍。目前国内评价男性性功能指标以勃起和射精功能的分级指标为标准。勃起功能评估：Ⅰ级是能够完全勃起，与术前无差别，为勃起功能正常；Ⅱ级是不同程度的勃起功能下降，但是能够部分勃起，与术前比较勃起硬度下降；Ⅲ级是完全无勃起，勃起功能丧失。Ⅱ级和Ⅲ级为勃起功能障碍。射精功能评估：1级有射精，射精量正常或减少；Ⅱ级有射精功能障碍，可能出现逆行射精；Ⅲ级完全无射精。Ⅱ级和Ⅲ级为射精功能障碍。

5.膀胱功能

膀胱功能障碍表现为膀胱感知与收缩功能障碍、自主排尿功能缺失、尿潴留等。宫颈癌患者经过手术、放疗等治疗，可导致膀胱功能障碍，如子宫广泛切除加盆腔淋巴结清扫术后，由于手术范围广，对盆腔自主神经破坏较大，常出现膀胱感知障碍和收缩功能障碍从而引起尿潴留。通过残余尿量的测定评估患者膀胱功能情况。

二、康复护理措施

（一）一般康复措施

1.密切观察

监测生命体征、血氧饱和度、观察患者意识情况、小便量和引流量，做好记录。

2.指导患者有效咳嗽排痰

指导患者做深呼吸、有效咳嗽排痰，每 2~4 小时 1 次，促进肺部膨胀，利于肺部功能的恢复。

3.有气管切开的患者，做好气道护理

如喉癌术后气管切开的患者，因没有鼻、咽、喉对空气的加温、加湿和净化作用，易导致气道感染和堵塞，术后要评估患者痰鸣音和肺部情况，及时吸净呼吸道分泌物，定期清洗和消毒内套管，注意湿化气道和防止套管滑脱，保持室内温湿度适宜。

4.体位与活动

术后病情允许的情况下，指导患者早期活动。卧床期间，主动行踝泵运动、肌肉收缩运动等。协助患者床上翻身，以促进全身血液循环和胃肠蠕动。对于手术切除范围大的患者，要全面评估患者具体情况，与手术医生确定康复运动开始时间、活动方式，如胫骨近端病灶切除加膝关节置换术，因肌肉组织重建，需适当延长患者功能康复训练开始时间。带有管道下床活动的患者，引流管必须低于伤口，妥善固定。下床活动时，注意评估患者活动耐力，做好宣教指导，预防跌倒。

5. 疼痛管理

肿瘤患者术后疼痛，多是手术创伤引发的急性疼痛。护士应认真倾听患者主诉，了解有无疼痛，根据患者实际情况选择合适的疼痛评估方式，对疼痛程度、性质、部位、治疗效果进行动态评估，并做好记录。术后使用 PCA 泵的患者，护士教会患者及亲属使用 PCA 泵的方法，并及时准确评估 PCA 的效果。详见第四章第二节疼痛护理。

6. 心理社会康复

肿瘤患者术后不仅要承受手术创伤带来的不适，还要担心疾病预后、可能发生的功能障碍，以及治疗费用等多方面的压力，护士应多与患者及亲属多交流，进行有效沟通，教患者学会深呼吸、冥想、听音乐等分散注意力的方法，缓解不良情绪。必要时，可请心理医生进行会诊，积极采取干预措施。详见第七章第二节肿瘤患者心理护理、第三节肿瘤患者社会支持。

(二)功能康复指导

1. 上肢功能障碍的康复

上肢功能障碍常见于乳腺癌术后。康复锻炼除了常规有氧运动以及穿衣、梳头、爬墙等日常生活锻炼外，提倡从术后麻醉清醒直至拔除引流管后均进行有氧运动康复操。康复操应在麻醉清醒，病情稳定的情况下，在专职护士指导下进行。运动强度一般选用最大心率的 50%~70% 为运动适宜心率。通过康复操可强健肌肉，活动关节，改善术后患肢瘢痕挛缩，促进淋巴和血液的回流，有预防及治疗患肢水肿的作用。因存在个体差异，患者练习时需循序渐进，量力而行。具体康复措施如下：

(1)术后 1~2 天：患侧肢体内收进行伸指、握拳、屈腕、穴位按摩活动。

(2)术后 3~4 天：锻炼同上并开始练习上肢屈肘。注意患侧肢体外展不超过 15°。

(3)术后 5~7 天：胸带松开，练习用患侧手打对侧肩及同侧耳。

(4)术后 7~10 天：逐渐抬高患肢肘部、视病情指导患侧肢体有氧康复操锻炼。

(5)术后 10~14 天：练习患侧手臂越过头顶摸到对侧耳，并练习将双侧手放于颈后，开始可低头位.逐渐到抬头挺胸位，进而做手指爬墙抬高，每日记录高度。出院后锻炼上肢旋转运动，以肩关节为中心，向前向后旋转，并进行适度的后伸锻炼及扩胸运动，每日 1~3 次，每次 30 分钟，循序渐进。

2. 肺功能康复

(1)腹式呼吸训练：患者取坐位、卧位或侧卧位，集中精神，姿态自然，放松全身肌肉，慢深吸气到最大肺容量后屏住呼吸，时间为 2~5 秒，逐渐增加到 10 秒，然后缓慢呼出，进行 10~20 次，每天早、晚各训练一次。这种呼吸训练方法连续训练 6 个月为 1 个疗程。

(2)缩唇呼气法：以鼻吸气，缩唇呼气，呼气时将口唇缩成吹口哨状，使气体通过缩窄的口型缓缓呼出，缩唇程度以不感费力为适度，一般吸气时间为 2 秒，呼气时间逐渐延长或保持到10秒以上。这种呼吸训练方法连续训练6个月为1个疗程。

（3）吹气球锻炼：在深吸气后用力将气球吹大，每天3次或4次，每次10~15分钟。

3.性功能障碍康复

（1）个性化心理护理：根据患者的心理状态，有针对性地开展心理护理，指导患者运用心理暗示和心理技巧调整情绪，减少环境心理压力。

（2）配偶的心理辅导：医护人员了解患者情况后，应指导患者配偶给予患者支持，告知患者配偶与患者多回忆美好生活，或通过抚摸、拥抱、亲吻等肌肤接触达到性心理上的满足，女性患者必要时可以使用阴道润滑剂，改善其性生活质量。

（3）做好性生活知识宣教：告知患者引起性生活质量下降的原因，提供医学专业知识支持和指导，指导患者及亲属正确合理使用避孕工具，说明性活动在疾病恢复过程中的重要性和必要性。也可鼓励相同疾病患者相互支持，通过座谈会、俱乐部等方式进行，如造口患者俱乐部、乳腺癌患者俱乐部等，促进患者之间的交流，互相鼓励，增强信心。

4.语言沟通障碍康复

（1）术后语音训练：语音训练是一个由简单到复杂，难度逐渐增加的过程。以喉癌术后为例。从教患者发音开始，用手堵住套管口，全喉患者训练语音时一只手按住气管造口，使声音集中，从单音节字开始练习发音，逐渐增加到双音节字。然后逐步开始词组、短句、自然交流或对话，直至完全掌握发音方法。告知患者语音训练需要反复练习，以提高发音清晰度及响亮度为目标，指导患者将呼吸与发音配合协调，逐步改正发音所出现的漏气现象。

（2）食管言语训练：被认为是无喉者交流的最佳方法，也是全喉切除术后恢复发音最便捷的方法，患者先学习控制主动吸入食管的空气使其慢慢嗝出，学习将空气吞咽入食管中，会随意贮气后，再练习如何有效地控制缓慢放出空气。

（3）安装电子人工喉：电子人工喉是一种有各式型号的手握式人工发音装置。其发音成功的关键是选择最佳位置的传音点，一般选择皮肤柔软、没有瘢痕及肿胀组织的地方，首选部位是舌骨窝、颈上部和面颊部。其具有使用方便、易学易懂、清洁卫生、重新发声讲话成功率高、噪声比较低、基本上能满足日常交流要求等特点，是国际上最流行的发声康复方法。

5.人工关节置换术后康复

根据手术部位，抬高患肢，取中立位。术后麻醉清醒，病情允许下，早期开始行踝泵运动，尽早开始肌肉的等长收缩及固定范围外关节的主动屈伸活动。另外，应根据不同部位的关节置换进行相应的康复指导。如髋关节置换术后行屈髋和髋外展训练；膝关节置换术后行伸膝抬高，屈膝锻炼等。若为截肢术后应加强健肢的锻炼，尤其是下肢截肢术后应积极锻炼上肢及健侧下肢，增强肌力，以利于以后使用拐杖行走，同时为安装义肢做准备。

三、康复健康教育

(一)活动与休息

根据患者实际情况,指导患者注意休息,适当活动,如慢跑、健身操、太极拳等有氧运动,以不感疲劳为度,鼓励患者参与力所能及的日常生活自我照顾活动、家务劳动、简单的社会活动,为重返社会创造条件。有肢体活动障碍的患者,应继续加强肢体功能锻炼,行动不便需有人陪伴防止摔伤。

(二)饮食指导

指导患者均衡营养,合理饮食,确保摄入足够的营养物质。进食清淡可口、易消化饮食,荤素搭配,不可偏食;戒烟酒。消化道肿瘤术后患者消化吸收能力较弱,应选择容易消化的食品,动物脂肪不宜过多。

(三)用药指导

按医嘱规律服药,不盲目停药、改药。

(四)复查

根据不同疾病,告知患者定期复查的目的,坚持进行必要的治疗,巩固疗效。若发现有病情变化,及时复诊。如大肠癌术后每3个月复查一次,包括腹部B超、胸片、血常规、肝肾功能,以及肿瘤标志物。1年以后每半年复查一次。3年后为1年复查一次。乳腺癌术后患者半年内每个月到医院复查1次,半年后每3个月复查1次,2年后每半年复查1次,直至终生等。

(五)其他

(1)乳腺癌术后:乳腺癌术后根据患者情况合理选择生育力保存方式和生育时机,指导患者及亲属做好避孕措施,以免复发;坚持功能锻炼,抬高患肢,促进淋巴和静脉回流,避免睡觉时压迫患肢,避免用患肢提重物。

(2)宫颈癌术后:已行子宫切除、月经期、产褥期、阴道大出血、人流术后宫口未闭者禁忌行阴道冲洗。放疗后,肿瘤组织坏死脱落,伴有感染,阴道冲洗是防止感染的重要措施。局部可应用抗生素、中药洗液、阴道栓剂。坚持阴道冲洗1年以上,防止阴道狭窄粘连。性生活的频度,有时与病前性生活的频度及患者年龄、体质、康复程度有关。即使术后恢复较好,初期也应适当低于病前性生活的频度,以免体力过分消耗,影响身体健康。

(3)脑肿瘤术后:有继发性癫痫者,不能单独外出,不宜攀高,骑车,游泳等。遵医嘱服抗癫痫药物,并随身携带病历资料。

(4)肺癌术后:要戒烟戒酒、少食辣椒等刺激性食物。多做呼吸功能锻炼,如缩唇腹式呼吸、深呼吸,进行适当的体能活动,生活规律、保持开朗情绪。

（5）喉癌术后：保持气道通畅，防止异物进入气道，可戴防护罩保护。

四、加速康复外科

（一）加速康复外科概念

加速康复外科PPT

现代医疗科技飞速发展，外科医学理念逐渐发生变化，加速康复外科理念被学者提出，并广泛应用到临床中。加速康复外科（enhanced recovery after surgery，ERAS）是指在围术期期间，对患者实行一系列通过循证医学证实的优化护理措施，以达到减轻手术对患者造成的生理、心理创伤应激，减少术后并发症，缩短住院时间，促进患者康复，改善患者预后的目的，是以患者为中心的多学科协作的围手术期综合管理方法。ERAS 在实施过程中需外科、麻醉科、营养科等多学科的密切配合，贯穿整个治疗过程。因此也需要患者及其亲属的充分理解与配合。ERAS 围术期管理与传统的围术期管理对比，管理和干预措施更加精细化、个体化。

（二）围术期营养管理

（1）术前营养管理：术前对患者进行全面的营养评估，通过评估患者的 BMI、血浆蛋白（白蛋白、前蛋白等）、淋巴细胞计数、血红蛋白等情况，了解患者有无营养不良、有无术前贫血等情况，存在营养不良、贫血的患者有针对性地给予营养支持，改善患者营养状况，提高对手术的耐受性。

（2）术后营养管理：了解术中出血量，>500 mL 出血量或手术时间>2 小时，术前有贫血史的患者均需进行贫血筛查，根据筛查结果及时给予治疗。术后无恶心、呕吐，尽快恢复经口进食、饮水，促进肠道运动功能的恢复，进食顺序为：清水、清饮料、流质、半流质、普食。

（三）术前预康复

术前预康复是以运动为核心，多学科合作为基础的术前方案。

（1）术前活动：术前根据患者病情，指导患者术前进行中等强度有氧和抗阻训练，如爬楼梯、快走、慢跑等有氧运动。

（2）饮食管理：结合患者营养状况进行饮食调整，术前缩短禁食禁水的时间，不常规进行肠道准备。指导患者术前禁食固体食物 6 小时，术前 2 小时在医护人员的指导下可饮 200 mL 以内含 12.5% 糖类的清饮料。

（四）术中优化措施

（1）控制输液量：麻醉医生优化麻醉方案，控制输液量，确保出入平衡。

（2）术中注意保温：可用保温毯，液体加温等方法进行术中保温，避免低体温对神经内分泌代谢、凝血机制的影响。

（五）预防并发症

（1）预防术后恶心、呕吐：ERAS倡导多模式预防术后恶心、呕吐，具体措施包括：①术前预防用药；②术中选择合适的麻醉方式，控制全身麻醉用药剂量，尽量避免使用吸入麻醉药，亦可在术中联合用药预防；③术后尽早进食等。

（2）术后镇痛：是ERAS核心内容之一。术后充分镇痛可以减少应激，促进患者康复。术前可进行预防镇痛、术中采用麻醉镇痛、术后可以给予持续局部镇痛。

（六）早期活动

（1）术后清醒即可在床上适当活动，如翻身、踝泵运动等，术后第一天可下床活动。

（2）早期功能锻炼：向患者介绍早期活动的益处，可促进肌力的恢复，促进血液循环，有利于肠道功能，肺部功能的恢复，减少术后并发症，促进睡眠，更早地恢复日常活动；并介绍活动方式，在有效控制疼痛的情况下，鼓励并指导患者尽早下床活动。

（七）心理护理

关注患者及亲属对手术治疗的期望值，患者接受手术的程度。评估患者是否存在心理问题，给予心理疏导。采用多种交流方式，如口头、文字、视频等方式，告知并解答患者疑虑，包括麻醉方式、手术方式、术前术后护理注意事项，术后不良反应及应对方式等，增强患者对术后不良反应的认同感，缓解患者过度紧张情绪，改善睡眠质量，必要时可遵医嘱口服促进睡眠药物。

（龚钰、刘高明）

第三节　肿瘤患者放射治疗康复护理

放射治疗是恶性肿瘤治疗的主要手段之一，在治疗肿瘤的同时，对正常组织也有一定损伤。临床上，放疗的不良反应被分为急性放疗反应和远期放疗反应，大部分放疗急性反应如皮肤、黏膜反应在治疗结束后的几周内基本消失，而远期放疗反应在治疗后会持续几个月或几年，甚至是永久性。因此，科学有效的康复护理对于接受放疗的患者尤为重要。

一、护理评估

（一）一般情况评估

（1）患者照射野皮肤情况。

（2）患者有无因放射治疗引起的区域性淋巴水肿，皮肤颜色、温度变化。

（3）患者疼痛程度与性质、营养状况、心理状态、生活自理能力。

(二)放疗专科评估

(1)头颈部放疗：患者有无头晕、头痛及口腔黏膜有无溃疡、出血，口腔清洁情况；患者颞下颌关节活动、颈部活动情况和有无听力下降或失聪等异常情况。

(2)胸部放疗：有无胸闷、刺激性咳嗽、咳痰、咯血、发热等症状；乳腺癌患者患肢功能活动情况，有无淋巴水肿等，肺癌患者呼吸困难的程度。

(3)腹部放疗：患者有无腹痛、腹泻或便秘、便血症状；肠造口患者造口黏膜颜色、周围皮肤情况；直肠癌、宫颈癌和前列腺癌患者有无尿潴留、尿失禁或排尿困难等排尿功能异常和性功能障碍情况。

二、康复护理措施

(一)病情观察

1.头部放疗患者

头部放疗患者由于放疗反应，可引起脑组织水肿，应密切观察患者神志、瞳孔、血压、脉搏、呼吸的变化，将患者床头抬高15°~30°，以利于颅内静脉回流，减轻脑水肿。

2.脊髓受照射患者

脊髓受较大剂量照射后会出现脊髓损伤，多发生于放疗后数月至数年内，开始表现为渐进性、上行性感觉减退，行走或持重乏力，低头时如触电感，逐渐发展为四肢运动障碍，反射亢进、痉挛甚至瘫痪，因此要加强病情观察，早期治疗。

3.其他部位放疗患者

见第三章第三节肿瘤放射治疗及护理。

肿瘤患者放射治疗期间
功能锻炼(视频)

(二)功能锻炼

1.头颈部功能锻炼

头颈部肿瘤患者放疗后进行功能锻炼，能使颞下颌关节和颈肩部活动度增加，可有效降低颞下颌关节功能障碍、颈部皮下组织及肌肉组织纤维化发生率。

(1)低头、仰伸运动。

1)端坐在椅子上，肩膀自然放松，目视前方。

2)低头尽量将下颌骨靠近胸骨，保持姿势5秒钟；还原，休息5秒，见图8-3-1。

3)头部尽量仰伸，目视天花板，保持此姿势5秒钟；还原，休息5秒，见图8-3-2。

4)重复此动作5次。

(2)头部钟摆运动。

1)端坐在椅子上，肩膀自然放松，目视前方。

2)目视前方，向左摆动，保持5秒钟；还原、休息5秒；向相反方向运动，重复此动作5次。

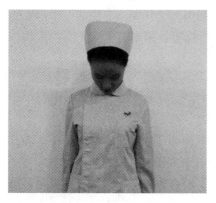

图 8-3-1 低头运动

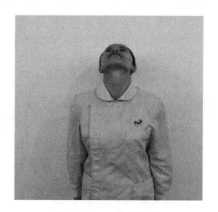

图 8-3-2 仰伸运动

（3）功能锻炼操。

1）叩齿：上下齿轻轻叩击（或咬牙），每日 2~3 组，每组 100 次左右，最后用舌舔牙周 3~5 圈，以坚固牙齿，锻炼咬肌。

2）咽津：经常做吞咽运动，使唾液下咽，以减轻口干舌燥，运动舌头、牙齿腮部的肌肉，防止口腔功能退化发生吞咽困难。

3）鼓腮：闭住口唇向外吹气，使腮部鼓起，每日 2~3 次，每次不少于 20 下，同时用手指腹轻轻按摩腮部和颌关节，预防颞颌关节及其周围肌肉组织的纤维化，见图 8-3-3。

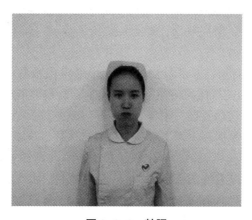

图 8-3-3 鼓腮

4）弹舌：微微张开口，让舌头在口腔里弹动，发出"嗒塔"的响声，能使舌头在口腔里运动，防止舌头、口腔黏膜、咬肌发生退化现象，每日 2 次，每次不少于 20 下。

5）张口：大幅度张口锻炼即口腔迅速张开，然后闭合，幅度以可以忍受为限，每天 200 次左右，每次张口 20 下，分 10 组完成。或口含小圆形的塑料瓶或光滑的小圆木等，并按摩颌颞部肌肉，改善局部血流和张力，见图 8-3-4。

6）转颈：每日进行颈部旋转运动 3 次，每次 5~10 分钟；自行鼓膜按摩：即患者以自己的食指扣住外耳道，作压、松运动，以改善听力，防止鼓室粘连，见图 8-3-5。

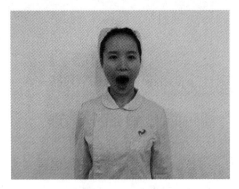
图 8-3-4　张口

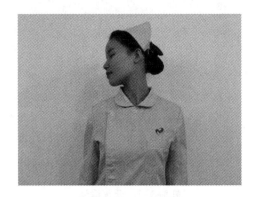
图 8-3-5　转颈

（4）肩部运动。

1）耸肩：坐在椅子上，将两肩膀抬至最高，保持这种姿势 5 秒，然后放松，重复 5 次。

2）增加肩部力量：坐在椅子上，把两手分别放在椅子两侧，将两手抬高至水平，保持这种姿势 5 秒，然后放松，重复 5 次。

3）上肢伸展运动：坐在椅子上，把一手臂放在桌子上尽量朝前伸，身体不能前移，保持这种姿势 5 秒，然后放松，换另一只手，各重复 5 次。

4）肩部上举运动：站立双脚并拢，双手同握一圆木，距离与肩同宽，由下向上举到头顶部保持这种姿势 5 秒，然后放松，重复 5 次。

2. 上肢功能锻炼

乳腺肿瘤患者放疗后进行功能锻炼，能降低上肢淋巴水肿和上肢静脉血栓发生率，有效地恢复机体功能。功能锻炼时应注意循序渐进，逐渐增加功能锻炼的内容。

（1）前臂肘关节屈伸运动及握拳动作，每次 5~10 遍，每天做 5~6 次。

（2）用健侧手托起患侧肘部慢慢上举，使之超过头顶，并尽可能伸直，每次 2 遍，每天 3~4 次。

（3）用患肢的手指尖顺着墙向上渐渐滑行，逐步提高，每次 2 遍，每天 3~4 次。

（4）以患侧的肩关节为轴心做旋前、旋后圆周活动，每次 2 遍，每天 3~4 次。

（5）站立时用手搭肩，坐位时抬高患肢，卧位时在患肢下垫软枕，使患肢处于高于心脏的位置，以促进患肢静脉血液及淋巴回流。

（6）注意保护好患肢，避免用患肢持重物，输液、睡觉时不要压迫患肢，并可适当将其垫高以利于静脉、淋巴回流。

3. 呼吸功能锻炼

胸部肿瘤患者放疗结束后进行呼吸锻炼，能有效促进患者肺功能恢复，改善患者生活质量。

（1）腹式呼吸训练、缩唇呼气法、吹气球锻炼法详见本章第二节肿瘤患者手术治疗康复护理。

（2）有效咳嗽咳痰。

1）深呼吸咳痰法：患者深呼吸2次，随后轻咳2~3次，第3次吸气末屏气2~3秒后以爆发力深咳2~3次，直至痰液咳出。

2）自助排痰法：患者双手按压在胸部下方，缓慢吸气，呼气开始同时按压胸部，继而挤压胸部，痰较易咳出。

3）延长呼气法：患者撅嘴呼气，呼气时间延长会促使分泌物向支气管、主支气管移动，引发咳嗽反射而排痰。痰液黏稠时配合用祛痰药、超声雾化吸入、氧气雾化吸入等，并给予背部叩击排痰。咳痰前可饮少量水，起到湿润呼吸道，利于排痰的作用。

4.盆底肌功能训练

腹部和盆腔肿瘤患者放疗后，可以通过自主反复的耻骨旁肌肉群收缩、舒张，促进盆底肌血液循环，提高盆底肌的收缩力，促进膀胱功能恢复和尿液的排出。

（1）患者可取平卧、坐位或站立位三种姿势进行训练，训练时下肢、腹部及臀部肌肉放松，自主收缩耻骨、会阴及肛门括约肌。

（2）患者取仰卧位，四肢自然放松伸展，双下肢小腿垫棉垫，与床呈30°，嘱患者做深呼吸运动，吸气时收紧并提起肛门、会阴及尿道，抬高臀部，维持5秒后放松，休息10秒，反复收紧、提起10次，完成后再进行5~10次短而快速的收紧和提起，每次坚持收缩10秒以上，1~3次/天，每次15~30分钟，连续训练8周。

5.下肢功能锻炼

宫颈肿瘤患者放疗后进行下肢功能锻炼，能有效促进下肢淋巴水肿的康复，提高生活质量。

（1）热身运动，深呼吸促进淋巴液回流。

（2）消肿锻炼，用不同速度原地踏步。

（3）同时活动上下肢，重复20次。

（4）活动踝关节，足趾着地，膝关节弯曲，多次重复。

（5）拉伸锻炼：弯曲小腿，拉伸腓肠肌群，仰卧上抬下肢拉伸大腿肌肉，小腿屈曲拉伸股直肌。

（三）放疗不良反应的护理

由于放疗的远期反应，放疗结束后仍需做好保护措施，促进放射性皮炎、口腔炎、食管炎、直肠炎、膀胱炎、放射性肺炎和肺纤维化的康复，护理措施详见第三章第三节肿瘤放射治疗及护理。

（四）营养康复

放疗后部分患者肿瘤未完全消退或出现放疗远期并发症，如头颈部放疗后口干、味觉改变，食管癌放疗后吞咽功能障碍、食道纤维化和狭窄，可能导致营养风险和营养不良。营养康复对放疗患者具有重要意义。

1. 头颈部肿瘤及胸部肿瘤

放疗结束后患者常出现吞咽困难、疼痛或食管内异物感等症状，指导患者进清淡少油食物，如牛奶冲鸡蛋、藕粉冲鸡蛋、烂面条等。可将食物加工成容易咀嚼和吞咽状态，如做成肉糜、菜泥、粥类、汤类等或做成匀浆饮食(把平衡营养的各类食物煮熟后用搅拌机打碎再煮开调味，可甜可咸)，同时避免豆类、洋葱、马铃薯等易产气、粗糙、多纤维的食物。无法经口进食的患者可通过肠内营养达到营养康复，详见第六章第五节肿瘤放疗患者营养管理。

2. 腹部肿瘤

患者放疗后易出现腹泻，应避免过量的油脂、油炸或太甜的食物。避免吃烫的食物，因为高热会加速肠道蠕动，加速腹泻；不要吃易产气的食物，如豆类、牛奶等；避免采取不进食以减少排便的方法，不要吃纤维素多的食物。多饮温开水，补充酸奶，有利于补充肠道活性菌群。当腹泻严重时，应进食粥、面条等清淡饮食，同时，注意补充含钾量高的食物，如蔬菜汤、橘子汁、番茄汁。

(五)心理社会功能康复

患者在放疗结束后，因形象和部分生理功能的改变以及怕复发转移的心理负担，常表现为情绪低落、悲观、烦躁、易怒和自卑。心理康复可从以下四个方面进行：

1. 心理咨询

可以是专家门诊、家庭访问、个体咨询，也可以是患者集体性的讲座交流，使患者获得心理疏导，达到心理防御的转移。

2. 素质情操陶冶

音乐治疗是运用医学心理学，通过和谐优美的旋律陶冶性情，对患者生理和心理均起调节作用，具有情感效应和身心效应，达到移情、寄托、幻想、暗示和诱导作用。

3. 传统医学

练习气功、瑜伽，使心境达到宁静忘我的境界，心胸宽广，勇于面对困境，获得精神上的抚慰。

4. 建立有效的支持系统

家庭支持是社会支持中最主要的组成部分，家庭的支持、关心、鼓励，能使肿瘤患者感受到亲情的温暖，使其在精神上、心理上获得安慰，增加患者的自尊及被爱的感受，减轻心理负担，改善身体机能，促进患者康复。鼓励患者参加抗癌组织和协会，获得组织关怀，消除自卑和孤独感，互助治疗，回归社会。

三、康复健康教育

(1)保障营养，以易消化吸收的高蛋白、富含维生素、易消化的饮食为主。

(2)定期进行口腔卫生保健，头颈部放疗患者3年内禁忌拔牙，因放疗后抵抗力低下，拔牙易使细菌进入牙髓引起感染。若要镶牙，可在放疗后1年进行，出现继发的烂牙和牙齿松动宜及早处理。

(3)颅内肿瘤患者放疗结束后，保持情绪稳定，注意休息，保持睡眠充足，适当锻炼。继发癫痫患者不能单独外出，不宜攀高、骑车、游泳。

（4）积极治疗放疗不良反应，注意照射局部皮肤的保护，如照射野的清洁，避免物理和化学刺激。

（5）坚持功能锻炼，头颈部放疗对颞颌关节的影响及相关肌肉纤维化常在放疗结束后出现，所以出院后的功能锻炼更为重要。

（6）避免肿瘤所在的器官或包括在照射野内的正常器官或组织感染。照射区的部位，即使疑似局部复发，也不可轻易取活检，否则伤口不易愈合。

（7）克服不良生活习惯，戒烟戒酒。按时起居，防止过劳。康复期间患者一般免疫功能低下，应预防感冒。

（8）定期随诊复查，观察有无复发、转移和放疗后遗症，如有不适，随时就诊。放疗后1年内1~3个月复查1次，随着距离治疗时间的延长，复查间隔可逐渐延长至3~6个月1次不等，5年以上者可1年1~2次。

（李华、刘高明）

第四节　肿瘤患者中医康复护理

中医在肿瘤康复方面发挥着重要作用。中医康复护理是一种遵循辨证方法而制定康复护理的模式，通过多种中医特色技术巩固肿瘤治疗效果，辨证施护，具有针对性强、灵活性高的特点。

一、护理评估

（一）评估方法

通过望、闻、问、切收集患者的资料、症状、体征并进行综合分析，辨清疾病的原因、性质及邪正关系。

（二）评估内容

（1）患者一般情况，包括病史、病程、用药史和生活习惯、饮食起居、家庭状况和社会环境。

（2）评估患者舌象、脉象，发热患者的热象。

（3）肿瘤患者症状的评估，如疼痛的性质，呕吐物的颜色和气味等。

（4）患者的情志状态。

（5）中医护理技术的禁忌证。详见第三章第八节肿瘤中医护理。

二、康复护理措施

(一)一般康复

1.生活起居

(1)居室环境安静、清洁,空气新鲜,温湿度适宜,通风要根据四时气候和属证不同而异,如肺阴亏虚者易感外邪,注意防寒保暖。

(2)在病情允许下注意动静结合,以不疲劳为原则,体弱者以静养为主,可在床上或室内适当活动。

(3)根据四时气候变化,做好气象护理。如春夏之季宜早起床,户外散步,使阳气充沛;秋冬之季,应早卧晚起,并随气候而增减衣被。

2.病情观察

通过观察病情,综合分析判断病症,为医生诊断及施护提供依据,对疾病的发展和转归做到心中有数。观察内容包括:

(1)一般状况:包括神色形态、头面、五官、四肢、皮肤、生命体征、睡眠饮食、体重、大小便等。

(2)舌象观察:舌象变化对肿瘤的诊断治疗及判断预后有指导作用。①各种癌瘤患者的舌质,呈暗紫色舌腹面静脉瘀紫怒张,舌体较胖,伴有瘀点等特点;②舌色与病期有关,早期以淡红色为多,至晚期以紫舌为多;③观察舌的变化有利于指导治疗,如青紫舌的患者可用活血化瘀法治疗,舌红阴虚者可用养阴生津法;④舌质的变化可判断预后,如舌质由瘀紫变为淡红色,多表示气血耗竭病情转危的征象。

(3)脉象观察:不同癌症可出现不同脉象,如食管癌脉多弦,胃癌脉多滑,结肠癌脉多沉,肝癌脉多弦,肺癌脉多细等。另外,不同的病症脉象也随之改变,如气滞血瘀证脉沉弦涩,正气不足者脉多沉细,痰凝毒聚证脉多滑等。

(4)热象的观察:一般肿瘤患者有不同程度的发热,最常见表现方式有以下几种。①恶寒发热:常表示肿瘤合并感染,外邪侵袭,客于肌表,此时宜先治表后治里,表解里自和;②壮热:高热不退,舌红苔黄,脉滑数。多为药物热或癌性热,治疗宜用清热解毒。护理可用物理降温;③阴虚潮热:以五心烦热为特征。口咽干燥、舌红少津,多是中晚期患者,阴液不足而发热,应嘱患者多食水果或佐以滋阴药物;④气虚发热:发热日久,但热度不高,食少、乏力、舌淡、脉细弱亦见于晚期患者,应用大补元气之品,嘱患者卧床休息。

(5)出血的观察:注意患者出血征兆,大量呕血者禁食,用凉血、止血类药物,局部出血者可用止血药也可外用中药止血,如马勃、云南白药等。

(6)疼痛性质与辨证:①胀痛:多属于气滞。②刺痛:多属于瘀血。③绞痛:因实邪阻闭气滞而成。④隐痛:多属气血不足所致。

3.给药护理

中药是中医治疗最常用的手段。护士应正确掌握给药途径、方法、时间、中药起效时间和服药禁忌等。

（1）严格查对制度。

（2）明确给药方法，同时服用西药的患者应注意配伍禁忌。

（3）了解患者有无过敏史、熟悉中药的毒性作用及不良反应。

（4）掌握给药时间。

（5）服药后观察服药后反应及效果。

（6）掌握各种药的煎药方法及煎制时间。一般需煎 20 分钟左右。发汗解表药物宜急火快煎，补养药则应文火慢煎。每剂药煎取液量一般为 200~300 mL。小儿减半。煎药器皿最好用瓷器、砂罐，切勿用铝锅或铁锅等。

（7）汤药服法分为顿服法、分服法、频服法等。汤药宜温服，中成药可分为送服、冲服、调服、含化等。服用中成药一般应与进食间隔 1~2 小时。

（二）情志护理

中医把喜、怒、忧、思、悲、恐、惊七种心情和情绪称为七情，是人体精神活动的外在表现。忧思、恼怒、恐惧、焦虑等不良情志可导致人体阴阳失调、气血不和、经络阻塞、脏腑功能紊乱。保持开朗乐观的情绪，有助于战胜疾病、充满信心和提高抗邪能力，促使疾病向好的方向转化。

情志护理主要通过护理人员的语言、表情、姿势、态度、行为等影响和改善患者的情绪，解除其顾虑和烦恼，减轻或消除其各种不良情绪以及由此而产生的各种躯体症状，使患者能在最佳心理状态下接受治疗和护理，达到早日康复。具体措施包括针对性给予安慰和劝导，消除不安，树立战胜疾病的信心；指导患者学会自我心理调节，七情有节，保持良好心态，避免恼怒、悲伤情绪；耐心做好各项解释、宣教工作；指导亲属多给予关心和支持；认真倾听患者倾诉，鼓励其抒发心中的郁闷和不快，缓解改善不良情绪，肝阳上亢者，情绪易激动，应指导患者怡情怡性，肾虚者，避免引起不必要的惊恐。

（三）食疗康复

1. 饮食的选择

通过饮食调养正气，祛尽余邪。饮食除选择易消化，富有营养，清淡的饮食外，也是辨证择食。病症有虚、实、寒、热之分，食物也有四性五味之别，在饮食调护中应按病症的不同，选择相宜食品。中医谓"寒者热之，热者寒之"的治疗原则，可用于食性选择，寒凉性食物具有清热、泻火或解毒的作用，可选用于热证。反之，凡属热性湿性的食物，具有温中祛寒之功效，可用于寒证患者，阳热偏盛的患者，不应食用桂圆、荔枝、羊肉等食品，虚寒体质的患者，不应食用西瓜、梨、黄瓜等寒凉食品，阴虚患者少吃辣椒、葱、姜等辛辣之物，可多吃百合、银耳、海参等。

2. 忌口问题

患者无严格"忌口"，但也应注意一些食物与药物，食物与食物之间的关系。服用中药一般忌饮茶，服参类药物忌食萝卜，服用蜂蜜宜忌葱等。另外，民间流传的"发物"的忌口，系指能诱发疾病或使疾病加重的某些食物，这些"发物"大多指无鳞鱼、虾、蟹、海参、羊肉、韭菜等，实际某些"发物"是与过敏性疾病有关或与疮疡、肿毒有关，但与肿瘤的复发、转移无关。

3.药膳食品

俗语说"药补不如食补""药食同源"，要使身体强壮单靠药物是不行的，与某些食物同食，既可治病又可防病。药膳配制亦须根据体质情况选择。药膳种类很多，简便易制者如海藻瘦肉汤，海藻、昆布各 30 g 与瘦肉 100 g 共煮，有清热化痰，软坚散结之功；沙梨百合汤：沙参 20 g、雪梨 50 g、百合 30 g 共煮，吃梨饮汤可滋阴润肺，适用于肺燥咳嗽、口干舌燥等症，尤其适合于肺部放疗患者。

（四）运动康复

根据患者病情，指导患者进行有氧运动，包括跑步、散步、打太极、游泳、八段锦等，结合患者的身体状态制定运动方案，初始运动量不可太大，不断增加运动量，循序渐进。中医运动康复中，八段锦功法历史悠久，能强身健体，对促进肿瘤患者康复具有重要意义。八段锦锻炼有三要素，即练功中对姿势、呼吸、意念的要求，称为调身、调息、调心。刚开始练习时，注重姿势的准确，进而配合呼吸，排除杂念，思想集中，心态宁和。而调心是八段锦锻炼的重要阶段和最终目的，是中医学"心为五脏六腑之大主""心为君主之官"观念的充分体现。因此，身、息、心三者调和，可以通经脉，充气血，调七情，心神得养，五脏安和，形与神俱，最终达到身心统一，人与自然和谐的状态。八段锦锻炼根据自身体力状况决定每天的练习时间，一般 15~30 分钟。

（五）中医外治法

中医外治法在降低肿瘤治疗不良反应、改善生活质量方面获得了较好的临床疗效，既避免了口服药物对胃黏膜的刺激，又起到了增效减毒的作用，对于促进机体康复具有重要意义。

（1）耳穴贴压：取神门、皮质下、交感等穴位；操作前先用 75% 乙醇清洁穴位处皮肤，再用镊子从侧面取下王不留行籽胶布，逐一将王不留行籽贴压于耳穴上；嘱患者每天按压 3 次，早、中、晚各 1 次，每次 5 分钟，按压力度以患者感知穴位局部有酸胀感为宜；每 3 天左耳、右耳轮换贴压 1 次。

耳穴贴压（视频）

（2）穴位敷贴：用 1 mL 白醋将生大黄粉 6 g 搅拌成糊状后置于 6 cm×8 cm 的无纺布敷贴中间，将其敷贴于神阙穴；每日贴敷 1 次，贴敷 4~6 小时后去除。

（3）经穴推拿：协助患者取舒适体位，遵医嘱取足三里、合谷、内关及两侧脊穴等穴位，护理人员运用指按法、指摩法与揉法交替推拿，力度由轻到重，以患者有酸、胀、麻等感觉，并以感到舒适、不抵抗为宜；每天 2 次，每次 20 分钟。

（4）中药泡洗：将中药怀牛膝、花椒、桂枝、艾叶、伸筋草、透骨草、红花及丹参各 90 g 放入盛有 5000 mL 热水的木桶内 5~10 分钟，待温度适宜后再嘱患者将双足放进木桶中浸泡 20~30 分钟，每日 1 次。

（5）针刺疗法：针刺治疗通过刺激穴位，达到调节内分泌、免疫、血液循环等，避免了口服药物带来胃肠道反应及肝肾毒性，是一种创伤小、安全、可靠的疗法。

三、康复健康教育

中医康复健康教育应遵循因人因时因地制宜的原则，在生活起居，情志调节、饮食调理、用药指导、运动保健等方面，根据患者的个体情况开展，指导患者学会自我调养、自我保健，提高自我康复的能力。

（1）保持心情舒畅，进行适量体育锻炼，避免久坐少动，以利于胃肠功能的改善。起居有常，慎防风、寒、湿等邪气的侵袭。注意调畅情志，避免思虑忧愁伤脾，保持心情舒畅，切忌烦躁郁怒。

（2）向患者及其亲属强调饮食调理的重要性，注意饮食有节、卫生，勤洗手，不暴饮暴食，不吃腐败变质食物，不食生冷瓜果及不洁食物，不饮生水；勿过食辛辣厚味或饮酒无度。

（3）指导患者养成定时排便的习惯，勿过度依赖泻下药物，平时多做腹部按摩，以促进排便。慢性泄泻患者适当运动，加强锻炼，增强体质，使脾气旺盛，则不容易受邪。可选择太极拳、八段锦、五禽戏等健身运动，以促进血脉流畅，增强体质。

（袁玉莲、刘高明）

第五节　癌症幸存者的康复护理

美国临床肿瘤学会（American Society of Clinical Oncology，ASCO）、美国国立综合癌症网络（National Comprehensive Cancer Network，NCCN）陆续推出癌症幸存者指南，对癌症幸存者身体、心灵、精神、社会等各个方面进行指导和建议，呼吁全社会关注癌症幸存者。

一、癌症幸存者概述

（一）癌症幸存者的概念与定义

癌症幸存者（cancer survivors）是肿瘤康复护理面对的人群。癌症幸存者广义定义是从恶性肿瘤确诊直至生命结束的任何个体，包括生命终末期肿瘤患者，甚至还包括癌症患者的亲人及朋友。而狭义的癌症幸存者是指肿瘤根治治疗（手术、放疗和化疗等）结束后的患者。

（二）癌症幸存者现状

癌症已成为威胁中国乃至全球人群健康的主要公共卫生问题之一。随着癌症筛查、诊疗技术的发展，癌症患者的生存率逐年提高。我国癌症患者 5 年生存率已从 2003—2005 年的 30.09% 增至 2012—2015 年的 40.5%。如何为癌症幸存者提供高效、优质的照护，以解决癌症及其治疗对癌症幸存者近、远期生存质量产生的负面影响，引起了各国研究者的广泛关注。目前,国外已形成了覆盖癌症患者全生命周期(诊断-治疗-康复)的癌症幸存者照护模式。我国癌症幸存者研究领域起步较晚,癌症诊疗"重治疗、轻康复"的局面亟待扭转,距提供高质量的癌症照护并建立行之有效的癌症幸存者照护模式这一目标仍有较大差距。

二、生活方式指导

(一)控制体重

1. 原因

肥胖是引发多种癌症的高风险因素,与多种癌症的发生有着密切的关系,肥胖也会影响癌症幸存者的癌症相关结果。有研究证实 BMI≥40 kg/m² 患者的癌症相关病死率增高,男女分别为 52% 和 62%;结直肠癌肥胖患者基线水平 BMI>35 kg/m² 时结肠癌复发或第二肿瘤风险增加;肥胖导致前列腺癌患者癌症特异性病死率增加 20%,BMI 每超过正常的 5 kg/m² 时,增加复发风险 21%。对幸存者来说最重要的目标就是获得并维持健康体重(BMI:18.5~25 kg/m²),使最终总的健康结果最大化。

2. 方法和注意事项

美国癌症协会(American Cancer Society,ACS)指南推荐通过均衡生活获得并维持健康体重。对大多数幸存者来说,减轻体重要等到癌症相关治疗完成后才能开始。如果癌症幸存者体重超标,治疗结束后,通过饮食、体力活动和行为方式联合来减轻体重,每周减重 2 磅(1 磅=0.454 千克)是合理的,且不受治疗影响。体重减轻 5%~10% 对患者的健康和心血管方面有益。限制高热量食物和饮料摄取,增加体力活动,推荐患者采用减轻体重工具或是咨询专业人员进行减肥。NCCN 幸存者指南中明确指出所有癌症幸存者要明智选择食物,确保种类多样化和摄入足够的营养,同时要限制精糖和红肉的摄入,监测卡路里摄入量。美国癌症研究所(American Institute of Cancer Research,AICR)也专门为患者提供文字材料指导体重管理和减轻体重,建议癌症幸存者不要久坐,每天至少运动 30 分钟,每顿饭 2/3 的植物性食物,控制油脂摄入。

(二)健康饮食习惯

1. 平衡膳食

是指同时在四个方面使膳食营养供给与机体生理需要之间建立起平衡关系,即:氨基酸平衡、能量营养素构成平衡、酸碱平衡及各种营养素摄入量之间的平衡,只有这样才有利于营养素的吸收和利用。

2. 饮食模式

建议癌症幸存者的饮食模式应是富含蔬菜、水果和全麦食物,每天至少食用 2.5 杯的蔬菜和水果汁。蔬菜中富含粗纤维,有利于肠道有益菌的生长,促进排便,减少致癌物质在肠道的停留时间;水果中富含各种稀有元素,如硒元素具有杀灭癌细胞的作用。NCCN 推荐癌症幸存者每日都要摄入蔬菜和水果,并限制添加脂肪和糖的食物、加工食物、红肉和乙醇,同时还要评估摄食量、夜宵和家庭外就餐模式。AICR 和 NCCN 推荐要少摄入动物蛋白，推荐饮食中的脂肪最好是植物和鱼类来源，要少摄入红肉。尽管已有研究证实癌症幸存者采用健康饮食可以延长生存，但50%~70%幸存者的饮食没有达到指南饮食要求。

（三）规律的体力活动

体力活动和运动对癌症幸存者的生活质量有正面影响，能够降低负性情绪、改善睡眠质量、减轻疼痛、降低疲劳、改善治疗相关不良反应等。有研究表明负重训练，特别是拮抗训练，对骨骼的矿物质密度非常有益。有研究证实中等至高强度的活动，如每周3小时的散步、骑自行车或游泳，能减少绝经后乳腺癌患者的全因病死率和癌症特异性病死率。

（四）戒烟

香烟烟雾中含有多种致癌物质，不仅增加了患癌风险，并且对癌症结果也有不良影响。有研究数据说明吸烟是导致肺癌的主要风险因素，使乳腺癌发病率明显高于未吸烟人群，亦可诱发肾癌。诊断肺癌后继续吸烟可增加全因病死率和复发率，早期肺癌患者吸烟和不吸烟者5年生存率分别为33%和70%。而戒烟能改善患者的癌症和总的健康结果。因此，NCCN生存指南推荐所有癌症幸存者应将戒烟作为常规治疗措施，并发布了相应的戒烟指南。ASCO也发布指南指导戒烟。美国公共健康服务戒烟临床实践指南中推荐采用5A方法（询问、建议、评估、支持、安排），治疗推荐包括行为疗法和药物共同干预，食品药品监督管理局（Food and Drug Administration，FDA）批准的药物包括尼古丁替代治疗。

三、心理社会支持

癌症患者经过治疗、康复后，可完全恢复正常的学习和社会工作，包括正常就业。但是，由于癌症存在复发的风险，使癌症患者普遍存在癌症复发恐惧，尤其女性患者、离异患者癌症复发恐惧更为突出，并与社会支持呈负相关，社会支持越大，癌症复发恐惧减轻。同时，社会支持对患者重返工作岗位具有关键性的作用。

大部分女性癌症患者有抑郁、焦虑等负性情绪，使其生活质量降低，增加了自杀率，不利于其重返工作岗位，如乳腺癌、宫颈癌幸存者。2018 V1版《NCCN癌症临床指南：心理痛苦的处理》推荐，当患者的问题为心理社会或实际问题时，可转诊给社会工作者和咨询服务人员。社会工作者通过对患者和家庭教育、支持性团体、性健康或悲伤咨询、利用当地资源等方式，对轻度的心理社会问题进行干预。

癌症幸存者返岗前，医护人员可对患者进行心理评估，了解患者对于重返工作、学习岗位存在的心理问题，亦可通过各种形式进行返岗健康宣教，让患者做好返岗前的准备，包括体能训练、功能训练、心理调适等，帮助患者加强对返岗工作的认识；同时尽可能地帮助患者调动其社会支持系统，提高患者的适应能力，增强患者的自信心，减少负面情绪，促使癌症幸存者顺利回归社会。

四、预防复发与监测

防止肿瘤复发、转移贯穿整个预防、诊断、治疗和康复过程。早期发现癌症的局部复发或远处转移对于延长癌症幸存者的生存时间和提高患者的生活质量具有重要意义。

（一）预防复发

1. 早诊早治，坚持治疗

是预防肿瘤复发和转移的重要手段之一。国内已逐步实行年度定期健康体检制度，对于肿瘤早期诊断和治疗具有重要意义。尤其是对某些肿瘤高发地区进行针对性相关项目检查，如对肝癌高发地区和乙型肝炎或丙型肝炎人群进行甲胎蛋白检查；食管癌高发地区进行食管细胞拉网检查和食管镜检查；各地区提倡女性定期进行妇科普查等措施，都对相应肿瘤早期发现、早期诊断、早期开展综合治疗有着促进作用。

2. 坚持复查

坚持定期复查，早期复查对预防肿瘤复发或转移起着关键作用。结束治疗后，根据肿瘤特点选择合适的、具有特异诊断价值的标志物或检查仪器进行定期复查，如 AFP（甲胎蛋白）、PSA（血清特异性前列腺抗原）、血清 CEA、B 超检查、X 线、CT、MRI、内镜等，对早期发现肿瘤复发有重要意义。有研究证实 AFP 除了能早期诊断亚临床期肝癌外，还可对肝癌术后患者临床复发作出早期诊断。B 超检查用于肝癌及复发的筛查；对于早期肝癌及小肝癌的诊断及复发，MRI 的准确性优于 CT；MRI 检查对于乳腺癌的检出和复发具有高敏感性，特别是乳腺癌新辅助化疗后的疗效评估意义重大；肺部肿瘤、食管癌、胰腺癌目前诊断和复查首选的影像学检查是 CT。

3. 调整心态，积极面对

有研究表明精神压抑是中国妇女发生乳腺癌的重要危险因素之一。情绪对人体神经-内分泌系统具有调节功能，可以影响人体免疫系统，积极乐观的情绪，可为人体创造一个良好的内环境，提高人体对抗肿瘤的能力，可以减轻化疗期间药物的不良反应，提高抗肿瘤的能力，延缓肿瘤患者病情进展。

4. 保持健康的生活方式

癌症是一种生活方式疾病，中国约有 50% 的癌症死亡病例归因于不健康的生活方式。因此，健康的生活方式是预防癌症发生和复发的重要方法。不仅可以改善癌症患者的结局，也可以改善癌症幸存者的生活质量。健康的生活方式包括控制体重、戒烟、适当的运动、均衡的饮食、保持健康的心理、避免熬夜等。

（二）疾病监测

1. 癌症筛查

是肿瘤二级预防的主要手段，能够早期发现癌症，早期治疗，提高幸存者生活质量、延长生存期。因幸存者对癌症筛查的重要性认识不够，经常摒弃癌症筛查，护理人员应鼓励癌症幸存者继续筛查常见癌症。ACS 建议癌症幸存者，在 40~50 岁开始，每 1~2 年进行 1 次乳房 X 线检查；每年进行大便隐血试验测试，50 岁开始每 10 年进行 1 次结肠镜检查；女性患者在 21~29 岁，每 3 年进行 1 次巴氏试验检查，在 30~65 岁，每 5 年进行 1 次巴氏试验和人乳头状瘤病毒测试，65 岁后或子宫切除术后如果没有宫颈非典型增生史无须常规检测。

2. 肿瘤随访

目前主要是通过肿瘤随访来追踪监测患者在治疗间歇期、康复期的需求和病情发展情况。如提醒患者及时复诊、询问患者有无病情变化、功能恢复情况，了解患者生活状况，及时为患者提供心理、营养、用药、功能锻炼、护理等方面的指导，起到积极预防并发症，减少肿瘤复发等作用。常用的肿瘤随访方式有电话随访、家庭随访、预约门诊随访、社区随访、建立数字化随访系统以及网络随访。根据国家政策和方针，妇科癌症患者出院后的监测可以由妇科医生或初级保健医生进行，包括复发的常见症状、病史收集、基础保健、体格检查等。同时，可以通过电话、邮件、网络平台等实施延续性护理，患者定时向医护人员报告目前的健康状况、检查情况、复查结果，医护人员根据患者当时的情况进行用药、饮食调整等建议。

（刘高明、李旭英）

练习题

一、选择题

【A 型题】(12 题)

1. BMI ≥( )kg/m² 患者的癌症相关病死率增高。

A. 30   B. 20

C. 10   D. 40

E. 50

2. AICR 和 NCCN 推荐饮食中的脂肪最好是来源于动物( )。

A. 鱼类   B. 鸟类

C. 鸭类   D. 猪类

E. 鸡类

3. ACS 指南推荐没有明显运动功能受限的癌症幸存患者，每周至少要进行（ ）分钟的中等强度运动。

A. 60   B. 90

C. 120   D. 150

E. 200

4. 美国公共健康服务戒烟临床实践指南中推荐的"5A"戒烟法除外的是( )。

A. 询问   B. 建议

C. 评估   D. 支持

E. 护理

5. ACSM 指南推荐没有明显运动功能受限的癌症幸存患者，每周要进行( )次拮抗或是力量训练。

A. 1~2   B. 2~3

C. 3~4　　　　　　　　　　　D. 4~5

E. 5~6

6. Barthel 指数评定 41~60 分,患者生活(　　　)。

A. 完全自理

B. 基本自理

C. 部分自理,有功能障碍,需要帮助

D. 明显依赖,需要很大帮助

E. 完全依赖

7. 正常情况下人的血液由于自身的缓冲作用,pH 为(　　　)。

A. 7.3~7.4　　　　　　　　　B. 7.5~7.6

C. 6.7~7.7　　　　　　　　　D. 6.5~6.6

E. 6.3~6.4

8. 中国营养学会规定膳食中所摄入的各种营养素在一定的周期内,保持在标准供给量上下误差不超过(　　　)的范围,即可称为营养素间的基本平衡。

A. 5%　　　　　　　　　　　B. 8%

C. 10%　　　　　　　　　　　D. 15%

E. 20%

9. 下列(　　　)氨基酸比例与人体极为接近,可称为氨基酸平衡的食品。

A. 啤酒　　　　　　　　　　B. 鸡蛋

C. 花生　　　　　　　　　　D. 菠菜

E. 萝卜

10. 美国癌症协会建议癌症幸存者,在 40~50 岁开始每(　　　)年进行 1 次乳房 X 线检查。

A. 3~4　　　　　　　　　　　B. 2~3

C. 1~2　　　　　　　　　　　D. 5~6

E. 4~5

11. 以下哪项不属于放射性皮炎的临床表现(　　　)。

A. 红斑　　　　　　　　　　B. 干性脱屑、水疱、形成瘙痒

C. 湿性脱皮　　　　　　　　D. 剥脱性皮炎、坏死

E. 荨麻疹

12. 以下不属于头颈部功能锻炼的是(　　　)。

A. 张口锻炼　　　　　　　　B. 转颈运动

C. 低头运动　　　　　　　　D. 吹气球锻炼

E. 叩齿

【B 型题】(6 题)

问题 1~2

A. NRS 2002　　　　　　　　B. MUST

C. PG~SGA　　　　　　　　D. MNA~SF

E. MST

1. 目前常用的营养风险筛查工具包括(　　　)。

2. 目前常用的营养评估工具包括(　　　)。

问题 3~4

A. 蔬菜　　　　　　　　　　　B. 水果

C. 全麦食物　　　　　　　　　D. 红肉

E. 动物脂肪

3. ACS、NCCN 和 AICR 推荐适用于癌症幸存者的食物有(　　　)。

4. ACS、NCCN 和 AICR 建议癌症幸存者少食(　　　)。

问题 5~6

A. 吸烟　　　　　　　　　　　B. 有氧运动

C. 戒烟　　　　　　　　　　　D. 减肥

E. 肥胖

5. 癌症的发生与哪些因素有关(　　　)。

6. 健康的生活方式有哪些(　　　)。

问题 7~8

A. 蛋白质　　　　　　　　　　B. 脂肪

C. 糖类　　　　　　　　　　　D. 维生素

E. 矿物质

7. 人体所需的能量营养素有(　　　)。

8. 人体需要量少,但是是必需的营养素包括(　　　)。

问题 9~10

A. 海带　　　　　　　　　　　B. 南瓜

C. 大米　　　　　　　　　　　D. 鸡肉

E. 花生

9. 常见的酸性食物包括(　　　)。

10. 常见的碱性食物包括(　　　)。

问题 11~12

A. 黏膜充血、水肿　　　　　　B. 散在浅表溃疡、渗血

C. 两者均有　　　　　　　　　D. 两者均无

11. 放射性食管炎表现为(　　　)。

12. 放射性直肠炎表现为(　　　)。

二、是非题(7题)

1. AICR 和 NCCN 推荐癌症幸存者每日都要摄入富含蔬菜、水果和全麦食物,多摄入红肉。(　　　)

2. 对于存在卧床、水肿、胸腔积液、腹腔积液等情况影响 BMI 测量的患者,NRS 2002 的使用不受到限制。(　　　)

3. PG-SGA 量表不适用于对某些精神、神经疾患患者进行营养评估。(　　　)

4. 美国癌症协会建议癌症幸存者,在 30~65 岁,每 5 年进行 1 次巴氏试验和人乳头状瘤病毒测试。(　　)

5. 常见的有氧运动包括慢跑、游泳、骑自行车等。(　　)

6. 照射盆腔器官时,易发生放射性膀胱炎,症状可见尿急、尿频、血尿、排尿困难。(　　)

7. 头部放疗的患者,应密切观察神志、瞳孔、脉搏、呼吸的变化。(　　)

三、填空题(6 题)

1. ASCO 和 NCCN 陆续推出癌症幸存者指南,呼吁社会关注其(　　)、(　　)、(　　)、(　　)等各个方面。

2. 美国癌症协会指南推荐通过(　　)获得并维持健康体重。

3. 健康体重是指 BMI 在(　　)之间。

4. 在我国,"膳食补充剂"是一个横跨(　　)、(　　)的产品集,其原料是人体必需的(　　)。

5. ACS、NCCN 和 AICR 推荐癌症幸存者每天至少食用(　　)杯的蔬菜和水果。

6. 放射治疗后 (　　)不宜拔牙。

四、简答题(5 题)

1. 日常生活活动能力

2. 癌症幸存者

3. 肿瘤康复的原则

4. 平衡膳食

5. 疼痛护理的三阶梯疗法

参考答案

一、选择题

【A 型题】(12 题)

1. D　2. A　3. D　4. E　5. B　6. C　7. A　8. C　9. B　10. C

11. E　12. D

【B 型题】(6 题)

1. ABE　2. CD　3. ABC　4. DE　5. AE　6. BCD

7. ABC　8. DE　9. CDE　10. AB　11. A　12. C

二、是非题(7 题)

1. ×　2. ×　3. √　4. √　5. √　6. √　7. √

三、填空题(6 题)

1. 身体　心灵　精神　社会　2. 均衡生活　3. 18.5~25 kg/m^2

4. 保健食品　普通食品　营养素　5. 2.5　6. 3年内

四、简答题(5 题)

1. 日常生活活动能力是指人们在日常生活中,为了照顾自己的衣食住行,保持个人卫生整洁和进行独立的社区活动所必需的一系列基本活动,是人们为了维持生存及适应生存环境而每天必须反复进行的,是最基本的、具有共性的活动。

2. 癌症幸存者(cancer survivors) 是肿瘤康复护理面对的人群。癌症幸存者广义定义是从恶性肿瘤确诊直至生命结束的任何个体,包括生命终末期肿瘤患者,甚至还包括癌症患者的亲人及朋友。而狭义的癌症幸存者是指肿瘤根治术(手术、放疗和化疗等)结束后的患者。

3. 肿瘤康复的原则:

(1)早期介入,长期坚持:康复护理应与临床护理同步进行,并全程干预,持续进行康复功能锻炼,预防继发性功能障碍。

(2)强调自我护理:确保康复对象安全的前提下,护士监督和指导患者做好残存功能的强化训练;由于病情原因不能进行自我护理时,给予必需的协同护理,充分发挥患者的主观能动性。

(3)关注患者心理状况:及时评估患者心理状况,有针对性地采取康复措施,帮助患者树立信心,鼓励其积极主动参与康复治疗。

(4)加强健康教育:健康教育应贯穿康复护理工作的始终,以保证康复护理的效果和质量。

(5)倡导多学科协作:医生、护士、治疗师、营养师、心理咨询师组成的治疗团队是提供综合康复治疗的可靠保证。

4. 平衡膳食是指同时在四个方面使膳食营养供给与机体生理需要之间建立起平衡关系,即氨基酸平衡、能量营养素构成平衡、酸碱平衡及各种营养素摄入量之间的平衡,只有这样才有利于营养素的吸收和利用。

5. 三阶梯疗法其原则就是根据患者疼痛的轻、中、重不同程度按药效的强弱依第一、第二及第三阶梯顺序使用止痛药。对于轻、中度疼痛,首选非阿片类药物,如阿司匹林,属第一阶段;若疼痛不能缓解,可在非阿片类药物基础上加用弱阿片类药物,如可待因,即为第二阶段;若疼痛仍不能控制或加剧,可用强阿片类药物,如吗啡,也可同时加用非阿片类药物,属第三阶段。

第九章

肿瘤患者的延续护理

肿瘤患者的延续护理PPT

■ 第一节 肿瘤患者延续护理概述

随着社会、经济和科技的迅速发展，人类对健康需求与日俱增，但医疗资源却普遍不足，各国的医疗系统均面临着巨大的挑战。延续护理作为高质量和低成本的医疗策略之一，已经成为当今许多国家医疗卫生保健改革的重点和国际护理研究的热点。

一、延续护理的概念与定义

19世纪40年代末，美国联合委员会提出，患者离开医院向社区医院或者家庭过渡时，应当接受与院内同质化的治疗和护理，这成为最早的延续护理理念。随后国外学者开始尝试对延续护理进行定义，其中以美国老年协会的定义最具有代表性，其将延续护理的概念解释为：设计一系列的按时间和环境划分的护理服务，以确保患者在更改医疗服务场所或者医疗服务提供者时能够继续获得持续且协调的医疗服务，并能及时预防和减少不良后果的发生。虽然延续护理的概念在世界范围内并未得到统一，但在定义中均包含有"协调、持续"的含义。目前我国延续护理概念较多采用美国老年协会的定义，该定义更加贴合我国护理服务从医院到家庭或社区这一转移阶段的研究重点。不同学者对延续护理的概念解释也不尽相同，同时根据对延续护理概念的描述研发了对应的延续护理模型或者量表。

二、延续护理的发展简介

在护理研究的推动下，美国的延续护理实践一直处于国际领先地位。Coleman护理过渡期干预(coleman care transitions intervention)是一个经过一系列研究的循证而建立的延续护理模式，从护理过渡期指导(care transitions coaching)模式逐步发展形成。服务模式主要是通过4周的课程，由一位健康指导员给患者及家庭照顾者进行面授，提供技能、信心和所需的工具，以确保他们从医院返家的过渡期需求得到满足，解决患者当前和未来的需要。该自我管理模式借鉴成人学习的原则，使用模拟来促进技术传授，以加强自我管理。新加坡于2001年在中央医院以一项随机对照试验开始延续护理的探索，延续护理已经成为新加坡公立医院医疗模式的重要组成部分。医院提供的延续护理实践主要由医生主导，服务的对象多为脑卒中、失智和其他慢性病患者，由社会工作者、护士及医生组成的跨专业团队向患者提供延续护理。也有医院增设延续护理专职护士岗位，提供短期的培训，然后由这些护士负责跌倒、脑卒中和相关老年疾病的风险评估，并为患者制订综合的出院计划，为患者提供最全面的延续护理服务。

三、我国延续护理现况及趋势

近年来，受国外延续护理的影响，且患者在出院后的健康需求与护理需求与日俱增，学者们开始研究针对各类疾病的延续护理。我国香港、台湾地区、北京、上海、广州等地先后对各种慢性病和儿童不同生长阶段的延续护理进行研究，并取得了显著的效果。暨南大学附属第一医院成立了延续护理服务中心，对初产妇进行类实验研究，发现延续护理有利于初产妇在产褥期身心健康的恢复和对疾病相关知识、技能的掌握，提高产妇生活质量。

十四五开局之年，国务院办公厅《关于推动公立医院高质量发展的意见》指出，"开展延续护理服务"是推动公立医院高质量发展的重要举措，是深入推进优质护理服务的重要内容。目前，我国医疗状况和医疗资源的配置并不均衡，出院患者的需求也更加多元化，国内开展延续护理的难度增加。我国应借鉴国外延续护理发展经验，在未来应重点解决和实现疑难杂症到大医院，小病、常见病到社区、乡镇医院的目标，跳出社区医院病种单一化，充分发挥社区医院在延续护理中的作用，并在实践的基础上研发出适合我国国情和社区环境的延续护理评价量表。

（龚钰、刘高明）

第二节 肿瘤患者延续护理方式

一、肿瘤患者延续护理服务中心/门诊

（一）延续护理服务中心

延续护理服务中心具有统一的组织架构、岗位设置、岗位职责、规章制度、技术与服务规范、工作标准、风险预案、收费标准、绩效分配方案等，并有完善的知情同意、出诊评估、护理记录等法律文书，居家护理团队经过选拔、培训及考核合格后方可开展上门服务。延续护理服务中心通过整合各个部门零散、不成系统的延续护理服务，形成统一的平台和架构，进行有序的运作与管理，通过线上与线下结合的方式为患者提供护理服务，是整体护理的重要组成部分及住院护理的延伸，可使出院患者得到连续的医疗护

理保健服务，促进康复，降低再次住院率及卫生服务成本，拓宽了护理人员的执业范围，使护理人员的工作价值得到了进一步的体现。

（二）专科护理门诊

专科护理门诊作为高级护理实践模式，是指以护士为主导、在门诊开展的一种卫生保健服务形式。将服务从住院拓展至门诊，从院内拓展至院外，提出科学的指导和建议。肿瘤专科护理门诊是肿瘤护理学科发展的产物，代表肿瘤护理专科化发展方向，目前常见的有血管通道护理门诊、造口伤口失禁护理门诊、肿瘤营养护理门诊、心理心灵关怀护理门诊、淋巴水肿护理门诊、吞咽障碍康复护理门诊等。肿瘤专科护理门诊的开展，使得专家型护士直接参与到患者护理中，与门诊医生互动，进行专科评估，做出护理诊断及护理计划，解决肿瘤患者在专科方面的问题，缓解其症状困扰，促进其舒适。此外，通过专家咨询，将专业、实用的护理经验与方法传授给患者，提高其治疗的依从性，让患者享有个性化的护理服务。

二、肿瘤个案管理

目前，一些欧美国家已建立较完善的个案管理师的培养及管理体系，并在实际临床工作中取得良好的实施成效。常规护理措施仅于住院期间实施管理及干预，而患者出院后护理服务发生脱节，个案管理的延伸护理是结合院内护理及院外护理的干预模式，其主要目的在于通过个案记录及档案建立和个案管理、延续护理策略促使患者及早康复，并改善其生活质量。采取个案管理的延伸护理服务对肿瘤患者实施干预，可有效缓解其抑郁及焦虑情绪，且利于提升患者自护能力及自我效能。

个案管理模式在国外已日趋成熟，但在国内尚处于起步阶段。通过专业的个案管理师实施一对一的延续性护理，向患者讲解肿瘤相关知识、术后恢复阶段注意事项、主要并发症及应对措施，满足其心理、生理和社会需求。患者出院后提供咨询平台，随时解答其疑问，并不定时推送宣教内容，使患者更易掌握术后并发症的预防知识。此外，个性化的护理计划，使患者感受到重视，消除了负面情绪，更积极地配合术后康复锻炼。

三、家庭访视与电话随访

（一）家庭访视

家庭访视可以通过面对面沟通，进行健康评估、提供康复治疗、用药指导、健康宣教、心理与社会支持，了解肿瘤患者在化疗、放疗、外科手术治疗等治疗间歇期的身心状态，及时发现异常状况。家庭访视的优势在于通过现场评估，手把手地实际演示，能给患者直观地指导，及时答疑，对其生活质量的改善具有积极的推动作用；一对一的交流可以让患者切实感受到护理人员的关怀及重视，进而促进医患关系的提升，增强患者应对疾病的信心；也有利于护理人员专业内涵和沟通技巧的提升。但是由于时间与物理距离的限制，家庭访视成本较高，在服务的及时性与可及性上有一定缺陷。因此，可以结合患者需求，选择需要面对面进行服务与指导的患者开展家庭访视。

（二）电话随访

电话随访是肿瘤患者常见的延续护理方式，通常情况下对肿瘤患者的电话随访的具体内容包括肿瘤相关症状评估、日常生活指导以及心理疏导等，定期的电话随访可以通过提供信息与情感支持，提高肿瘤患者自护能力与健康行为的依从性。电话随访具有方便、快捷、经济、高效的优势，在时间和空间的可及性上较传统的家庭随访患者接受度更高，是一种节省人力成本的延伸访视形式。然而，电话随访可能因拒访、电话不符、无法接通、无法现场查体、缺乏非语言沟通等降低其沟通的有效性。因此，可以提高护理人员沟通的技巧，使用标准化的电话干预模式，设计并使用电话干预记录单（包含患者一般资料、生理心理状况评估、并发症发生情况、健康指导等）进行清单式管理，做好随访记录，确保干预的效果。

四、专题讲座

专题讲座是医务人员开展延续护理的一种重要形式。可以根据肿瘤病种特点，结合肿瘤患者出院后护理问题及需求，以特定角度、开展特定肿瘤、特定话题的专题讲座。综合利用 PPT、DVD 光碟、视频动画为患者、亲属及照顾者讲解居家照护知识，并进行现场答疑与互动，提高患者及亲属对相关专科知识的掌握程度。专题讲座可以是线下的，也可以是实时的线上讲座，同时网络讲座的文字、音频与视频资源可以通过社交媒体进行共享，反复学习。专题讲座受众广泛，但由于主题限定，可能无法实现医务人员主动收集与评价患者的信息，进行个体化的指导，也无法达到充分的相互交流的目的。

五、病友联谊会与患者俱乐部

病友联谊会与俱乐部是由医护人员、患者、亲属、志愿者等共同参与的患者自助小组，主要内容包括：义诊、专家答疑、专题讲座、患者及亲属代表发言、开展户内及户外的拓展活动等。目前常见的有癌症康复俱乐部、乳腺癌患者粉红丝带俱乐部、造口之家、粉蓝空间等。通过搭建相互讨论与交流的平台，有助于提高患者的配合度，患者获得更多的疾病知识与信息，得到有益的帮助与启示，从而进行认知重建，纠正康复过程中的误区与偏差，促进其康复，提高生活质量。联谊会与俱乐部是患者社会支持的重要来源，为患者之间创造了线上线下交流与倾诉的机会，也为亲属搭建了相互交流、鼓励、支持的平台，提高了患者社会适应能力，有利于患者更好地回归家庭与社会。

六、网络延续护理平台

网络延续护理平台包括两个方面：第一是 QQ 群、微信群、微信公众号、微博等社交媒体平台的健康宣教、专科科普、在线指导。以语音、图片、视频、动画、短信等多种形式定时发布关于疾病的相关健康教育知识，分享病例，进行同伴教育，实时性与互动性强，效率高，患者可以得到较大的心理支持。第二是结合肿瘤病种的专科特色，建立特定的肿瘤患者延续护理平台，为患者建立健康档案，与电子病历对接，建立具有肿瘤专科特色的健康教育模块、病情预警模块、医患互动模块，实现自动抓取信息，自动匹配宣教资料，自动发送提醒，自动查看个案报表，自动预约复诊，实时在线互动等功能。但在实施过程中要注意老年、文化程度低及偏远地区的患者，可能因无法顺利使用智能手机或网络问题而影响其使用，需要结合患者实际情况进行选择。

（刘高明、李旭英）

第三节　常见肿瘤延续护理内容

肿瘤患者出院后延续性护理实践模式，包括：出院计划、过渡护理、个案管理、家庭医生协调及护理门诊的开展。出院计划是医院内多学科团队与患者及其照顾者共同帮助患者从医院过渡到家庭环境，指导患者保持健康的生活习惯，促进疾病恢复，包括从住院期间到出院后的连续护理过程。过渡护理由高级实践护士等组成的过渡护士作为医院、社区各机构间的联系人，以不断提升过渡期间的护理工作质量。个案管理由专人负责患者的护理工作，从患者入院到出院对患者进行全程、全面护理。家庭医生协调是社区家庭医生在患者出院后对患者的情况进行全面对接，提供进一步的延续服务。护理门诊的开展促进了患者出院后专业化护理的延续和全程管理，晚期部分转移患者免疫低下，行动不便，专科护士从医院延伸到基层、社区、家庭为患者提供便利化护理服务。

一、乳腺癌患者的延续护理

乳腺癌是全球女性最常见的恶性肿瘤，随着医学模式的改变，乳腺癌患者出院后还需要进行病情跟踪、治疗后不良反应的观察、并发症的预防等多种干预，因此对出院后治疗和护理需求更加强烈。研究表明，通过个案管理和严格的随

乳腺癌患者的延续护理(视频)

访可提高乳腺癌患者治疗依从性和合作性，保证治疗的连续性。对乳腺癌术后患者进行出院计划护理管理，提供个性化康复锻炼运动方案，可提高患者自我管理疾病的能力。

（一）出院前健康教育

由延续护理小组成员对患者延续护理需求进行评估，并对患者及亲属给予出院指导，包括出院后功能锻炼、饮食与活动、化疗不良反应的应对、引流管及各种导管自我护理知识、出院后用药注意事项等。

（二）出院后定期随访

通过电话随访、网络平台等多种方式对出院后患者进行随访，治疗期间患者每周随访1次，包括患肢活动、伤口处皮肤恢复情况、是否有淋巴水肿、用药情况、导管情况、化疗不良反应、乳腺癌相关健康知识掌握情况等，康复期或随访期患者每月或每3个月根据情况进行随访，对随访中患者存在的护理问题给予相应解答及健康教育，提出居家护理或医院复诊建议。

（三）帮助患者参与康复俱乐部活动

康复俱乐部能为医患之间、护患之间、患者与患者之间搭起沟通交流的桥梁。通过乳腺癌患者"粉红丝带"俱乐部等，定期举办大型团体心理康复活动，邀请专家学者讲解乳腺癌康复前沿知识、乳腺重建手术方式等。同时为乳腺癌患者相互交流提供平台，对乳腺癌患者的心理康复起到了积极的作用。

（四）专题讲座

根据乳腺癌特点，结合患者患侧肢体运动、淋巴水肿的预防等特定角度、开展特定话题的专题讲座。

1. 伤口护理

乳腺癌根治手术后患侧伤口愈合治疗周期长、病程长，为满足患者的护理需求，需对患者开展伤口护理的延续护理，包括成立伤口延续性护理管理小组；建立个性化伤口管理档案以及定期对患者及亲属进行健康宣教。

2. 预防淋巴水肿

乳腺癌手术后，患者易发生淋巴水肿，术后淋巴水肿的预防至关重要。术后淋巴水肿的预防包括避免负重、针灸、创伤等，自制软枕抬高，预防感染、皮肤护理、功能锻炼、佩戴淋巴水肿压力制品等方面。

3. 饮食指导

多补充绿色蔬菜、水果、白肉类食物，减少动物脂肪及甜点的摄入，食用植物油，饮用绿茶等。有氧运动与维生素摄入有机结合，一定程度上缓解术后患者疲乏情况，同时减少患者患肢淋巴水肿的发生。

4. 心理干预

乳腺癌术后部分患者由于失去乳房而回避配偶，同时拒绝性生活，并因此产生焦虑、抑郁、病耻感以及对肿瘤复发和转移的恐惧等一系列的心理问题，护士应多与患者及亲属进行有效沟通，教患者学会深呼吸、冥想，听音乐等分散注意力的方法，缓解不良情绪。

二、肺癌患者的延续护理

肺癌属于呼吸系统常见的肿瘤，晚期肺癌患者病情严重，极为痛苦。为了缓解患者的痛苦，提升患者的生活质量与生命质量，需要给患者更加全面的关注，对肺癌患者的延续护理有助于提高患者对于疾病的认知，提升自我护理能力。

（一）出院指导

注意肺功能锻炼，可选择用吹气球的方式锻炼肺功能。同时患者应注意防寒保暖，尤其是秋冬季节，避免去人多聚集场所，以免发生肺部感染。定期门诊复查，如有身体不适，应及时就医，定期化疗；生活有规律，少食多餐，避免辛辣刺激性饮食。避免过度劳累，保持舒适心情，适当的体育锻炼，促进身体康复等。

(二)随访

建立患者个人资料信息，登记患者手术时间、手术方式、放化疗时间及方案、化疗周期等，并制定电话随访框架内容，重点关注肺癌手术后并发症、化疗相关不良反应、调整患者的休息与运动、提醒患者复查及周期化疗时间、根据患者的需求提供指导并将患者咨询情况记录在册。患者出院1周后由责任护士对患者进行耐心细致的电话随访，每周进行1次，每次15~20分钟以全面了解患者的健康状况。电话随访的内容为：患者有无疼痛及疼痛评分，有无恶心呕吐，便秘，嗜睡等不良药物反应，有无咳嗽及肺部感染情况，以及服药情况，并对患者的用药情况进行监督，纠正错误的用药时间、剂量及有无爆发痛情况；根据患者实际情况为患者制定个体化饮食方案，调节患者膳食平衡，进行运动指导、睡眠指导；对于携带引流管出院的患者，应及时评估患者相关引流管及引流液情况，指导患者引流管护理相关知识及拔管时机。

(三)社会支持心理指导

肺癌患者手术后因肺部功能受到影响，容易疲乏，常常对患者心理产生影响。对肺癌患者进行心理干预和指导，积极与患者进行沟通，细心观察患者的情绪变化，指导患者进行自我情绪调控，指导患者亲属根据患者的不同心理反应采取不同的家庭护理，以此缓解患者的不良情绪；构建护患沟通平台，通过建立QQ群、微信群等方式，与患者进行定期交流，对患者的疑问等进行答疑解惑。

(四)网络延伸护理服务的开展

通过"互联网+"、随访平台、网络平台开展延伸护理服务，如向患者发送文字、图片、视频信息，为出院患者提供肺部功能锻炼及康复建议，给患者推送疾病健康教育相关问卷及满意度调查表等。

三、头颈部肿瘤患者的延续护理

头颈部肿瘤(head and neck cancer，HNC)居全球恶性肿瘤发病率的第6位，且每年全球新增病例50万例。头颈部肿瘤的产生部位是发音、呼吸和吞咽功能器官集中的部位，多数患者就诊时已存在明显的局部症状，部分患者合并营养不良、吸入性肺炎、脱水、贫血等全身症状。HNC常用治疗方法为手术、放疗或化疗中的1~3种结合，任何一种或多种方法相结合后都会严重影响患者的生活质量。肿瘤本身或治疗过程所引起的自我形象改变和言语障碍常导致患者焦虑、抑郁、恐惧、自卑等情绪障碍。且患者实际住院时间较短，但出院后仍存在潜在的护理风险，而其康复主要在家庭完成。延续护理可以了解患者出院时的症状和需求，可为患者提供相应的健康指导，对改善患者预后、促进康复、提高生活质量和降低再住院率及卫生服务成本，均有重要意义。

(一)出院前制定延续护理方案

出院前对患者进行评估，包括患者的生命体征，头颈部伤口恢复情况；放疗后局部照射区域的皮肤情况；皮瓣手术患者的皮瓣情况；患者的自我护理能力，亲属的照护能力和患者出院后的需求。根据整体的需求制定出个体化的出院护理干预方案并建立电子表格便于后期的随访，同时给患者和其亲属进行心理辅导和健康宣教。

(二)随访和康复咨询

患者出院1周后进行随访主要包括电话，微信和QQ等通信工具，掌握患者伤口恢复情况、心理状态、是否有颜面部整形美容需求等，并指导定期来院复诊，可根据随访患者的总体情况发放头颈部肿瘤健康手册或通过健康讲座等形式加强患者对头颈部肿瘤的认识和自我护理能力。

(三)心理社会支持

建立家访制度，整体评价患者的心理状态和依从性，因头颈部肿瘤手术及放疗后，患者通常在颜面及头颈部留有瘢痕或皮肤损伤，容易产生自卑、病耻感等负面情绪。应对患者负面情绪予以疏导和纠正，确保各项护理落实到位，予以针对性的心理疏导和执行各项康复计划，为患者建立战胜疾病的自信心，树立正确的价值观和人生观。

(四)通信平台的应用

患者出院后通过微信和QQ等平台推送头颈部肿瘤基本知识，饮食和康复，就诊流程等，便于病友之间传播康复知识，掌握康复知识，并促进患者之间交流，对于患者提出的问题，由具有主管以上的护士和主治以上的医生予以解答，并根据患者的恢复情况，调整运动强度，促进患者早日康复。对于部分舌癌手术后失语的患者，网络平台为其提供了一个更舒适、友善的交流环境。患者可以卸下心理包袱及防备，更好地倾诉自己内心真实的感受。

(五)建立喉癌等康复俱乐部

成立喉癌等头颈部肿瘤康复俱乐部，邀请耳鼻咽喉/头颈外科医生、肿瘤内科医生、核医学科医生、头颈肿瘤专科护士、语言治疗师、物理治疗师、放射治疗师、营养师、牙科医生、心理医生及家庭成员等积极参加，搭建医患、护患及患者与患者之间沟通交流的桥梁。通过俱乐部活动患者可以更有效地获取疾病诊疗相关信息，同时也为广大病友提供了一个互相交流与帮助的平台，帮助喉癌患者重新回归社会与家庭。

四、结直肠癌患者的延续护理

结直肠肿瘤是常见的消化道恶性肿瘤之一。腹腔镜等技术的应用及加速康复外科的实施，结直肠癌患者的生存率已显著提高。但因结直肠癌患者手术创伤大、机体恢复时间长，尤其是部分患者在手术后有永久性或临时性的肠造口，患者出院后仍有许多护理需求得不到满足，甚至严重影响患者的生活质量，因此，对结直肠癌患者实施出院后的延续护理尤为重要。

(一)制定延续护理方案

由主治医生、护士长、专科护士及心理医生组成延续护理小组。小组成员认真查阅患者的病历档案，了解其既往病史、机体状态、疾病治疗情况等，尤其是造口患者，应了解患者造口排便、排气情况；患者对造口护理相关知识的掌握情况；是否有发生与造口相关的并发症；患者返家后的饮食情况等，再结合既往病历资料及相关文献，制定延续护理方案。

(二)心理护理

由于患者缺乏对结直肠癌的正确认知，加之结直肠癌造口后排便形态改变，恢复周期长，患者易产生烦躁、焦虑、不安等负面情绪，治疗依从性差。护士除加强与患者的沟通，及时通过电话随访、微信、家庭回访等方式，帮助患者缓解不良情绪外，还应多倾听患者主诉，引导患者倾诉自己内心感受，排解内心焦虑。回访期间耐心解答患者提出的问题，尊重患者的隐私。充分发挥患者亲属的支持作用，在造口手术初期患者返家后由于体力及情绪问题，患者暂时不能很好地进行造口护理，此时需要亲属耐心学习造口相关护理知识来做好这项工作，亲属在日常生活中多以耐心、爱心对待患者，多支持、尊重患者，减轻其心理负担。鼓励患者参加社交活动，分散注意力，改善情绪状态。

(三)造口自我护理知识指导

造口护理及其并发症的预防和观察需持续学习，借助图文、视频、微信、微博等平台，宣传造口袋的相关知识，包括使用方式、注意事项、拆除方式、清洗方式等，提升患者对造口的认知，增强其自我护理能力。

(四)康复护理

术后根据患者的病情为其制定针对性康复方案。肠道排气后指导患者少量进食，以流食为主，可将蔬菜、水果等打成汁服用，根据患者的恢复情况逐渐过渡至半流食、普食，以清淡饮食为主，忌辛辣、油腻、生冷或刺激性食物。告知患者及亲属，造口患者肠道是否排气应观察造口袋胀袋情况，指导正确的扩肛方式。鼓励患者进行早期康复训练，如在床上屈伸四肢、活动手肘、自主翻身等。出院后，叮嘱患者坚持适量运动，以慢走、散步、游泳、自行车骑行等有氧运动为主，训练强度应以身体耐受为度，循序渐进。

(五)随访

建立患者个人资料信息，制定随访框架内容，指导造口患者的居家护理、调整患者的休息与运动、根据患者的需求提供指导并将患者情况记录在册。患者出院1周后由责任护士对患者进行随访，每周进行1次，每次15~20分钟以全面了解患者的健康状况。随访的内容为：患者有无疼痛，疼痛评分，造口排便、排气是否正常，造口周围皮肤有无红肿、疼痛，造口黏膜是否水肿，伤口恢复情况，注意倾听患者主诉，根据患者实际情况为患者制定个体化饮食方案，调节患者膳食平衡，进行运动指导、睡眠指导。

(六)康复俱乐部

建立肠造口人俱乐部,通过举办大型患者团体心理康复活动,为患者提供交流平台。邀请相关结直肠癌专科医生、国际造口伤口治疗师、个案管理师、专科护士宣传结直肠肿瘤前沿知识。邀请造口人士分享居家造口护理心得体会。

(七)专题讲座

根据结直肠肿瘤特点开展专题讲座。综合利用 PPT、DVD 光碟、视频动画为患者、亲属及照顾者讲解居家照护知识,并进行现场答疑与互动,尤其对于患者比较关心的造口护理问题,手术后性生活问题,年轻女性造口人怀孕问题等进行专业解答,提高患者及亲属对相关专科知识的掌握程度。

五、妇科肿瘤患者的延续护理

宫颈癌、卵巢癌、子宫内膜癌等妇科肿瘤严重威胁着广大妇女的身心健康,而且发病呈年轻化趋势,给患者和家庭带来沉重负担。患者在住院期间得到了很好的治疗及护理,但在出院后如何监测肿瘤是否复发、出现并发症如何处理及心理支持等容易出现空窗期。延续护理可以通过一系列的行动设计,以确保患者从医院过渡到家庭或社区医院接受到协调性与延续性的照护。

(一)制订延续护理方案

患者出院时,填写登记表信息:包括患者姓名、年龄、家庭住址、疾病名称、亲属姓名、联系电话、手术时间、手术方式、是否携带管道等,建立个人档案;加入微信群;根据患者情况制订计划,包括复诊时间、检查内容、来俱乐部听讲座时间、每天在微信群接受咨询的时间、专家义诊时间、召开座谈会时间、联谊会时间、接受电话或微信随访时间;一对一宣教出院后注意事项及并发症的相关知识;每周微信平台相关知识分享时间;医护人员定期在平台上解答患者提问;所有患者均发放健康教育卡片;每季度进行问卷调查等。

(二)定期复查

复查包括妇科检查、人乳头瘤病毒(HPV)检测、肿瘤标志物如癌胚抗原(CEA)、糖基抗原(CA125)、甲胎蛋白(AFP)、鳞状上皮细胞癌抗原(SCC Ag)等。告诉患者复发的症状与体征,避免产生紧张焦虑的情绪。将患者复查的结果装入个人档案袋中并记录在电子表格中。

(三)症状管理指导

1. 下肢淋巴水肿

36%的妇科肿瘤患者有下肢淋巴水肿,淋巴水肿可能导致关节功能障碍,产生行动不便,尤其是在劳累、感冒、长时间站立、久坐、天气炎热等情况下加重。指导患者穿弹力袜、运动锻炼(缓慢步行)、抬高患肢和物理治疗(针灸和热敷)。

2. 静脉血栓

妇科肿瘤患者经过长时间治疗,体质虚弱,血液多处于高凝状态,再加上卧床时间长,发生静脉血栓概率较高。指导患者多喝水、多做主动和被动运动、出现症状及时联系医务人员。

3. 性功能障碍

50%妇科肿瘤患者有不同程度的性功能障碍,通常表现为性欲减退、阴道干涩、阴道痉挛、性交困难等,导致夫妻关系紧张。医务人员可以在召开座谈会时,发放调查表,根据大致情况,制作宣教幻灯片,并指导患者接受盆底肌肉功能锻炼,阴道使用 pH 平衡药物等。还有一部分患者是心理因素造成的,对患者进行心理干预尤为重要。

4. 围绝经期症状

妇科肿瘤日趋年轻化,部分患者出现睡眠障碍、潮热、尿路感染、关节痛等症状,提前进入围绝经期,导致患者生活质量急剧下降。建议患者使用激素替代疗法,但是激素有可能诱发肿瘤复发,必须严格执行医嘱,有情况及时微信私聊或直接打电话给医务人员。也可建议患者采用放松疗法或转移注意力改善更年期症状。

(四)生活方式干预

1. 健康合理的膳食

合理的膳食在康复过程中起着重要作用,建议患者饮食多样化,如新鲜的蔬菜和水果;香菇、黑木耳、蘑菇能提高人体免疫力,并有抑制肿瘤生长的作用;洋葱、大蒜等所含的挥发油能有效抑制致癌物质亚硝胺的生成。

2. 控制体重

肿瘤患者体重超重,会增加心脏负担,容易产生心血管和内分泌系统疾病,诱发肿瘤复发。应每天进行有氧锻炼,控制饮食,保持健康的生活方式。

(五)心理支持

妇科肿瘤患者,心理压力很大,严重影响患者生活质量,应尽早对患者给予心理支持。主要包括针对性心理疏导、疾病相关知识宣教等。同时也要做好患者亲属的心理疏导,取得亲属的理解与支持,尤其是年轻女性及有生育要求的患者亲属。

(六)通信平台的应用

通过微信和 QQ 等平台,采用图片、文字、动漫和视频等形式通过平台进行推送,主要包括妇科肿瘤基本知识,尤其是对相关并发症如淋巴水肿等早期预防和发现、饮食和康复、就诊流程等进行宣教,并根据患者的恢复情况和实际,调整运动强度,促进患者早日康复。

(龚钰、刘高明)

练习题

一、选择题

【A 型题】（10 题）

1. 延续性护理的干预者不包括下面哪项（　　）。

A. 医生　　　　　　　　　　　　B. 高级实践护士

C. 社区护士　　　　　　　　　　D. 社会工作者

E. 患者

2. 延续护理团队是一个多学科人员的综合性组织，其核心是（　　）还包括医生、药剂师、理疗师等其他卫生服务人员。

A. 患者亲属　　　　　　　　　　B. 高级实践护士

C. 社区护士　　　　　　　　　　D. 护理人员

E. 患者

3. 延续护理网络平台不包括（　　）。

A. 微信公众号　　　　　　　　　B. QQ 群

C. 微信群　　　　　　　　　　　D. 延续护理小程序

E. 短信提醒

4. 健康教育的着眼点是（　　）。

A. 促进个体改变不良行为生活方式

B. 促进群体改变不良行为生活方式

C. 促进个体和群体改变不良行为生活方式

D. 促进个体和群体改变疾病发生发展过程

5. 健康信念模式认为（　　）是人们采纳有利于健康的行为的基础。

A. 知识　　　　　　　　　　　　B. 信念

C. 行动　　　　　　　　　　　　D. 态度

6. 健康管理中"主动了解、发现服务对象健康需求"体现的伦理原则是（　　）。

A. 以人为本原则　　　　　　　　B. 公平、合理原则

C. 有利于主体原则　　　　　　　D. 优质服务原则

7. 职业道德是用来调整职业个人、职业主体和社会成员之间关系的（　　）。

A. 行为准则和社会规范　　　　　B. 社会意识和行为规范

C. 心理意识和行为准则　　　　　D. 行为准则和行为规范

8. 因周围不可预料或者不确定因素导致无所适从的心理或生理的强烈反应情绪是（　　）。

A. 焦虑　　　　　　　　　　　　B. 抑郁

C. 恐惧　　　　　　　　　　　　D. 应激

9. 指与人的社会性需要相联系的体验，具有相对较高的稳定性和持久性，不一定是有外部表现是属于（　　）。

A. 情感　　　　　　　　　　　　B. 情绪

C. 心境　　　　　　　　　　　　D. 概述

10. 最廉价、最快捷而且几乎没有不良反应的心理治疗方法是( )。

A. 倾诉   B. 哭泣

C. 写作   D. 宣泄

【B 型题】(5 题)

问题 1~3

A. 乳房皮肤凹陷   B. 乳房皮肤"橘皮样"改变

C. 乳头内陷   D. 乳房皮肤出现坚硬样小结

E. 乳房皮肤外翻似菜花状

1. 癌块侵及乳房浅表淋巴管( )。

2. 乳头深部癌块侵及乳管( )。

3. 癌块侵及乳房 Cooper 韧带( )。

问题 4~5

A. 18~25 岁   B. 25~40 岁

C. 40~60 岁   D. 20~30 岁

E. 40~50 岁

4. 乳腺纤维腺瘤最多见于( )。

5. 乳管内乳头状瘤最多见于( )。

二、是非题(5 题)

1. 延续护理是实施对象包括独居老人、慢性病患者、需要较繁琐的护理服务者如术后患者、置管患者、门诊患者等。( )

2. 延续护理的延续性是指确保常规随访的持续性。( )

3. 延续护理的协调性是指医护人员之间或医护人员与患者的照护者之间的沟通协调。( )

4. 延续护理是一个多学科人员的综合性组织,是一个延续性医疗团队。( )

5. 延续护理中心采用对接服务形式使出院患者的护理需求得以延续,降低再入院率。( )

三、填空题(5 题)

1. 延续护理服务特点( )性、( )性、( )性、( )性。

2. 与患者保持联系的方式包括( ),电话联系,( )。

3. 延续护理是利用一切可能的资源,纵向延伸护理服务的( ),横向拓展护理服务的( ),以尽量满足患者自医院回归家庭和社会后的健康需求。

4. 延续护理的方法包括( )、( )、( )。

5. 延续护理中最容易实施及普及的方法为( )。

四、简答题(4 题)

1. 延续护理的含义是什么?

2. 延续护理对实施者的素质要求有哪些?

3. 延续护理的综合性是指?

4. 家庭访视的优缺点包括哪些?

参考答案

一、选择题

【A 型题】(10 题)

1. E　2. D　3. E　4. C　5. B　6. D　7. D　8. C　9. A　10. A

【B 型题】(5 题)

1. B　2. C　3. A　4. A　5. E

二、是非题(5 题)

1. ×　2. ×　3. √　4. ×　5. √

三、填空题(5 题)

1. 综合　延续　协调　合作

2. 登门拜访　书信联系

3. 时间　层次

4. 家庭访视　电话随访　网络平台　延续护理中心

5. 电话随访

四、简答题(4 题)

1. 患者信息的延续：患者在不同的医疗场所转诊过程中确保患者信息的精确性；医疗护理服务的延续性：在整个医疗服务系统中，确保患者得到延续性的健康照护；医护患关系的延续：在患者接受不同的健康照护者提供服务的同时，也一直保持忠诚和信任的"医-护-患"关系。

2. 5 年以上临床工作经验，熟练掌握各种常见病和多发性疾病的护理措施；丰富的专科知识，受过本专业技能的培训；实施延续护理的护士必须具备过硬的业务素质，才能保证延续护理取得理想的效果；除了要具备广博的专业知识，还要有良好的沟通互动能力，能够与患者进行有效的交流与沟通。

3. 延续护理的综合性是指综合评估患者的状况，促进从医院到社区或家庭的延续性服务的实施。

4. 优点：通过面对面的沟通，有效提高患者出院后对治疗的依从性，还能进行查体及心理照护。缺点：实施成本高，时间受限制。

第十章

肿瘤患者的安宁疗护

全球每年有 1900 多万新发恶性肿瘤患者,同时有近 1000 万人死于癌症。如何为晚期肿瘤患者解除疼痛,减轻不适,让其尽可能安详、平和、有尊严地走完人生的最后一程,安宁疗护服务至关重要。

▌ 第一节 安宁疗护的概述

安宁疗护的概述PPT

一、安宁疗护的定义与内涵

(一)安宁疗护定义

安宁疗护一词源于英文 hospice,指专门用于救治不治之症患者的场所。在中世纪欧洲,用来为朝圣者或旅行者提供中途休息、补足体力的驿站称为"hospice",其原意是"济贫院""救济院",是一种早期的慈善服务机构,后引申其义,指帮助那些位于人生旅途最后一站的人,着重为临终患者控制病痛,以及在患者去世后为亲属提供情绪支持。

1988 年天津医学院临终关怀研究中心成立,Hospice 被翻译成"临终关怀"开始在我国正式使用。因地区和文化背景的不同,Hospice 也被译为"舒缓疗护""终末期护理""善终服务""宁养服务"等,上述译名虽有所区别,但其内涵均是对临终患者和亲属给予生理、心理、社会和精神的支持,以帮助患者平静、安宁地度过生命的最后阶段。

2016 年 4 月,全国政协召开的第四十九次双周协商会上,首次将"安宁疗护"作为政策语言,随后逐步体现在国家政策和法律文件中。2017 年,国家卫生健康委员会明确我国将临终关怀、舒缓医疗、姑息治疗等统称为安宁疗护。安宁疗护是指为疾病终末期或老年患者在临终前提供身体、心理、精神等方面的照料和人文关怀等服务,控制痛苦和不适症状,提高生命质量,帮助患者舒适、安详、有尊严地离世。同年,国家卫生健康委员会颁布《安宁疗护实践指南(试行)》,明确了安宁疗护实践是以临终患者和亲属为中心，以多学科协作模式进行，主要内容包括疼痛及其他症状控制，舒适照护，心理、精神及社会支持等，规定了疼痛等症状控制的诊疗护理要点、舒适照护要点以及对患者及亲属的心理支持和人文关怀等服务要求。

(二)安宁疗护的内涵

安宁疗护服务内涵主要体现在五个方面，即"全人、全家、全程、全队、全社区"。

1.全人照顾

临终患者一般会面临疼痛、呼吸困难、失禁及其他身体不适症状，加上社会角色的改变、支持系统不足等问题，易产生焦虑、抑郁等负性情绪。因此，安宁疗护应将患者当作整体的人来照护，给予患者身体、心理、社会、精神等方面的全人照顾。

2.全家照顾

在照顾终末期患者的过程中，由于照顾时间长、照顾技能缺乏等多方面的因素，亲属也可能出现身体、心理等多方面的问题。因此，在照护患者的同时也要给予患者亲属支持，减轻亲属的照护负担。

3.全程照顾

安宁疗护服务的对象是临终患者，一旦患者符合安宁疗护的服务范畴，安宁疗护工作人员都需要对患者及亲属进行管理，包括住院期间、居家安宁疗护期间、社区安宁疗护期间等。

4.全队照顾

安宁疗护团队是由多学科团队组成，成员包括医生、护士、社工、营养师、心理咨询师、宗教人员等。凡是患者所需要的成员都可以是团队的成员，而不只是某一专科的工作范围。

5.全社区照顾

安宁疗护不仅仅是医疗机构、护理院的责任，也是全社会的职责。作为安宁疗护工作者，应积极寻找和连接社会资源，动员社会的力量，帮助患者安详离世，做好亲属的哀伤辅导。

二、安宁疗护的现状与发展

(一)国外安宁疗护的起源、发展

安宁疗护起源于英国，早期作为一种慈善机构，是为中世纪基督教信徒朝圣时建立的休息或者养病的驿站。1967年，西西里·桑德斯博士(Cicely Saunders)在英国伦敦创建圣克里斯托弗临终关怀院(St. Christopher Hospice)，桑德斯博士开创性提出了整体疼痛概念，建立了多方位临终关怀的疗护方法。旨在为身患绝症、长期疾病的患者解除疼痛，减轻痛苦和不适症状，使无法治愈的临终患者能够实现安宁有尊严地走向死亡。这标志着现代临终关怀事业的开始。圣克里斯托弗临终关怀院被誉为"点燃了临终关怀运动的灯塔"。

继圣克里斯托弗临终关怀院之后，临终关怀在英国得到了快速发展，英国各地参考其模式逐渐建起临终关怀院。到 20 世纪 80 年代中期，英国已建立临终关怀机构 430 余所。1993 年，英国实施《社区关怀法》，其关怀对象包括老年人、艾滋病病毒感染者以及其他没有生活能力的人。英国政府非常重视安宁疗护工作，英国卫生部制定了临终关怀院指南，并将国民医疗保险体系纳入临终关怀，建立相关制度加强对临终关怀工作的监督。民众对安宁疗护的认知及参与度高，服务模式也非常多样。

20 世纪 70 年代，安宁疗护理念传入欧美日等发达国家。1973 年，安宁疗护成为美国联邦政府研究的课题。1974 年，美国建立首家安宁疗护临终关怀医院。1978 年，美国成立全国统一、非营利的安宁疗护组织（National Hospice Organization，NHO），旨在改善临终患者的生命质量。1982 年，美国国会颁布有关实施安宁疗护福利项目（Medicare Hospice Benefit，MHB）的法令，在医疗保险计划中加入安宁疗护内容。这为患者享受安宁疗护服务提供了财政支持，同时也为美国安宁疗护事业的发展奠定了基础。1983 年，日本建立第一所临终关怀机构。

经过长期的实践，世界上许多发达国家，如英国、美国、日本、德国、澳大利亚等已形成了较为完善的安宁疗护体系，具有相对固定的服务机构和法律法规做保障。

（二）国内安宁疗护的起源、发展

1982 年，中国台湾学者谢美娥发表相关文章介绍"hospice"，将安宁疗护理论引进中国。1990 年，中国台湾地区成立了临终关怀住院机构——马偕纪念医院，并设立了一批安宁病房。1996 年，中国台湾地区将安宁缓和居家护理纳入全民健康保险。1998 年，马偕纪念医院成立安宁疗护教育示范中心。2000 年 5 月，《安宁缓和医疗条例》通过立法，中国台湾地区临终关怀服务中不做心肺复苏术（Do Not resuscitate，DNR）正式合法。2015 年《病人自主权利法》通过，这是亚洲第一部患者自主权利法案。

20 世纪 80 年代初，安宁疗护理念传入香港。1982 年，中国香港九龙圣母医院成立临终关怀小组，提出"善终服务"。1986 年，在慈善基金会的资助下"善终服务会"成立，推广善终服务、开展健康教育、开办研讨班、招募义工等活动，积极推广善终服务。

1988 年 7 月天津医学院创建了第一个临终关怀研究机构——天津医学院临终关怀研究中心，这一中心的成立填补了我国在安宁疗护研究领域的空白。1988 年 10 月，上海成立上海区老年护理院，这是一家机构型临终关怀医院。此后，相关的临终关怀机构在全国多个省市相继建立。1994 年，"临终关怀科"被列入《医疗机构诊疗科目名录》。1998 年，汕头大学医学院第一附属医院设立全国首家宁养院。2006 年 4 月，中国生命关怀协会（Chinese Association for Life Care）成立，标志着我国的临终关怀事业进入新的发展时期，临终关怀有了一个全国性行业管理的社会团体。2013 年，北京生前预嘱推广协会（Beijing Living Will Promotion Association，LWPA）成立并推广生前预嘱《我的五个愿望》，旨在通过填写生前预嘱（living will）使临终者根据自己的意愿实现"尊严死"，进一步推动了安宁疗护的发展。2015 年，中华护理学会成立了安宁疗护学组；2016 年，李秀华理事长在全国政协双周座谈会上做了"护士是推进安宁疗护工作的重要力量"的主题发言，对安宁疗护工作的发展起到了积极的促进作用。2013 年，湖南省护理学会成立了国内第一家省级安宁疗护专业委员会，2018 年，中华护理学会成立首届安宁疗护专业委员会，其后，各省市安宁疗护专业委员会如雨后春笋般成立，对培养安宁疗护专科护理人才、传播安宁疗护理念、促进安宁疗护学科发展起到了巨大的推动作用。

三、安宁疗护未来发展趋势

2015 年英国经济学人智库（Economist Intelligence Unit，EIU）发布死亡质量指数，对全球 80 个国家临终患者死亡质量进行评价。拥有较高的死亡质量的国家和地区有以下共性：①强大且有效实施的安宁疗护政策框架；②在医疗保健服务方面保持高水平的公共开支；③为普通和专业医疗工作者提供广泛的安宁疗护培训资源；④提供一定的补贴，以减轻患者接受安宁疗护的财务负担；⑤阿片类镇痛药的广泛应用；⑥公众对安宁疗护高度认识。由此可见，大力发展和推进安宁疗护工作迫在眉睫。

虽然近几十年我国在安宁疗护方面取得了一些进步，但相对于人口众多、癌症发病率较高及人口老龄化趋势等带来的对安宁疗护的需求，这些成绩还远远不够。

结合国外安宁疗护发展情况，我国安宁疗护可从以下几个方面进行发展。

（一）加强安宁疗护立法保障，促进专科健康发展

从发达国家或地区的经验来看，安宁疗护是在社会发展到一定程度之后的一种普遍性需要。正是在这种普遍性需要的推动下，众多国家或地区相继推出关于安宁疗护的政策法规，如美国在 1976 年的《自然死亡法案》对末期临终患者不施以增加痛苦且拖延死期的医疗提出了要求；美国联邦政府于 1991 年实施《患者自决法案》（Patient Self-Determination Act）强制医疗机构（包括医院、养护所等）必须依照患者意愿而接受或停止医疗，患者有权参与自己的医疗决策，且要求所有参与国家医疗保险的医院，必须以书面告知成人患者此项自决权益，这些法律制度的建立与完善，保障了患者的自主权和尊严，同时为保留或撤除生命支持的医护人员提供重要的法律保护。目前我国出台了系列安宁疗护相关指南和文件，但是许多安宁疗护具体实践缺乏相应的政策法规的支持与指引。例如，预立医疗照护计划是一项保护患者权利，有利于患者自主制定终末期治疗决策的项目，在欧美地区国家已推行较为规范，目前我国已有学者和社会组织进行宣传及号召，但是由于缺乏国家层面的法律法规与相关医疗文件的指引，使患者的自主权益得不到保障，医务人员的职业安全与道德也无法得到保护。因此，亟须在我国目前医疗模式的基础上，从国家层面对支持安宁疗护实施的政策法规进行顶层设计，使安宁疗护具体工作实践有法可依、有章可循。

（二）完善安宁疗护保险制度，促进专科有效推进

无论是通过国民保险、养老金计划还是通过慈善资助（例如在英国），若没有财政支持，则无法让民众真正得到全生命周期的医疗保障。2016 年 7 月，国家人力资源社会保障部印发了《关于开展长期护理保险制度试点的指导意见》选择 15 个城市组织开展长期护理保险制度试点；上海和北京等地区已经尝试将安宁疗护服务项目纳入医保报销范围。然而由于安宁疗护基本服务项目无明确节点、临终医疗费用过快增长及各地区安宁疗护开展情况不一且存在医疗资源严重浪费等原因，制定我国安宁疗护医疗保险制度仍

面临无统一的准入标准、实施细则，社会医疗保险体系碎片化等难题。在健全安宁疗护保险制度的道路上，可根据我国实际医疗情况，有机联动医疗保险、长期护理保险及社会保险，解决安宁疗护筹资方式、医保服务时间及项目界定等问题，避免套取医疗保险费用、占用床位等现象，使保险制度能健康落地实施，使服务供给方有保障、有依靠、有动力，缓解我国安宁疗护机构少、服务供给能力有限的困境，真正造福于广大临终患者。

(三)实现三级结构有机联动，构建安宁疗护服务新模式

自安宁疗护试点工作开展以来，各地区纷纷探索创建适合中国国情的本土化安宁疗护模式，由于我国各省份经济情况、医疗模式的差异，本土化不仅包括大医疗环境的考虑，也包括本省份的调适。目前，在我国上海地区，由于政府的支持、社区发展等有利因素，形成了以社区卫生服务中心为重点，机构和居家服务相结合的安宁疗护服务网络；北京市西城区德胜社区形成了"社区居家安宁疗护服务模式"；国内其他地区部分医疗机构结合目前就医形势形成了综合医院模式，但由于医疗机构资源分配不均衡、城乡差距及临终患者分布不均等原因，综合医院模式远远不能满足国内巨大的安宁疗护需求；全国政协第49次双周协商座谈会强调：在推进安宁疗护这项工作中，要在分级诊疗基础上做好场所建设，以基层社区医院为重点，建立大医院、社区医院和家庭医生的分工负责和联系协作机制，这为我国安宁疗护的发展指出了方向；在提供安宁疗护服务及满足需求方面，各级医院具有不同的优势与不足，只有利用各自优势，整合各方资源，有机联动各级机构，才能促进我国安宁疗护服务有效、稳步、健康发展。社区作为居民群体生活的基本单位，是患者最便利的医疗服务资源，具有覆盖面广、覆盖服务对象多的特点，因此，将安宁疗护服务下沉至社区卫生服务中心等基层医疗机构可分散大型医院的需求压力，填补国内安宁疗护需求的巨大缺口，也可作为其他供给主体信息资源、人力资源和服务资源对接、整合的平台。

(四)培养专科护理人才，促进安宁疗护稳步发展

目前，由于传统观念的影响及专业培训不足等原因，从事安宁疗护的医务人员常常照搬以往的临床治疗方式，在进行死亡相关教育及讨论时，也不能自如应对，拉大工作与要求之间的距离，对安宁疗护专科事业发展有所阻碍。护理人员作为安宁疗护多学科团队中不可缺少的一员，在安宁疗护具体实践中发挥着评估者、教育者、实施者、协调者和研究者的重要角色和职能。因此，需要建立高素质的安宁疗护专科护理人才，开展专业知识、技术、技能和工作态度等相关培训，调动安宁疗护专业护理人员的积极性，优化专业设置。为安宁疗护临床实践的开展提供人才保证，是安宁疗护机构实现科学化、法制化、专业化、规范化的必由之路。2018年10月，中华护理学会安宁疗护专业委员会举办全国安宁疗护护理新进展研讨会，同时，辽宁省举办首届安宁疗护护理培训班；2019年4月湖南省卫生健康委安宁疗护专科护士培训启动，这些重大举措为我国安宁疗护教育事业和专科护理人才的培养带来了希望。

(五)正面宣传生死教育，引导正确的决策模式

临终患者及其亲属是安宁疗护的服务对象，对是否能积极实施安宁疗护起到决定性的作用。传统孝道文化对中国民众有着深厚长远的影响，是目前我国安宁疗护推进缓慢的主要文化性原因。许多人认为接受安宁疗护等于放弃家人的生命，不孝顺的观念及担心其他家人或旁人责备等因素会导致患者在生命末期仍然接受心肺复苏、气管插管等维持生命的治疗手段，这种无意义的生命延长往往会给患者造成极大的痛苦，只是满足亲属"我已尽力"的心理；其次，目前死亡仍是不吉利及禁忌词汇，人们对死亡还存有厌恶、恐惧、回避等情感，对"生死观"的讨论大多局限于学术界的探讨，民众缺乏此方面的普及教育。此外，"家长式"的决策模式对我国安宁疗护理念的推广造成了阻力。在目前中国医疗模式下，患者往往不是病情告知第一人，更加不是治疗决策者；为了避免医疗纠纷及迫于其亲属的压力，医务工作者往往倾向于将患者的病情告知患者亲属，亲属作为"家长"为患者选择治疗方式及决策的制定，这样的局面使患者丧失了自己对生命末期治疗的决策权，也置亲属及医务工作者于道德伦理困境之中，亲属会因为决策错误或后悔引起延迟性哀伤。因此，需要对我国民众广泛开展生死教育，树立正确的生死观，并推行预立医疗照护计划，提高安宁疗护认知度和接受度，让患者能自主制定生命末期决策。

四、安宁疗护的相关伦理问题

安宁疗护伦理是指研究医疗健康照顾人员和志愿者在照顾临终患者及其亲属的过程中应遵循的道德原则和规范。安宁疗护伦理以马克思哲学基本原理为指导，以身体、心理、社会及精神照护为理念，帮助患者减轻痛苦，协助其有尊严地离世。安宁疗护伦理的发展与医学伦理学一脉相承。

(一)安宁疗护伦理的基本原则

安宁疗护伦理表达的是人道主义精神和人类爱的意识。这种精神所诠释的是安宁疗护伦理的基本原则：尊重与自主原则、知情同意原则、人道主义原则、行善或有益原则、有利与无伤害原则、公平公正原则。

1.尊重与自主原则

尊重与自主原则指在安宁疗护实践活动中，医护人员与患者双方都应得到人格尊重，同时，患者应享有独立的、自愿的决定权。尊重与自主原则并不是简单地按照患者的意愿去做。当存在争议或医护人员认为某项治疗不恰当时，医护人员应充分解释。在任何时候，医护人员都应承担自主原则赋予的道德责任。

2.知情同意原则

知情同意原则也称知情承诺原则，是临床上处理医患关系的基本伦理原则之一。在安宁疗护实践中，医护人员应将患者病情进展、治疗方案、放弃治疗等方面的真实信息告诉患者或其亲属，使者在充分知情后做出自主选择，并以相应方式表达其接受或拒绝此种诊疗方案的意愿和承诺。

3. 人道主义原则

人道主义原则是指以救治患者的苦痛与生命，尊重患者的权利和人格为中心的医学伦理原则。安宁疗护实践中，医护人员要尊重患者的生命质量与生命价值，提供患者身体、心理、社会、精神全方位的照顾，做好其亲属的哀伤辅导。

4. 行善或有益原则

这一基本原则要求医护人员在安宁疗护实践中善待临终患者、善待社会，不做与安宁疗护伦理相悖之事。

5. 有利与无伤害原则

有利与无伤害原则又称不伤害原则，是指医护人员的医疗动机、行为、后果应避免对患者造成伤害。

6. 公平公正原则

公平公正原则主要体现在人际交往的公正与医疗资源分配两个方面。

（二）医护人员在安宁疗护中的伦理规范

生老病死是客观自然规律，能让每一位临终患者坦然接受死亡，安详、舒适、有尊严地离世是安宁疗护的目标。安宁疗护伦理顺应了社会发展的需要，是现代医学人文主义的具体体现。医护人员在安宁疗护实践中应遵循以下伦理规范：

（1）遵守医疗卫生法律、法规、伦理和安宁疗护诊疗规范。

（2）患者至上，以患者为中心。医护人员应始终将终末期患者权益放在首位，及时减轻患者疼痛、呼吸困难等不适症状，促进患者舒适，做好心理护理。

（3）理解与尊重。关心、爱护、理解、尊重患者，保护患者隐私。

（4）知情与告知。安宁疗护医护人员应将患者的病情、诊疗如实告知患者或其亲属。

（王英、谌永毅）

▌ 第二节　濒死期症状管理

濒死期症状管理PPT

濒死，即临终，指患者已接受治疗性和姑息性的治疗后，虽然意识清楚，但病情加速恶化，各种迹象显示生命即将结束。濒死期作为临终关怀中的一个重要时间段，患者及其亲属存在特殊的生理、心理需求。因此，及时识别并处理患者现存的或潜在的问题，对提高临终患者生命质量具有重要意义。

一、疼痛

疼痛是濒死期患者主要的症状之一，60%~90%的癌症患者有不同程度的疼痛。

（一）濒死期疼痛控制的原则

1. 提高患者的生活质量是基本宗旨

尽管患者处于临终阶段，但其生活质量应得到保证，个人尊严不应该因生命活力降低而递减，个人权利也不可因身体衰竭而被剥夺，只要未进入昏迷阶段，患者的思想和感情仍存在，医护人员就应该维护和支持其个人尊严和权利，使其尽量像正常人一样生活。

2. 采用综合治疗方法

对于癌痛的治疗，临床上通常首先针对癌症本身进行抗癌治疗或姑息性抗癌治疗。同时结合其他镇痛方法，如采用药物、针刺、物理疗法、介入治疗等，目的是最大限度地缓解疼痛、改善功能，最大可能地减少治疗的毒性作用及不良反应，提高癌症患者的总体生活质量。

3. 遵循癌痛药物治疗的基本原则

（1）口服给药：简便、无创、便于患者长期用药，对大多数疼痛患者都适用。

（2）按时服药："按时"服药，而不是疼痛时才服药。

（3）按三阶梯原则给药：按患者疼痛的轻、中、重不同程度，给予不同阶梯的药物。第一阶梯：轻度疼痛给予非阿片类（非甾体抗炎药）加减辅助止痛药。第二阶梯：中度疼痛给予弱阿片类加减非甾体抗炎药和辅助止痛药。第三阶梯：重度疼痛给予强阿片类加减非甾体抗炎药和辅助止痛药。因弱阿片类药物存在"天花板效应"，2012 年欧洲姑息治疗学会（EAPC）阿片类药物治疗癌痛指南及 2018 年欧洲临床肿瘤学会（ESMO）癌痛治疗指南均推荐：弱化第二阶梯给药，对于轻中度癌痛，可考虑低剂量三阶梯的强阿片类药物替代弱阿片类药物。

（4）用药个体化：用药剂量要根据患者个体情况确定，以无痛为目的，不应对药量限制过严而导致用药不足。

（5）严密观察患者用药后的变化，及时处理各类药物的不良反应，观察评定药物疗效，及时调整药物剂量。

（二）护理措施

1. 给药护理

遵循濒死期癌痛药物控制的基本原则给药，做好药物知识宣教，密切观察止痛药物不良反应的发生。

2. 非药物护理

恰当地应用非药物疗法辅助镇痛效果，医护人员可根据患者病情给予按摩、冷热敷、放松训练、音乐疗法、正念疗法等改善患者疼痛。对于简单易行的方法，可指导患者亲属实施。

二、呼吸困难

呼吸困难是濒死期常见的临床症状。

（一）定义

呼吸困难在呼吸系统疾病中最为常见，是指患者出现呼吸不畅、呼吸费力及窒息等呼吸不适感的主观体验，伴或不伴呼吸费力表现，也可伴有呼吸频率、深度与节律的改变。

（二）呼吸困难的病因

（1）治疗相关：肿瘤化疗、放疗引起的肺纤维化均会引起呼吸困难。

（2）癌症相关：癌症引起的胸腔积液、大支气管阻塞、心包积液、大量腹水、肺不张、肺栓塞、肺炎等。

（3）并发症相关：如慢性阻塞性肺疾病、哮喘、心力衰竭、酸中毒等。

（4）心理因素：焦虑、抑郁、癔症等均会引起呼吸困难。

（三）濒死期呼吸困难的表现

（1）呼吸困难类型：可表现为吸气性呼吸困难、呼气性呼吸困难、混合性呼吸困难等。

（2）呼吸频率增加或减慢。

（3）呼吸节律改变：出现异常呼吸，如陈-施呼吸、比奥呼吸等。

（四）护理措施

（1）协助患者取舒适体位；予高压泵雾化吸入，氧气吸入。

（2）遵医嘱给予镇静或抗胆碱药，如地西泮、东莨菪碱、阿托品等。

（3）按压内关、合谷、尺泽、大小鱼际等中医穴位，缓解患者呼吸困难症状。

（4）芳香疗法：使用薄荷、尤加利、乳香、薰衣草等镇静舒缓的精油。

（5）其他辅助疗法：按摩、音乐治疗、想象疗法。

（6）帮助濒死期患者做生命的回顾，道谢、道歉、道爱及道别之"四道人生"，让患者平静。

三、恶病质

（一）定义

恶病质是指患者显著消瘦、贫血、精神衰颓等全身功能衰竭的现象，机体处于严重的机能失调状态。多由癌症和其他严重慢性病引起，包括肿瘤、获得性免疫缺陷综合征（AIDS）严重创伤、长期营养吸收不良及严重的败血症等，其中以肿瘤伴发的恶病质最为常见。

（二）恶病质的病因

恶病质的病因尚未完全清楚。有学者认为，肿瘤通过各种途径使机体代谢发生改变，不能从外界吸收营养物质，同时肿瘤从人体固有的脂肪、蛋白质夺取营养构建自身，使得机体大量失去必需氨基酸和维生素等营养物质。体内氧化过程减弱，氧化不全产物堆积，营养物质不能被充分利用，造成以浪费型代谢为主的状态，体内热量不足，进而引起食欲缺乏，只能少量进食或根本不能进食，从而出现极度消瘦、贫血、乏力、生活不能自理，最终导致全身衰竭。

(三)恶病质的治疗与护理措施

对于严重消耗、濒死的恶病质患者，治疗的目的是改善患者的生活质量及适度延长患者的生存期。

1.代谢紊乱的治疗

代谢紊乱是癌症恶病质患者最重要的病因之一，因此可使用代谢调节剂促进代谢合成，从而改善肿瘤所引起的代谢紊乱。

2.营养支持治疗

按照五阶梯营养治疗原则，结合患者病情，指导患者进食营养丰富、高热量、易消化的食物，并注意食物的色、香、味，增加患者食欲。口服营养素可以增加患者的热量摄入，并可以减少患者及其亲属的心理压力，也可采用肠内、肠外营养途径给予营养支持。

(1)肠内营养支持：肠内营养支持属于侵入性操作，因此，在进行肠内营养支持之前应取得患者或其亲属的同意。

(2)肠外营养支持：肠外营养支持可以缓解脱水症状，但同时可能会导致外周水肿、腹水、胸腔积液等加重。因此，医护人员应结合患者实际情况，权衡利弊，并做好解释工作。

3.各种症状的控制

恶病质患者常伴有恶心、呕吐、胃肠胀气、腹泻、食欲缺乏、味觉改变、口干、口腔溃疡、便秘、疼痛等症状，应予以及时治疗和处理。

4.皮肤护理

预防压力性损伤，翻身时动作要轻，避免拖、拽、推等动作擦伤皮肤；对骨突部位要放置海绵垫、减压贴，必要时用气垫床；保持皮肤、会阴部清洁，防止感染。

四、谵妄

谵妄是生命末期常见的一种精神症状，濒死期有85%的患者会出现谵妄，且持续1周以上。

(一)定义

谵妄是一种短暂的(数小时至数天)、通常可以恢复的，以认知功能损害和意识水平下降为特征的脑器质性综合征。谵妄常见于严重的躯体疾病，谵妄的发生不仅干扰患者的治疗，还会增加患者的痛苦。

（二）谵妄的病因

谵妄的病理生理变化复杂，目前尚不完全明确。药物毒性、炎症、急性压力均可能扰乱神经递质传递而导致谵妄。谵妄是由多种原因引起的，尤其是接近生命末期的患者，往往存在多种用药和多系统衰竭的复杂情况，这些情况均有可能诱发谵妄。

（三）临床表现

意识障碍、注意力、记忆力下降、定向力障碍、情绪易激动、睡眠紊乱、伴有认知和知觉改变，如幻听、幻视、妄想等。短期内发生症状并伴有昼夜波动。

（四）谵妄分型

依据临床活动程度可分为三型，即低活动型、高活动型和混合型。
（1）低活动型：特征为精神错乱和镇静状态。
（2）高活动型：特征为存在幻觉和妄想，常伴随瞳孔散大、心悸、出汗等。
（3）混合型：特征为激越和嗜睡交替出现。

（五）护理措施

1. 提供合适环境

保持环境安静、空气流通、温度适宜、床铺整洁，避免冲突及过度声光刺激；工作人员说话轻声，避免在病房中交谈和讨论病情；可播放轻柔舒缓的背景音乐，请患者信任的亲友陪伴安抚。

2. 促进患者舒适

让患者留在熟悉的环境，时常提醒正确的人、时、地信息，尽量保持日常的生活作息时间，有助于患者增加安全感和稳定情绪；做好基础生活护理。

3. 保障患者安全

由于患者有意识障碍，不能正确判断周围环境，而且受幻觉或错觉影响，有可能发生伤人、毁物、自伤或其他意外，因此需特别防范，最好派专人24小时陪护。评估患者情况，创造安全的环境，以防患者跌倒或受伤，移除刀具、锐器、玻璃瓷器、绳索、杀虫剂、洗涤剂、化学品等危险物品，不在房间内存放药品，暂时关闭阳台和限制窗户打开的角度，避免患者发生激越行为发生意外，预防重物撞击和高空坠落。

4. 积极睡眠管理

谵妄病程波动，朝轻暮重，必要时遵医嘱给予药物催眠。

5. 病情及治疗的解释与沟通

向患者亲属解释病情变化的原因，说明医护人员当前提供的治疗护理措施，重复解释重要和有帮助的信息；对患者和其亲属强调谵妄患者并非精神心理疾病或性格脾气问题，谵妄患者可间歇性清醒；鼓励其亲属维持与患者之间的对话和接触；与患者亲属沟通部分措施的继续与撤除，如呼吸机等。

（王英、沈波涌）

第三节　舒适照护

舒适照护PPT

舒适照护(comfort care)是采取各种措施使患者在生理、心理、社会、精神上达到愉快的状态或降低其不愉快的程度，促进患者健康及身心愉悦。舒适照护包括环境舒适、身体舒适、心理社会舒适等方面。

一、环境舒适

(一)影响环境舒适的相关因素

新入院的患者进入一个陌生环境，会感到紧张和不安，缺乏安全感，同时由于环境条件不良，如室内空气不新鲜或有异味、噪音过强或干扰过多、温湿度不适宜、被褥不洁、床垫软硬不当、光线过强过暗等，都可能引起患者的不适。

(二)护理措施

1.物理环境

(1)空间：室内空间是人类活动营造出的室内活动场所，在设计中，要使患者获得心理上的稳定感和安全感。可以通过屏风、窗帘、病床及物品的布局，塑造出和谐的室内空间环境。

(2)温度：病室的温度以18℃~22℃为宜，在适宜的室温中，患者可以感到轻松、舒适、安宁，并降低身体消耗。年老者、婴幼儿患者常怕冷、怕风，室温宜稍高。

(3)湿度：一般病室内的相对湿度以50%~60%为宜，可使患者感到舒适。湿度过高，使汗液蒸发受阻，患者易感到胸闷、乏力；湿度过低，患者感到口干、舌燥、咽喉疼痛。

(4)噪音：根据WHO规定的噪音标准，白天医院病区较理想的噪音强度是35~40 dB。强烈的噪音可刺激人体的交感神经，使其心率加快、血压升高，影响患者睡眠。

(5)光线、通风：明亮柔和的光线有助于开阔患者的心胸，减轻其压抑感，带来舒适、欢快和明朗的感觉。病房空气要流通，每天定时通风30分钟，可有效降低病房细菌总数。

(6)装饰：不同的色彩给人截然不同的感受，了解色彩的功能特性，加以正确运用，有助于缓解疲劳，抑制烦躁，调节情绪，改善机体功能。可根据患者的病症特征和体质特征来选相应的环境之色。

2.化学环境

在医疗环境中，疾病的治疗、病室的清洁消毒以及医用器械的灭菌处理等，均需要使用大量的化学用品。应该加强管理，避免住院患者接触到任何化学药品。清洁工人打扫或用消毒液体擦拭病房时，要及时开窗通风，避免化学气体蒸发对患者产生不利影响。常用药品、化学物品等应定点放置、妥善处理。

3. 人文社会环境

患者接触环境的不同、角色的改变、人际关系的变化、生活方式的改变、文化的差异、规章制度的约束等，会给患者造成不同程度的压力。就诊环境应安宁静谧，清洁宜人，有安全感；同时应避免过于单一的环境，患者对灯光、电视等设备较易进行控制，可方便使用电话，护士可随叫随到；有存放个人物品的地方；有接待来访者的地方；病房外有吸引人的去处，以鼓励患者下床活动；有一定的交往、娱乐与消遣的空间以及可供漫步的趣味空间。

二、身体舒适

(一)影响患者身体舒适的相关因素

影响患者身体舒适的原因有：①疾病导致机体不适如疼痛、恶心、咳嗽等；②姿势和体位不当导致肌肉和关节疲劳、麻木、疼痛而引起不适；③患者活动受限引起的不适，如约束带、夹板、石膏约束等；④个人卫生状况不佳引起的不适，如皮肤污垢、口腔不洁、伤口渗液等。

(二)护理措施

1. 消除或减轻疾病症状

终末期患者常见的症状有疼痛、呼吸困难、恶心呕吐、失禁等，医护人员应针对患者的疾病症状采取相应措施，缓解患者身体不适。同时做好患者的心理护理，减轻患者心理压力，分散患者注意力。

2. 体位

保持正确、舒适的体位，姿势要符合人体力学要求，关节处于正常的功能位，体重平均分布到身体各部位；根据病情需要采取适当的体位，如立位、头低足高位、端坐位等。更换体位时注意适当遮挡，保护患者隐私。

3. 皮肤护理

帮助患者做好个人清洁，保持皮肤完整　每天口腔护理，保证口腔清洁；按时或按需床上洗头，保持皮肤干燥清洁，每天温水擦浴，如有大小便失禁或体液渗出应及时擦洗、更换衣物和止漏，床单位保持干燥、平整、无渣屑。

4. 休息与睡眠

保证患者良好的休息、睡眠　创造良好的睡眠环境，排除影响睡眠的因素，各种治疗及护理尽量安排在患者休息前，医护人员做到"四轻"：走路轻、关门轻、操作轻、说话轻。必要时遵医嘱给患者使用助眠药物。

三、心理社会舒适

(一)影响患者心理社会舒适的因素

1.心理方面

引起患者心理社会不舒适的原因很多,患者可能担心疾病预后,对死亡充满恐惧,担心疾病引起的各种身体的痛苦;患者还可能担心终末期得不到良好的照顾,自尊心受到损害等。

2.社会方面

住院后患者社会角色改变,可能出现角色行为缺如,角色适应不良,生活习惯被改变,作息时间紊乱,缺乏良好的支持系统等均可影响患者舒适。

(二)护理措施

1.心理方面

(1)建立安全、和谐的护理环境:可根据患者年龄、喜好进行称呼调整,尽量使用患者在社会上或单位上的称呼,如"老师""教授"等,为患者找回被人尊重的自信。

(2)进行心理评估:NCCN 推荐使用心理痛苦管理筛查工具(distress management screening measure,DMSM)筛查心理痛苦程度和相关因素,DMSM 已被多个国家广泛应用于癌症患者的心理痛苦评估,具有良好的信度、效度及诊断准确性。

(3)增加安宁疗护护士素养:扎实的专业理论知识、娴熟的护理操作技能增强患者对护士的信任,增加患者的安全感和舒适感。

(4)与患者进行有效沟通:满足患者被尊重的需要,从而增强患者自尊、自信。

2.社会支持

根据病情适当安排陪护,满足患者的归属感,患者需要来自家庭亲友的陪伴、鼓励;根据病房要求,合理安排亲友、同事等亲密的人探视;可召开病友会,进行同伴教育,帮助患者建立新的人际关系,在医院环境中获得舒适感。

(叶沙、王英)

第四节　死亡教育

死亡教育PPT

　　死亡教育最早开始于美国,20 世纪 60—70 年代美国大中小学都相继开设死亡教育课程。随后,英、法、德、日、韩等发达国家纷纷开展不同形式的死亡教育。由于我国传统文化对死亡充满了恐惧,缺乏对科学死亡观的教育。在全国范围内广泛开展死亡教育,树立正确的死亡观,"向死而生""由死观生"教育理念应得到重视。

一、死亡教育的概念与内涵

(一)死亡教育的概念

关于死亡教育的定义,美国学者主要有以下几种代表性的观点:①本斯利(Bensley,1975 年)认为死亡教育是一个探讨生死关系的教学历程,具体包括文化、宗教对死亡及濒死的看法与态度。希望学习者通过这一教学历程的学习更加珍惜热爱生命、欣赏敬畏生命,并将这种态度反映在日常行为中;②弗吕林(Fruehling,1982 年)认为死亡教育是一种从心理、精神、经济、法律等不同层面提升人们对死亡认识的预防性教学,减少死亡引发的各种相关问题并进一步加深人们对生命的欣赏;③柯尔(Corr,1997 年)等认为死亡教育是有关死亡、濒死与丧痛的教育。

《医学伦理学辞典》阐明,所谓死亡教育,是就如何认识和对待死亡而对人进行的教育。实际上,死亡教育就是帮助人们在面对他人的和自己的死亡时寻求良好的心理支持。死亡教育可分为两个层次:一是普及性教育;二是专业性教育。前者是以广大人民群众为对象的卫生宣传教育,可由各级卫生管理部门和卫生宣传部门施行;后者是指以医学生、医务工作者(包括管理工作者)为对象所进行的更深层次的教育。

(二)死亡教育的内涵

1. 死亡教育是一种普及性的全民教育

死亡是生命的必然归宿,每一个人都不能逃避也无法逃避,这是永恒的客观事实,更是宇宙颠扑不破的自然规律。正因如此,死亡教育应该成为我们每个人都需要接受的全民性的普及教育。在死亡文化传统影响下和避讳谈论死亡及缺少深思的日常生活里,死亡教育在我们民族处于严重缺失的状态。我们的成长环境和思想认识里习得了大量错误的死亡知识和观念,认为死亡是不吉利的、神秘的、痛苦的,民间鬼神信仰和西方宗教文化的冲击,增加了我们对死亡的误解、恐惧与焦虑,以至于如何面对亲人朋友的死亡,怎样去思考和面对自我之死,我们几乎完全没有做好准备。以延续与抢救生命为目的的现代医疗技术促使人类死亡形态由自然死亡向技术死亡转化,在拒绝与否认死亡的观念影响下现代人们死亡质量极大降低,而死亡质量是生命质量的重要内容。因此,每一生命个体都应该接受死亡教育,促进其死亡观念转变,提升其生命质量。

2. 死亡教育是一种持续性的终生教育

死亡按时间划分存在即将发生、已经发生和未来发生三种情况,因而死亡教育可分为面向临终者、面向丧亲者和面向正常人三类。面向临终者的死亡教育是针对治愈无望或即将离世处于生命末期的临终者。通过探究临终心理,帮助其减少痛苦和恐惧,有尊严地安详离世,主要任务是对临终者进行缓和治疗与安宁疗护。面向丧亲者的死亡教育是针对亲朋好友去世的丧亲者,协助其应对失落和丧亲的悲痛,给予其心理辅导,从失落状态中平复,重新整合自我,建立新的社会关系并开始新的生活,主要任务是悲伤辅导与精神平复。面向正常人的死亡教育是针对个体未来终有一死的结局。通过对死亡知识的学习、体验、思考与讨论,探寻人生根本问题,试图唤醒死亡意识、转变对生死的态度、促进个体生命成长、寻求安身立命之道，实现生命意义和人生价值。

死亡教育为什么是持续性的终身教育？首先，不管是面向临终者、丧亲者还是正常人的死亡教育，只要还活着都会有死亡思考和生命体悟。其次，不管是面向儿童与青年、还是中年与老年的死亡教育，死亡都是人生的底色和背景，死亡是生命的完成，从生到死就是生命升华、生命价值、生命意义的过程体现。再次，儿童、青少年、中年和老年等不同阶段对死亡会有不同认识和体悟，生命成长是个体一生的事，因而生命每个阶段都应接受死亡教育，死亡教育是一种贯穿生命全过程的终生教育。

二、死亡教育的原则与意义

(一)死亡教育的原则

死亡教育是一项非常严肃和复杂的工作，它涉及政治经济制度、文化传统、风俗习惯、伦理道德等，因此，进行死亡教育要遵循以下原则：

1.继承性与时代性的统一

任何事物都是向前发展的，由兴起到成熟、由简单到复杂。所以，在进行死亡教育时既要继承前人的宝贵经验，吸取优秀传统的精髓，又要结合时代的要求，秉持发展的思维，从内容到形式都与时俱进。

2.科学性与实用性的统一

任何一门学科都是适应社会的需要应运而生的。死亡教育需要我们用科学的理论和方法解决人们现实中遇到的生与死的困惑及矛盾，注重科学性与实用性的统一。

3.广泛性与针对性统一

死亡教育的对象是广大群众，目的是为了普及死亡教育，但针对不同个体则应根据实际情况进行相关的死亡教育。

(二)死亡教育的意义

1.有利于树立正确的人生观和价值观

生与死从来都是密不可分的，死亡教育虽谈死，实乃谈生，死亡教育有利于人们获得对人生的整体观念和生命有限观念，对树立正确的人生观和价值观具有积极的意义。

2.有利于消除和缓解人们对死亡的恐惧

对死亡的恐惧是人类最常见、最深刻的恐惧之一。人类恐惧死亡最重要的原因是不了解死亡。通过死亡教育，人们认识和把握了死亡的本质，明白了生命和死亡的包含关系，就可以想办法去超越，甚至坦然地接受死亡，人类也就最终会像对待生命那样来对待死亡。

3.有利于强化人们的权利意识

在一般情况下，我们主张尊重生命；在特殊情况下，我们又要接受死亡。在医学领域中，是否一切患者的生命都应不惜一切代价去救治呢？这是临床医学实践中长期以来存在的难题。一般认为医学应在提高生命的质量和价值的前提下去维护人生存的权利。死亡教育通过紧密结合临床典型案例，增强人们生命质量与价值的观念，强化对死亡权利与义务的认识，以正确对待死亡。

　　4.有利于临终关怀工作的开展与普及

　　死亡教育帮助临终患者及其亲属逐步形成对死亡的正确认识，理解死亡，正视死亡。临终关怀工作者特别是医护人员在实施死亡教育的同时，本身也在接受死亡教育，有利于临终关怀工作者与临终患者及其亲属形成一个在对待死亡和濒死态度上相互促进的良性循环。

三、死亡教育的实施

(一)死亡心理教育

　　死亡心理教育主要包括四个方面的内容：一是死亡态度的教育，使人们了解不同群体的死亡态度，树立正确的死亡态度；二是临终死亡心理的分析与教育，帮助人们了解人类个体在临近死亡时的心理变化过程，使其顺利走完人生的最后旅程；三是亲属居丧悲伤与辅导，帮助死者亲属尽快从失去亲人的悲伤中走出来，恢复正常的社会生活；四是对"死后世界"的教育，使人们明白死后世界在物质转换上和在精神上存在的意义，消除人们因为死亡产生人生无意义的心理。

(二)死亡权利教育

　　生命属于个人，也属于家庭和社会，因此人对生命的处置权是相对的，即人的死亡权利是相对的。在一般情况下，无论是自己或他人的生命都应该受到尊重和保护，人们不能随意行使死亡权利来处置自己和他人的生命；但在特殊的情况下，人们死亡权利的行使恰恰是对自己和他人生命的尊重。现代社会人道主义语境下对死亡权利的关注，反映了现代人对提高生命质量和维护生命及死亡尊严的渴求。

四、死亡教育的途径

　　根据我国死亡教育的实际情况和国外死亡教育的理论与实践，死亡教育可以采取如下途径展开。

(一)课堂教育

　　在西方发达国家，有数以千计的大学将死亡教育列入大学课程。死亡课程教育应该是学校开展死亡教育最好的也是最主要的形式。在中小学，我们可以开展生命基本知识和死亡基础知识的常识教育，帮助中小学生树立热爱生命、珍惜生命的生命观和认识死亡客观性、必然性的死亡观；在大中专院校，我们既可以开设死亡学、死亡哲学和死亡社会学等专门课程，让学生系统地接受死亡教育，也可以把有关死亡教育的内容渗透在思想品德课和马克思主义基本原理课等公共课程的教学中，使学生在树立正确世界观、人生观的同时，也树立正确的死亡观。

（二）课外教育

1. 机构教育

机构教育又可分为两种：一种是官方性质的死亡教育组织，由国家行政部门建立的死亡教育管理和宣传机构，并由国家提供资金、人员、物资等开展规范性的死亡教育活动。另一种是非官方性质的死亡教育组织，一般由民间社会团体和社会成员组成，资金主要来源于个人和社会的捐赠。

2. 舆论教育

充分利用舆论的力量，在报纸、杂志上刊发有关死亡教育方面的文章，出版死亡教育方面的专著或制作有关死亡教育方面的影视专题节目，在社会上广泛宣传死亡教育的重要性、必要性，形成死亡教育的舆论阵地，使更多的人认识到死亡教育的重要意义。

3. 体验教育

在西方国家，老师会让学生给自己写墓志铭，家长也会带着他们一起到墓地和故去的长辈说说话。在特殊事件中，如四川汶川大地震的全国哀悼日活动，人们会亲身感受死亡的凝重和残酷，受到心灵的震撼和深刻的死亡教育，会更深刻地感觉到生命的珍贵，从而更加热爱和珍惜生命，努力创造有价值、有意义的人生，也是一种体验教育形式。

（李伟玲、王英）

第五节　居丧期护理

居丧期护理PPT

一、哀伤辅导

哀伤辅导，又称悲伤辅导，是指通过对丧亲者的哀伤进行评估，并根据其哀伤情况给予相应的干预措施，鼓励丧亲者接受亲属离世的事实，坦然地接受失落的现实感，并将情感投注于新的生活中，防止其情绪向严重哀伤演变的工作。

（一）哀伤的分类

哀伤可分为两类，一类是正常悲伤，又称自然悲伤或非复杂悲伤。另一类是病态悲伤，在悲伤过程中，由于某些因素使正常悲伤过程过度延长或无法完成，则可能导致病态悲伤。

1. 正常悲伤

（1）情感方面：包括焦虑、忧愁、愤怒、罪恶感、无助感、疲乏、怀念、解放、解脱及麻木等。

（2）生理方面：常表现为某个身体部位不适，如胸闷、胃灼烧感、呼吸急促、浑身乏力等。

（3）认知方面：包括无法接受死亡事实、混乱、全神贯注思念死者、强烈感觉死者在的幻觉等。

(4)行为方面：包括失眠、食欲缺乏、心不在焉的行为、避免提及死者、叹气、坐立不安、过度活动、哭泣、停留在死者常去的地方、保留死者遗物和收藏一些物品悼念死者等。

悲伤的表现因个体不同而表现出不同的差异，上述均为正常悲伤的一般表现。若悲伤程度和持续时间在正常范围内，则被视为正常悲伤。

2.病态悲伤

病态悲伤会对人的身心健康造成极大危害，会导致许多生理和心理疾患的发生，严重者可导致死亡。病态悲伤大体可分为以下4类：

(1)长期的悲伤：指持续很长时间正常悲伤的反应仍未得到基本缓解。

(2)延迟的悲伤：延迟的悲伤又称"压抑悲伤"，指悲伤情绪没有被充分表达出来，居丧者有意或无意地表现出避免哀伤、失落的感受。

(3)过度的悲伤：居丧者能认知其对死者去世的反应，但其反应相当强烈，甚至达到非理性程度，可表现为对死亡的极大恐惧。

(4)掩饰的悲伤：悲伤者的体验是其困扰的行为与症状，但不能意识这些行为和症状与哀伤有关，因而采取自我防卫方式，未能在外显行为表达其悲痛之情，造成适应不良行为、生理疾患和精神症状。

(二)哀伤辅导的内容

1.情绪疏导与支持

指导患者亲属表达情感，通过开放式沟通，缓解其痛苦内疚的情绪，鼓励宣泄负面情绪，使他们尽快走出哀伤期，重新开始自己的生活。

2.转移注意力

通过音乐、香薰、色彩疗法等对患者亲属进行哀伤辅导，通过播放喜爱的、轻柔的音乐转移注意力，防止其过度注意死亡而加重负面情绪，通过多色彩的房间布置改善患者亲属精神、心理状态，安抚、稳定情绪。

3.引导回归正常生活

鼓励亲属积极融入社会活动，不同逝者亲属采取不同的引导方案。

二、协助葬礼

(一)告知亲属丧葬办理流程

患者离世后，亲属往往处于悲伤状态中而不知如何应对。安宁疗护工作人员应向患者亲属讲明丧葬办理的流程，协助患者亲属做好丧葬工作。我国内地城市丧葬办理流程如下：

1.开具死亡证明

当亲人去世后，死者亲属或单位必须取得死亡证明；正常死亡的，由医疗机构出具医学死亡证明；非正常死亡的，由区、县以上公安、司法部门出具死亡证明。

2.注销户口

死者亲属持死亡证明书到驻地派出所注销户口。

3.联系火化

（1）联系殡仪馆或丧葬服务站，登记逝者姓名、住址、年龄、性别、死亡原因、死亡时间、遗体所在地、死者户口所在地。

（2）登记亲属姓名、住址、电话、与死者的关系等。

（3）预订服务项目、服务时间。

4.接送遗体

按预定时间，亲属持死亡证明在指定地点等候灵车接送遗体。

5.遗体火化

（1）遗体运送到殡仪馆。

（2）遗体整容。

（3）遗体告别。

（4）遗体火化，选购骨灰盒、领取火化证明。

（5）领取骨灰。

6.按选定方式安放骨灰

不同地域殡葬事宜的程序可能有所不同，医护人员可根据具体情况为亲属提供殡丧办理信息。

（二）理解葬礼对于居丧者的意义和重要性

葬礼被认为是人们从摇篮到坟墓过程里所有仪式中最重要的一部分。它作为表达悲痛和人文关怀的载体，对于丧亲者走出悲伤有重要的意义。葬礼能让居丧者重新调整和逝者之间的关系，帮助他们接受死亡的事实，从而帮助个体从不良的悲痛模式转变为良性的悲痛模式。尽管每个人在葬礼上的表现形式不尽相同，但葬礼这种悼念仪式为居丧者提供了社会支持，使丧亲者重构生命经历，从而使他们把挚爱铭记在心的同时，在自己的人生路上继续前行。

（三）尊重不同习俗、不同文化背景的葬礼

在不同国家、不同地区、不同民族，由于社会、文化、习俗等都不尽相同，其葬礼也有诸多不同。世界各民族中有土葬、海葬、火葬、木葬、厚葬、天葬、洞葬、树葬、悬棺葬等多种形式，有的葬礼盛大隆重，有的简易朴素，有的充满宗教色彩。无论何种形式，葬礼主要功能是通过这样的仪式让丧亲者与亲人做最后的告别，表达对逝者的尊重和祝福，这一形式也对外声明家庭失去了成员。作为医护人员，我们应尊重不同习俗、不同文化背景的葬礼，并提供支持和帮助。

三、居丧期随访支持

(一)影响临终患者亲属心理的因素

当患者去世后,其亲属的哀伤反应不尽相同,哀伤反应受多重因素影响,如患者病程的长短,患者与其亲属的亲密程度,患者亲属的性别、文化、性格和宗教信仰等。

1.与患者相关的因素

(1)患者病程的长短:如果死者因为意外突然死亡,亲属心理毫无准备,会受到极大的打击,哀伤反应自然会特别突出。如果死亡"适时"到来,亲属已有预期的思想准备,悲痛程度会相应较轻。若是死亡的来临拖延,亲属哀伤时间过久,可能会出现负面效应即产生厌烦情绪,从而冲淡忧伤。

(2)患者的年龄:如果死者为高龄年长者,一般会认为是自然规律,"寿终正寝",亲人悲痛时间较短,哀伤的程度也较轻。如果死者较年轻,那么死者的配偶、父母或其他亲友哀伤程度较深。

(3)患者与其亲属的亲密度:与患者感情深的亲属,哀伤相对强烈。一般来说,血缘关系越近,哀伤越深。

(4)患者是否知情:如果患者知道自身的病情,亲属可与其共同分担内心的哀伤感受,彼此相互安慰鼓励。如果患者不知道自身的病情,亲属在照护患者的同时,还要掩藏自己的真实情绪,抑制自己的哀伤,甚至编造一些善意的谎言来敷衍患者,致使亲属身心疲惫。

2.患者亲属方面的因素

(1)患者亲属的性别及文化程度:相关研究显示,老年和女性亲属较其他人存在更严重的心理应激反应和焦虑抑郁情绪,特别是女性亲属,在面对亲人死亡事件中依赖性高,心理承受力差,易采取消极的方式或发生晕厥。文化层次高的亲属对死亡较为理解。

(2)患者亲属的性格:性格外向的亲属,能及时将哀伤宣泄出来,悲伤时间会缩短;而性格内向的人,悲痛时间较长。

(3)患者亲属的宗教信仰:有些宗教认为人死后灵魂又轮回重新投胎成为另一个人,有些宗教认为死是一种解脱,因而信奉这些宗教的亲属哀伤程度较低。

3.其他支持系统的情况

其他的支持系统如果能满足患者亲属的需要,并发展为取代原有家庭关系的新关系,则患者亲属的悲伤程度会在一定程度上减轻。

(二)居丧期随访支持的目的

1.增加丧亲的现实感

许多人在自己的亲人死后,往往不愿面对现实,过分压抑哀伤,甚至逃避现实,难以走出哀伤情绪。所以只有使其亲属能够面对亲人死亡的现实,才能有效地开展悲伤辅导。

2. 处理痛苦情感

患者亲属在亲人临终或死后所表现的各种悲伤情绪，包括正常的悲伤或病态的悲伤，都需要加以辅导，使其逐渐减弱以至消退。许多亲属在悲伤的时候往往会不知所措，辅导者的安慰、鼓励、支持，可以使亲属的失态情绪得到正确处理，顺利度过临终期和居丧期。

3. 克服再适应障碍

在失去亲人之后，亲属不仅心理上感到悲伤和哀痛，而且还要面临失去亲人后随之而来的再适应障碍。大多数的悲伤表现都需要予以心理上的疏导，亲属才能够正确对待，处理好自己面临的各种生活问题，克服障碍，建立新的生活秩序。

4. 健康地撤离对患者的感情

亲属对死者的感情眷恋，是悲伤持续不断的重要原因，是建立新生活的主要障碍。临终患者亲属心理辅导的最终目标，就是设法使其健康地撤离对死者情感上的联系，然后适时地把情感投入到另一种关系中。

(三)患者亲属心理辅导的类型

荷兰乌特勒支(Utrecht)大学的心理学家玛格丽特·斯特罗毕(Margaret Stroebe)等整合了大量的研究资料与成果，发现不同依恋类型的人对失去亲人的情感表达各不相同。因此，在对居丧期亲属进行悲伤心理辅导时，应根据不同的类型采用相应的辅导方式。

1. 对依恋型亲属的心理辅导

此类亲属会为失去的亲人而悲伤，也愿意把内心的悲痛和怀念向自己亲友述说。他们心中仍然保有逝去者的位置，但会渐渐地有所弱化，而逐渐地把生活重心转移到现实生活上来。因此不需要过多地进行干预，而只需给予充分的理解和情感支持。

2. 对逃避型亲属的心理辅导

此类亲属往往选择逃避、压抑甚至否认与死者之间的内在情感，或表现为忙于处理具体事务而"无暇"悲伤，或表现为压抑甚至否认自己有悲伤的情绪，这样可能在将来影响他们的健康。医护人员应当采用适当的方式解除其看似"刀枪不入"的"盔甲"，促其直面内心的情感，从而适当地宣泄内心的悲伤。

3. 对矛盾型亲属的心理辅导

此类亲属常常会沉入"无尽"的悲伤中，他们似乎被悲伤完全压垮了，无法接受一个没有亲人的陌生世界。他们的脑海里常常不由自主地想起亲人和过去的生活，即便在亲人逝去很久后，有些人也仍然沉湎于过去而难于自拔，他们的生活似乎在亲人去世之时就结束了。医护人员应当促使他们尽量离开与死者相关的事物，更多地参与一些社会活动，通过适当的恢复导向经历，在生活中重新找回生命的"重心"，回归到生活的正常轨道。

4. 对不一致型亲属的心理辅导

此类亲属对去世者的陈述则常常混乱而缺乏一致性，似乎有时候他们被某种想法抑制，而有时候又被突如其来的另一种想法所控制，表现出自我描述的矛盾性，医护人员应让他们有更多的倾诉机会，以帮助他们发展出关于逝去者的一致性陈述。

（四）丧期随访支持的内容和方法

临终关怀中的居丧照护服务通常是从临终患者进入濒死期开始的，即协助临终患者亲属做好后事准备，在患者去世后，则协助办理丧葬事宜，并重点做好亲属的哀伤辅导工作。哀伤辅导的内容和方法，大致可分为以下 5 个方面：

1. 陪伴与倾听

通常此时的悲伤者最需要的是一位能够理解而且有同情心的听众，适时地引导他们说出内心的悲伤与痛苦。在居丧照护过程中成为一名好的听众，比成为一名好的劝导者更为重要。

2. 协助办理丧事

协助办理丧事包括协助悲伤者组织、完成葬礼，可达到以下目的：①帮助悲伤者接受死者已逝的事实；②给予悲伤者表达内心悲痛的机会；③将亲朋好友聚在一起，向悲伤者表达关怀与爱，提供支持与帮助；④肯定死者在社会中的地位与影响，悲伤者通常可以在办理丧事的过程中，将其内心的悲痛得到宣泄。

3. 协助表达哀伤

协助临终患者亲属把心中的哀伤用多种形式表现出来。①协助哭出来。哭泣是悲伤者最平常的情感表达方式，是一种有效缓解内心悲伤情绪的方式。临终关怀居丧照护者应协助悲伤者自由、痛快地哭出来，而不要压抑其内心的悲痛；②协助其表达愤怒情绪；③协助其表达罪恶感。在这方面，既要给予悲伤者表达罪恶感的机会，同时又要适当地澄清悲伤者非理性和不切实际的想法。

4. 协助处理实际问题并及早恢复日常生活

亲人去世后居丧者家中会有许多实际问题需要处理，应深入了解他们的实际困难，积极提供切实的支持和帮助。

5. 帮助亲属适应新生活

帮助临终患者亲属适应新生活。①协助独立生活；②协助建立新的人际关系；③鼓励积极参与社会活动。

（王英，李伟玲）

练习题

一、选择题

【A 型题】（10 题）

1. 安宁疗护的发源地是（   ）。

A. 美国　　　　　　　　　　B. 中国

C. 日本　　　　　　　　　　D. 英国

2. 安宁疗护的服务对象是（   ）。

A. 临终患者及有难处置的痛苦症状的患者包括早期和中期的患者以及亲属

B. 临终患者和患者亲属

C. 临终患者及有难处置的痛苦症状的患者

D. 诊断为早期和中期的恶性肿瘤患者

3. 安宁疗护的原则不包括(　　)。

A. 以治疗疾病为焦点　　　　　　　B. 关注患者的舒适和尊严

C. 尊重患者的意愿　　　　　　　　D. 不加速也不延缓死亡

4. 以下哪项不是安宁疗护综合评估的内容(　　)。

A. 患者的躯体症状　　　　　　　　B. 患者的未了心愿

C. 患者的心理状态　　　　　　　　D. 患者的家庭社会关系

5. 在安宁疗护中，患者亲属也属于我们的照顾对象，我们要评估亲属的悲伤程度，悲伤的类型，包括(　　)。

A. 预期性的哀伤　　　　　　　　　B. 正常悲伤

C. 复杂性悲伤　　　　　　　　　　D. 以上都是

6. 临终关怀的理念是以治愈为主的治疗转变为以(　　)为主的照护。

A. 关怀　　　　　　　　　　　　　B. 爱护

C. 尊重　　　　　　　　　　　　　D. 康复

7. 对临终患者来讲，舒适原则中不包括(　　)。

A. 身体舒适　　　　　　　　　　　B. 控制疼痛

C. 生活护理　　　　　　　　　　　D. 手术治疗

E. 心理支持

8. 以下有关疼痛用药错误的是(　　)。

A. 首选口服用药　　　　　　　　　B. 按需给药

C. 按时给药　　　　　　　　　　　D. 注意药物不良反应

9. 在临床治疗过程中，为减轻疼痛，会经常用到阿片类药物。阿片类药物最常见的不良反应是(　　)。

A. 便秘　　　　　　　　　　　　　B. 恶心呕吐

C. 呼吸抑制　　　　　　　　　　　D. 尿潴留

E. 嗜睡

10. 评价患者心理痛苦程度往往会采用心理痛苦量表进行测评。心理痛苦评分(　　)分及以上的患者进行原因评估，由负责护士针对原因采取针对性的心理护理措施。

A. 2　　　　　　　　　　　　　　B. 3

C. 4　　　　　　　　　　　　　　D. 6

E. 1

【B型题】(11~15题共用备选答案)

A. 全人照顾　　　　　　　　　　　B. 全家照顾

C. 全程照顾　　　　　　　　　　　D. 全队照顾

E. 全社区照顾

11. 安宁疗护团队除了照顾患者之外，也要照顾亲属，这体现了安宁疗护服务内涵的哪个方面(　　)。

12. 安宁疗护需要提供身体、心理、社会、精神多维度的照顾，体现了安宁疗护的服务内涵的哪个方面(　　)。

13. 安宁疗护服务从患者入住安宁疗护病房一直到患者死亡，体现了安宁疗护服务内涵的哪个方面(　　)。

14. 安宁疗护是以多学科团队合作的形式进行的，体现了安宁疗护服务内涵的哪个方面(　　)。

15. 安宁疗护照护不仅是医疗机构、护理院的责任，也是全社会的职责。体现了安宁疗护服务内涵的哪个方面(　　)。

二、是非题(5题)

1. 弱阿片类药物存在"天花板效应"。(　　)

2. 营养评估4~6分需要营养干预及针对症状的治疗手段。(　　)

3. 淋巴水肿患者肢体有肿胀、疼痛感。(　　)

4. 安宁疗护的原则包括以治疗疾病为焦点。(　　)

5. 安宁疗护工作只需要由医生和护士完成。(　　)

三、填空题(5题)

1. CACP 是指(　　　　　)。

2. (　　　　　)是指情绪支持、心理支持、自尊、情感、认可等。

3. 压疮预防的首要因素为(　　　　)。

4. 在压力事件下，(　　　　)可以缓冲压力事件对身心状况的消极影响。

5. 照顾者分为专业照顾者(　　)和初级照顾者(　　)。

四、简答题(4题)

1. 简述安宁疗护的内涵包括哪些方面?

2. 简述癌痛药物治疗的基本原则?

3. 护患沟通的技巧有哪些?

4. 请你谈谈对安宁疗护的认识及就如何开展工作做一个计划。

参考答案

一、选择题

【A 型题】(10题)

1. D　2. A　3. D　4. B　5. D　6. A　7. D　8. B　9. A　10. C

【B 型题】(5题)

11. B　12. A　13. C　14. D　15. E

二、是非题(5题)

1. √　2. ×　3. ×　4. ×　5. ×

三、填空题(5题)

1. 促进姑息护理中心

2. 表达性支持

3. 分散压力

4.社会支持网络

5.医生 亲属

四、简答题(4题)

1.包括以下几个方面:

(1)肯定生命、认同临终是人生的正常历程;

(2)既不加速也不延缓死亡的来临;

(3)尽可能缓解疼痛和其他痛苦的症状;

(4)给临终患者提供身体、心理、社会和精神层面的整体照护。帮助临终患者尽可能以积极态度生活,直到自然死亡;

(5)协助亲属积极面对临终患者的疾病过程和哀伤过程;

(6)多学科医疗团队合作模式来处理和满足临终患者和亲属需求;

(7)提高临终患者和亲属的生活质量;

2.癌痛药物治疗的基本原则 1986年,WHO癌痛治疗专家委员会提出了癌痛药物治疗需遵循的八条基本原则:①根据个体差异,确定药物使用的剂量;②首选口服镇痛药;③必须有效地治疗失眠;④药物的不良反应必须对症治疗;⑤必要时应采用辅助治疗措施;⑥密切观察疾病的发展,以便及时调整治疗;⑦采用疼痛药物治疗的三阶梯疗法;⑧按照时给药。

3.护患沟通技巧:

(1)学会倾听。

(2)注意语言通俗化。

(3)注意非语言信息。

(4)选择适宜沟通的时间和环境。

(5)注意说话艺术。

第十一章

常见肿瘤患者的护理

第一节　甲状腺癌

一、概述

甲状腺癌(thyroid carcinoma)是最常见的内分泌系统恶性肿瘤之一，约占全身实体恶性肿瘤的1%，占头颈部恶性肿瘤的5.1%。2020年国际癌症研究中心统计数据显示，甲状腺癌在全球常见恶性肿瘤中排第9位，我国甲状腺癌发病率为15.3/10万人，发病率位居全部恶性肿瘤第7位，女性发病率高于男性，城市高于农村，全球女性甲状腺癌发病率是男性的3倍。病理类型以乳头状癌最常见。甲状腺癌的发病年龄以30~50岁多见，发病高峰为40~49岁。流行病学调查显示，甲状腺癌发病率有地区差异，发病率较高的国家和地区有波利尼西亚、冰岛、意大利、以色列、芬兰、中国香港、加拿大、美国等，中国大陆属低发地区。

根据病理特点，甲状腺癌可分为乳头状癌、滤泡状癌、未分化癌和髓样癌四型，其中以恶性度较低、预后较好的乳头状癌(papillary thyroid carcinoma，PTC)最为常见，占比可达87.8%。除髓样癌外，绝大部分甲状腺癌起源于滤泡上皮细胞。其中乳头状癌多见于年轻女性，低度恶性，生长较缓慢，转移多限于颈部淋巴结，预后较好。术后生存期常在10~20年，甚至更长，即使发生广泛颈淋巴结浸润转移，5年生存率也达60%以上；滤泡状癌约占甲状腺癌的20%，多见于中年人，中度恶性，发展较迅速，主要经血液循环转移至肺和骨，较少发生颈部淋巴结转移，其10年生存率达80%以上；未分化癌约占甲状腺癌的15%，多见于老年人，高度恶性，发展迅速，早期即可发生局部淋巴结转移，并常经血液转移至肺、骨等处，预后很差，5年生存率仅为7.4%；髓样癌来源于滤泡旁细胞，较少见，约占甲状腺癌的7%，常有家族史，恶性程度中等，较早出现淋巴结转移，且可经血液转移至肺和骨。

(一)发病原因

目前，甲状腺癌的病因未明。电离辐射是甲状腺癌现今较为明确的致病因素，包括医源性内、外放射接触，放射线泄露污染等；其他可能因素还包括肥胖、遗传、性别与雌激素、碘等。有研究显示，甲状腺癌与年龄、身高、良性甲状腺疾病以及吸烟、饮酒可能存在一定的相关性。

(二)临床表现

甲状腺癌的典型临床表现为进行性增大的无痛性甲状腺肿块。早期多无明显症状，仅在颈部发现单个、固定、质硬、表面高低不平、随吞咽上下移动的肿块。随着甲状腺癌肿块逐渐增大，吞咽时上下移动度减低。少数患者以颈部淋巴结肿大为首发症状。晚期常因压迫喉返神经、气管或食管表现为声音嘶哑、呼吸困难、吞咽困难等症状。若压迫颈交感神经节，可产生 Horner 综合征，颈丛浅支受侵时可有耳、枕、肩等部位的疼痛。髓样癌患者可伴有腹泻、面部潮红、血压升高、消化道溃疡、黏膜多发结节等因其他内分泌肿瘤而引起的症状，还可伴有其他内分泌腺体的增生。甲状腺癌局部转移常位于颈部，出现硬而固定的淋巴结；远处转移多见于扁骨如颅骨、椎骨、胸骨、盆骨等以及肺部。

(三)辅助检查

1.超声诊断检查

超声是甲状腺肿瘤最方便、经济、实用的诊断手段之一。超声可以探测到直径 0.2 cm 的甲状腺结节。

2.细针穿刺细胞学检查

细针穿刺细胞学检查可术前定性、分型，其操作简便，损伤小，诊断率高。

3.CT 或 MRI 检查

主要用于了解病变范围。颈部及上纵隔的增强 CT 或 MRI 检查可作为甲状腺癌诊断的首选影像学检查。

4.实验室检查

检测血清 T_3、T_4、TSH，可确定有无甲状腺功能亢进。测定 TSH 可作为调节甲状腺素片剂量的依据之一。甲状腺球蛋白(thyroglobulin, TG)在全甲状腺切除术后持续升高常提示可能转移或复发。血浆降钙素(calcitonin, CT)可作为髓样癌诊断依据之一，正常最高值 300 pg/L 以上有诊断价值。

二、诊疗原则

(一)手术治疗

手术治疗是甲状腺癌的首选治疗方法，包括甲状腺次全切除术和甲状腺全切术两种术式，根据病情及病理类型选择是否行颈部淋巴清扫术或放射性碘治疗。

(二)放射治疗

甲状腺癌对放射治疗的敏感性差,但术后有残留,肿瘤负荷较小者,术后放射治疗有一定价值。甲状腺未分化癌手术不能切除时可首选放射治疗。

(三)放射性碘治疗

放射性碘治疗主要适用于分化型甲状腺癌原发肿瘤手术无法彻底切除或出现远处转移无法手术切除时。一般需先行甲状腺全切除术,再行全身^{131}碘(^{131}I)扫描,确定肿瘤组织有吸碘功能才能进行放射性碘治疗。

(四)内分泌治疗

分化性甲状腺癌术后患者尤其是甲状腺全切除者可用甲状腺激素作为替代治疗,内分泌治疗是临床上最常用的甲状腺癌辅助治疗手段之一。常用剂量为左甲状腺素 50~100 μg/天或甲状腺素片 40~80 mg/天。

(五)化学治疗

甲状腺癌对化学治疗敏感性很差,一般不进行常规术后化疗。化学治疗主要用于不能手术或有远处转移的晚期患者,常用药物有多柔比星、顺铂等。

三、护理

(一)手术护理

1.护理评估

(1)术前评估:

1)健康史:患者年龄、性别等一般情况;既往有无结节性甲状腺肿或其他自身免疫性疾病史;有无童年放射线接触史;有无其他伴随症状等;家族中有无甲状腺相关疾病患病史。

2)身体状况:无痛性甲状腺肿块、声音嘶哑、呼吸困难或吞咽困难等临床表现。

3)心理-社会状况:患者常因担心预后及自我形象发生改变等,而表现为焦虑、悲哀等心理反应,术前应了解患者对疾病的治疗方法、预后的认识接受程度,了解其家庭、朋友、工作单位等社会支持系统对患者的关心、理解、支持程度。

4)辅助检查:详细了解辅助检查结果。

(2)术后评估:

1)手术情况:手术和麻醉方式,术中使用的特殊药物,有无影响术后恢复的问题及合并症,患者的引流、输血、输液情况。

2)生命体征:体温、脉搏、呼吸、血压、意识及动脉血氧饱和度。

3)伤口情况:伤口敷料情况、有无感染,引流管是否通畅、引流液的颜色、性质及量。

4)饮食情况:进食情况、有无误咽。

5)并发症:如活动性出血、呼吸困难、窒息、声音嘶哑、手足抽搐等。

6）心理-社会状况：了解患者有无紧张、焦虑情绪，功能锻炼是否配合，对出院后的继续治疗是否清楚。

2. 护理措施

（1）术前护理：

1）合理饮食：宜进食高蛋白、高热量、富含维生素的食物。术前 12 小时禁食，术前 6 小时禁饮。

2）心理护理：甲状腺癌患者女性较多，因诊断结果和手术治疗较易产生焦虑情绪。应耐心解释，告知患者甲状腺癌的有关知识，手术治疗的必要性、手术的方法、术后恢复过程及预后情况，以消除其顾虑。

3）完善术前各项检查：术前进行甲状腺摄^{131}I 率、血清 T_3、T_4 含量等实验室检查、颈部透视或摄片、喉镜检查等相关检验检查。

4）手术体位训练：指导患者术前体位训练以适应术后头低肩高位的特殊体位，提高手术耐受性，具体方法为：取仰卧位，肩胛部垫枕，使颈部呈过伸位，充分暴露颈前区。训练应循序渐进，根据患者耐受程度逐渐增加垫枕的高度和持续的时间，训练至患者可坚持 2 小时即可。

（2）术后常见护理问题及护理措施：

1）体位：血压平稳后取半坐卧位，利于呼吸及引流。保持头颈部位于舒适位置，变换体位、起身、咳嗽时可用手固定颈部，翻身时头部与身体一起转动，以保护伤口。

2）病情观察：密切观察患者生命体征的变化，尤其注意呼吸变化。床旁备无菌手套和气管切开包，一旦发现窒息的危险，立即配合行气管切开及床旁抢救。患者较常出现的枕部疼痛可能与手术时头部过度后仰有关，一般术后几天即可消失。

3）引流管的观察及护理：妥善固定引流管，保持有效的负压吸引，防止扭曲、打折和过度牵拉。定期观察引流液的性质、颜色和量，并做好记录。正常情况下，术后 24 小时引流液为暗红色，24 小时后逐渐变为淡黄色。若短时间内引流液突然增加，超过 100 mL 且颜色鲜红，考虑内出血，应立即通知医生紧急处理。若引流液呈乳白色，提示有乳糜漏的可能，应及时通知医生处理。一般引流管保留约 48~72 小时，引流液<15 mL/24 小时为拔管指征。

4）饮食指导：术后清醒患者可给予少量温水或凉水，如无呛咳、误咽等不适，可给予易于吞咽的温流质饮食，再逐步过渡为半流饮食及软食，应避免过热食物，以防止因食物温度致手术部位血管扩张，加重创口渗血。鼓励患者少量多餐，加强营养，多进食紫菜、海带、骨头汤等富含碘、钙的食物，促进创口愈合。禁浓茶、咖啡。

3. 并发症的观察与护理

（1）出血：多因术中止血不完全或结扎线松脱所致，多发生于术后 24 小时内，常与术后频繁咳嗽、咳痰、呕吐等有关。表现为颈部伤口肿胀，锁骨上窝消失，触之有波动感，伤口渗血较多，引流液颜色加深，有沉淀或凝血带，短时间内出血量超过 100 mL，应立即通知医生进行止血处理。

（2）呼吸困难：是最危急的并发症，多发生于术后 48 小

甲状腺癌术后并发症的
观察与护理PPT

时内。主要为伤口内出血压迫气管、喉头水肿、双侧喉返神经损伤、气管塌陷等引起。表现为进行性呼吸困难、烦躁、发绀，甚至窒息；如因出血压迫气管所致可有颈部肿胀、伤口渗出鲜血等。一旦出现血肿压迫或气管塌陷，须立即进行床边抢救，剪开缝线，敞开伤口，迅速除去血肿，结扎出血的血管。若呼吸仍无改善则行气管切开、吸氧。喉头水肿者立即应用大剂量激素地塞米松 30 mg 静脉滴入，呼吸困难无好转时行气管切开。

（3）喉返神经损伤：主要为手术操作时损伤所致。一侧喉返神经损伤，多导致声音嘶哑，可经健侧声带向患侧过度内收而代偿；双侧喉返神经损伤可导致声带麻痹，引起失声、呼吸困难，甚至窒息。术后应加强观察，一旦发现，立即报告医生并配合进行气管切开。

（4）喉上神经损伤：多在结扎、切断甲状腺动、静脉时损伤。若损伤外支，可使环甲肌瘫痪，引起声带松弛、声调降低；若损伤内支，患者失去喉部的反射性咳嗽，特别是饮水时，容易发生误咽、呛咳，不宜给流质饮食，遵医嘱给成形软食或半流质饮食，一般术后数日即可恢复正常。

（5）手足抽搐：多在术后 1~4 天出现，多为术中切除甲状旁腺或结扎供应甲状旁腺血管所致。轻者表现为手足麻木或僵硬，重者表现为手足抽搐。应多进含钙食品，适当限制肉类、乳品和蛋类等含磷较高的食品，以免影响钙的吸收。重者遵医嘱口服葡萄糖酸钙或乳酸钙，同时加服维生素 D_3。

（6）甲状腺功能减退：因甲状腺全部切除或大部分切除手术所致，表现为术后出现嗜睡、疲乏无力、动作缓慢、精神萎靡、体重增加、面部及四肢水肿等。应指导患者遵医嘱长期服用甲状腺片替代治疗，并定期监测甲状腺功能。

（7）乳糜漏：多发生在术后 2~3 天，多因手术损伤胸导管后未结扎或不完全阻断时导致乳糜液外漏所致。表现为外漏液体增加，外观呈白色、均匀、无臭。一旦发现，应立即停止引流管负压吸引，局部加压包扎或用沙袋局部压迫，并及时告知医生处理。

（8）甲状腺危象：多发生于术后 12~36 小时，表现为高热（40℃~42℃），血压升高，脉快且弱，大于 120 次/分钟，大量出汗、烦躁、谵妄甚至昏迷，一旦发生应迅速给予降温、给氧、激素或碘剂治疗，并配合医生进行抢救。

4. 出院指导

（1）功能锻炼指导：同期行颈淋巴结清扫术的患者，术后伤口愈合后应开始肩关节和颈部的功能锻炼。颈肩部功能锻炼应持续至出院后 3 个月。

（2）用药指导：告知患者服药的重要性。嘱患者按时按量服用甲状腺素片，一般在早餐前 30 分钟服用，服药期间应观察用药后反应。若服药期间脉率超过 100 次/分钟，应减量或停药，定期复查 T_3、T_4；出现疲乏、行动迟缓、嗜睡、记忆力明显减退且注意力不集中或异常怕冷、无汗时，及时到医院就诊。

（3）定期复查：教会患者自行检查颈部方法，发现结节、肿块及时治疗。出院后 1 年内每 3 个月一次复查，2~3 年每 6 个月一次复查，四年以后每年复查一次，有异常及时就诊。

（二）其他护理

放射治疗护理（见本书第三章第三节肿瘤放射治疗及护理）；放射性碘治疗护理（见

第三章第九节核素治疗护理)；化学治疗护理(见第三章第二节肿瘤化学治疗及护理)。

(宋小花、易彩云)

▊ 第二节　乳腺癌

一、概述

乳腺癌(breast cancer)是全球女性最常见的恶性肿瘤，也是我国女性发病率最高的恶性肿瘤。2020年统计数据显示，全球乳腺癌发病患者数为226.1万，占女性癌症发病人数的24.5%，我国乳腺癌新发患者数为41.6万，占女性癌症发病人数的19.9%，位居女性癌症发病的首位。我国乳腺癌城乡发病率差异明显，高发地区以沿海城市为主，其中以上海发病率最高，港澳地区为相对高发区；但农村地区上升幅度较城市地区更为显著。发病年龄年轻化趋势明显，20岁之前发病率较低，20岁以后随年龄增加迅速上升，55~60岁发病率达到高峰，60岁之后随年龄增长又呈持续下降。

乳腺癌根据其病理特点可分为非浸润性癌(原位癌)、早期浸润性癌(包括导管癌早期浸润和小叶癌早期浸润)、浸润性非特殊型癌(包括浸润性导管癌、浸润性小叶癌)、浸润性特殊型癌(包括小管癌、乳头状癌、乳头Paget病、黏液癌、鳞状细胞癌等)、其他罕见癌(包括分泌性癌、富脂性癌等)。乳腺癌的组织学分级与患者的预后相关，根据乳腺腺管形成的程度、细胞核的异型性以及核分裂计数，乳腺浸润性导管癌分为Ⅰ级(分化好)、Ⅱ级(中分化)、Ⅲ级(分化差)。

(一)发病原因

乳腺癌的发病原因尚不明确。但乳腺癌的发生可能与下列危险因素相关。

1.遗传因素

乳腺癌有家族集聚的特征，家族中有一级亲属患有乳腺癌的女性患乳腺癌的概率比无家族史者高2~3倍。在绝经前后患有双侧乳腺癌患者的一级亲属，发生乳腺癌的相对危险性更高。

2.生殖因素

(1)月经史：月经初潮年龄早是乳腺癌的重要危险因素，月经初潮年龄在12岁以前者患乳腺癌的危险性可增加4倍以上。绝经年龄延迟是乳腺癌的危险因素，停经每推迟1年，乳腺癌的患病概率增加3%。而月经周期较长，无论是否规则，都会降低乳腺癌的危险性。

(2)孕产史及哺乳史：未育女性乳腺癌患病危险性高于有生育史的女性。初产年龄早和足月妊娠可降低女性乳腺癌患病危险性，初产年龄<18岁的女性患乳腺癌的危险性约为初产年龄≥35岁的1/3。产次>4次的经产妇乳腺癌发病率较低，而两次足月妊娠间隔时间越短，乳腺癌患病危险性越小。未哺乳女性乳腺癌患病率较高，长时间母乳喂养则可降低乳腺癌患病危险性。

3.乳腺疾病史

乳腺炎、乳腺导管扩张、乳腺囊肿及乳腺纤维腺瘤等乳腺良性疾病可增加乳腺癌的危险性,尤其是增生性乳腺疾病。一侧乳房曾有恶性肿瘤史,可增加另一侧乳腺癌患病危险性。

4.激素因素

乳腺癌是雌激素依赖性肿瘤,其发生发展与体内雌激素水平密切相关。激素替代治疗≥5年及雌孕激素联合应用会增加乳腺癌的患病危险性。雄激素可直接促进乳腺癌细胞的增殖和间接转化为雌激素而发挥作用,增加乳腺癌的危险性。泌乳素可促进乳腺癌的发生。

5.营养因素

高脂肪与高热量饮食可促进乳腺癌的发生;体重增加是绝经后妇女乳腺癌患病的重要危险因素。年龄>60岁,体重每增加10 kg,乳腺癌患病危险性增加80%;饮酒与乳腺癌存在剂量反应关系,随着饮酒量和饮酒时长的增加患乳腺癌的危险性增加。

6.生活因素

吸烟和精神压抑是女性患乳腺癌的高危因素。

7.其他因素

电离辐射可增加乳腺癌的发病率,年轻女性大剂量X线照射,会增加晚年乳腺癌患病机会。某些化疗药物如烷化剂,可诱导致癌。另外,利血平、酚噻唑、甲基多巴等高血压治疗药物和三环类药物因其有增加催乳素分泌的作用,可能增加乳腺癌的危险性。

(二)临床表现

主要表现为乳房无痛性肿块、皮肤改变、乳头和乳晕改变、乳头溢液、腋窝淋巴结肿大。

1.乳房肿块

乳房肿块是最常见的首发症状,约占90%。肿块多位于乳房的外上象限,以单侧乳房单发、无痛性肿块多见,早期肿块一般较小,肿块质地较硬、表面不规则、与周围组织分界不清楚。

2.皮肤改变

皮肤改变与肿瘤的部位、深浅和侵犯程度有关。若肿瘤累及乳房悬韧带(Cooper韧带),可使其缩短而致肿瘤表面皮肤凹陷,形成"酒窝征";累及乳头可使乳头变平、回缩、凹陷;累及皮下淋巴管,可使淋巴液回流受阻、淋巴液积聚,出现真皮水肿,皮肤呈"橘皮样"改变;当癌细胞侵至皮内时,在病灶周围皮肤形成散在的硬质结节,称为"皮肤卫星结节"。炎性乳腺癌(inflammatory cancer of breast)局部皮肤呈炎症样表现,临床表现为患侧乳房皮肤红、肿、热且硬,多发于妊娠或哺乳期妇女,其恶性程度高,早期即发生转移,预后极差。

3.乳头和乳晕改变

癌性肿块邻近乳头或乳晕可侵及乳管使其缩短,将乳头牵向患侧,而使乳头扁平、回缩、内陷。乳头湿疹样乳腺癌(Paget病)是一种特殊类型的乳腺癌,常表现为乳头瘙痒、烧灼感；随着病情进展，乳头和乳晕的皮肤变得粗糙、糜烂如湿疹样，进而形成溃疡，有时覆盖黄褐色鳞屑样痂皮。患者很容易误认为是湿疹，而延误治疗。

4. 乳头溢液

乳头溢液者为 5% ~ 10%，多见于导管内癌、乳头状癌等。多为血性，也可见浆液性或水样。

5. 腋窝淋巴结肿大

乳腺癌最常见的淋巴转移部位是同侧腋窝淋巴结。早期多是无痛、质硬的肿块，数目较少，可被推动；随疾病进展，肿大的淋巴结数目可增多并融合成团、固定，不易推动。肿大的淋巴结侵犯、压迫腋静脉可使同侧上肢出现水肿；侵及臂丛神经可引起肩部酸痛。

6. 远处转移

乳腺癌的远处转移包括淋巴转移和血行转移。常见的转移部位分别是骨、肺、胸膜、软组织和肝。其中骨转移最常见，表现为骨痛和骨质脆弱，常见的受累部位是脊椎、肋骨、骨盆和颅骨。肺转移者早期多无症状，当病变广泛或侵犯肺实质时，可表现为呼吸不畅和咯血。胸膜下的转移灶可见气胸、胸腔积液等。胸膜受侵时可表现为胸痛。肝转移可见肝功能损害的表现，且预后差。

（三）辅助检查

1. 影像学检查

乳腺钼靶 X 线摄影检查可作为普查方法，表现为高密度影，边界不规则。但年轻的乳腺组织易受放射线的损伤且乳腺组织较致密，35 岁以下的女性不主张做乳腺 X 线检查。B 超诊断准确率为 85% ~ 95%，且超声显像属无损伤性检查，可反复使用。MRI 显示肿块较为敏感，但显示细微钙化点不如乳腺 X 线摄片敏感。

2. 活体组织病理检查

简称"活检"，常用的活检方法有空芯针穿刺活检术、麦默通旋切术活检和细针针吸细胞学检查。疑为乳腺癌，而以上方法均无法确诊，可施行手术将肿块和周围乳腺组织同时切除，送冷冻活检或快速病理检查。

二、诊疗原则

（一）手术治疗

手术治疗是病灶局限于局部及区域淋巴结的乳腺癌患者
首选治疗方式。0 期、I 期、II 期和部分 III 期乳腺癌以手术治

乳房重建术PPT

疗为主，手术禁忌证有远处转移、全身情况差、主要脏器有严重疾病、年老体弱不能耐受手术者。手术方式以改良根治术、保乳术和乳房重建术为主。

（二）化学治疗

简称化疗，是乳腺癌的重要治疗手段之一，包括术后辅助化疗和新辅助化疗，Ⅳ期乳腺癌患者以化疗为主要治疗手段。腋窝淋巴结阴性且有复发高危因素如原发肿瘤直径大于 2 cm、组织学分类差、雌激素和孕激素受体阴性、人表皮生长因子受体 2 有过度表达的患者，应进行术后辅助化疗；局部晚期患者多采取新辅助化疗，可探测肿瘤对药物的敏感性，并使肿瘤缩小。常用化疗药物为蒽环类药物和紫杉类药物。

（三）放射治疗

简称放疗，属局部治疗。乳腺癌术后保留乳房者，应给予较高剂量放射治疗。单纯乳房切除术后可根据患者年龄、分期分类等情况考虑是否放疗。

（四）内分泌治疗

肿瘤细胞中雌激素受体含量高者对内分泌治疗有效。手术切除标本应测定肿瘤细胞中雌激素受体和孕激素受体，肿瘤细胞中雌激素受体阳性者优先选择内分泌治疗，阴性者优先应用化疗。目前临床常用内分泌药物有抗雌激素类、孕激素类、芳香化酶抑制药等。

（五）靶向药物治疗

注射用曲妥珠单抗和帕妥珠单抗注射液是目前临床已推广使用的靶向药物，对人表皮生长因子受体 2 有过度表达的乳腺癌患者有一定疗效。

三、护理

（一）手术护理

1. 护理评估

（1）术前评估：

1）健康史：年龄、性别、婚姻、体重、饮食习惯等一般情况；月经史、婚孕史、哺乳史，乳房良性肿瘤既往史；患者家庭中有无乳腺癌或其他肿瘤患者。

2）身体状况：评估有无乳房肿块，有无乳房外形改变，腋窝等部位有无淋巴结转移等；实验室检查有无异常。

3）心理-社会状况：患者对疾病的认知程度，对手术的顾虑等；其亲属尤其是配偶对患者的关心、支持程度；家庭经济承受能力。

（2）术后评估：

1）术中情况：患者手术情况、麻醉方式，术中出血、补液、输血情况和术后诊断。

2）身体状况：评估患者生命体征、意识，胸部弹力绷带的松紧，有无呼吸困难等；评估有无皮瓣积液，患肢有无水肿，肢端血运情况；观察引流管是否通畅，引流量、颜色、性状等。

3)心理-社会状况：了解患者有无紧张、焦虑、恐惧情绪等，患肢康复训练和早期活动配合程度；对出院后的继续治疗是否清楚。

2.护理措施

（1）术前护理：

1）术前健康宣教：向患者介绍手术治疗方式，告知患者及其亲属术后伤口留置引流管的重要性及术后引流管的保护方法，教会患者学会功能锻炼操以及训练注意事项，告知患者功能锻炼的意义。

2）完善术前检查和术前准备：指导患者积极完成各项术前检查，做好如皮肤准备、皮肤过敏试验等术前准备。

3）心理护理：主动关心患者，加强心理疏导，通过倾听和肢体接触，获得患者的信任，允许患者宣泄心中苦恼，鼓励患者树立战胜疾病的信心。

（2）术后护理：

1）病情观察：术后麻醉清醒、血压平稳后取半卧位，以利于引流。密切观察生命体征变化、伤口敷料渗血、渗液情况。

2）引流管护理：①告知患者放置引流管的目的：放置引流管可及时引流皮瓣下的渗液和积气，使皮瓣紧贴创面，避免坏死、感染，促进皮瓣愈合。一般放置时间为2周左右，当连续3天每日引流量在20 mL左右时可遵医嘱拔管。若拔管后仍有皮下积液，可在严格消毒后抽液并局部加压包扎；②有效吸引：负压吸引的压力大小适宜，负压引流球或引流盒应保持压缩状态。若引流装置负压消失或漏气应通知医生及时处理；③保持通畅：引流管防止扭曲、折叠和受压；④妥善固定：根据患者体位妥善固定，如卧位时可固定于床单位上，但引流管应预留一定长度以利于患者翻身；下床活动时可固定于上衣下方；⑤加强观察：每日更换引流装置，定期观察并记录引流液的颜色、性质和量。术后24小时内引流量为300~400 mL，引流液的颜色为暗红色。

3）患肢的护理：因患侧淋巴结切除后上肢淋巴回流不畅，以及局部积液或感染等原因常导致术后患侧上肢肿胀。患肢护理措施包括：①避免损伤：严禁在患侧肢体测血压、抽血、静脉注射、提重物等；②抬高患肢：术后应垫软枕抬高患侧上肢，并尽可能高于心脏水平位置10~15 cm，以利于淋巴和静脉回流；③促进肿胀消退：术后24小时后可指导患者每日行手伸指、握拳运动。肢体肿胀严重者可戴弹力袖以促进淋巴回流。局部感染者应及时应用抗生素治疗。患者下床活动时，应用吊带托扶患肢，他人扶持时只能扶健侧，以免腋窝皮瓣的滑动而影响愈合。

4）术后常见并发症及护理：①出血：术后24小时内血性引流液>100 mL/h或引流液呈鲜红色、质地黏稠伴有血带且>50 mL，提示有活动性出血，应及时通知医生，并做好手术止血的准备；②腋窝及皮下积液：因皮下积血未能彻底引流，或皮下淋巴管的开放而使淋巴液渗出可形成积液。术后注意保持负压引流通畅，并适当加压包扎，可减少皮下积液的发生。引流管拔除后若出现积液，积液量较少时可以反复用注射针筒抽吸；若量较大或多次针筒抽吸无效时，宜重新放置负压引流管或皮片引流，并加压包扎；③皮瓣坏死：是乳腺癌术后常见的并发症。应加强皮瓣区观察，发现皮肤苍白或青紫色、出现水肿或小水疱应及时通知医生；④上肢水肿：详见本节"患肢的护理"。

5）功能锻炼的指导：①告知患者功能锻炼的目的：术后早期功能锻炼，有利于上肢静脉回流及引流液的流出，缓解术后上肢水肿；早期功能锻炼还可减少瘢痕挛缩发生，有利于患侧上肢的功能恢复，促进患者自理能力的重建，提高生活质量；②功能锻炼方法：指导患者患肢功能锻炼从术后返回病房开始，根据术后天数完成相应训练，每天锻炼3次，每次约30分钟，坚持锻炼3~6个月。具体方法见表11-2-1；③功能锻炼的注意事项：应指导和督促患者按时、正确进行功能锻炼。锻炼动作幅度适宜，避免动作过大影响伤口愈合，动作过小影响训练效果。

表11-2-1　功能锻炼方法

时间点	运动内容	具体方法	训练次数（次）
术后24小时	握球运动（使用功能锻炼球辅助训练）	用鼻吸气，同时用力握紧功能锻炼球，保持3秒；用嘴呼气，同时五指张开。锻炼时注意上臂内收，不可外展或上抬	重复练习10次
术后第1~2天	手腕运动	用鼻吸气，同时向上活动手腕，用嘴呼气，同时向下活动手腕；用鼻吸气，同时向内旋转手腕一圈，用嘴呼气，同时向外旋转手腕一圈	重复练习5次
术后第3天	前臂运动	用鼻吸气，同时向上屈前臂；用嘴呼气，同时向下伸前臂。注意上臂需贴紧身体，避免肩关节外展	重复练习10次
术后第5天	肘部运动	患侧肘部以腰为支撑，用鼻吸气，同时抬高患侧手臂至对侧胸前，手指尽量能够触碰对侧肩膀；用嘴呼气，同时放下手臂	重复练习10次
术后第7天	抱肘运动	患侧手放至胸前，健侧手托住患侧肘关节，用鼻吸气，双臂抬高至90°，用嘴呼气，双臂轻轻放下。健侧手放至胸前，患侧手托住健侧肘关节，用鼻吸气，双臂抬高至90°，用嘴呼气，双臂轻轻放下	重复练习10次
	肩梯训练	原则上拔除1根引流管后进行，一般为术后7天左右。若引流管拔除较晚，应评估患者引流量，再进行肩梯训练指导。初期肩梯训练主要为正面爬肩梯，练习肩关节前屈；引流管全部拔除后，可进行侧面爬肩梯，练习肩关节外展	重复练习10次
术后第9天	松肩运动	用鼻吸气，同时肩关节轻轻向前旋转、含胸；用嘴呼气，同时肩关节轻轻向后旋转、抬头	重复练习10次
术后第10天	上臂运动	用鼻吸气，同时手臂前抬、伸直，尽量平行于地面；用嘴呼气，双臂轻轻放下	重复练习15次

续表11-2-1

时间点	运动内容	具体方法	训练次数（次）
术后第11天	颈部运动	用鼻吸气，同时两手叉腰，用嘴呼气，同时向前低头、向后仰头、再向左侧旋转头部，还原。用鼻吸气，同时两手叉腰，用嘴呼气，同时向前低头、向后仰头、再轮流向右侧旋转头部，还原	重复练习15次
术后第12天	体转运动	两手臂外展45°，用鼻吸气，同时缓慢向健侧旋转身体，患侧手放至健侧肩膀，健侧手放在背后；用嘴呼气，同时两手还原至外展。用鼻吸气，同时缓慢向患侧旋转身体，健侧手放至患侧肩膀，患侧手放在背后；用嘴呼气，同时两手还原至外展	重复练习15次
术后第14天	抬肩运动	用鼻吸气，同时健侧手握患侧手腕至腹部，帮助患侧手抬高至胸前；用嘴呼气，同时手臂尽力向前伸，双臂轻轻放下。用鼻吸气，同时患侧手握健侧手腕至腹部，帮助健侧手抬高至胸前；用嘴呼气，同时手臂尽力向前伸，双臂轻轻放下	重复练习15次
	拉环训练	原则上拔除腋窝引流管后进行。患者双手各握住1个吊环，2个吊环通过绳子和滑轮连接。健侧手拉动吊环牵拉患侧手臂进行抬高活动	

6）心理支持：耐心与患者交流沟通，倾听患者对疾病和治疗的态度，了解患者所担心的问题，把握患者心理变化的动态，做好相应心理护理。鼓励患者正确面对疾病；鼓励夫妻双方坦诚相待，鼓励患者表述手术创伤对自己今后可能的影响，指导患者改善自我形象的措施和方法。介绍患者参与一些病友组织和活动等，为患者创造与已康复的病友沟通和交流的机会，增强患者战胜疾病的信心。

3.出院指导

（1）伤口管理：出院后指导患者选择柔软、宽松、全棉的内衣，以减少对伤口皮肤的刺激；避免伤口进水，保持腋下干燥，以促进伤口愈合。

（2）保护患肢：指导患者正确进行功能锻炼，并告知患者避免使用患肢测量血压、静脉穿刺等，避免使用患肢搬、提拉过重物体，避免皮肤破损，减少感染的发生。

（3）饮食指导：术后应减少脂肪含量高尤其是动物性脂肪含量高的食物，避免油炸食物，尽量选择脱脂牛奶；控制肉尤其是红肉的摄入量，可选择鱼、禽肉取代红肉；少食蜂乳、阿胶等含有雌激素成分的食品或保健品；减少腌制食物和食盐摄入量；避免食用被真菌毒素污染、在室温长期储藏的食物；选择各种蔬菜和水果、豆类的植物性膳食，多食用粗加工的谷类；少喝咖啡，戒酒；注意均衡饮食，进行适当的体力活动，避免体重过重。

（4）随访：患者出院后10天门诊随访；以手术月为起始时间，术后2年每3个月随访一次，术后 3~5 年每半年随访一次，之后每年随访一次。

（5）自我检查：术后患者健侧乳房应每个月自我检查一次，每半年乳房 B 超检查一次，每 1 年 X 线摄片一次。患者的姐妹和女儿属于乳腺癌高危人群，应自乳房发育后每月自查乳房一次，并定期到医院体检。乳房自我检查应在每个月月经后的第 7~10 天中的相同时间内进行。

自我检查方法：站在镜子前，两臂放松垂于身体两侧、向前弯腰或双手高举于头后观察双侧乳房是否对称、乳头有无内陷及皮肤颜色。采取不同体位（仰卧在床上、被查侧的手臂分别放于身侧及枕于头后）将手指平放于乳房，从外向乳头逐圈检查有无肿块；再检查两侧腋窝有无肿大淋巴结，最后用拇指及食指轻轻挤压乳头有无溢液。自查时切记不要抓捏乳房，以防把乳腺小叶误认为肿块，如发现乳房肿块、乳头溢液、腋窝肿块等异常情况请立刻到医院就诊（图 11-2-1）。

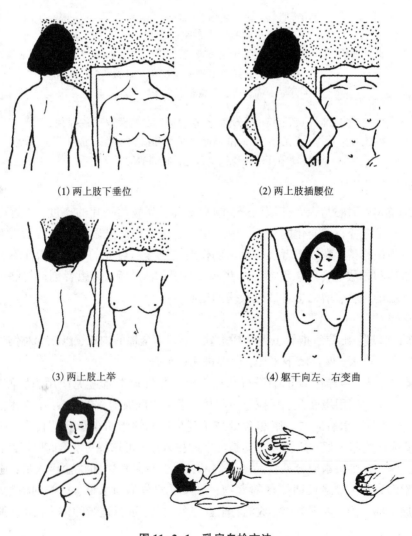

（1）两上肢下垂位　　　　　　　　　　（2）两上肢插腰位

（3）两上肢上举　　　　　　　　　　　（4）躯干向左、右变曲

图 11-2-1　乳房自检方法

(6)性生活指导：告知患者夫妻双方从治疗角度而言，乳腺癌术后不会降低女性的性欲，也不会影响性生活时的身心反应。指导患者夫妻双方正确对待术后性生活。告知患者可佩戴义乳或者进行乳房重建。

(7)避孕指导：推荐采用避孕套、避孕膜、宫内避孕器等非激素的避孕方法。有生育需求的年轻乳腺癌患者在治疗开始前即可与主治医生充分沟通，选择最佳治疗方式与生育力保护措施，治疗结束后在合适的时机备孕，孕期做好严密监测。

(二)化疗护理

1. 化疗护理要点

(1)评估患者病史、病情、意识状态、心理状态、营养状况、合作程度、自理能力、家庭支持程度、经济状况。评估化疗药物的种类、剂量、给药方法及不良反应等。评估患者或其亲属对化疗前、中、后的注意事项及化疗药物不良反应的掌握程度。了解患者的血常规、凝血功能、肝肾功能、心功能等检查结果。

(2)化疗前护理人员详细向患者及其亲属介绍疾病相关的知识、告知化疗的目的、化疗过程中可能会出现的不良反应与相应的预防及处理措施等，鼓励患者积极面对化疗，树立起战胜疾病的信心。

(3)遵医嘱给予化疗前预处理，高致吐化疗药物给药前遵医嘱给予三联止吐处理。指导患者化疗前2~3小时进食清淡易消化饮食，减轻恶心，呕吐发生。口服化疗药的患者在餐后服药，以减轻对胃肠道的刺激作用。

(4)静脉化疗建议采用经外周静脉插管的中心静脉导管(PICC)或植入式静脉给药装置(port)等中心静脉导管途径给药。根据药物输注要求控制给药速度；化疗期间注意观察穿刺局部有无红、肿、疼痛等情况，保持输液通畅。加强巡视，监测患者生命体征，观察患者化疗不良反应，做好症状护理。告知患者输液过程中如出现恶心呕吐、头晕头痛、胸闷气促等不适及时通知医务人员。

(5)嘱患者保持情绪稳定，适当饮水，保证尿量每天2000~3000 mL，注意个人卫生和口腔卫生，饭前饭后用淡盐水漱口。

(6)化疗后定期检测血常规，白细胞计数<$1×10^9$/L时应采取保护性隔离措施，遵医嘱使用升白细胞药物。根据患者的日常习惯合理安排饮食，少量多餐，严重呕吐时，应暂停进食，呕吐缓解后再进食温软、流质饮食，逐步过渡到正常饮食，并遵医嘱给予补液治疗。起床或活动时动作宜缓慢，做好跌倒、坠床预防措施及宣教。同时要督促患者保证充足睡眠，注意保暖，预防感冒。

2. 注意事项

(1)紫杉类化疗药物使用前须进行糖皮质激素预处理，以预防过敏反应和体液潴留。

(2)蒽环类化疗药物用药后1~2天可出现尿液呈红色，告知患者此现象可自行消退，不需过度紧张；烷化类化疗药物大量静脉滴注可致出血性膀胱炎，表现为肉眼血尿，应嘱咐患者用药期间大量饮水，出现血尿及时告知医务人员；

(3)避免患侧上肢静脉输液。手术侧上肢坚持功能锻炼。

3. 出院指导

(1)保持室内空气新鲜，每日定时通风。避免到人群密集的地方，外出时戴口罩、勤洗手等。每周复查血常规2~3次，肝功能1~2次，监测体温，发生不明原因发热应及时就诊。

(2)PICC置管者应保持穿刺点的干燥清洁，避免盆浴，可选择淋浴，置管一侧手臂应避免过度活动、提过重物品等，注意观察穿刺点周围情况，如有异常及时就诊。

(3)对由于药物毒性作用使皮肤干燥、色素沉着、脱发和甲床变形者，做好解释和安慰，向患者说明停药后毛发可再生，指导患者使用适宜的假发，降低因外观改变所致的不良情绪。

(4)饮食宜清淡，避免高脂肪食物，食物加工方法以炖、煮、蒸等为主。多食蔬菜水果，保持大便通畅，养成良好的排便习惯。

(5)治疗结束、体力恢复、各项检查指标正常，可以恢复工作。保持心情愉快，适当运动，劳逸结合。定期随访及复诊。

(三)放疗护理

1. 放疗护理要点

详见第三章第三节肿瘤放射治疗及护理。

2. 注意事项

(1)站立或行走时可将患侧手叉腰，卧位时可将患肢上举置于头顶，避免摩擦损伤放疗区皮肤；

(2)放疗后患肢更易发生水肿，指导患者继续进行患肢的功能锻炼。

3. 出院指导

(1)合理饮食：指导患者合理饮食，加强营养，戒烟戒酒。注意避免被动吸烟。

(2)加强皮肤护理：加强照射视野皮肤管理，着宽松、柔软的衣服，如皮肤出现瘙痒、干燥、脱皮及色素沉着等时，谨防抓挠，及时就诊。

(3)定期复查：住院患者出院后1个月复查，根据情况每3个月或6个月复查。病情变化，应及时就诊。如出现胸闷、气促、高热等放射性肺炎症状，应立即就近就诊对症处理。

(4)预防感冒：注意保暖，防受凉感冒，坚持锻炼肺功能，可参加适宜的体能锻炼，以不感疲劳为度。

(5)育龄期女性患者，放疗结束后2~3年避免妊娠。

（宋小花、易彩云）

第三节　肺癌

一、概述

肺癌(lung cancer)多数起源于支气管黏膜上皮，也称支气管肺癌。发病年龄大多在

40岁以上，以男性多见，居全世界和我国城市男性恶性肿瘤发病率和病死率的第1位。近年来，全世界肺癌的发病率和病死率正在迅速上升，女性肺癌的发病率增加更为明显。

(一)发病原因

肺癌的病因至今尚不明确，目前认为与吸烟、工业污染、慢性肺部疾病、职业及机体的免疫缺陷有密切关系。吸烟是肺癌的重要风险因素，烟草内含有苯并芘等多种致癌物质，吸烟量越多、时间越长、开始吸烟年龄越早，肺癌发病率越高。其他风险因素包括化学物质、放射性物质、空气污染、饮食因素、免疫状态、代谢活动、肺部慢性感染、遗传易感性和基因突变等。

(二)临床表现

肺癌的临床表现与癌肿的部位、大小、是否压迫和侵犯邻近器官及有无转移等密切相关。

肺癌筛查与早诊早治PPT

1. 早期诊断

早期多无明显表现，癌肿增大后常出现以下表现：

(1)咳嗽：最常见，为刺激性干咳或少量黏液痰，抗感染治疗无效。当癌肿继续增大引起支气管狭窄时，咳嗽加重，呈高调金属音，若继发肺部感染，可有脓痰，痰量增多。

(2)咯血：多为痰中带血、血丝或断续的少量咯血；癌肿侵犯大血管可引起大咯血，但较少见。

(3)胸痛：为肿瘤侵犯胸膜、胸壁、肋骨及其他组织所致。表现为胸部不规则隐痛或钝痛，可随呼吸、咳嗽加重。

(4)胸闷、发热：当癌肿引起较大支气管不同程度的阻塞，发生阻塞性肺炎和肺不张时可出现胸闷、发热等，还可以表现出局限性哮鸣、气促等症状。

2. 并发症表现

除发热、食欲减退、体重减轻、倦怠及乏力等全身症状外，还可出现癌肿压迫、侵犯邻近器官组织或发生远处转移时的征象。肿瘤侵犯胸膜、胸壁、膈肌及纵隔器官时，则出现相关的胸内表现。如大量胸腔积液可造成气短；喉返神经受累引起声带麻痹表现为声音嘶哑；侵犯膈神经引起的反常呼吸运动；压迫颈交感神经则会引起同侧上眼睑下垂、瞳孔缩小、眼球内陷、面部无汗等；少数患者可出现非转移性全身症状，如杵状指、骨关节痛、骨膜增生等骨关节病综合征、Cushing综合征、重症肌无力、男性乳房发育、多发性肌肉神经痛等，称为副癌综合征，可能与肿瘤产生的内分泌物质有关，手术切除癌肿后症状可消失。

(三)辅助检查

1. 痰细胞学检查

是肺癌普查和诊断的一种简便有效的方法。肺癌表面脱落的癌细胞可随痰咳出，故痰中找到癌细胞即可确诊。

2. 影像学检查

胸部 X 线和 CT 可了解癌肿大小及其与肺叶、肺段、支气管的关系。CT 可发现 X 线检查隐藏区的早期肺癌病变。肺部可见块状阴影，边缘不清或呈分叶状，周围有毛刺；若有支气管梗阻，可见肺不张；若肿瘤坏死液化可见空洞；如有转移可见相应转移灶。正电子发射计算机断层扫描（positron emission computerized tomography，PET-CT）能对病灶进行精准定位和分期，可提高诊断的准确性。胸部 MRI 不常用，但可为肺上沟瘤提供胸壁侵犯及锁骨下血管和臂丛神经受累的准确信息，脑部 MRI 用于确定是否有脑转移。骨扫描用于骨转移筛查。

3. 纤维支气管镜检查

可直接观察到肿瘤大小、部位及范围，并可钳取或穿刺病变组织作病理学检查，亦可用支气管刷取肿瘤表面组织检查或取支气管内分泌物行细胞学检查。适用于中央型肺癌。

4. 经皮肺穿刺活检术

适用于周围型肺癌，但可能发生气胸、胸膜出血、感染等并发症，应严格掌握适应证。

5. 其他

如胸腔镜、纵隔镜、转移病灶活组织检查、胸腔积液检查、肿瘤标志物检查、开胸探查等。

二、诊疗原则

临床上常根据患者的机体状况、肿瘤的病理组织学类型、分子类型、侵及范围和发展趋势采取个体化多学科综合治疗，以最大限度延长生存时间、提高生存率、控制肿瘤进展和改善其生活质量。非小细胞肺癌以手术治疗为主，辅以化学治疗和放射治疗，I期、Ⅱ期、部分ⅢA 期都是手术适应证，已明确纵隔淋巴结转移者可考虑放射治疗或化学治疗后再实施手术；小细胞肺癌除早期患者适合手术治疗，其他以化学治疗和放射治疗为主。

（一）手术治疗

目的是彻底切除肺部原发癌肿病灶和局部及纵隔淋巴结，尽可能保留健康的肺组织。目前基本手术方式为肺切除术加淋巴结清扫术。肺切除术的范围取决于病变的部位和大小。周围型肺癌，施行肺叶切除加淋巴结清扫术；中心型肺癌，施行肺叶或一侧全肺切除加淋巴结清扫术。若癌肿位于一个肺叶内，但已侵及局部主支气管或中间支气管，则保留正常的邻近肺叶，可以切除病变的肺叶及一段受累的支气管，再吻合支气管上下切端，称之为支气管袖状肺叶切除术；若相伴的肺动脉局部受侵，也可同时作部分切除，断端吻合，称为支气管袖状肺动脉袖状肺叶切除术。

（二）化学治疗

包括新辅助化学治疗（术前化学治疗）、辅助化学治疗（术后化学治疗）和系统性化学治疗。辅助化学治疗一般由铂类药(顺铂或卡铂)联合另一药物(紫杉醇、多西他赛、培美曲塞、吉西他滨、长春瑞滨)治疗4~6个周期。分化程度低的肺癌尤其是小细胞癌,对化学治疗特别敏感,鳞癌次之,腺癌最差。

(三)放射治疗

是从局部消除肺癌病灶的一种手段,主要用于处理手术后残留病灶、局部晚期病例或配合化学治疗。在各种类型的肺癌中,小细胞癌对放射治疗敏感性较高,鳞癌次之,腺癌最差。晚期或肿瘤复发患者姑息性放射治疗可减轻症状。

(四)其他治疗

1.靶向治疗

针对肿瘤特有的基因异常进行治疗。目前在肺癌领域得到应用的靶点有表皮生长因子受体(EGFR)、血管内皮生长因子(VEGF)和间变淋巴瘤激酶(ALK)。对非小细胞肺癌最重要的靶向药物是EGFR的小分子抑制药(如吉非替尼、厄洛替尼)。对于携带EGFR基因突变者,EGFR抑制药治疗有效率和疾病控制率远高于传统化学治疗。

2.免疫治疗

(1)特异性免疫疗法:用经过处理的自体肺癌细胞或加用佐剂后,做皮下接种治疗。

(2)非特异性免疫疗法:用卡介苗、短小棒状杆菌、转移因子、干扰素、胸腺素等生物制品或左旋咪唑等药物激发和增强人体免疫功能,以抵制肿瘤生长,增强机体对化学治疗药物的耐受性而提高治疗效果。

3.中医治疗

根据患者临床症状、脉象、舌苔等辨证论治,部分患者的症状可得到改善;亦可用于减轻放射治疗及化学治疗的不良反应,提高机体的抵抗力,增强疗效并延长生存期。

三、护理

(一)手术护理

1.护理评估

(1)术前评估:

1)健康史:包括年龄、性别、婚姻和职业、有无吸烟和被动吸烟史、吸烟的时间和数量等。了解有无其他部位的肿瘤和手术治疗史;有无传染病史,如肺结核等;有无其他伴随疾病,如糖尿病、冠状动脉粥样硬化性心脏病(冠心病)、高血压、慢性支气管炎等。了解家庭中有无肺癌和其他肺部疾病、其他肿瘤患者。

2)身体状况:评估有无咳嗽、咳痰、咯血及咳痰、咯血的量和性状;有无疼痛,疼痛的部位和性质;有无发热、呼吸困难、发绀、杵状指(趾);有无贫血、低蛋白血症。了解有无痰液细胞学或细菌学检查、胸部X线、胸部CT、各种内镜及其他有关手术耐受性检查等的异常发现。

3)心理-社会状况:了解患者对疾病的认知程度,对手术有何顾虑;了解家庭对患者的关心、支持程度，及经济承受能力。

（2）术后评估：

1）术中情况：了解患者手术、麻醉方式与效果、病变组织切除情况、术中出血、补液、输血情况和术后诊断。

2）身体状况：评估生命体征是否平稳，患者是否清醒，末梢循环、呼吸状态如何，有无胸闷、胸痛、呼吸浅快、发绀及肺部痰鸣音等；评估伤口是否干燥，有无渗液、渗血；各引流管是否通畅，引流液的量、颜色与性状等。

3）心理-社会状况：了解患者的心理状态；是否能够配合术后康复训练和早期活动；是否清楚术后的继续治疗方案。

2. 护理措施

（1）术前护理：

1）呼吸道准备：戒烟 2 周以上。注意观察痰液的量、颜色、黏稠度及气味；遵医嘱给予支气管扩张药、祛痰药等药物，以改善呼吸状况；大量咯血者，应绝对卧床休息，头偏向一侧，以免发生窒息；注意口腔卫生，如发现患者有龋齿等口腔疾病时，及时报告医生。如合并有肺内感染、慢性支气管炎或肺气肿，及时采集痰液及咽部分泌物做细菌培养，遵医嘱给予抗生素治疗及雾化吸入以控制感染；指导患者练习腹式深呼吸、有效咳嗽、咳痰和翻身，学会使用深呼吸训练器和吹气球，进行有效的呼吸功能锻炼，以提高肺功能，促进术后肺复张，预防肺部并发症的发生；呼吸功能异常者，根据需要应用机械通气治疗。

2）营养支持：创造良好的进食环境、提供色香味齐全的均衡饮食。注意口腔清洁，若有咯血，在咯血后用生理盐水漱口，以除去血腥味，促进食欲。术前伴营养不良者，经肠内或肠外途径补充营养，改善其营养状况，增强机体抵抗力。纠正贫血，改善一般状况，必要时给予补液、输血。

3）心理护理：主动介绍病房环境、责任医生及护士，主动安慰患者，耐心解答患者的提问，减轻其焦虑或恐惧心理。指导认识和接受疾病，配合完成各项术前检查，详细说明治疗、护理和手术的意义、方法、大致过程、配合要点与注意事项，说明手术的安全性和必要性，介绍手术成功的实例，增强患者战胜疾病的信心。

（2）术后护理：

1）病情观察：术后予床旁心电监护 24～48 小时，病情需要时延长监护时间。密切观察患者呼吸情况，定时唤醒患者，防止因麻醉不良反应引起呼吸暂停和 CO_2 潴留。注意观察有无呼吸窘迫，若有异常，立即通知医生。术后 24～36 小时内，患者血压常有波动，应严密观察肢端温度、甲床、唇及皮肤色泽，周围静脉充盈情况等。若血压持续下降，应考虑是否存在心功能不全、出血、疼痛、组织缺氧或循环血量不足等情况。

2）体位：患者未清醒前取平卧位，头偏向一侧，以免呕吐物、分泌物吸入而致窒息或并发吸入性肺炎。清醒且血压稳定者，可改为半坐卧位，以利于呼吸和引流。避免采用头低足高仰卧位，以防横膈上抬而妨碍通气。肺段切除术或楔形切除术者，尽量选择健侧卧位，以促进患侧肺组织扩张。一侧肺叶切除者，如呼吸功能尚可，可取健侧卧位，以利于手术侧残余肺组织的膨胀与扩张。如呼吸功能较差，则取平卧位，避免健侧肺受压而限制肺的通气功能。全肺切除术者避免过度侧卧，可取 1/4 患侧卧位，以预防纵隔移位和压迫健侧肺而致呼吸循环功能障碍。咯血或支气管瘘管者，取患侧卧位。

3)维持呼吸道通畅：常规给予鼻导管吸氧 2~4 L/min，根据血气分析结果调整氧气浓度。术后带气管插管返回病房者，严密观察气管插管的位置和深度，防止滑出或移向一侧支气管，造成通气量不足。观察呼吸频率、幅度及节律，听诊双肺呼吸音，观察有无气促、发绀等缺氧征象及血氧饱和度情况，若有异常及时通知医生。患者清醒后立即鼓励并协助其作深呼吸和咳嗽，每 1~2 小时 1 次。咳嗽前先给患者由下向上，由外向内叩背或体外振动，使肺叶、肺段处的分泌物松动移至支气管。而后嘱患者作 3~5 次深呼吸，深吸气后屏气 3~5 秒，再用力咳嗽将痰咳出。呼吸道分泌物黏稠者，可用灭菌用水、祛痰药(盐酸氨溴索)、支气管扩张剂(异丙托溴铵)等药物行氧气雾化或超声雾化吸入，以达到稀释痰液、解痉、抗感染的目的。对咳痰无力、呼吸道分泌物滞留者给予吸痰。保留气管插管者，随时吸净呼吸道分泌物；全肺切除术后，因其支气管残端缝合处在隆突下方，吸痰管插入长度不宜超过气管的 1/2；支气管袖式切除术后，支气管上皮纤毛功能暂时丧失以及气管或支气管吻合口反应性出血、水肿易造成呼吸道分泌物潴留，如患者不能自行咳痰，尽早由支气管纤维镜下吸痰。

4)胸腔闭式引流管的护理：①一般护理：重点注意胸腔引流瓶内水柱波动，定期挤压，防止堵塞，保持引流管通畅。观察和记录引流液颜色、性状和量，一般术后引流液量应在 100 mL/h 内，为手术创伤引起的渗血、渗液及术中冲洗胸腔残余的液体。患者病情平稳，引流液颜色变清亮，每日量小于 200 mL，咳嗽时无气体逸出，胸部 X 线显示肺复张良好，胸腔内无明显积气积液可拔除胸腔引流管。②持续负压吸引的护理：术后肺创面及缝针处出现漏气，胸腔引流管可见气体逸出。可在胸腔引流瓶的短管处接低负压吸引器(压力：-0.5~-1.5 kPa)，如有 2 根胸腔引流管，多接上侧胸腔引流管，促进排气排液，有利于早期肺复张。负压吸引开始应设置在低负压水平，根据患者情况进行缓慢微调，不要随意调整或中断负压吸引，防止复张的肺泡再次发生萎陷。负压吸引时应密切观察患者有无胸闷、气短、发绀、血性引流液增多等情况，判断气管是否居中，听诊双肺呼吸音是否对称。负压吸引一般应在术后 24 小时以后开始使用，防止过早使用而出现胸腔内渗血。③全肺切除术后胸腔引流管的护理：胸腔引流管一般全钳闭或半钳闭，保证术后患侧胸膜腔内有一定的胸液，维持双侧胸腔内压力平衡，防止纵隔过度摆动。全钳闭时，可根据气管位置调整引流管开放的时间及次数。如气管明显向健侧移位，在排除肺不张后酌情放出适量的气体或引流液。每次放液量不宜超过 10 mL，速度宜慢，以免快速多量放液引起纵膈突然移位，导致心搏骤停。半钳闭时注意保持引流管内水柱随呼吸波动的幅度为 4~6 cm。

5)伤口护理：检查伤口敷料是否干燥、有无渗血、渗液，发现异常及时通知医生。一般胸部伤口 7~9 日可拆除缝线。

6)维持体液平衡和补充营养，控制输液量和速度，全肺切除术后应控制钠盐摄入量，24 小时补液量控制在 2000 mL 内，速度宜慢，以 20~30 滴/分为宜。记录出入水量，维持液体平衡。当患者意识恢复且无恶心现象，拔除气管插管后即可开始饮水。肠蠕动恢复后，可开始进食清淡流质、半流质饮食；若患者进食后无任何不适可改为普食。饮食宜高蛋白、高热量、丰富维生素、易消化，以保证营养，提高机体抵抗力，促进伤口愈合。

7) 活动与休息：根据患者的耐受程度，鼓励术后早期活动。麻醉清醒后，鼓励患者床上活动，如四肢主动活动、抬臀及间歇翻身等。术后第 1 日，生命体征平稳后，鼓励及协助患者床上坐起，坐在床边双腿下垂或床旁站立移步。术后第 2 日起，可扶持患者围绕病床在室内行走 3~5 分钟，以后根据情况逐渐增加活动量。活动期间，应妥善保护引流管，严密观察病情变化，出现头晕、气促、心动过速、心悸和出汗等症状时，立即停止活动。高龄>70 岁、冠心病、高血压患者不宜早期下床活动，以免因缺氧出现心肺并发症。患者清醒后，可协助其进行术侧肩关节及手臂的抬举运动；术后第 1 日开始做肩、臂的主动运动，如术侧手臂上举、爬墙及肩关节旋前旋后运动，使肩关节活动范围逐渐恢复至术前水平，防止肩下垂。全肺切除术后者，鼓励取直立的功能位，以恢复正常姿势，防止脊椎侧弯畸形。

3. 出院指导

(1) 定期复查：若出现伤口疼痛、剧烈咳嗽及咯血等症状或有进行性倦怠情形，应返院复诊；如术后需进行放射治疗和化学治疗等，指导其坚持完成相应治疗以提高疗效，并告知注意事项。

(2) 休息与活动：保持心情舒畅，充分地休息与活动。出院后半年内不得从事重体力活动。坚持进行腹式深呼吸和有效咳嗽，以促进肺膨胀；指导患者进行抬肩、抬臂、手达对侧肩部、举手过头或拉床带活动，以预防术侧肩关节僵直。

(3) 日常生活：戒烟，保持良好的口腔卫生，如有口腔疾病应及时治疗。注意环境空气新鲜，避免出入公共场所或与上呼吸道感染者接近。避免居住或工作于布满灰尘、烟雾及化学刺激物品的环境。

(二) 化疗护理

1. 化疗护理要点

详见第三章第二节肿瘤化学治疗与护理。

2. 注意事项

(1) 肺癌出现上腔静脉压迫综合征患者宜选择下肢输液。注意输液速度不超过 50 滴/分，有心源性呼吸困难应严格控制输液速度 20~30 滴/分。

(2) 若出现胸闷、憋气、咳嗽、痰中带血、胸痛等症状持续不缓解，应及时就诊。

(3) 继续进行呼吸功能锻炼，做恢复肺功能及肺活量的练习，腹式呼吸、有效咳嗽及咳痰。

3. 出院指导

详见第三章第二节肿瘤化学治疗及护理。

(三) 放疗护理

1. 放疗护理要点

详见第三章第三节肿瘤放射治疗及护理。

2. 注意事项

1）放疗前协助医生进行胸片、CT、肺功能检查以了解肺部情况，指导患者进行有效的深呼吸和排痰，必要时予抗生素及超声雾化吸入抗感染治疗，预防放射性肺炎的发生。如有气促、呼吸困难时应取半坐卧位，吸氧。

2）放疗开始后 3~4 周至放疗结束后 1 个月内，特别是对年幼、年迈、动脉硬化、肺功能差的化疗后患者，以及治疗过程中吸烟、感冒或肺炎等患者，监测生命体征、意识状态，呼吸频率和深度是否改变，严密观察咳嗽、咳痰的性质及程度有无改变，是否有发热、胸痛、胸闷、气促症状，警惕放射性肺炎的发生。定期行 X 线检查监测肺部的变化，复查血常规，注意周围血象变化。

3）症状护理：①咳嗽、咳痰：患者取舒适卧位，可半坐卧位或端坐位或健侧卧位，有助于肺部膨胀和最大限度的舒适感；指导患者深呼吸及有效咳嗽，协助拍背咳痰，必要时遵医嘱给予雾化吸入。鼓励患者多饮水，约每天 2000 mL，并增加室内湿度，稀释分泌物以利排出。观察痰液的性质、颜色及量，如有可疑应送标本做细菌培养和药敏实验。②高热：一般行物理降温，体温过高遵医嘱药物降温，及时更换汗湿的衣服、被服，保持皮肤清洁干燥，注意保暖，预防感冒；遵医嘱给予抗生素，监测体温，保持水、电解质平衡。③疼痛：评估疼痛程度、性质、部位，减少可诱发和加重疼痛的因素，指导、协助胸痛患者用手或枕头护住胸部，减轻咳嗽、深呼吸等引起的疼痛，遵医嘱按时用药控制疼痛。

（黄小波、易彩云）

第四节　食管癌

一、概述

食管肿瘤分为良性肿瘤和食管癌两类。食管良性肿瘤少见，按其组织发生来源分为腔内型、黏膜下型及间型。腔内包括息肉及乳头状瘤。黏膜下型有血管瘤及颗粒细胞成肌细胞瘤。壁内型肿瘤发生于食管肌层，最常见的是食管平滑肌瘤，约占食管良性肿瘤的 3/4，以外科手术治疗。

食管癌（esophagus cancer）是常见的一种消化道恶性肿瘤，全球每年约有 54.4 万人死于食管癌。其发病率和病死率各国差异很大。我国是世界上食管癌高发地区之一，平均每年死亡人数约 15 万，男多于女，发病年龄多在 40 岁以上。我国食管癌发病率男性约为 31.66/10 万，女性约为 15.93/10 万，占各部位癌症死亡人数的第二位，仅次于胃癌。我国发病率以河南省最高，其全部恶性肿瘤死亡病例中食管癌占第一位（23.03%），河南省林县是目前世界上已报道的食管癌高发区之一。

（一）发病原因

食管癌的人群分布与年龄、性别、种族、职业、地理、生活环境、饮食生活习惯、遗传易感性等有一定关系。调查资料显示，食管癌可能是多种因素所致的疾病。已知的病因如下：

1.化学因素

N-亚硝基化合物及其前体分布很广，可在体内、外形成，致癌性强。在食管癌高发区的膳食、饮水、酸菜，甚至患者的唾液中，测得亚硝酸盐含量均远较低发区为高。

2.生物性因素

主要为真菌感染。在某些高发区的粮食中、食管癌患者的上消化道中或切除的食管癌标本上，均能分离出多种真菌。其中某些真菌有致癌作用，有些真菌能促使亚硝胺及其前体的形成，促使癌症发生。

3.营养因素

①膳食结构单一，肉类、奶类、豆类、新鲜蔬菜、水果摄入不足导致某些必需营养素缺乏。②微量元素缺乏，在食管癌高发地区的土壤、粮食、饮水中测得铜、钼、铁、锌、氟、硒等含量相对较低，而这些微量元素是某些氧化酶和亚硝酸盐还原酶的重要组成部分，对生长发育、组织的创伤修复有一定的影响。

4.生活习惯因素

大部分吸烟者的食管上皮增厚，细胞呈不典型增生，且随吸烟量和时间的增加而加重。长期饮烈性酒、嗜好吸烟、食物过硬、过热、进食过快，引起食性刺激、炎症、创伤；口腔不洁、龋齿等均可能与食管癌的发生有关。

5.遗传因素

在食管癌高发区存在较为明显家族性聚集现象，说明遗传因素在食管癌发病中的作用。

(二)临床表现

1.早期症状

食管癌早期无明显临床症状。进食时偶有梗阻感或呃逆、咽部干燥紧束感或食管内异物感。部分患者出现胸骨后闷胀不适或灼热痛。症状间歇出现，常被忽视。

2.中期症状(进展期症状)

①进行性吞咽困难是最常见也是最典型的临床表现，先是硬食咽下缓慢，继而只能进半流食、流食，严重者滴水不进或进食后呕吐；②体重减轻；③下咽时胸骨后隐痛、灼痛较为常见，部分患者出现胸背部持续性疼痛。

3.晚期症状

随着病程进展，吞咽困难和其他症状加重，出现消瘦、脱水、衰弱、无力等。呈恶液质，并常出现远处转移或一些严重并发症，癌肿侵犯喉返神经可发生声音嘶哑；侵入主动脉，可引起大呕血；侵入气管，可形成气管食管瘘；高度阻塞可致食物返流入呼吸道，引起进食时呛咳及肺部感染。

(三)辅助检查

1. 食管吞钡 X 线检查

(1)早期食管癌的 X 线表现：①局限性黏膜皱襞紊乱和中断；②局限性管壁僵硬；③局限性小的充盈缺损；④小龛影。

(2)晚期食管癌的 X 线表现一般为充盈缺损、管腔狭窄或梗阻。

2. 食管拉网细胞学检查

食管拉网细胞学检查主要用于早期食管癌的诊断及食管癌高发地区的普查，是诊断食管癌并确定其组织分类和分化程度的重要方法，阳性率可达 90%，简便易行，但对食管癌有出血及出血倾向者、食管静脉曲张者禁用。

3. 食管内镜检查

食管内镜检查可观察病变部位、范围、形态，并可采取活体组织作病理学检查，早期诊断阳性率可达 95%。

4. 胸部 CT 检查

胸部 CT 检查可观察测量食管壁的厚度、肿瘤的大小、检查判断肿瘤与周围脏器的关系，肿瘤外侵程度，远处器官是否转移，对制定手术及放疗计划均有意义。

5. 放射性核素检查

目前多采用 PET-CT，其对食管癌的诊断灵敏度和特异度均达 90% 以上，提高了食管癌患者分期的准确度。

二、诊疗原则

目前食管癌的治疗方式分为外科手术治疗、综合治疗。早期食管癌以手术治疗为主，中期食管癌以手术或放疗为基础，联合化疗、免疫治疗等的综合治疗方法。晚期食管癌一般不采用手术治疗，以化疗、免疫治疗等为基础的综合治疗，改善生存质量，延长生存期。

(一)手术治疗

1. 根治性手术

适用于 Ⅱ 期以内病例，除彻底切除肿瘤外，应常规清除纵膈淋巴结及上腹部淋巴结，连同食管周围的淋巴脂肪组织一并切除。以胃、结肠或空肠作食管重建术。

2. 姑息性切除

适用于病变局部虽然可以切除，但癌肿浸润范围和深度过大，或已有淋巴结转移者，可达到切除肿瘤、清除淋巴结、解除梗阻、改善营养、延长生存期。

3. 减症手术

适用于晚期不能彻底切除肿瘤的病例，可采用食管腔内置管术、胃造口术、食管胃转流术或食管结肠转流吻合术等，主要为了减轻吞咽困难，改善生活质量和延长生命。

（二）化学治疗

可用于术前化疗，术后化疗。临床采用多种药物联合应用，其中常用药物为顺铂、5-氟尿嘧啶、紫杉醇等。几乎所有联合用药都是以铂类药物为基础。

（三）放射治疗

放射治疗包括术前新辅助、术后辅助、根治性及姑息性放疗等。术前放疗可提高手术切除率，术后辅助放疗可以消灭残留的癌组织和提高远期生存率。放疗可缓解晚期食管癌患者出血、疼痛、吞咽困难等症状，提高患者生活质量、改善营养状况；对于食管鳞癌患者，放疗可改善患者生存。另外，一些高龄、心肺功能差或合并多发基础疾病而无法手术治疗者，也建议放疗或放化疗综合治疗。

1.根治性放射治疗

一般情况中等，Ⅰ、ⅡA、ⅡB期不可耐受手术，无锁骨上淋巴结转移，无声带麻痹，无远处转移，病变<7 cm，狭窄不显著无穿孔前X线征象，无显著胸背痛的患者，可以选择根治性放疗。

2.姑息放疗

姑息放疗适用于一般状况较差，Ⅲ期无手术适应证者、ⅣA期；食管穿孔或有穿孔偏向，经化疗改善或放置支架者；有声带麻木者。其目的为减轻痛苦、延长寿命。

3.照射方法

(1)体外照射多选择4~8MeV X线及钴，实际照射野应比病变两端各长3 cm，照射野宽度为4~7 cm。通常照射肿瘤量为6000~7000 Gy/6~7周。

1)体外照射中的反应：照射肿瘤量达1000~2000 Gy/1~2周时，由于食管黏膜水肿，加重下咽困难。照射3000~4000 Gy/3~4周后，可能因食管炎产生下咽痛及胸骨后照射3~4周后，由于气管炎性反应，会产生咳嗽，多为干咳，痰少。

2)合并症：放射性脊髓炎，放疗时必须保证脊髓受量不能超过其耐受剂量。

(2)腔内照射的优点是周围组织及器官受量小，缺点是肿瘤深部剂量不足，因而，腔内治疗主要用于辅助治疗及姑息治疗。

三、护理

（一）手术护理

1.护理评估

(1)术前评估：

1)营养状况：身高、体重、皮肤、皮下脂肪、实验室检查、最近进食情况。

2)心肺功能等各项检查有无异常。

3)实验室检查有无阳性指标。

4)其他：心理状态、手术经历、对疾病的认识、一般状况。

（2）术后评估：

1）了解手术方式、术中情况、病变组织是否切除，术中出血情况、输血、补液情况。

2）生命体征是否平稳、麻醉是否清醒、气管插管位置有无改变，呼吸状况是否良好，血氧饱和度是否正常，呼吸音是否清晰、声音是否嘶哑，各管道是否通畅、伤口有无渗血、胸腔闭式引流及胃肠减压引流量、颜色和性状。

3）患者有无焦虑、紧张、恐惧等不良心理反应，能否配合各种治疗护理操作，能否安静入睡。

4）对康复训练是否配合，对出院后的继续治疗是否清楚，是否掌握饮食调理原则。

2.护理措施

（1）术前护理：

1）心理护理：食管癌患者对进行性加重的进食困难、体重下降焦虑不安，求生欲望强烈，迫切希望早日手术切除肿瘤，恢复进食。但当临近手术日时，则表现出紧张、焦虑、恐惧等反应；护士应加强与患者和其亲属的沟通，了解患者及其亲属对疾病和手术认识程度，了解患者心理状况。实施耐心的心理疏导，讲解手术、各种治疗和护理的意义，大致过程、配合与注意事项，使其积极配合治疗与护理，保持良好心境接受手术。同时做好亲属的工作，争取亲属在心理上、经济上给予支持与鼓励，解除患者的后顾之忧，为患者创造安静、舒适的环境，以促进睡眠，必要时使用镇静、镇痛药物。

2）营养支持：大多数患者因吞咽困难导致营养不良、水电解质失衡。术前应评估营养状况、水电解质失衡的程度，指导患者进食高热量、高蛋白、含丰富维生素的流食或半流食，饮食应清淡，避免刺激性、过烫、过硬、过大的食物，以减少对食管黏膜的刺激。若仅能进流食而营养状况差的患者，可行静脉营养治疗；若长期不能进食且一般情况差者，可鼻饲或空肠造口给予肠内营养。

3）口腔卫生：口腔是食管的门户，口腔的细菌可随食物或唾液进入食管，在梗阻或狭窄部位停留、繁殖，造成局部感染，影响术后吻合口愈合。因此，术前应积极治疗口腔慢性疾患保持口腔的清洁卫生。早晚刷牙，餐后漱口；呕吐后漱口，消除口腔异味，增进食欲。

4）呼吸道准备：食管癌患者多系老年男性患者，长期吸烟史，伴有慢性支气管炎、肺气肿，肺功能较差。术前应劝其严格戒烟，加强排痰，使用抗生素控制感染。术后患者常因伤口疼痛、虚弱无力而不愿深呼吸或咳嗽排痰，易导致呼吸道分泌物潴留和呼吸功能不全。术前应训练患者有效咳痰和腹式深呼吸，以利于术后减轻伤口疼痛，主动排痰。达到增加肺通气量、改善缺氧，预防术后肺炎、肺不张的目的。

5）胃肠道准备：①食管癌可导致不同程度梗阻和炎症，口服抗生素可起到局部消炎抗感染作用，术前一周常规应用庆大霉素、甲硝唑分次口服；②术前3日改流食，术前一日禁食；③对进食后滞留或反流者，术前一日晚用甲硝唑100 mg、庆大霉素16万U加生理盐水100 mL经鼻胃管冲洗食管及胃，可减轻局部充血水肿、减少术中污染、防止吻合口瘘；④结肠代食管手术患者，术前3~5日口服肠道抗生素，如甲硝唑、庆大霉素或新霉素等；术前二日进食无渣流食，术前晚行清洁灌肠或全肠道灌洗后禁食禁水；⑤术日晨常规置胃管时，通过梗阻部位不能强行进入，以免戳穿食管。可置于梗阻部位上端，待手术中直视下再置于胃中。

（2）术后护理：

1）生命体征监测：早期观察生命体征，每30分钟1次，平稳后可1~2小时1次。

食管癌术后常见并发症观察与护理PPT

2）呼吸道护理：食管癌术后易发生呼吸困难、缺氧，并发肺不张，肺炎甚至呼吸衰竭，与以下因素有关：①患者常有慢性支气管炎、肺气肿病史，肺功能低下；②剖胸手术破坏了胸廓的完整性。肋间肌和膈肌的切开，使患者肺的通气泵严重损害；③手术中对肺较长时间的挤压、牵拉，造成对肺的挫伤；④术后迷走神经功能亢进，引起气管、支气管黏膜腺体分泌增多；⑤食管、胃胸部吻合后，胃拉入胸腔，使肺受压，肺扩张受限；⑥术后切口疼痛、虚弱使咳痰无力，尤其是颈、胸、腹三切口患者更为明显。

鉴于以上原因，应密切观察呼吸状态、频率和节律，听诊双肺呼吸音是否清晰，有无缺氧征象，术后第一日每1~2小时鼓励患者深呼吸、吹气球、吸深呼吸训练器，促使肺膨胀。对于咳痰无力的患者，出现呼吸浅快、发绀、呼吸音减弱或湿啰音等痰阻现象时，应及时给予支气管镜吸痰，同时查看胃肠减压管引流是否通畅。因胃部膨胀可压迫肺脏，加重呼吸困难表现。

3）胸腔闭式引流的护理：①维持胸腔闭式引流通畅，观察引流液量、颜色、性状，并认真记录；②若术后3小时内胸腔闭式引流量在每小时100 mL，呈鲜红色并有较多血凝块，患者出现烦躁不安、血压下降、脉搏增快、尿少等血容量不足的表现，应考虑有活动性出血，通知医生及时处理；③若引流液量增多，由清亮渐转浑浊，则提示有乳糜胸，应采取相应措施，明确诊断，及时处理；④若引流液中有食物残渣，提示有食管吻合口瘘；⑤若术后2~3日胸腔闭式引流出的暗红色血性液体逐渐变淡，24小时量<50 mL，可拔除引流管。

4）饮食护理：①术后3~4日患者吻合口处于充血水肿期，胃肠蠕动尚未恢复正常，需禁饮水；②禁食期间持续胃肠减压，注意肠内营养和静脉补充营养，给予口腔护理，每日2~4次。术后3~4日待肛门排气，胃肠减压引流量减少以后，拔除胃管；③停止胃肠减压24小时后，若无呼吸困难、胸内剧痛、患侧呼吸音减弱及高热等吻合口瘘症状，可遵医嘱开始先试饮少量温开水或生理盐水，若无呛咳、吞咽困难等，自我感觉良好，即可少量多次进食流质饮食；进流质饮食2~3天无不适可进食无渣半流质饮食。④术后3周患者无特殊不适，可进普食，要注意少食多餐，防止进食过多、过快，避免进食生、冷、硬的食物(包括质硬的药片、带骨刺的肉类、花生、豆类等)以免导致晚期吻合口瘘；⑤进食量过多、过快或因吻合口水肿可导致进食时出现呕吐，严重者应禁食，给予静脉营养，3~4日待水肿消退后再继续进食；⑥术后3~4周再次出现吞咽困难，应考虑吻合口狭窄，可行食管扩张术或放置食管支架。

5）食管胃吻合术后的患者，可能有胸闷、进食后呼吸困难，建议患者少食多餐，经1~2个月后，此症状多可缓解。

6)食管癌、贲门癌切除术后,可发生胃液反流至食管,患者可有反酸、呕吐等症状,因此患者餐后 2 小时内不要平卧,睡眠时把枕头垫高。

7)胃肠减压的护理:①持续胃肠减压,保持胃管通畅,妥善固定胃管,防止脱出;②胃管脱出后应严密观察病情,不应盲目再插入,以免戳穿吻合口,造成吻合口瘘;③严密观察引流量、性状、颜色并准确记录;④术后 6~12 小时内可从胃管内吸出少量血性液体或咖啡色液,以后引流液颜色将变淡;⑤若引流出大量鲜血或血性液,患者出现烦躁、血压下降、脉搏增快、尿量减少等,应考虑有吻合口出血,应立即通知医生并配合处理。

8)结肠代食管(食管重建)术后护理:①保持置入结肠襻内的减压管的通畅;②如从减压管内吸出大量血性液体或呕吐大量咖啡色液,伴全身中毒症状,应考虑吻合结肠襻坏死,立即通知医生并配合抢救;③注意观察腹部体征,如有异常及时通知医生;④结肠代食管的患者,因结肠液逆流进入口腔,患者常嗅到粪便的气味,需向患者解释原因,并指导加强口腔卫生,一般半年后能逐步缓解。

3.出院指导

(1)劝导患者坚持戒烟、戒酒。

(2)注意营养和饮食的调整,避免过热、过硬的食物,少吃腌制、霉变的食物;少量多餐忌暴饮暴食;进食由稀到干,量逐渐增加。进食后不要立即卧床休息,要有适当的运动,促进胃排空;睡眠时将枕头垫高,以半坐位或低半卧位为佳,裤带不宜系得太紧;进食后避免有低头弯腰的动作。

(3)加强口腔卫生,每次餐后饮水冲洗食管。

(4)进行适当的活动和锻炼。

(5)遵医嘱定期复查,按时服药,继续治疗。

(二)化疗护理

1.化疗护理要点

详见第三章第二节肿瘤化学治疗与护理。

2.注意事项

评估患者营养状况和进食情况,鼓励患者自主进食,酌情给予营养支持和肠外营养。

(三)放疗护理

1.放疗护理要点

详见第三章第三节肿瘤放射治疗及护理。

2.注意事项

1)食管癌行放疗患者营养不良发生率高,严重影响治疗效果,入院后行营养风险筛查、营养状况评估,对存在营养不良风险者给予规范化营养治疗。放疗前梗阻严重,不能进食,营养状况差者,给予对症支持治疗,一般状况改善后再进行放疗。

2)改善患者的一般情况、治疗各种合并症,如糖尿病、结核、冠心病等。

3）给予细、碎、软食物，避免进刺激性食物及烟酒，每次进食后可饮温开水冲洗食管，以减轻炎症与水肿。对严重吞咽困难、进食后呕吐者，应及时补液，并注意补液的速度。

4）观察患者疼痛的性质，有无呛咳；体温、脉搏、血压等变化，以便及时发现食管穿孔、出血的症状。

5）口腔受照射后3~4年内不能拔牙，特别是当出现放射性龋齿所致的牙齿颈部断裂时牙根也不能拔除，平时可用含氟类牙膏预防，出现炎症时予以止痛消炎。加强照射区的功能锻炼。

6）嘱患者按时复查，一般放疗后1个月应复查1次，以后每3个月1次，1年后可每半年复查一次。放疗结束后一般至少休息2~3个月。

（易彩云、谭艳）

第五节　胃癌

一、概述

胃癌（stomach cancer）是我国发病率最高的消化道恶性肿瘤之一，严重危害人类生命健康。据2020年我国肿瘤登记数据显示：胃癌发病率和病死率分别为33.1/10万人和25.8/10万人，分别居恶性肿瘤发病率和病死率的第4位和第3位。国际癌症研究机构报道2020年全世界胃癌新发病例约108.9万例，居恶性肿瘤发病人数的第5位。同年全世界因胃癌死亡病例约76.9万例，居恶性肿瘤死亡人数的第4位，其中43.9%发病病例和48.6%死亡病例发生在中国。

（一）发病原因

胃癌的发生由多重因素共同造成，主要包括饮食因素、环境因素和微生物因素等。

1. 饮食和环境因素

膳食在胃癌发病过程中具有重要的作用，世界癌症研究基金会/美国癌症研究所（WCRF/AICR）指出盐腌、烟熏等烹饪手法均是导致胃癌发生的危险因素。长期的高盐饮食会导致胃黏膜上皮出现异型增生从而发生癌变，烟熏食物中含有的3,4-苯并芘则具有极强的致癌作用。且不良饮食习惯导致的肥胖也是贲门癌的主要危险因素之一。此外火山岩地带土壤，含硝酸盐过多、微量元素比例失调或化学污染都可直接或间接增加胃癌风险。

2. 微生物因素

幽门螺杆菌（HP）和胃癌的发生成正相关性，WHO认定其为导致胃癌的I类致癌物。另外，爱波斯丹-巴尔病毒（EBV）导致的胃癌在不同地区的发病率为1.3%~30.9%，但目前其发病机制尚未明确。某些生活方式或者感染可能增加风险，一旦EBV感染胃上皮细胞，异常的基因表达和胃上皮细胞与肿瘤微环境相互作用从而导致肿瘤的发生。

3.遗传和基因改变

具有胃癌家族史的患者，其发病率明显高于其他人群。同时研究发现胃癌发生和发展是多阶段、多步骤的过程，在这过程中出现了一系列的基因改变包括原癌基因激活、抑癌基因失活、细胞间黏附减弱、新生血管形成等。

(二)临床表现

大部分早期胃癌患者无症状，少数患者可有饱胀感、消化不良等轻微不适，不容易引起重视。进展期胃癌可出现上腹痛、体重下降等症状，晚期患者还会出现贫血、厌食、消瘦等症状。病程的终末期患者会表现为严重消瘦，呈恶病质状态。

1.腹部胀痛

腹部胀痛是最常见的症状。初始疼痛较隐匿间断，后期逐渐发展为持续。

2.食欲减退和消瘦

肿瘤引起的胃蠕动减弱导致患者食欲减退。

3.进食梗阻和呕吐

进食梗阻常发生于贲门癌；呕吐是幽门或胃窦肿瘤造成梗阻所致，往往呈现为宿食且量多的特点。

4.呕血、黑便和贫血

少量胃癌患者会出现上消化道出血的症状，但一般出血量小且可自行停止。贫血是由于长期出血导致的。消化道大量出血时患者会出现呕血、黑便，需要急诊手术止血。

5.常见体征

早期胃癌多无明显体征，晚期会出现上腹部压痛(主要为左上腹)、淋巴结肿大、腹水、盆底种植结节、梗阻及黄疸、贫血貌、消瘦甚至恶病质的表现。

(三)辅助检查

1.细胞和病理学检查

胃脱落细胞学检查是一种简单、有效的定性检查方法。胃脱落细胞获取方法主要包括线网气囊法、加压冲洗法和胃镜刷片法。胃黏膜活组织检查则主要通过胃镜检查进行，该方法诊断正确率较高。

2.医学影像学检查

X线、胃镜、CT检查、超声内镜检查、MRI检查、正电子发射计算机断层扫描(PET-CT)均是胃癌主要的影像学检查手段，其中X线检查是胃癌的主要检查方法，具有无创、价格便宜和高效的特点。胃镜对胃黏膜病变及早期胃癌诊断具有极大的意义，但定位价值不如X线钡剂检查，两者结合可获得准确的病变定性和定位诊断。

二、诊疗原则

手术是胃癌患者获得根治的唯一可能途径，近年来胃癌的微创手术治疗也已在临床中广泛运用，使手术切除率、治愈性切除率、5年生存率均取得了较大进步。但进展期患者需要根据胃癌病理学类型及临床分期，采用以手术治疗为主，联合围手术期化疗、放疗和生物靶向治疗等手段的综合治疗，以达到延长患者生存期限，改善患者的生存质量。

（一）手术治疗

外科手术治疗是胃癌的主要治疗手段，胃癌一经诊断应按照胃癌分期和个体化原则为患者制定治疗方案。

1. 早期胃癌的手术治疗

（1）胃镜下胃黏膜切除术（EMR）：可接受该手术的前提是胃周围淋巴结无转移。适用于分化较好的黏膜内癌，直径在2 cm以下，而且病灶表面无溃疡形成。尤其适应于年老体弱不能耐受开腹或拒绝开腹的患者。

（2）胃局部切除术：适应证与胃镜下黏膜切除术相同，对于EMR切除术有困难或切除不彻底者更为合适。手术前需对病灶部位注射染料定位。

（3）胃大部分切除术，D_1（或D_{1+}）淋巴结清除术：对诊断为分化型胃黏膜内癌（隆起型癌直径<4 cm，凹陷型或隆起+凹陷型癌直径<2 cm），并且不伴有溃疡者，可选择该类型的手术方式。

2. 进展期胃癌的手术治疗

目前没有统一的治疗模式，根据患者的要求及病情选择根治性手术，但应在诱导或转化治疗后再决定是否接受手术。

（1）根治性切除手术：是以彻底切除胃癌原发病灶、转移淋巴结及受侵犯的组织、脏器为目的的手术方式，包括根治性的胃次全切术和根治性的全胃切除术。对于脾门和脾动脉干淋巴结有明显转移或者肿瘤已侵及胰体尾和脾脏者，可行尾侧半胰和脾切除术，或保留胰腺的脾动脉和脾切除术。对胃癌直接蔓延及肝脏或肝脏转移病灶局限在肝的一叶内少数病灶或孤立病灶，淋巴结可彻底清除。患者全身情况良好，可行胃癌根治性切除合并肝切除术。

（2）姑息性手术：胃癌的姑息性切除术可有效解除疼痛、出血和梗阻等症状，减轻中毒症状与免疫负荷，有效改善预后。

（二）化学治疗

由于诊断水平的局限，目前临床大部分胃癌属于进展期胃癌，若仅靠单纯手术治疗效果甚微。化疗是除外科治疗外肿瘤综合治疗最重要的手段，可分为辅助化疗、新辅助化疗和姑息化疗。

1. 辅助化疗

术后辅助化疗是最常用的化疗方式。胃癌病理分期为Ⅱ期及Ⅲ期的患者术后一般需要辅助化疗，联合化疗一般在6个月内完成，单药化疗也不宜超过1年。推荐使用氟尿嘧啶类药物联合铂类的两药联合方案。对高龄、体力状况差、不能耐受两药联合方案者，可用口服氟尿嘧啶类药物的单药化疗方案。辅助化疗一般在患者术后4周开始。

2. 新辅助化疗

只对高危的胃癌患者在手术前进行联合化疗，其目的是降低临床分期以提高手术切除率和保护器官功能,适用于无远处转移的局部进展期胃癌。一般在手术前行2~3个周期的联合化疗再评估疗效,降级降期的患者可再行手术治疗。常采用铂类与氟尿嘧啶类联合的两药联合方案,或在两药联合方案基础上加紫杉类组成三药联合方案。

3. 姑息化疗

主要是为了缓解肿瘤导致的临床症状。适用于存在远处转移、术后复发转移或行姑息性切除术后的患者。一线治疗常用铂类联合氟尿嘧啶类药物治疗,一线治疗失败后可选用伊立替康或紫杉类等药物行二线治疗,二线治疗失败后首选甲磺酸阿帕替尼行三线靶向治疗。姑息化疗的标准治疗持续时间为4~6个月,具体时间需谨遵医嘱。

(三)放射治疗

放疗也是胃癌的重要治疗手段,适用于局部晚期胃癌患者,可联合化疗增加疗效,进一步减少局部复发、增加无病生存率。放疗后会出现放射性炎症、骨髓抑制、消化道反应、全身乏力等不适,应积极给予对症治疗。

1. 术前放射治疗

适用于手术切除困难,且病理组织学相对敏感的Ⅱ期、Ⅲ期患者。放射剂量一般设置为35~40 Gy/4周,治疗后2~3周再接受手术事宜。

2. 术中放射治疗

是一种有效清除腹腔内手术野亚临床转移灶的方法,适用于Ⅰ期以外的胃癌患者,其原发灶已被切除且无远处转移。放射剂量一般设置为一次性电子线照射15~20 Gy。

3. 术后放射治疗

适用于术后病变残留或残端有癌细胞的患者。放射剂量设置为50~60 Gy/(5~6)周,一般于术后3周开始放射治疗。

(四)其他治疗

1. 靶向治疗

靶向治疗主要包括曲妥珠单抗、甲磺酸阿帕替尼两种靶向药物。曲妥珠单抗适用于对人表皮生长因子受体2(HER-2)过表达的胃癌患者,最好与化疗联合应用。既往有心力衰竭、高危心律失常、严重心绞痛、瓣膜疾病、控制不良的高血压及心电图示透壁性心肌梗死的患者禁用。其主要不良反应包括心肌毒性、血液学毒性、输液反应和肺毒性等。甲磺酸阿帕替尼是血管内皮细胞生长因子受体2(VEGFR-2)抑制药,主要作用原理为对抗肿瘤组织的血管生成,从而达到抗肿瘤的治疗目的。甲磺酸阿帕替尼不良反应包括心脏毒性、出血、血压升高、蛋白尿、手足综合征和肝脏毒性等。治疗过程中需严密监测心电图和心功能、出血风险、肝肾功能等。

2. 免疫治疗

免疫治疗(免疫检查点抑制药)是目前胃癌的最新治疗手段,该治疗能抑制肿瘤细胞的免疫逃逸功能,激活人体自身免疫系统对肿瘤细胞的监视功能,通过人体自身的免疫细胞杀灭肿瘤,因此相对于放、化疗,其毒性及不良反应较小。目前国内外多个新型免疫治疗药物已经上市,如应用于PD-L1阳性的帕博利珠单抗可应用于晚期胃腺癌治疗。

3. 中医药治疗

中医药治疗主要用于改善手术后并发症，减轻放、化疗的不良反应，提高患者的生活质量，可用于胃癌常规治疗的辅助治疗。此外，胃癌患者出现厌食、乏力、腹胀等症状时，行正规的中药内服治疗及针灸等中医外治，可取得良好的疗效。特别需要注意的是，胃癌患者进行中医治疗需严密检测肝肾功能，以免出现肝肾受损，影响到常规治疗的进行。

三、护理

(一) 手术护理

1. 护理评估

(1) 术前评估：主要包括患者的一般情况、症状、既往史、病变程度(病灶大小、是否发生转移)、消化道症状和心理状态等。

(2) 术后评估：主要包括患者的病情观察、肝功能及全身营养状况和心理状态。

2. 护理措施

(1) 术前护理：

1) 遵医嘱协助患者完善各项检验检查及行术前准备。

2) 针对疾病知识、治疗方式、手术流程、术后康复、注意事项等知识予以全面介绍，提高患者对疾病及手术治疗相关知识的认知水平。

3) 给予心理疏导，改善患者不良情绪。

(2) 术后护理：

1) 一般护理：严密观察生命体征并做好护理记录。同时观察伤口敷料、胃管、腹腔引流管以及导尿管引流液颜色、性质及量的变化，做好心理辅导。

2) 胃管护理：保持胃管引流通畅、妥善固定，防止引流管扭曲、受压及脱落，切勿随意调整胃管插入深度。密切观察，若发现出血的征兆应立即告知医生做紧急处理。做好口腔护理，至少每日 2 次以减少口腔内感染。

3) 体位：全麻清醒后取半坐卧位可减轻腹部切口张力以减轻疼痛，利于患者呼吸和循环。

4) 营养支持：术后要求禁食禁饮，应予以营养支持。术后胃肠减压期间及时输液补充患者所需的水、电解质和营养素，必要时输入血白蛋白或全血，以改善患者的营养状况，促进切口愈合；对术中放置空肠喂养管的胃癌根治术患者，术后早期经喂养管输注肠内营养液，改善患者的全身营养状况。

胃癌术后患者肠内营养护理PPT

5) 饮食指导：拔除胃管后当日可饮少量水或米汤；如无不适，第 2 日进少量流质饮食，每次 50~80 mL；第 3 日进全量流质，每次 100~150 mL；进食后无不适，第 4 日可进半流质饮食，逐步恢复正常饮食。胃大部切除的患者宜少食多餐，每日进餐 6~7 次，定时定餐，细嚼慢咽，少吃过冷、过烫、过辣及油煎炸食物。限制糖类摄入，预防倾倒综合征。逐步增加食量和食物种类，患者应从术后的流质、半流质逐步转为软食或普通饮食，并根据患者的饮食习惯增多花样，提高患者的食欲，有助于患者的康复。

6)镇痛：术后患者有不同程度的疼痛，可适当应用止痛药物或采用患者自控镇痛泵(PCA)，但应注意预防和处理可能发生的并发症，如尿潴留、恶心、呕吐等。

3.出院指导

(1)指导患者自我调节，保持心情舒畅，注意劳逸结合、行为规律的健康生活方式。

(2)饮食：术后1个月内宜高蛋白、高热量、富含维生素、无刺激的半流质饮食为主，每日5~6餐；1个月后基本恢复正常饮食，避免生、冷、硬、辛辣、熏烤及煎炸食物，多食蔬菜、水果，禁烟酒。6~8个月后恢复每日3餐。

(3)活动：术后1个月内以休息为主，生活可以自理，3个月后恢复正常的生活、学习和社会活动，但应避免重体力劳动及剧烈运动。

(4)保持大便通畅，观察有无黑便、血便，发现异常及时就诊。

(5)嘱咐患者术后按医嘱进行后续治疗并定期复查。

(二)化疗护理

1.化疗护理要点

详见第三章第二节肿瘤化学治疗及护理。

2.注意事项

(1)避免服用对胃黏膜有损害的药物，如阿司匹林、皮质类固醇等。

(2)预防铂类药物的神经毒性反应，指导患者避免饮用冷水，禁止接触冷的物品，饮食温软，水果用热水浸泡加温后食用；加强保暖，防止受凉。

(三)放疗护理

1.放疗护理要点

详见第三章第三节肿瘤放射治疗及护理。

2.注意事项

(1)模拟定位和放疗前3小时不要饱食，可使用口服或静脉造影剂进行CT模拟定位；放疗前技术人员应精确定位，最好使用固定装置，以保证摆位的可重复性。指导患者采用仰卧位进行模拟定位和治疗。

(2)放疗时减少正常组织不必要的照射剂量，包括肝脏、肾脏、脊髓、心脏，尽量降低肺和左心室的剂量。稳定患者体位，避免射线对周围组织和器官的损伤，放疗中需要暴露受照部位，需注意为患者肩部及上肢保暖，防止受凉。

(3)合理膳食，饮食以清淡、细软易消化的食物为主；禁烟戒酒，避免进食过热、过冷、过硬食物，忌油腻、辛辣等刺激性食品。

(易彩云、谭艳)

第六节 肝癌

一、概述

原发性肝癌(primary liver cancer，以下简称肝癌)是全球常见的恶性肿瘤之一，2020年肝癌发病数为90.6万，死亡数为83.0万，其中我国肝癌发病和死亡占全球的45.27%和47.12%。我国肿瘤登记数据显示肝癌在恶性肿瘤发病中位列第4位，死亡中位列第二位。肝癌的治疗效果与诊断时所处阶段密切相关，临床上晚期患者居多、预后差，肝癌患者5年相对生存率仅为12.1%。

(一)发病原因

在全球范围内不同地区肝癌的致病原因不尽相同，我国不同地区的肝癌危险因素也不完全一致。但总体而言，我国肝癌的主要致病因素有病毒性肝炎(主要为乙型和丙型)、食物黄曲霉毒素污染以及农村饮水污染，另外近年还发现肥胖、糖尿病、吸烟饮酒、性激素、遗传因素及寄生虫或幽门螺杆菌感染等均是引起肝癌的危险因素。

(二)临床表现

肝癌早期通常没有症状或症状不典型，当患者感到明显不适时，病情大多已进入中晚期。肝癌的临床症状可由肝癌与合并的肝炎、肝硬化所引起，典型症状如下。

1. 肝区疼痛

患者多为右上腹或中上腹持续性隐痛、胀痛或刺痛，夜间或劳累后症状加重。若肿瘤位于右肝上部也可出现因横膈膜刺激而导致的右肩部或右肩背部疼痛。

2. 消化道症状

消化道症状常表现为食欲减退、腹胀、恶心、呕吐和腹泻等。

3. 发热

患者往往为不明原因的间歇性发热(多为37.5℃~38℃)，其特点是使用抗生素无效。

4. 出血倾向

出血倾向表现为牙龈出血或鼻出血，也可因严重的肝硬化并发门脉高压性上消化道出血。

5. 常见体征

中晚期肝癌患者常有乏力、消瘦、肝大、伴或不伴肝脏结节、上腹部肿块、黄疸、腹水、脾大、下肢水肿、右侧胸腔积液等。如肝硬化严重，患者还会出现肝掌、蜘蛛痣或胸前、腹部出现血管痣、腹壁静脉曲张等症状。

(三)辅助检查

1. 实验室检查

肝癌标记物在实验室检查中是占有重要作用的。甲胎蛋白(AFP)作为肝癌特异性标记物,但阳性率却仅为60%~70%。随着肝癌高危人群定期筛查工作的开展,动态观察AFP的变化显得尤为重要。另外具有诊断价值的癌胚抗原(CEA)与糖类抗原19-9(CA19-9)也是实验室检查中的必检项目。CEA阳性多有可能是胃肠道肝转移,CA19-9阳性则多与肝内胆管细胞癌、胆囊癌、胰腺癌相关。肝功能检查是诊断肝硬化必不可少的手段。肝炎病毒感染是我国肝癌最主要的致病因素之一,因此HBV和HCV相关标记的检查也有利于肝癌的诊断。

2. 医学影像学检查

超声显像(包括彩色多普勒超声和超声造影技术)、动态增强CT、磁共振成像(MRI)、正电子发射计算机断层扫描(PET-CT)、数字减影血管造影(DSA)均是肝癌主要的影像学检查手段,其中超声显像技术具有高敏感性、非侵入性、易于重复和相对价格低劣等优势,是目前临床最常用的肝癌筛查手段,其灵敏度和特异性分别达51%~87%和80%~100%。

二、诊疗原则

肝癌对化疗、放疗等治疗方式不敏感,常用的治疗方法主要为手术切除、肝移植、血管介入和射频消融术等。早期诊断、早期采用以手术切除为主的综合治疗,是提高肝癌长期治疗效果的关键。

(一)手术治疗

手术治疗是肝癌患者获得长期生存的最重要手段,主要包括肝切除术和肝移植术。

1. 肝切除术

手术前需要对患者的全身情况、肝脏储备功能进行全面评价,手术原则为最大限度地保留正常肝组织和完整切除肿瘤以保证切缘无残留肿瘤。肝切除术的手术适应证为患者一般情况良好,无明显心、肺、肾等脏器器质性病变;肝功能正常或仅有轻度损害;肝功能分级属B级且经短期护肝治疗后恢复到A级;肝储备功能基本在正常范围内;无不可切除的肝外转移性肿瘤。

2. 肝移植

肝移植是治疗肝癌合并严重肝硬化的最佳选择,不仅在理论上彻底清除了肿瘤和肝内转移灶、最大限度地达到了根治的要求,而且消除了因肝癌而产生的系列肝病包括肝硬化或肝炎等。

(二)化学治疗

肝癌通常被认为是一种对化疗抵抗的肿瘤,且肝细胞癌患者多伴有慢性肝病和肝功能不全,使许多化疗药物无法达到标准剂量或无法联合用药,影响了化疗的疗效。肝癌化疗药物呈现多元化，如阿霉素、顺铂、丝裂霉素、氟尿嘧啶、奥沙利铂等，并由单一药物发展为多种药物联合应用，提高了晚期肝癌患者的生存率。

(三) 放射治疗

对于肿瘤尚未转移且不适合接受手术的患者、手术切除后仍有残癌或复发的肝癌患者，放疗是其主要的综合治疗手段。常用的放射能源为^{60}Co(^{60}钴)和直线加速器，定位技术上有局部小野放疗、适形放疗或立体放疗。

(四) 其他治疗

1. 介入治疗

肝癌介入治疗是经股动脉插管至肝癌的供血动脉注入栓塞剂和化疗药物的治疗方法，是一种姑息性治疗方法。对于不能接受手术切除的肝癌患者，此法已成为非手术疗法中的首选方法之一。介入治疗可反复进行，且创伤小、适应证较宽泛，可以明显提高肝癌患者的生存率。常用化疗药物有氟尿嘧啶、顺铂、丝裂霉素、多柔比星等，常用栓塞剂有碘化油、明胶海绵、不锈钢圈和微胶囊等。

2. 局部消融治疗

具有创伤小、疗效确切的特点，使一些不耐受手术切除的肝癌患者亦可获得根治的机会，消融的路径有经皮、腹腔镜、剖腹三种方式，常见消融手段包括射频消融、微波消融、冷冻治疗、高功率超声聚焦消融以及无水乙醇注射治疗等。

3. 靶向药物和免疫治疗

靶向药物用于癌细胞存在特定受体的肝癌治疗，主要有表皮生长因子受体抑制药物、血管内皮生长因子受体拮抗药等，如索拉非尼、仑伐替尼均为治疗晚期肝癌的分子靶向药物。免疫治疗主要包括免疫调节药、免疫检查点抑制药和细胞免疫治疗。

4. 中医治疗

中医治疗可以改善肝癌患者症状、提高机体免疫力，同时可以减轻放化疗不良反应，有效提高患者生活质量。临床多采用辨证施治、攻补兼施的方法，以活血化瘀、软坚散结、清热解毒等为主要治疗目的。

三、护理

(一) 手术护理

1. 护理评估

(1) 术前评估：主要包括患者的一般情况、病变程度(病灶大小、是否发生转移)、肝脏功能、肝硬化、肝区疼痛、消化道症状和心理状态。

肝癌患者围术期护理PPT

(2) 术后评估：主要包括患者的病情观察、肝功能及全身营养状况和心理状态。

2.护理措施

(1)术前护理：

1)心理护理：肝癌患者因对治疗和手术的效果缺乏信心，常表现出焦虑、恐惧，甚至绝望的心理。应对患者关心体贴，介绍治疗方法的意义和重要性。根据具体情况，适当采取保护性医疗措施，使患者积极配合治疗和护理。

2)病情观察：有些患者在手术前常出现严重的并发症如肝癌破裂出血、黄疸等，故要密切观察病情，发现问题及时报告医生。

3)饮食护理：肝癌患者应摄取足够的营养，宜采用高蛋白质、高热量、富含维生素饮食，若有食欲不振、恶心、呕吐现象，可在清理呕吐物和口腔护理或使用止吐剂后进食，提供舒适、安静的环境以促进患者食欲。对无法经口进食或进食量少者，可考虑使用全肠外的静脉营养治疗(TPN)。

4)疼痛护理：肝癌患者80%以上有中度至重度的疼痛，是造成患者焦虑及恐惧的主要因素之一，不仅影响患者的正常生活，而且会引起严重的心理变化。应协助患者转移注意力，遵医嘱予以止痛药或采用镇痛泵以提高患者的生存质量。

5)改善肝功能：患者术前要注意休息，加强全身营养支持，以改善营养不良、贫血、低蛋白血症和纠正凝血功能障碍。术前实行有效的保肝护肝治疗，提高患者对手术的耐受性。

6)术前准备：严密观察患者的体温变化；指导患者禁烟和正确地咳嗽及排痰方法，练习床上大小便；根据手术切除范围大小给予备血；口服抗生素3日，减少肠道细菌的数量；手术前1晚行清洁灌肠，以减少腹胀和血氨的来源，减少术后发生肝性脑病的机会；放置胃管以预防术后肠胀气及呕吐、防止肠麻痹的发生；为防止术中、术后渗血，术前至少应用维生素 K_1 3日。

(2)术后护理：

1)出血：多发生于手术后24小时内，应密切观察患者生命体征的变化、腹腔内出血、尿量和腹胀等情况。观察各管道的是否通畅以及引流液的颜色、性质和量，防止活动性出血发生，一旦出现出血的症状，应即刻报告医生做处理。

2)胆汁瘘：是肝切除术后常见的并发症。应观察腹腔引流液的性质和量并做好记录，保证引流管通畅，指导患者及其亲属正确放置引流管的方式和注意事项。观察患者有无剧烈腹痛、发热或腹膜刺激征的现象。

3)膈下脓肿：患者术后1周出现持续高热不退、上腹部或季肋部疼痛，同时出现全身中毒症状或伴有呃逆、黄疸和右下胸部压痛等应考虑膈下脓肿的发生。密切观察患者生命体征的变化，注意腹部不良体征的发生，及时告知医生尽早应用抗菌药物并加强支持治疗。

4)肝衰竭：是肝癌手术后患者最常见且最严重的并发症，是导致患者死亡的主要原因。应密切观察患者的神经症状、尿量、黄疸情况以及肝功能的变化，若术后3天未排便应考虑给予患者灌肠，以减少肠道内氨的吸收而导致不良反应。

3.出院指导

(1)生活要有规律，保证充分休息，保持心情舒畅，避免劳累和过度活动。合理饮食，少量多餐，摄入低脂，高蛋白，富含维生素，新鲜易消化食物，多吃新鲜蔬菜和水果。禁烟酒，不吃刺激性及温度高的食物。如有腹水、水肿，应避免食用过多的盐。避免便秘，保持大便通畅，预防血氨升高。

（2）继续保肝治疗，定时服药。注意肝硬化相关并发症的症状和体征：腹痛、呕吐、厌食、呕血、黑便、牙龈皮肤出血、意识改变，定期复查肝功能。如发现有牙龈出血、皮肤紫癜、黑便等出血先兆要及时返院就诊；如出现咯血，立即头偏向一侧，给予拍背将血块排出，防止窒息。

（3）术后定期、长期随访。术后一年内常规每1~3个月复查超声及增强CT或MRI、肿瘤标志物和肝功能，病毒性肝炎患者定期复查病毒情况，一年后每3个月复查一次。如发现有便血、腹水、腹痛、黄疸（皮肤、眼睛、小便发黄）、食欲欠佳、体重下降等情况，应及时到医院就诊。

（二）化疗护理

1. 化疗护理要点
详见第三章第二节肿瘤化学治疗与护理。

2. 注意事项
（1）肝内动脉灌注术后应加压包扎伤口，绝对卧床休息24小时，术侧肢体伸直并制动以防出血。
（2）遵医嘱按时使用护肝、抗肿瘤药物，不能擅自减药或者停药。
（3）保持生活规律，注意劳逸结合，避免情绪剧烈波动和劳累。

（三）放疗护理
放疗护理要点：详见第三章第三节肿瘤放射治疗及护理。

（四）介入护理
详见第三章第六节肿瘤介入治疗及护理

（谭艳、易彩云）

第七节　结肠直肠癌

一、概述

原发性结肠直肠癌（colorectal cancer，以下简称结肠直肠癌）是全球常见的恶性肿瘤之一，2020年全球结肠直肠癌发病数为193万，死亡数为93万，其中我国结肠直肠癌发病和死亡占全球的12.2%和9.5%。我国肿瘤登记数据显示结肠直肠癌在恶性肿瘤发病中位列第2位，死亡中位列第5位。结肠直肠癌的治疗效果与诊断时所处阶段密切相关，临床上晚期患者居多，其5年相对生存率为31%。

(一)发病原因

结肠直肠癌是由环境、饮食及生活习惯与遗传因素协同作用的结果。

1. 饮食因素

高脂肪与低纤维饮食是主要的发病原因，过多进食腌制或熏烤食物、亚硝胺含量高的食物对于结肠直肠癌的发生有促进作用。

2. 遗传因素

近亲中有 1 人患结肠直肠癌者，其本身患此病的危险度约增加 2 倍，更多亲属患有此癌，则危险度更大。结直肠腺瘤为重要的癌前疾病，家族性多发性息肉病、息肉状腺瘤、乳头状腺瘤都可能发生癌变，特别是较大的乳头状腺瘤癌变率可高达 50% 以上。

3. 其他因素

如溃疡性结肠炎、血吸虫性慢性结肠炎、糖尿病、吸烟与饮酒都与结肠直肠癌有关联。

(二)临床表现

结肠、直肠癌早期常无明显症状和体征，根据癌肿生长的部位不同，临床表现也有不同。

1. 结肠癌主要的临床表现

(1)排便习惯与粪便性状的改变：为最早出现的症状。表现为排便次数增加，粪便带黏液、血或脓血。

(2)腹痛：常为不确切的持续性隐痛，或仅为腹部不适或腹胀感，出现肠梗阻则腹痛加重或为阵发性绞痛。

(3)腹部肿块：肿块早期可有一定的活动度，继发感染时，压痛明显；如果肿瘤侵犯胃、膀胱、其他肠管可形成内瘘，造成相应的临床表现。

(4)肠梗阻症状：早期表现为腹部不适、隐痛和排便不畅的感觉，逐渐表现为阵发性绞痛、腹胀、便秘、恶心、呕吐等症状。若结肠完全梗阻，可出现严重的持续腹痛、压痛、反跳痛和腹肌紧张。

(5)全身症状：患者可出现贫血、消瘦、乏力、低热及恶病质等。

(6)其他表现：出现穿孔可形成内瘘或腹膜炎，晚期可出现肝大、腹水等。有时颈部淋巴结肿大是首先发现的症状。

2. 直肠癌的主要临床表现

(1)直肠刺激症状：排便次数增多，便意频繁，伴有排不尽，或肛门下坠感，排稀便，晚期有下腹痛。

(2)肠腔狭窄症状：粪条变细或呈扁平状，排便困难，进而肠腔堵塞而出现梗阻、腹胀、腹痛、肠鸣音亢进、停止排气、排便。

(3)癌肿破溃感染症状：便血及黏液血便，甚至脓血便，常为间歇性。晚期可发生大出血。

(4)晚期症状：侵犯尿道、前列腺或膀胱时，出现尿频、尿痛、血尿或排尿困难；侵犯骶前神经可出现会阴部和骶尾部剧烈持续性疼痛；晚期出现肝转移时可有腹水、肝大、黄疸、贫血、消瘦、水肿、恶病质等。

(三)辅助检查

1. 直肠指诊

直肠指诊虽是最简单的检查方法，但对于早期诊断直肠癌、肛管癌却具有十分重要的意义。60%~75%的直肠癌可以在直肠指诊时发现。

2. 大便潜血检查

大便潜血检查可作为初筛检查手段。阳性者再做进一步检查，无症状阳性者的癌肿发现率在1%以上。

3. 影像学检查

结-直肠X线钡灌肠检查肠腔狭窄或梗阻现象；B超和CT对了解腹部肿块和肿大淋巴结、发现肝内有无转移等均有帮助，必要时也可行MRI检查。

4. 肠镜检查

结-直肠镜检查可以直接观察病灶的外观形态、大小、肠腔狭窄程度，并可直接取活体组织做病理学检查。

5. 血清癌胚抗原(CEA)检测

约60%的结肠、直肠癌患者的CEA高于正常，但它的特异性不高，主要用于预测结肠直肠癌的预后和监测复发，对于早期结肠直肠癌的诊断尚缺乏价值，Dukes A、B、C、D各期患者的CEA阳性确诊率分别为25%、45%、75%、85%。

二、诊疗原则

结肠直肠癌的治疗方法主要有手术治疗、放射治疗和化学治疗。现阶段对于结肠直肠癌总的治疗原则是实行以手术为主的综合治疗。

(一)手术治疗

凡能切除的结肠直肠癌如无手术禁忌证，只要患者病情允许都应尽早施行根治性手术，Dukes A、B、C三期的患者应做彻底的根治术。如不能进行根治性切除时，应进行姑息性切除，使症状得到缓解，减轻肿瘤负荷。如为能切除的肝转移癌应同时切除。对于晚期肠腔完全梗阻，而肿瘤又不能切除的患者，一般在其梗阻的近侧行肠造口术，以解除肠梗阻，恢复肠道通畅，缓解患者症状，恢复进食，维持机体营养。手术治疗的基本原则是在距离肿瘤至少10 cm处连同原发灶、肿瘤所在肠袢、肠系膜和区域淋巴结、已侵犯的邻近器官、可能被浸润的组织一同切除，并在行根治手术的前提下，尽可能地保存功能，尤其是肛门功能。根据肿瘤的部位不同，选择根治术的方式也不同。

1. 结肠癌的主要手术方式

(1)右半结肠切除术：适用于右半结肠癌，包括盲肠、升结肠、结肠肝曲的肿瘤。

(2)横结肠切除术：适用于横结肠中段肿瘤，但有时行右半结肠+横结肠切除术更安全。

(3)左半结肠切除术：适用于结肠脾曲和降结肠的肿瘤。

(4)乙状结肠癌根治切除术：适用于乙状结肠的肿瘤。

2.直肠癌的主要手术方法

(1)局部切除：适用于早期瘤体小、局限于黏膜或黏膜下层、分化程度高的直肠癌。手术方式可经肛门直肠肿瘤局部切除术和经骶尾径路直肠肿瘤局部切除术。

(2)经腹直肠癌切除术(直肠低位前切除术、Dixon 手术)：适用于病灶下缘距齿状线 5 cm 以上的直肠癌，研究表明：直肠癌的淋巴结转移主要是向上方转移，而向直肠远侧转移一般不超过 2 cm，所以，直肠癌根治性切除要求远端切缘距肿瘤下缘必须在 2 cm 以上。

(3)腹会阴联合直肠癌根治术(Miles 手术)：原则上适用于腹膜返折以下的直肠癌和肛管癌，切除范围包括乙状结肠远端、全部直肠、肠系膜下动脉及其区域淋巴结、全直肠系膜、肛提肌、坐骨直肠窝内脂肪、肛管及肛门周围 3~5 cm 的皮肤、皮下组织及全部肛门括约肌，并于左下腹永久性乙状结肠单腔造口即永久性人造肛门。

(4)经腹直肠癌切除、近端造口、远端封闭手术(Hartmann 手术)：适用于因全身一般情况很差、不能耐受 Miles 手术或急性梗阻不宜行 Dixon 手术的直肠癌患者。

(5)后盆腔脏器清扫术：女性直肠癌侵犯子宫时，可一并切除子宫。

(6)全盆腔清扫术：直肠癌侵犯膀胱，行直肠和膀胱(男性)或直肠、子宫和膀胱切除(女性)。

随着腹腔镜技术迅速发展，腹腔镜下结肠直肠癌根治切除得到了广泛开展，腹腔镜下结肠直肠癌切除可以达到与传统剖腹手术疗效一样的根治效果，并且在术中直观效果、术后恢复、术后住院时间、术后肠功能恢复时间、术后美容效果上都优于传统开腹手术。

(二)化学治疗

化疗不仅对于不能切除或术后复发的晚期结肠直肠癌治疗有重要意义，而且根治术后的辅助化疗对预防复发和转移均有相应的价值，可以提高 5 年生存率。给药途径有静脉给药及腹腔置管灌注给药等，以静脉给药为主。经典化疗方案有 FOLFOX 方案：奥沙利铂、氟脲嘧啶和亚叶酸钙联合用药；XELOX 方案：奥沙利铂和卡培他滨联合用药。

(三)放射治疗

1.结肠直肠癌的放射治疗方案

(1)根治性放疗：通过放疗彻底杀灭肿瘤细胞，仅适用于少数早期患者及细胞类型特殊敏感的患者。

(2)对症性放疗：以减轻症状为目的。适用于止痛、止血、减少分泌物、缩小肿瘤、控制肿瘤等姑息性治疗。

(3)放疗、手术综合治疗：有计划地综合应用手术与放疗两种治疗手段。

2.放疗方式

(1)术前放疗：术前放疗具有降低肿瘤细胞的活性，使手术时播散或残留的肿瘤细胞不易存活等优点；对巨大而固定、估计切除有困难的肿瘤，术前放疗可使瘤体缩小，从而提高切除率；研究表明，在血供或供氧减少时，术前肿瘤细胞对放射线的敏感性较术后高。术前放疗应严格掌握剂量，以中等剂量为宜，既不增加手术并发症，又能提高手术疗效。

（2）术中放疗：术中对疑有残留肿瘤和不能彻底切除处，用β射线进行一次大剂量照射。

（3）术后放疗：原发肿瘤切除后，肿瘤负荷显著减少，有利于提高残留肿瘤对放射线的效应。放射治疗作为外科手术的辅助治疗，可提高外科手术治疗后的生存率，减少术后复发；对复发和晚期不能手术的患者进行姑息治疗，减轻症状，提高生存质量；部分结肠直肠癌经放疗后可以起到降期作用，以增加手术切除率。

（四）其他治疗

1. 结肠直肠癌中医药治疗

（1）中医治疗是从整体医学观念出发，全面调整人体各脏腑功能协调，正气存内，邪不可干，能提高人体免疫功能，防止肿瘤的转移和复发，从而延长生存期。对于无法进行手术、化疗、放疗的患者来说，服用中药可以缓解患者因肿瘤所致的各种不舒适的症状，提高生活质量，并适当地延长患者的生存期。

（2）手术、放疗、化疗是肿瘤治疗的常用手段，但手术创伤较大，放疗、化疗毒性作用及不良反应大，很多患者在放疗、化疗中无法耐受而终止治疗或治疗后身体极度虚弱，出现机体免疫功能低下等毒性作用及不良反应。因此可用补气养血的中药，通过提高免疫功能来对抗放疗、化疗中白细胞低下、腹泻、呕吐等症状，并调养术后、放疗、化疗后气血虚弱的症状。

2. 针刺疗法

大椎穴具有清热泻火的作用，是针刺退热常用穴位。通过大椎穴刺血拔罐的方法治疗癌性发热可取得一定效果。大椎穴可疏风解表，清热通阳，刺血拔罐可驱毒外泄，凉血解毒，起到退热作用，针刺完毕后做好背部保暖。虽然针刺对皮肤有轻微损伤，但避免了药物对肝肾功能的损害。

3. 灸法

灸法可起到疏通经络，消瘀散结，祛瘀生新，调理气血及活血化瘀的作用，缓解肿瘤引起的发热、出血、疼痛等，有效地改善临床症状，提高机体免疫功能，增强体质。

三、护理

（一）手术护理

1. 护理评估

（1）术前常规评估：完善术前辅助检查，评估患者身体状况。①血常规、肝肾功能、凝血功能、血型、传染病系列检查、肿瘤指标等检验项目；②心电图、X线胸片，年龄超过60岁须检查肺功能及心脏彩

结肠直肠癌患者
围术期护理PPT

超(高血压患者未满60岁也建议检查);③全腹部增强CT、胸部CT、腹部B超,了解有无远处转移(如肝、肺);④中低位直肠肿瘤须行直肠平扫+增强磁共振(MRI),评估肿瘤浸润的深度及周围有无淋巴结转移,明确是否需新辅助放疗、化疗后再手术;⑤若外院已查肠镜并已获得病理报告,则建议借外院病理玻片会诊以明确诊断;若未查肠镜或肠肿瘤位置不明确,则进一步肠镜检查及肿块染色定位;⑥针对中低位直肠癌、肠癌伴远处转移或病情复杂的情况进行多学科专家讨论,为患者制订最合理的个体化治疗方案。

(2)评估患者基础疾病及合并症:①有心脑血管疾病的患者及时请心血管及神经内科等相关科室会诊治疗,对于近期有脑卒中及心肌梗死病史者属于手术禁忌证者,除非急诊手术,应经多学科专家讨论后决定;②近期有口服抗凝药如阿司匹林、华法林、波立维等应及时告知主管医生,术前须停用10~14天才能接受手术(具体根据病情与医生商量);③高血压患者入院后密切监测血压,血压平稳后才能接受手术;④糖尿病患者入院后密切监测血糖,给予糖尿病饮食,术前改注射胰岛素控制血糖;⑤术前评估患者营养状态,存在营养不良者须及时静脉营养支持;⑥抽烟患者需停止抽烟2周才能接受手术,对于合并咳嗽咳痰患者术前需化痰止咳等处理;⑦如果患者腹痛腹胀、排气排便减少或恶心呕吐等,首先考虑肠肿瘤继发肠梗阻,可以采用灌肠或者乳果糖等润滑性泻药促进排便,禁忌使用刺激性泻药,避免出现急性肠梗阻,如果无法解除梗阻则必须肠镜下肠支架置入或急诊肠造口处理。

(3)术后评估:评估患者疼痛、营养、心理状态,术后早期下床活动情况及腹胀、腹痛、恶心、呕吐、呃逆等常见术后症状,给予对症支持治疗及护理。

2.护理措施

(1)术前护理:①术前饮食准备:手术前1周饮食宜进高蛋白、高热量、富含维生素、易于消化、营养丰富的少渣饮食,以增加机体的抵抗力;忌辛辣、坚硬食物,减少对肠道的刺激。术前3天开始,进食半流质饮食,比如粥、面条等。术前2天给足够的流质,4~5餐/日,量为300~500 mL,如稀饭、蒸蛋、菜汤、藕粉等,以减少粪便,清洁肠道,有梗阻的患者应禁食。手术前1天进食流食(营养液、果汁等),同时服用泻药如蓖麻油、硫酸镁等清洁肠道,直至排出清水以利于手术操作,减少术后并发症;②抗生素的应用:术前3天口服甲硝唑、庆大霉素等,3次/日,餐后服用。其作用是抑制肠道细菌、预防术后感染。由于肠道在使用抑菌药时对维生素K吸收障碍,故同时要口服维生素K;③肠道准备:术前晚8:00和术晨6:00清洁灌肠,直至无粪渣为止,灌肠时患者左侧卧位,中途有腹胀或便急时,嘱其做深呼吸。灌毕不宜立即排便,保留10~15分钟。灌肠途中,如出现剧烈腹痛、面色苍白、出冷汗等,要及时报告护士,立即停止操作并处理;④术前身体精神准备:患者术前保持积极乐观的心态,树立战胜疾病的信心,规律饮食起居,适当散步及爬楼梯等必要的适应锻炼,练习深呼吸、咳嗽、翻身及肢体运动等,为术后早期下床活动、预防肺部感染及下肢静脉血栓等做好充分准备。对手术存在任何疑问及时与手术医生沟通,避免过于紧张影响睡眠及精神状态;⑤拟行肠道造口者,术前一天造口定位,讲解造口相关知识。造口位置应位于腹直肌上,周围皮肤完整,无凹陷、瘢痕、皮肤皱褶,距腹正中切口2横指,患者卧位、站立位、坐位都能看到造口为原则。

(2)术后常见护理问题及护理措施：①严密监测生命体征，同时注意患者的一般情况、渗血情况及肠造口血运是否良好；②做好管道护理：患者同时有胃管、尿管、氧气管、腹腔引流管或会阴部引流管，要注意维持管道的正确位置，保持通畅，注意无菌操作，记录好各管道的引流量、颜色；③体位：麻醉清醒后6小时，血压平稳者取半卧位，以利于引流。人工肛门术后，应向人工肛门侧侧卧，以防止大便或肠液流出污染腹部切口。

(3)饮食护理：①禁食3~4天，待肠蠕动恢复，肛门排气(人工肛门排气是指有气泡从肠造口溢出)后，可进流食，1周后进半流食，2周左右可进容易消化的少渣饮食，以减轻肠道负担，利于吻合口的愈合；②为了防止人工肛门排出大便有恶臭，患者宜吃酸奶、藕粉等食物，避免蛋、蒜、葱、虾等食物，以防止食物消化吸收后产生气味。

(4)会阴部伤口的护理：术后会阴部伤口感染或裂开时，可用1：5000高锰酸钾温水坐浴，2次/日，坐浴后更换敷料。以利于减轻或消除会阴及肛门部的充血、炎症、水肿和疼痛，保持清洁舒适，预防伤口感染，促进伤口愈合。

(5)人工肛门的护理：①局部皮肤护理，术后2~3天开放结肠造口，先用生理盐水棉球洗净造口周围皮肤，涂上氧化锌软膏，以防止排出的大便浸渍皮肤而出现皮炎。待粪便成形有规律时，可只用清水洗净皮肤，保持干燥。②换袋方法，由于人工肛门无正常肛门的收缩功能，初期排便无感觉，不能控制，故使用人工肛门袋。换袋时，宜取坐位，袋内积粪要及时倾倒清洗，避免感染，减少臭气；取肛袋时，应从上环轻掀起，防止损伤皮肤。③大便成形及养成定时排便的习惯后，患者就可以在每天排便后用棉垫将肠造口盖好，用绷带固定。④扩肛护理方法，人工肛门开放1周后，应开始扩肛，以松弛肛周肌肉，保持人工肛门通畅，避免因腹肌收缩及肠管回缩引起肛门狭窄，致排便困难。其方法为：戴手套用示指伸入肛门内4cm左右，1~2分钟/次，1次/日，插入手指时，切勿粗暴、过深，防止肠穿孔；扩肛时，可张口呵气，防止增加腹压。

3.出院指导

(1)生活饮食有规律，注意饮食卫生，不吃生、冷、坚硬食物，防止消化不良和腹泻，养成定时排便习惯。

(2)人工肛门坚持扩肛，1~2次/周，持续2~3个月；适当地掌握活动强度，避免过度增加腹内压的动作，如剧烈咳嗽、提重物等，防止人工肛门的黏膜脱出。

(3)术后3个月忌肛门指检或肠镜检查，以免损伤吻合口。

(4)遵医嘱用药，定期复查。定期复查的主要内容包括血常规、胸片、肝脏B超、血清癌胚抗原测定等。结肠直肠癌患者术后的前2年内，每3个月复查1次，3年以后每6个月复查1次，5年以后可每年复查1次。有症状或可疑复发转移迹象随时就诊。有条件者，出院时应做肝、肺、腹部、盆腔CT、CEA检查，以备将来检查作为对比。以后每6个月做一次CT检查，以便及时发现复发和转移，有排便习惯改变时，应做钡灌肠或结肠镜检查，及时发现结肠直肠是否有多发癌。对保留肛门的直肠癌患者，每次随诊时均应行直肠指诊，做到及早发现局部复发癌，直肠癌吻合口狭窄的患者必须扩肛。

(二)化疗护理

1.化疗护理要点

详见第三章第二节肿瘤化学治疗及护理。

2.注意事项

(1)护士应熟悉各种化疗药物和正确的应用顺序,保证药物的疗效,如先给予亚叶酸钙再用氟尿嘧啶,可增加疗效。氟尿嘧啶泵入过程中应加强观察,预防并发症。

(2)指导患者注意日常生活规律,多吃蔬菜、水果及富含纤维素的食物。保持个人卫生,预防感染。

(3)晚期大肠癌患者长期消耗和毒素吸收,常感觉有异常的味道,食欲下降,特别是在化疗期间常有恶心、呕吐、水电解质紊乱,应及时给予营养支持,避免恶性循环,导致身体衰竭。

(三)放疗护理

1.放疗护理要点

详见第三章第三节肿瘤放射治疗及护理。

2.注意事项

(1)放疗前进行 CT 放疗定位,实施精准放疗。出现发热、腹痛、腹泻明显患者立即进行病原微生物培养并使用抗菌药物。

(2)放疗中根据患者血常规指标有针对性予以升血象治疗,如出现消化和泌尿系统损伤如腹泻腹痛等情况时,给予药物对症支持治疗。

(3)对于结肠造口者,考虑其消化吸收功能及大便问题,放疗过程中,宜选用低脂肪、低渣饮食,要增加高热量、高蛋白的食物,保证液体的充分摄入,多种食物混合食用,发挥蛋白质的互补作用。

(4)会阴部的护理:会阴部皮肤细嫩,且分泌物多,放射反应出现早,而且易出现湿性反应。因此,放疗过程中要注意个人卫生,并每天用温水擦拭一次,保持会阴部清洁干燥。

3.造口护理

详见第十二章第四节造口护理技术。

(谭艳、易彩云)

第八节　宫颈癌

一、概述

宫颈癌(cervical cancer)好发于子宫颈鳞-柱状上皮交界处,是我国发病率最高的妇科恶性肿瘤之一,仅次于乳腺癌,居女性恶性肿瘤的第二位。高发年龄为 50~55 岁,其发病率呈现逐年上升且年轻化的趋势，是女性癌症死亡的首要原因。

（一）发病原因

宫颈癌的发生、发展是正常宫颈上皮细胞由增生到癌变极其复杂的过程，其发病是多种因素综合作用的结果，与早婚、早育、性生活过早、性生活紊乱、多产、密产、病毒感染等有关。人乳头瘤病毒（human papillomavirus，HPV）持续性感染是宫颈癌发生的最重要因素，导致了近99%的宫颈癌病例，其中70%的宫颈癌是由HPV16/18型引发的。与宫颈癌相关的协同因素可能还包括吸烟史、使用口服避孕药、性传播疾病史、某些自身免疫性疾病和慢性免疫抑制等。

HPV与宫颈癌PPT

（二）临床表现

宫颈癌早期可能无症状，随着病变发展可表现为相应的症状和体征。

1. 症状

（1）阴道流血：早期多为接触性出血，晚期为不规则阴道流血。

（2）阴道排液：多数患者阴道有白色或血性、稀薄如水样或米泔状、有腥臭排液。

（3）晚期症状：根据病灶累及范围出现不同的继发性症状，如尿频、尿急、便秘、下肢肿痛等；癌肿压迫或累及输尿管时，可引起输尿管梗阻、肾盂积水及尿毒症；晚期可有贫血、恶病质等全身衰竭症状。

2. 体征

（1）局部糜烂、肥大、质地变硬、颈管增粗、肿瘤形态。

（2）其他体征：宫旁组织受累时，双合诊、三合诊检查可扪及宫颈旁组织增厚、结节状、质硬或形成冰冻盆腔状。

（三）辅助检查

（1）宫颈刮片细胞学检查是宫颈癌筛查的主要方法。

（2）宫颈碘试验在碘不染色区取材活检可提高诊断率。

（3）阴道镜检查。

（4）宫颈和宫颈管活组织检查：为确诊宫颈癌及宫颈癌前病变最可靠的依据。

（5）宫颈锥切术：适用于宫颈刮片检查多次为癌阳性反应而宫颈活检阴性者；或宫颈活检为原位癌需确诊者。

二、诊疗原则

随着治疗手段的不断发展，目前宫颈癌的治疗采用手术和放疗为主、化疗为辅的综合治疗方案。早期宫颈癌以手术治疗为主，中期、晚期以放疗为主。

（一）手术治疗

手术优点是年轻患者可保留卵巢及阴道功能。主要用于早期宫颈癌（ⅠA～ⅡA期）

患者。

（1）ⅠA1 期：选择全子宫切除术。

（2）ⅠA2 期：选择改良根治性子宫切除术及盆腔淋巴结切除术。

（3）ⅠB～ⅡA 期：选择根治性子宫切除术及盆腔淋巴结切除术，髂总淋巴结有癌转移者，作腹主动脉旁淋巴切除或取样。年轻患者卵巢正常可保留。

（二）化学治疗

主要用于晚期或复发转移的患者，近年来采用术前静脉或动脉灌注化疗，以缩小肿瘤病灶及控制亚临床转移，也用于放疗增敏。

（三）放射治疗

放疗是晚期和有手术禁忌证者的常用治疗方法，部分手术患者术后要进行辅助放疗，放疗包括腔内照射、体外照射。

三、护理

（一）手术护理

1.护理评估

（1）术前评估：

1）评估患者的病情、配合情况、自理能力、心理状况。

2）评估患者生命体征、饮食、睡眠、排泄、治疗用药情况、既往病史等。

3）评估患者对疾病和手术的认知程度。

（2）术后评估：

1）评估患者的意识状态、生命体征及病情变化，伤口敷料有无渗血渗液、引流管的类型及引流状况、皮肤情况等。

2）评估有无疼痛、发热、恶心呕吐、腹胀、呃逆、尿潴留等常见的术后反应，遵医嘱给予处理。

2.护理措施

（1）术前护理：

1）向患者和其亲属说明术前检查的目的及注意事项，协助完成各项辅助检查。

2）讲解手术和麻醉相关知识：可利用图片资料、宣传手册、视频等形式，减轻患者心理负担。

3）做好术前常规准备：手术区域的皮肤准备、交叉合血、抗生素皮试、呼吸道准备、胃肠道准备、留置导尿、阴道冲洗（处女禁止阴道冲洗）、个人卫生。

4）功能训练：①指导患者进行胸式呼吸训练，教会患者有效咳嗽排痰，告知戒烟的重要性和必要性；②根据病情，指导患者练习在床上使用便器排便；③教会患者自行调整卧位和床上翻身的方法；④指导患者进行双下肢及足背伸、屈运动，预防下肢深静脉血栓。

5)饮食指导：术前3天进半流质饮食，如稀饭、面条、蒸蛋等；术前1天进全流质饮食，如米汤、鱼汤、鸡汤等；术前12小时禁食，6小时禁饮。

(2)术后护理：

1)根据手术和麻醉方式，采取适当的卧位：全麻和硬脊膜外麻去枕平卧6小时；椎管内麻醉去枕平卧24小时，若患者未清醒，应头偏向一侧。12~24小时后，视病情，可采取半卧位，以利于腹腔内渗出液的引流。24小时后，视病情协助下床活动。

2)遵医嘱心电监测，上氧，根据病情及药物性质调节输液速度；观察生命体征及阴道流血情况等，如有异常及时通知医生。

3)疼痛的护理：术后评估患者疼痛程度，告知患者合理使用止痛泵。

4)伤口的护理：观察腹部伤口及阴道切口渗血、渗液情况；妥善固定各引流管，观察引流液的颜色、量及性质，保持有效负压吸引，发现异常及时报告医生，并做好记录；保持腹带松紧适度，告知患者及其亲属保护伤口的方法。

5)尿管的护理：①保持外阴清洁，0.5%聚维酮碘棉球外阴抹洗，1日2次；②留置导尿管期间，保持引流通畅，尿色淡黄清亮，定期更换引流装置；③注意引流管和尿袋的位置不宜过高，严格无菌操作以防尿路感染；④掌握好拔管时间，拔管前3日开始夹管，每2小时开放一次以训练膀胱功能，嘱咐患者尽早下床、进行盆底肌和腹肌的锻炼，视自身情况可加强训练的强度和时间；⑤尿管拔出后指导患者及时排空膀胱，若不能自行排尿者及时给予干预措施，如温水清洗外阴、会阴部热敷、听流水声等，对于尿潴留者(主要依据患者残余量进行判断：患者术后2周能自主排尿，残余量≤100 mL，反之则为尿潴留)则需重新留置导尿管。

6)饮食指导：视病情，术后6小时后进清淡的全流质饮食，肛门排气后改半流质饮食，排便后进普食或软食。

7)预防静脉血栓的形成及肺部感染的发生：术后6小时协助患者翻身，2小时1次；清醒后即指导进行下肢及足背伸、屈锻炼；深呼吸和有效咳痰。

3. 出院指导

(1)饮食指导：摄入充足的热量和蛋白质，多喝水，多吃水果、蔬菜和谷类食物，以便获得足够的维生素，特别要戒烟、戒酒。

(2)进行适当的运动及按时服药。

(3)手术后患者禁止性生活及盆浴3个月。

(4)随访：出院后1个月回门诊随诊，以后按期随诊；每年行宫颈/阴道细胞学检查。

(二)化疗护理

1. 化疗护理要点
详见第三章第二节肿瘤化学治疗及护理。

2. 注意事项
出院后1年内，每2~3个月复查1次；第2年每3~6个月复查1次；第3至5年，每半年复查1次，第6年开始每年复查1次。

(三) 放疗护理

1. 放疗护理要点

详见第三章第三节肿瘤放射治疗及护理。

2. 注意事项

(1)阴道冲洗的护理：放疗期间每日行阴道冲洗及会阴护理，如发现分泌物多或有异味应通知医生。

(2)责任护士每天评估、记录患者放疗配合落实情况，督促放疗前 30 min 直肠、膀胱准备，观察照射野皮肤、阴道黏膜、大小便情况。

(3)指导患者学习阴道冲洗方法，治疗后 1~2 年，据病情坚持每日阴道冲洗一次，预防阴道狭窄、粘连。

(4)鼓励患者多饮水，有尿意及时排尿，并用热敷或有效方法刺激排尿。

(5)联系社区支持系统，性知识咨询，鼓励患者建立正常的性生活。

（郭立文、易彩云）

第九节　膀胱癌

一、概述

膀胱癌是泌尿系统最常见的恶性肿瘤，包括尿路上皮(移行细胞)癌、鳞状细胞癌和腺细胞癌，其次还有较少见的小细胞癌、混合型癌、癌肉瘤及转移性癌等。其中膀胱尿路上皮癌最为常见，占膀胱癌的90%以上。膀胱癌发病高峰年龄为60~70岁，男女之比约(3~4)∶1，城市居民发病率高于农村。主要临床表现为无痛性、间歇性、肉眼全程血尿。

(一) 发病原因

1. 吸烟

吸烟者膀胱癌发病率是非吸烟者的 1.8~2 倍。吸烟量越大，持续时间越长，初始年龄越小，膀胱癌的发病风险越高。

2. 职业因素

目前认为，芳香胺、多环芳烃、氯代烃等化合物是膀胱癌发病的第二危险因素。燃料、橡胶、皮革、焦炭等从业人员，膀胱癌发病危险性显著增加。

3. 其他因素

如遗传、慢性感染、机械性刺激、药物及大量摄入脂肪、胆固醇等食物。

(二)临床表现

1. 症状

(1)血尿：膀胱癌最常见和最早出现的症状，典型血尿为无痛性和间歇性，出血量多少与肿瘤大小、数目和恶性程度并不一致。

(2)膀胱刺激症状：常因肿瘤坏死，溃疡或并发感染所致。

2. 其他

肿瘤发生在膀胱内口或膀胱三角区、肿瘤破坏逼尿肌或支配排尿神经时可出现排尿困难，甚至尿潴留；骨转移者出现骨痛，腹膜后转移或肾积水者可出现腰痛等。

(三)辅助检查

1. 膀胱镜检查

膀胱镜检查是诊断膀胱癌最直接、最重要的方法，可以显示肿瘤的数目、大小、形态和部位及获取组织做病理检查。

2. 尿液检查

在新鲜尿液中易发现脱落的肿瘤细胞，但干扰因素过多。

3. 影像学检查

超声检查不仅可以发现膀胱癌，还有助于膀胱癌分期；CT 检查对膀胱肿瘤有一定诊断价值，分期准确率不高；MRI 检查可显示肌层受侵情况，对膀胱壁外及邻近器官受侵显示优于 CT 检查。

二、诊疗原则

膀胱癌的治疗原则是以手术治疗为主的综合治疗，一般根据肿瘤的组织学分级、临床分期并结合患者的整体状况及需求意愿等情况选择合适的手术方式。

(一)手术治疗

根据肿瘤的病理、大小、部位及患者的全身情况等选择手术方式。主要包括经尿道膀胱肿瘤电切术、膀胱部分切除术、根治性膀胱切除术等。根治性膀胱切除术后须行尿流改道，主要有回肠代膀胱输出道泌尿造口术、原位新膀胱术、输尿管皮肤造口术。

1. 经尿道膀胱肿瘤电切术

非肌层浸润性膀胱癌的重要诊断方法，也是主要的治疗手段。首次电切肿瘤切除不完全、标本内无肌层、高级别肿瘤和 T1 期肿瘤，建议术后 2~6 周再次行经尿道膀胱肿瘤切除术，可以降低术后复发率。

2. 膀胱部分切除术

适用 T1、T2 期膀胱肿瘤，肿瘤占膀胱一部分，或涉及一侧输尿管口，可行膀胱部分切除加输尿管膀胱移植。

3. 根治性膀胱切除术

根治性膀胱切除术同时行盆腔淋巴结清扫术，是肌层浸润性膀胱癌的标准治疗，是提高浸润性膀胱癌患者生存率、避免局部复发和远处转移的有效治疗方法。切除手术范围包括膀胱及周围脂肪组织，输尿管远端，并行盆腔淋巴结清扫术；男性应包括前列腺、精囊，女性应包括子宫、附件。如果手术切缘阳性，原发肿瘤侵犯尿道、女性膀胱颈部或男性前列腺部，则需考虑行全尿道切除。

（二）化学治疗

（1）新辅助化疗：对于可手术的 T2~T4a 期患者，术前可行新辅助化疗。

（2）辅助化疗：根治性膀胱切除术后若病理显示淋巴结阳性或为 pT3-4，术后可采用辅助化疗。膀胱部分切除患者术后若病理显示淋巴结阳性、切缘阳性或为 pT3-4，术后亦可采用辅助化疗。

（3）转移性膀胱癌需常规全身系统化疗。

（4）动脉导管化疗：通过对双侧髂内动脉灌注化疗达到对局部肿瘤病灶的治疗作用。

（三）膀胱癌的放疗

肌层浸润性膀胱癌患者在某些情况下，为了保留膀胱不愿意接受根治性膀胱切除术，或患者全身条件不能耐受根治性膀胱切除手术，或根治性手术已不能彻底切除肿瘤以及肿瘤已不能切除时，可选用膀胱放射治疗或化疗+放射治疗。

三、护理

（一）手术护理

1.护理评估

（1）术前评估：

1）一般情况：了解患者性别、年龄、发病情况、病程长短、既往健康状况、有无手术史等。

2）症状：询问患者的工作经历，有无不明原因的无痛性、间歇性肉眼血尿，是否伴有尿频、尿急、尿痛等膀胱刺激症状，如有排尿困难及尿潴留，为肿瘤发生在膀胱颈部或血块堵塞。下腹部及会阴疼痛，下腹部肿块、贫血、浮肿、消瘦、发热多为晚期表现。

3）体征：较大的膀胱肿瘤，双合诊可以触到。

4）心理社会评估：评估患者面对疾病的心理反应，对手术治疗的认知和接受程度，对术后康复知识的了解程度。

5）辅助检查：膀胱及静脉肾盂造影，B超、CT及MRI检查，可了解肿瘤侵犯的情况和有无淋巴结转移，膀胱镜同时可做活组织检查，明确诊断和治疗方案。

（2）术后评估：

1）手术方式、麻醉方式、术中情况包括出血量、补液量、引流管放置的位置等。

2）评估术后生命体征。

3）伤口渗血渗液情况，引流管是否通畅，引流液颜色、性质和量的变化。

4）评估术后饮食、睡眠、活动状况。

5）评估有无并发症的症状、体征，如活动性出血、感染、造口周围皮炎等。

2. 护理措施

（1）术前护理：

1）饮食指导：给予高热量、高蛋白、富含维生素、易消化食物，多饮水可稀释尿液，以免血块引起尿路堵塞。行膀胱全切肠代膀胱术的患者术前3天进流质食物，口服肠道抗生素及肠虫清等，术前晚上9点左右口服或清洁洗肠。

2）指导正确咳嗽排痰、床上翻身、踝泵运动及缓解疼痛的方法。戒烟酒，预防呼吸道感染等情况发生。

3）观察患者血尿程度，有无尿频、尿急、尿痛、膀胱刺激症状及排尿困难，为防止泌尿道感染及尿潴留，视膀胱出血情况酌情留置导尿管，用生理盐水持续膀胱冲洗。

4）拟行尿路造口者，术前1天造口定位，讲解造口相关知识。造口定位方法同肠造口定位。

5）心理护理：根据患者的具体情况，给予心理疏导，以消除其恐惧、焦虑的心理。

6）备皮：上自剑突，下至大腿上三分之一前、内侧及外阴部，两侧至腋后线。

（2）术后护理：

1）体位：全麻术后平卧6小时，麻醉清醒及生命体征平稳后，抬高床头30°～40°。鼓励患者早期下床活动，预防肠梗阻及下肢静脉血栓等并发症发生。

2）生命体征观察：膀胱全切术后，手术创面大，应严密观察生命体征，保持输液通畅。

3）饮食：膀胱肿瘤电切术6小时后可指导进食，以营养丰富，易消化食物为主，忌辛辣刺激性食物，防止便秘。全膀胱切除术后肛门排气后可指导进食流质饮食，从流质逐渐过渡到半流直至普食。密切观察患者进食后有无恶心、呕吐、腹泻、腹胀、肠梗阻等症状。

4）保持各引流管引流通畅：妥善固定，标识清楚，严防脱管，严密观察各引流液的颜色、性质及量，如有异常及时报告医生。

5）膀胱肿瘤电切及膀胱部分切除术后常规予以生理盐水持续膀胱冲洗，冲洗温度以34℃～37℃为宜，密切观察膀胱冲洗引流液的颜色，根据引流液颜色的变化及时调整冲洗速度，防止血块堵塞尿管。当尿液清亮时可停止膀胱冲洗，停止膀胱冲洗后指导患者多饮水，起到自身冲洗的作用。

6）回肠代膀胱泌尿造口术后，及时开放造口，将左右输尿管支架管和代膀胱造口管收集于造口袋，保持管道通畅，观察小便颜色、量及造口的血运情况，及时发现造口并发症。观察伤口敷料有无渗血渗液，取仰卧或右侧卧位，防尿液渗漏伤口。

7）原位新膀胱术后，遵医嘱予以生理盐水或5%碳酸氢钠溶液行低压膀胱冲洗，确保尿管引流通畅，定期挤捏引流管，一旦发生尿管堵塞时，不要盲目加快冲洗速度，防止新膀胱内液体增加，压力急剧上升导致新膀胱破裂，应使用注射器抽吸分泌物，或挤捏尿管，将尿管疏通后再低压冲洗。左右输尿管支架管用于引流尿液，同时起支撑作用，防止局部发生水肿及吻合口狭窄，预防吻合口瘘发生。注意保持输尿管支架管引流通畅。准确记录24小时尿液，监测肾功能。支架管一般于术后3周左右拔除，拔除后观察患者有无腰痛、发热等不适。肠功能恢复后，指导多饮水，无心肺功能疾病患者每天饮水不少于 3000 mL。

8）膀胱功能训练：原位新膀胱术后，当左右输尿管支架管拔除后（约术后 3 周）开始训练：即夹闭尿管，最初两天约 0.5 小时排尿一次，后可逐渐增至 1.5～2 小时排尿一次。当膀胱容量能达到 150 mL 左右时即可拔除尿管。指导患者进行提肛运动，增强括约肌功能，恢复可控尿能力。指导患者正确使用腹压排尿。

原位新膀胱术后
膀胱功能训练PPT

9）预防感染：定时监测体温及血常规，观察有无感染发生，保持伤口及造口周围皮肤清洁干燥，防尿液逆行感染。

10）自理训练：注意锻炼患者自我护理造口能力，出院前患者或其亲属需能正确护理造口。掌握造口并发症的预防及异常情况的紧急处理等。

11）并发症的观察及护理：经尿道膀胱肿瘤切除术后最常见的并发症是膀胱穿孔；根治性膀胱切除术后常见并发症有出血、感染、吻合口瘘、尿失禁及代谢异常等。①出血：术后严密观察生命体征及各引流液的颜色及量的变化，保持引流液通畅，如出现血压下降，脉搏加快，引流管内引出鲜血，每小时超过 100 mL 且易凝固，提示有活动性出血，应及时报告医生处理；②感染：监测体温变化，保持伤口清洁、干燥，敷料渗湿时及时更换，保持各引流管通畅，若患者体温升高，伤口处疼痛，引流液有脓性分泌物或有恶臭等，应及时通知医生协助处理；③膀胱穿孔：多发生在膀胱侧壁，由闭孔反射所致，一般为腹膜外穿孔，经适当延长导尿管留置时间，大多可自行愈合；④吻合口瘘：包括新膀胱与尿道吻合口瘘、新膀胱与输尿管吻合口瘘、新膀胱自身裂开等。表现为盆腔引流管引出尿液，切口部位渗出尿液、导尿管引流量减少，患者出现体温升高、腹痛等不适。术后应保持引流管通畅，原位新膀胱术后行膀胱冲洗时应注意进出量平衡，防止液体积聚在膀胱引起膀胱张力增加而破裂；⑤尿失禁：原位新膀胱术后容易发生尿失禁和尿潴留，可能与神经反馈和括约肌逼尿肌反射消失及夜间括约肌张力降低有关，指导患者进行膀胱功能锻炼，使用腹压正确排尿，睡前排空膀胱，坚持盆底肌锻炼；⑥代谢异常：与肠道黏膜对尿液成分的吸收和使用肠道替代后，肠道功能变化有关。表现为水、电解质、酸碱平衡失调及营养失调等。应定期监测患者血 pH 及电解质水平，遵医嘱补充维生素，纠正水、电解质、酸碱平衡失调等。

3. 出院指导

（1）嘱患者保持乐观情绪，正视现实，多参加有益的娱乐活动。

（2）饮食指导：多食营养丰富，易消化吸收的食物，多吃新鲜的蔬菜瓜果，豆类、蘑菇等食物，保持营养的均衡及酸碱的平衡。忌烟、酒、咖啡；忌烟熏、辛辣、刺激、油炸、霉变的食品。

（3）饮水指导：多饮水能达到内冲洗，防止尿路感染，防止血块凝集。多喝水不但对预防膀胱癌有一定的作用，对膀胱癌术后预防复发也有较好的作用。膀胱癌术后的患者每天的排尿量保持在 2500 mL 左右。喝水的种类不限，白开水、纯净水、茶水、汤类等都可以。

(4)日常活动指导:保持良好的生活习惯,早睡早起,适当运动;造口患者避免提重物等增加腹压动作,保持良好心态,修身养性,早日融入社会。

(5)自我监测:随时注意排尿状况,若有血尿、排便困难、腰痛、下腹痛等异常情况应及时就诊。

(6)保留膀胱患者术后应遵医嘱进行膀胱灌注化疗。

(7)有尿造口者做好造口护理,防止或减少造口并发症发生。

(8)原位新膀胱患者指导正确使用腹压排尿及肛提肌训练,预防尿潴留及尿失禁发生。

(9)随访:术后第1~2年每3个月随访1次,第3~5年每半年随访1次,以后每年随访1次。保留膀胱患者随访中,膀胱镜检查目前仍是金标准;根治性膀胱切除术后,随访重点是肿瘤复发和尿流改道相关并发症。

(二)化疗护理

1. 化疗护理要点

详见第三章第二节肿瘤化学治疗及护理。

2. 注意事项

(1)膀胱灌注化疗时注意环境温度适宜、保护患者隐私。

(2)灌注前少饮水、少进食含糖量较高的水果及食物,减少尿液生成,同时排空膀胱,灌注后根据药物特性决定药液在膀胱内保留时间。指导24小时内饮水大于3000 mL,促进药物排泄。用药后注意观察尿量、尿液颜色,有无血尿、尿道烧灼感、尿痛。避免喝茶、咖啡、酒精以及可乐类饮料,减少膀胱刺激。

(3)膀胱灌注后注意观察尿量、颜色及患者有无自觉症状,出现尿频、尿急、尿痛等膀胱刺激征时,多为化学性膀胱炎,应告知医生,酌情适当延长灌注间隔时间,或者减少剂量。如发现严重的血尿,或者尿道外口红肿或膀胱刺激症状严重者,应暂停灌注,报告医生处理。同时注意观察有无全身乏力、食欲不振等胃肠道症状,指导进食清淡、易消化饮食,劳逸结合,加强锻炼,增强体质,观察有无药物引起的继发性毒性反应。

(4)若膀胱灌注卡介苗时,灌注前后停止使用广谱抗生素,防止药物降低卡介苗疗效。所有接触卡介苗的物品按感染性垃圾处理,患者排出的尿液用次氯酸钠或乙醇进行处理。

(5)膀胱灌注卡介苗后48小时内禁止性生活,其他时间需使用避孕套。

(6)膀胱灌注卡介苗后可能会出现膀胱炎,排尿困难,肉眼血尿,流感样症状,发热,夜间盗汗,肺炎,乏力,关节痛,肉芽肿性前列腺炎,附睾睾丸炎,膀胱容量减少,反应性淋巴结肿大症等,若症状严重应及时就诊。

(7)膀胱灌注化疗一般每周一次,6~8周后改为每个月一次,持续2年。灌注卡介苗患者一般术后2~4周开始灌注,每周一次,连续灌注4~6次后改为每2周1次,连续2~4次后改为每个月一次,持续2年。具体灌注持续时间、剂量及药物选择医生会根据患者病情进行调整。

(8)目前全身化疗标准一线方案为GP方案(吉西他滨+顺铂),注意观察有无骨髓抑制、肾毒性、消化道反应等。

（三）放疗护理

1.放疗护理要点

详见第三章第三节肿瘤放射治疗及护理。

2.注意事项

膀胱黏膜受照射后局部呈炎性反应，从而使膀胱敏感性增高，顺应性降低，抵抗力下降。感染和管道等物理刺激可加重症状，使反应进一步加重，主要表现为膀胱刺激症，严重时可膀胱出血，指导患者尽量减少对膀胱有刺激的操作，如不过分牵拉管道。膀胱痉挛症状的患者及时应用解痉、镇痛药控制症状。指导患者养成多饮水、勤排尿的习惯。

（李卫平、易彩云）

第十节　前列腺癌

一、概述

前列腺癌（prostatic cancer）是指发生在前列腺的恶性肿瘤，是威胁老年男性健康的常见疾病，在欧美国家发病率高，美国黑人前列腺癌发病率为全世界最高。我国的发病率逐年升高，发病高峰年龄为75~79岁。

（一）病因及危险因素

1.家族与遗传因素

前列腺癌的发生与遗传有显著的关系。有前列腺癌阳性家族史的患者比无家族史患者的确诊年龄早6~7年；有1个直系亲属（兄弟或父亲）患有前列腺癌，其本人患前列腺癌的危险性增加1倍；有2个或2个以上直系亲属患有前列腺癌，其本人患前列腺癌的相对危险性会增至5~11倍。

2.年龄因素

前列腺癌的发生随着年龄的增长而增加，50岁以下男性很少见，发病高峰年龄为75~79岁。

3.炎症、感染和遗传易感性

慢性炎症引起细胞过度增殖会促进感染相关性癌症发展。前列腺癌与梅毒抗体、人乳头状瘤病毒抗体及疱疹病毒-8抗体阳性存在正相关性。因此，不良的性活动会增加前列腺癌的风险。

4.饮食

高脂肪饮食是前列腺癌的危险因素，体内雄激素水平高也是前列腺癌的可能诱因之一。雄激素通过影响肾上腺上皮的增殖和分化来影响前列腺的发育、成熟及维持。在一生中前列腺变化的雄激素暴露量对于前列腺癌的发生起着重要的作用。

(二)临床表现

1. 排尿障碍

排尿障碍表现为排尿困难、尿流变细、分叉或尿流偏歪、尿程延长、尿频、尿急、尿痛、尿意不尽感、血尿等。如肿瘤侵犯尿道内外括约肌时还会导致尿道括约肌功能丧失，发生"铅笔样尿道"或尿失禁现象。

2. 疼痛

患者可出现腰痛、骶部和臀部痛、睾丸痛、射精痛。

3. 转移症状

在前列腺癌患者中，转移常见。骨转移可引起骨痛、骨髓抑制症状，表现为出血、免疫抑制和贫血。

4. 全身症状

由于疼痛影响了患者饮食、睡眠和精神，经长期折磨，患者全身状况日渐虚弱，消瘦乏力，进行性贫血，恶病质或肾功能衰竭。

(三)辅助检查

1. 直肠指检(digital rectal examination，DRE)

大多数前列腺癌起源于前列腺的外周带，DRE 对前列腺癌的早期诊断和分期都有重要价值。

2. 前列腺特异性抗原(prostate-specific antigen，PSA)

检查 PSA 作为单一检测指标，与 DRE、经直肠前列腺 B 超比较，具有更高的前列腺癌阳性诊断预测率，同时可以提高局限性前列腺癌的诊断率和增加前列腺癌根治性治疗的机会。血清总 PSA(tPSA)>4.0 ng/mL 为异常。对初次 PSA 异常者建议复查。考虑到 DRE 可能影响 PSA 值，应在抽血检查 PSA 后进行 DRE。

3. 经直肠超声检查(transrectal ultrasonography，TRUS)

在 TRUS 上典型的前列腺癌的征象是在外周带的低回声结节，而且通过超声可以初步判断肿瘤的体积大小。目前 TRUS 的最主要的作用是引导进行前列腺的系统性穿刺活检。

4. 前列腺穿刺活检

前列腺系统性穿刺活检是诊断前列腺癌最可靠的检查。因此，推荐经直肠 B 超等引导下的前列腺系统穿刺，除特殊情况不建议随机穿刺。前列腺穿刺出血可能影响影像学临床分期，因此，前列腺穿刺活检应在 MRI 之后进行。

前列腺穿刺活检PPT

5. 其他影像学检查

(1)计算机断层(CT)检查：CT 对早期前列腺癌诊断的敏感性低于 MRI，前列腺癌患者进行 CT 检查的目的主要是协助临床医生进行肿瘤的临床分期。对于肿瘤邻近组织和器官的侵犯及盆腔内转移性淋巴结肿大，CT 的诊断敏感性与 MRI 相似。

（2）MRI/MRS 检查：MRI 检查可以显示前列腺包膜的完整性、是否侵犯前列腺周围组织及器官，MRI 还可以显示盆腔淋巴结受侵犯的情况及骨转移的病灶。在临床分期上有较重要的作用。

（3）全身核素骨显像检查（ECT）：前列腺癌的最常见远处转移部位是骨骼。ECT 可比常规 X 线检查提前 3~6 个月发现骨转移灶，敏感性较高但特异性较差。

二、诊疗原则

以手术治疗为主的综合治疗。

（一）手术治疗

根治性前列腺切除术（简称根治术）是治愈局限性前列腺癌最有效的方法之一，近年已尝试治疗进展性前列腺癌。主要术式有传统的开放性经会阴、经耻骨后前列腺根治性切除术及近年发展的腹腔镜前列腺根治术和机器人辅助腹腔镜前列腺根治术。手术切除范围包括完整的前列腺、双侧精囊和双侧输精管壶腹段、膀胱颈部。

（二）内分泌治疗

通过降低体内雄激素浓度、抑制肾上腺来源雄激素的合成、抑制睾酮转化为双氢睾酮或阻断雄激素与其受体的结合，以抑制或控制前列腺癌细胞的生长。其治疗方法包括以下几种。

1. 去势治疗（castration）

（1）手术去势：手术去势是指切除双侧睾丸，可使睾酮迅速且持续下降至极低水平（去势水平）。主要的不良反应是对患者的心理影响。

（2）药物去势：黄体生成素释放激素类似物（LHRH-a）是人工合成的黄体生成素释放激素，已上市的制品有：亮丙瑞林（leuprorelin）、戈舍瑞林（goserelin）、曲普瑞林（triptorelin）。LHRH-a 已成为雄激素去除的标准治疗方法之一。由于初次注射 LHRH-a 时有睾酮一过性升高，故应在注射前 2 周或当日开始，给予抗雄激素药物至注射后 2 周，以对抗睾酮一过性升高所导致的病情加剧。

2. 最大限度雄激素阻断（maximal androgen blockade，MAB）

在行使最大限度雄激素阻断的同时去除或阻断睾丸来源和肾上腺来源的雄激素。常用的方法为去势加抗雄激素药物。抗雄激素药物主要有两大类：一类是类固醇类药物，其代表为醋酸甲地孕酮；另一类是非类固醇类药物，主要有比卡鲁胺（bicalutamide）和氟他胺（flutamide）。

3. 根治术前新辅助内分泌治疗（neoadjuvant hormonal therapy，NHT）

在根治性前列腺切除术前，对前列腺癌患者进行一定时间的内分泌治疗，以缩小肿瘤体积、降低临床分期、降低前列腺切缘肿瘤阳性率，进而提高生存率。适合于 T2、T3a 期。

4. 前列腺癌的辅助内分泌治疗（adjuvant hormonal therapy，AHT）

AHT 是指前列腺癌根治性切除术后或根治性放疗后，辅以内分泌治疗。目的是治疗切缘残余病灶、残余的阳性淋巴结、微小转移病灶，提高长期存活率。多数主张术后或放疗后即刻开始。

(三)主动监测(Active suweillance)

主动监测是指主动监测前列腺癌的进程，在出现肿瘤进展或临床症状明显时给予治疗。选择主动监测的患者必须充分知情，了解并接受肿瘤局部进展和转移的危险，并接受密切的随访。

(四)前列腺癌外放射治疗

外放射治疗(external beam radiotherapy，EBRT)是前列腺癌患者最重要的治疗方法之一，具有疗效好、适应证广、并发症少等优点，适用于各期前列腺癌患者。

(五)前列腺癌近距离照射治疗

近距离照射治疗(brachytherapy)包括腔内照射、组织间照射等，是将放射源密封后直接放入人体的天然腔内或放入被治疗的组织内进行照射。

(六)试验性前列腺癌局部治疗

试验性前列腺癌的局部治疗，除根治性前列腺癌手术、放射线外照射以及近距离照射治疗等成熟的方法外，还包括前列腺癌的冷冻治疗（cryo-surgical ablation of the prostate，CSAP）、高能聚焦超声(high-intensity focused ultrasound，HIFU)和组织内肿瘤射频消融(radiofrequency interstitial tumour ablation，RITA)等试验性局部治疗(experimental local treatment)。

(七)血管靶向光动力疗法

血管靶向光动力疗法是一种针对局限性前列腺癌的新兴疗法。此法作为一种非手术治疗，可以在杀死前列腺癌细胞的同时，对健康组织不造成损伤。这种疗法需要将特定的光敏药注射到血液中，然后再用激光将其激活从而摧毁前列腺的肿瘤组织。在去除了主病灶之后，对可能存在散发的肉眼不可见的微小癌巢亦能予以消灭，继而大大减少了肿瘤复发的机会。

(八)化疗

多数前列腺癌患者确诊时已是晚期，经过一段时间的内分泌治疗后，最终都将演变为去势抵抗性前列腺癌(CRPC)。指南推荐化学治疗是CRPC的标准治疗方案，但各方案的疗效相差甚远，目前尚无统一的标准。临床使用较多的方案有多西他赛加雌二醇氮芥、米托蒽醌加泼尼松等。

三、护理

(一) 手术护理

1. 护理评估

(1)术前评估:

1)评估患者的病情、全身营养状况、配合情况、自理能力、心理状况。

2)观察小便情况,有无血尿及尿潴留等。

3)评估大便情况,有无大便变细及排便困难。

4)评估老年患者身体整体功能,有无高血压、糖尿病及用药情况。

5)评估疼痛情况及肢体活动情况。

6)了解尿常规、血电解质、血清前列腺特异性抗原(PSA)检验结果及骨扫描等检查结果。

(2)术后评估:

1)了解患者麻醉方式、手术方式及术中情况。

2)观察生命体征、伤口、管道、皮肤情况。

3)评估肢体感觉、活动情况。

4)评估疼痛情况。

5)评估患者排尿情况。

2. 护理措施

(1)术前护理:

1)心理护理:向患者及其亲属解释术后将出现的伤口疼痛、床上活动及功能锻炼等问题,稳定患者情绪,端正对疾病的认识,主动配合手术或各种治疗。

2)饮食指导:给予高蛋白、富含高维生素,富含膳食纤维、易消化食物,禁忌辛辣刺激性食物。

3)药物指导:口服止痛药及解痉药的患者,防止便秘及体位性低血压等药物不良反应。排尿困难者留置导尿,并指导多饮水。

4)安全指导:有骨转移者指导卧床休息,防止病理性骨折及跌倒摔伤。

5)行前列腺穿刺者:穿刺前三天遵医嘱口服肠道抗菌药,穿刺前清洁灌肠,穿刺后继续予以抗菌、止血治疗,指导多饮水,观察小便情况,防出血、感染、尿潴留发生。

6)呼吸道准备:戒烟酒,注意呼吸道感染情况,训练深呼吸和有效咳嗽、排痰。

7)备皮范围:自髂前上棘水平线至大腿上 1/3 的内、前、后侧,包括会阴、臀部、腹股沟部。

(2)术后护理:

1)体位:全麻未完全清醒时,去枕平卧头偏向一侧位。麻醉完全清醒后,床头抬高 30°~40°,有利于术后患者呼吸和减轻切口张力。

2)生命体征的观察:监测生命体征,观察神志瞳孔及肢体活动情况,若血压下降、脉搏增快、引流管内引出鲜血后立即凝固,每小时超过 100 mL 以上,提示继发出血,应及时报告医生。

3）饮食指导：肛门排气前禁食禁饮，肛门排气后进流质饮食，逐渐向普食过渡。

4）膀胱冲洗的护理：前列腺癌根治术后遵医嘱行膀胱冲洗，注意冲洗液温度和速度，观察冲洗引出液颜色，颜色清亮遵医嘱停止冲洗，冲洗期间准确记录尿量，尿管留置时间为3周左右拔除。留置尿管期间易出现膀胱痉挛，指导患者放松、深呼吸等以缓解痉挛症状，必要时遵医嘱口服或肛塞解痉药物。

5）伤口的观察及护理：保持切口清洁，如敷料渗湿应及时更换，保持引流管通畅，定期更换引流装置，防逆行感染，遵医嘱应用抗生素。

6）并发症的观察及护理：①尿失禁的观察及护理：前列腺癌根治术后尿失禁可由膀胱功能障碍、尿道括约肌功能障碍或两种因素共同作用而引起。尿道括约肌功能障碍是前列腺癌根治术后尿失禁的主要原因，主要表现为压力性尿失禁；持续盆底肌锻炼，是治疗尿失禁成功的首要因素。术后拔除导尿管后立即进行盆底肌锻炼。盆底肌锻炼方法：患者可取平卧、坐位或站立位三种姿势进行训练，训练时下肢、腹部及臀部肌肉放松，自主收缩耻骨、会阴及肛门括约肌。持续坚持训练3个月至半年，长期坚持的运动训练效果更佳；排尿反射训练在膀胱冲洗停止，尿管引流液清亮，预计2天左右将拔除尿管时即开始实施：予夹闭尿管，每次患者有尿意时，让其听流水声，想象自己在洁净的洗手间内排尿，指导做排尿动作，由工作人员协助缓慢放尿；尿管拔除后当天即可开始进行储尿功能训练，制定饮水计划，建立排尿日记，记录每次饮水量及排尿的间隔时间，根据排尿情况，每次逐渐延迟排尿15分钟，逐渐达到2.5~3小时排尿一次，训练4~6周为一个疗程；②尿道狭窄的观察及处理：尿道狭窄是前列腺癌根治术后又一影响患者正常排尿功能的并发症，包括膀胱吻合口狭窄和膀胱颈挛缩，可能是膀胱颈部重建时缝合过紧或尿道与重建的膀胱颈吻合时黏膜对合不良所致，也可能是吻合口缺血引起的纤维化所致，一般在术后1~6个月出现。如进行性尿线变细和排尿困难等应考虑可能有尿道狭窄，可行尿道扩张得以缓解；③阴茎勃起功能障碍的观察及护理：是前列腺癌根治术常见的并发症。几乎所有的患者在术后3~12个月内或多或少有勃起功能障碍，是否能恢复性功能，主要与手术方式是否保留海绵体神经、患者的年龄、术前性功能情况及手术时期相关。

3. 出院指导

(1) 指导患者保持乐观情绪，适当运动。

(2) 导管护理：带导尿管出院的患者，指导其注意保持尿管通畅，每日用温水擦拭尿道口。妥善固定导尿管，切勿自拔，术后3周左右拔除尿管。拔管后，可能有膀胱刺激症状，甚至急迫性尿失禁，可口服抗生素。尿管留置期间无其他心肺疾病时每日饮水量要达2000~3000 mL，以起到内冲洗的作用。

(3) 饮食指导：限制脂肪含量高，特别是动物性脂肪含量高的食物。选择富含各种蔬菜和水果、豆类的植物性膳食，并多食用粗加工的谷类。建议不饮酒，尤其禁饮烈性酒类，防止出血。控制肉摄入量，特别是红肉。

(4) 功能锻炼指导：坚持盆底肌肉训练，预防或减轻术后尿失禁。密切观察尿线，有无排尿困难等，如有异常，及时就诊。

（5）日常活动指导：指导术后 2 个月内禁止性生活，术后 3~6 周避免久坐。注意术后两周内避免经肛门清洁灌肠。

（6）药物指导：注意药物去势治疗的不良反应。

（7）随访：

1）一线内分泌治疗后随访：起始 ADT（前列腺癌内分泌治疗）治疗后，建议每 3~6 个月随访一次，随访时间需个体化，随访内容包括 PSA 监测、影像学检查、睾酮水平、肝功能、代谢性并发症监测等。

2）前列腺根治术后的患者的随访：一般在成功实施根治性前列腺切除术后 6 周内检测不到 PSA。若患者持续测量到 PSA，则被认为有残留癌灶，可能是微转移或前列腺窝病灶残留。

3）ADT 治疗期间疾病进展的随访：患者在接受 ADT 治疗期间，疾病的进展常定义为癌症相关症状的发展或 PSA 升高。建议接受 ADT 治疗的男性至少每 3 个月进行一次 PSA 监测。在 PSA 进展或症状发展时，每 6 个月进行一次骨扫描和 CT。

（二）化疗护理

详见第三章第二节肿瘤化学治疗及护理。

（三）放疗护理

详见第十一章第九节膀胱癌放疗护理。

（四）内分泌治疗护理

1. 护理要点

（1）随着睾酮水平的下降，可使患者出现性欲下降和勃起功能障碍，积极安慰患者，同时做好配偶的心理护理，取得配偶的支持理解。

（2）患者可出现血管舒缩症状，表现为潮热、出汗。症状轻者可予以物理降温，积极预防感冒。症状重者遵医嘱酌情给予雌激素、维生素 E 等治疗。

2. 出院指导

（1）定期监测肝功能、血糖、血脂等，适当补充钙剂，合理有效的体育锻炼。

（2）积极应对内分泌治疗出现的形体上的副反应，如男性乳房女性化、勃起功能障碍等。

（李卫平、易彩云）

练习题

一、选择题

【A 型题】(10 题)

1.肺癌最常见的病理类型是(　　　)。

A.小细胞癌　　　　　　　　　B.腺癌

C.鳞癌　　　　　　　　　　　D.大细胞癌

E.混合型肺癌

2.治疗肝癌合并严重肝硬化的最佳方式是(　　　)。

A.手术切除　　　　　　　　　B.肝移植

C.放疗　　　　　　　　　　　D.化疗

E.射频消融术

3.我国女性生殖系统最常见的恶性肿瘤是(　　　)。

A.绒癌　　　　　　　　　　　B.宫颈癌

C.卵巢癌　　　　　　　　　　D.子宫内膜癌

E.外阴癌

4.患者，男，78 岁，因无痛性血尿 3 个月，考虑膀胱癌，目前确诊的最可靠的检查方法是(　　　)。

A.尿脱落细胞检查　　　　　　B.膀胱镜检+活检

C.膀胱造影　　　　　　　　　D.B 超

E.CT

5.胃癌患者可获得根治的唯一可能途径是(　　　)。

A.手术　　　　　　　　　　　B.化疗

C.放疗　　　　　　　　　　　D.靶向治疗

E.免疫治疗

6.子宫颈癌的好发部位是(　　　)。

A.柱状上皮处　　　　　　　　B.子宫颈管内

C.宫颈阴道部　　　　　　　　D.子宫颈阴道上部

E.子宫颈鳞–柱上皮交界处

7.各型甲状腺癌的基本治疗方式是(　　　)。

A.手术切除　　　　　　　　　B.药物治疗为主

C.手术治疗为辅　　　　　　　D.放射性核素治疗为主

E.放射外照射治疗为主

8.甲状腺癌中，哪种预后最差(　　　)。

A.髓样癌　　　　　　　　　　B.嗜酸细胞腺癌

C.乳头状癌　　　　　　　　　D.未分化癌 E.滤泡性癌

9.Ⅰ、Ⅱ期乳腺癌的主要治疗方法是(　　　)。

A.化学治疗　　　　　　　　　B.放射治疗

C. 手术治疗　　　　　　　　　　D. 内分泌治疗

E. 免疫治疗

10. 早期发现乳腺癌最有效的方法是(　　)。

A. B 超检查　　　　　　　　　　B. 近红外线扫描

C. 乳房钼靶 X 线　　　　　　　　D. CT

E. MRI

【B 型题】(15 题)

问题 1~2

A. 肝切除术　　　　　　　　　　B. 肝移植术

C. 化学治疗　　　　　　　　　　D. 放射治疗

E. 介入治疗　　　　　　　　　　F. 消融治疗

G. 靶向免疫治疗

1. 肿瘤尚未转移且不适合接受手术的患者或手术切除后仍有残癌或复发的肝癌患者, 其主要的综合治疗手段是(　　)。

2. 消除了因肝癌而产生的系列肝病(肝硬化或肝炎等)的手术是(　　)。

问题 3~6

A. 单侧喉返神经损伤　　　　　　B. 喉上神经外支损伤

C. 喉上神经内支损伤　　　　　　D. 双侧喉返神经损伤

E. 手足抽搐

3. 甲状腺癌术后患者如发生呼吸困难, 甚至窒息则提示可能(　　)。

4. 甲状腺癌术后引起声带松弛、声调降低常提示可能(　　)。

5. 甲状腺癌术后患者在饮水时出现呛咳, 提示可能出现了(　　)。

6. 甲状腺癌术后患者出现声音嘶哑的原因可能是(　　)。

问题 7~10

A. 酒窝征　　　　　　　　　　　B. 乳头内陷

C. 橘皮征　　　　　　　　　　　D. 皮肤卫星结节

E. 炎症改变

7. 肿瘤累及 Cooper 韧带可出现(　　)。

8. 肿瘤侵入乳管可引起(　　)。

9. 皮下淋巴管被癌细胞堵塞可引起(　　)。

10. 癌细胞侵至皮内时可引起(　　)。

问题 11~13

A. 术前放射治疗　　　　　　　　B. 术中放射治疗

C. 靶向免疫治疗　　　　　　　　D. 手术治疗

E. 介入治疗　　　　　　　　　　F. 消融治疗

G. 术后放射治疗

11. 适用于估计手术切除困难, 而且病理组织学相对敏感的 Ⅱ 期、Ⅲ 期的胃癌患者的治疗手段是(　　)。

12. 能有效清除腹腔内手术野亚临床转移灶,适用于I期以外的,且其原发灶已被切除且无远处转移胃癌患者的治疗手段是(　　)。

13. 适用于术后病变残留或残端有癌的胃癌患者的治疗手段是(　　)。

问题 14~5

A. 痰细胞学检查　　　　　　　　　　B. X 线

C. CT　　　　　　　　　　　　　　　D. 纤维支气管镜检查

E. 经皮肺穿刺活检　　　　　　　　　F. 胸腔镜

G. 肿瘤标志物检查

14. 肺癌普查和诊断的一种简便有效的方法是(　　)。

15. 可直接观察到肿瘤大小、部位及范围,并可钳取或穿刺病变组织作病理学检查的是(　　)。

二、是非题(5题)

1. 小细胞肺癌较早出现淋巴和血行转移。(　　)

2. 肝癌对化疗、放疗等手段敏感。(　　)

3. 卡介苗膀胱灌注治疗后,应使用抗生素预防感染。(　　)

4. 前列腺特异性抗原(PSA)正常值范围是<4.0 ng/mL。(　　)

5. 胃癌是我国发病率位居第一的消化道恶性肿瘤。(　　)

三、填空题(5题)

1. (　　)是膀胱癌最常见和最早出现的症状,其特征为(　　)和(　　)。

2. 术后镇痛可能发生的并发症包括尿潴留、(　　)、呕吐等。

3. 肝癌常用的治疗方法主要为(　　　　)、肝移植、血管介入和射频消融术等

4. 乳腺癌的最常发生的部位是(　　　　)。

5. 喉上神经内支损伤可导致(　　　　)、(　　　　)。

四、简答题(4题)

1. 原位新膀胱术后行膀胱冲洗时,一旦发生尿管堵塞时,该怎么处理?

2. 简述胸腔闭式引流的拔管指证。

3. 阐述胃癌患者术后胃管的护理措施。

4. 简述乳腺癌术后患者患肢的护理要点。

参考答案

一、选择题

【A 型题】(10题)

1. B　2. B　3. B　4. B　5. A　6. E　7. A　8. D　9. C　10. C

【B 型题】(15题)

1. D　2. B　3. D　4. B　5. C　6. A　7. A　8. B　9. C　10. D　11. A　12. B　13. G
14. A　15. D

二、是非题(5题)

1. √　2. ×　3. ×　4. √　5. √

三、填空题(5题)

1. 血尿　无痛性　间歇性

2. 恶心

3. 手术切除

4. 乳房的外上象限

5. 误吸　呛咳

四、简答题(4题)

1. 指导患者进行膀胱功能锻炼,使用腹压正确排尿,睡前排空膀胱,夜间使用闹钟定时排尿,并坚持盆底肌锻炼。

2. 患者病情平稳,暗红色血性引流液逐渐变淡,每日量小于50 mL,无气体逸出,胸部X线显示肺复张良好,可拔除胸腔引流管。

3. 保持胃管引流通畅,妥善固定防止引流管扭曲、受压及脱落,切勿随意调整胃管插入深度。密切观察引流液的颜色、性质和量的变化,若发现出血的征兆应立即告知医生做紧急处理。做好口腔护理,至少每日2次以减少口腔内感染。

4. 乳腺癌术后患肢的护理:患侧淋巴结切除后上肢淋巴回流不畅,以及局部积液或感染等常导致术后患侧上肢肿胀。

(1)避免损伤:严禁在患侧肢体测血压、抽血、静脉注射、提重物等。

(2)抬高患肢:术后应抬高患侧上肢,并尽可能高于心脏水平位置10~15 cm,以利于淋巴和静脉回流。

(3)促进肿胀消退:术后24小时后可指导患者每日行手伸指、握拳运动。肢体肿胀严重者可戴弹力袖以促进淋巴回流。

局部感染者应及时应用抗生素治疗。患者下床活动时,应用吊带托扶患肢,他人扶持时只能扶健侧,以免腋窝皮瓣的滑动而影响愈合。

第十二章

肿瘤专科常用护理技术

第一节　化疗泵护理

便携式输注泵护理技术(视频)

便携式输注泵(简称化疗泵),是一种可以恒定、持续将化疗药物输注到体内的便携式给药装置,通过控制给药速度、剂量和时间,能维持化疗药的血药浓度,持续杀灭肿瘤细胞,达到减轻化疗不良反应、提高化疗药物疗效的作用。适用于需缓慢、持续输注化疗药物的患者。常用的化疗泵包括电子便携式化疗泵、一次性便携式化疗泵。

一、化疗泵的分类

(一)便携式全自动注药泵

便携式全自动注药泵由驱动装置和输液装置两部分组成,包括延长管、背包等附件。驱动装置利用微电脑进行控制,可重复使用、自主调节参数,同时具有自动记录、双重锁定、全中文显示、运行报警等功能以及低功耗等特点。输液装置简称药盒,是贮液、输液的一次性使用装置,经灭菌密封包装。便携式全自动注药泵的多重功能,能够将药囊内的药液准确、安全地注入人体,维持患者体内的血药浓度,而且操作简单、可随身携带,便于应用。

(二)一次性便携式化疗泵(球囊注药泵)

球囊化疗泵为弹性药囊,它不同于全自动注药泵,不具备调节参数、运行报警、设置和双重锁定等功能,不可重复使用。球囊化疗泵主要靠持续弹性压力推动液体输入,从而决定给药速度,通过药囊的大小来评估输液运行情况,其配药省时、省力、应用安全,是一种便捷、安全的化疗药物泵入方法。

二、操作流程

(一)评估

1. 患者评估

评估患者病情、意识状态、自理能力及合作程度，评估患者血管通路情况。

2. 既往史

了解既往使用化疗泵情况、药物过敏史、一周内的血象指标及肝肾功能检验结果，并确认已签署《化疗知情同意书》。

3. 核对医嘱

了解用药方案，根据医嘱双人核对配制药液量，即医嘱要求的剂量=化疗药物剂量(mL)+溶媒稀释量(mL)，核对药物有效期。

4. 环境评估

评估配置台面及操作间是否清洁、生物安全柜是否正常工作。

(二)物品准备

1. 备齐用物

包括合适型号的化疗泵、需配制的药液、50 mL注射器若干、一次性防护垫巾、乙醇、棉签、砂轮、弯盘、手套(PVC手套、乳胶手套)、快速洗手液、防护服、护目镜、锐器盒、瓶贴等。

2. 选择注药泵

根据需要选择相应型号的全自动注药泵，检查输液装置是否在有效期内，外包装有无破损等。

3. 选择血管通道

按要求选择血管通道，建议采用中心静脉置管。

(三)配制流程(全自动注药泵为例)

(1)护士准备：衣帽整洁，戴口罩，洗手，穿防护服、戴护目镜、戴双层手套(内层PVC手套，外层乳胶手套)，铺一次性防护垫巾，妥善放置所需用物。

(2)核对输液卡及药液：严格三查八对。准备好药液，放置在治疗巾的左边待用，避免跨越无菌区。

(3)核对用物：查看化疗泵药物储液囊的容量，检查包装有无破损、漏气，是否在有效期内。

(4)注药(图12-1-1)：打开化疗泵输液装置接头处密闭帽，按无菌操作将药液注入化疗泵中。注药时先加生理盐水后加药物，避免产生气泡。加药完毕，同时抽出空气，并再次核对输液卡、药名、剂量等。

(5)连接并贴标签：连接好延长管，注意过滤器箭头方向指向患者(图12-1-2)，核对无误后贴好药品标签。

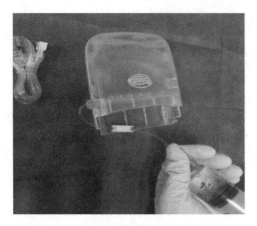

图 12-1-1　注药

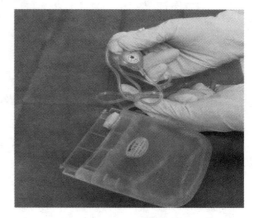

图 12-1-2　过滤器箭头

（四）调节全自动化疗泵驱动装置

（1）开机：安装电池、开机、自检、选择输液模式，持续输液模式按"＋"键，分段输液模式按"－"键。

（2）开启报警模式：所有报警均开启。

（3）调节各项参数值：调节输液总量、首次输液量、持续输液量、极限量等。持续量是单位时间内（小时）均匀地注入药液量，流速为 0~50 mL；首次量是优先输入的一种剂量，调整范围为 0~30 mL；极限量是一种安全保护设置，调整范围为 1 mL/h~100 mL/h（每小时泵入量的上限值），其作用是确保安全剂量内用药。

（4）安装化疗泵驱动装置和输液装置：打开化疗泵驱动装置左右耳夹，将驱动装置插入药盒中，安装后将耳夹复位。

（5）排气：取下延长管末端保护帽，长按"排气"键排气，排出药盒及延长管内空气后将保护帽盖上装入背包，备用。瓶贴注明配制时间及操作者。

（6）结束：化疗泵放入治疗盘备用，处理用物，用酒精纱布擦拭操作台面，脱手套，洗手。

（五）连接化疗泵

（1）核对：携用物至床边，双人核对患者身份，输液卡及药物（包括化疗泵型号）。

（2）患者准备：检查患者静脉通道，告知患者化疗泵给药目的，置患者舒适体位，暴露输注部位，天冷注意保暖。

（3）用物及自身准备：洗手、戴双层手套（内层 PVC 手套，外层乳胶手套），乙醇棉球多方位消毒输液接头或接口的横切面及外围 15 秒以上；如果首次使用导管，应抽回血以确定导管在静脉内，并用 10 mL 及以上的生理盐水脉冲式冲管。

（4）核对：再次核对患者身份，核对设置的参数值，取下化疗泵翼状保护帽，再次排尽空气，连接输液接头并旋紧，打开止流夹。

（5）运行：按"运行"键运行，同时按住"＋、－"键上锁；妥善固定导管，活动时避免导管打折。

（6）记录：记录化疗泵使用日期、时间，并签名。

（7）核对：再次核对患者身份，核对输液卡及药物。

（8）健康教育：告知患者携带化疗泵的注意事项。

三、观察要点

（一）化疗泵的运行状态

每天定时观察化疗泵药液输注情况，根据药物总量和所需要的时间计算输入的速度，确保参数调节正确，加强巡视，严格床旁交接班。

（二）报警开关

确保驱动装置报警开关处于开放状态。

（三）输注管路连接状态

确保延长管无空气、无打折、弯曲，观察穿刺点及周围皮肤情况。

（四）装置电量

巡视及交接班时应观察电池电量，如若不足及时更换电池。

（五）患者的反应

使用化疗泵期间应观察患者用药后的不良反应，出现病情变化及时报告医生。

四、注意事项

（一）便携式全自动注药泵操作注意事项

（1）严格无菌操作，护士熟悉注药泵性能，规范操作程序，确保配药时排尽泵内空气。

（2）根据医嘱要求，护士正确计算给药剂量和设置流速，准确调节设定各项参数，班班交接。

（3）告知患者携带化疗泵期间的自我管理知识。

（4）输液量≤5 mL时，会提示输液即将结束；输液结束时，显示屏会有提示，此时应先检查输液量，再关机行后续处理。

（5）开启各项报警开关。堵塞报警：护士在排除堵塞原因后，按"止鸣/排气"键，再按"运行/停止"键即可恢复运行。气泡报警主要是因为配药后未抽干净气体所致。首先注药时应匀速，泵内有少量气泡无法排出时，切勿用力拍打，可注入适量空气静止片刻，再用注射器抽出。装夹不到位报警时重新装夹。

（6）化疗泵输结束后，先关机，再取出电池。化疗泵的驱动装置使用后要清洁，放置在指定区域；驱动装置及一次性输液装置避免跌落和撞击，科内设定专人分管、定期检查保养。

（二）球囊注药泵操作注意事项

（1）用不超过建议的最大容积的量填充注药泵，见弹性球囊均匀充盈呈球形，无漏液时打开开关夹进行排气。

（2）球囊注药泵的填充量小于标准容积，会导致流速加快；若大于标准容积，会导致流速减慢。其标准流速是用生理盐水做稀释剂而确定的，其他稀释剂可能会改变液体黏度，使流速提高或降低。如使用 5%的葡萄糖注射液会使输注时间延长 10%。因此输注过程中要注意观察球囊注射泵容积大小改变情况，以确认输注是否顺利。

五、携带化疗泵期间的自我管理

（1）带泵期间日常生活不受影响，可在病区内自由行走活动，但应避免置管侧肢体过度活动、提取重物。翻身时避免牵拉、拖拽导管，下床活动时化疗泵斜背于身上，防止注药泵与导管脱开或泵盒跌落。

（2）指导患者观察机器正常给药的运行状态，辨识机器正常运行的声音。

（3）告知患者将注药泵妥善放置，不能发生碰、撞或摔，避免浸水、高温或强磁场和电磁场对化疗泵可能发生的干扰。

（4）在穿脱衣服时注意避免管道脱出，在使化疗泵期间不要淋浴。

（5）告知患者切忌按动功能键，发生注药泵报警时及时告知护士。

（6）安全管理：患者不宜外出，严格交接班。

（黄芳、陈婕君）

▌ 第二节　自控镇痛泵的护理

自控镇痛泵的护理(音频)

晚期肿瘤患者常伴有癌痛，随着医疗技术的发展，控制癌痛方法越来越规范，自控镇痛泵广泛应用于终末期癌痛患者止痛中。

一、自控镇痛概述

自控镇痛（patient controlled analgesia，PCA）是由硬膜外镇痛基础上发展而来，由患者根据自身疼痛程度自行通过微量泵向体内输注镇痛药，自控给药，可有效维持镇痛药物浓度恒定，应用小剂量镇痛药物即可满足癌痛患者个体化治疗需求，以达到满意的镇痛效果的一种方法。

（一）PCA 的种类

根据给药途径分为以下几类：

1. 静脉 PCA（PCIA）

PCIA 是通过静脉系统给药，这种给药方式简单、易于操作，在临床中广泛应用。可用于癌痛、术后痛、创伤痛、烧伤后疼痛、炎症疼痛等镇痛，但 PCIA 针对性差，对全身影响较大。

2. 硬膜外/蛛网膜下腔 PCA（PCEA）

PCEA 通过硬膜外腔/蛛网膜下腔给药，适用于胸背及以下区域性疼痛的治疗。这种给药方式具有用药量小，止痛效果可靠，持续时间长久，作用范围局限，对全身影响相对较小等优点，但其操作相对复杂，无菌要求高。阿片类药物尤其吗啡用于硬膜外腔注射可发生延迟性呼吸抑制。

3. 皮下 PCA（PCSA）

PCSA 是通过皮下置管，患者自控皮下注入镇痛药。给药途径简单，并发症较少。使用 PCSA 应注意定期更换皮下针放置位置，以免吸收不良造成镇痛不足。

4. 外周神经阻滞 PCA（PCNA）

PCNA 是在给予外周神经阻滞后留管，患者自控局麻药进行外周神经阻滞。

（二）PCA 的适应证

（1）术后急性疼痛治疗。

（2）分娩期间、分娩后及剖腹产术后镇痛。

（3）肿瘤疼痛的治疗；晚期癌痛患者；口服药物效果不佳；阿片类药物不良反应不耐受。

（4）内科疼痛，如心绞痛、镰状细胞危象的治疗。

（5）危重患者的镇痛。

（6）慢性腰腿痛。

（三）PCA 的禁忌证

年纪过大或过小、精神异常、无法控制按钮以及不愿意接受 PCA 的患者。

二、PCA 泵结构与特点

（一）PCA 泵结构

PCA 泵装置包括三部分：储药泵、按压装置和连接导管（图 12-2-1），简称 PCA 泵。其参数包括单次给药量（Bolus）、锁定时间（Lockout Time）、负荷量（Loading Dose）、持续输注量（Continuous Infusion）、单位时间最大量（Maximal Dose）和药物浓度（图 12-2-2）。

（二）PCA 泵特点

（1）速效止痛，剂量更小，不良反应更少。

（2）帮助恢复身体机能，辅助抗癌治疗。

（3）泵植入镇痛，可体外加药，方便长期控制疼痛。

（4）根据疼痛程度变化，可由医生灵活调节每天药量，让患者获得最佳疼痛控制。

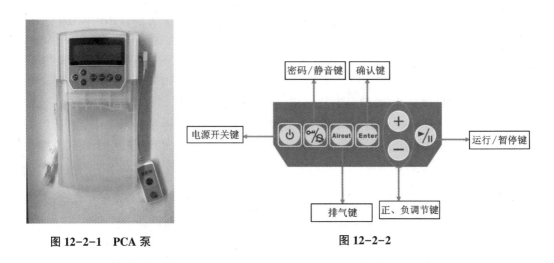

图 12-2-1　PCA 泵　　　　　　　　　　　　图 12-2-2

（5）血药浓度平稳，不良反应降低。

（6）避免首过效应后剂量降低。

三、PCA 泵观察与护理

（一）PCA 泵的观察与评估

（1）使用前检查 PCA 泵连接是否紧密。

（2）每日查看穿刺点，输注部位有无红、肿、皮肤过敏、出血、渗液、针头脱落等情况。

（3）检查镇痛泵是否正常输注、药液的剩余剂量，定时查看导管接头是否固定牢固，有无脱落，导管有无扭曲或移动，避免长时间局部受压而损伤皮肤。确保镇痛泵输注系统通畅。

（4）PCA 泵应放置在低于患者心脏的水平位置，勿将 PCA 泵按钮放置于枕下或背部，以免受压而异常给药。

（二）镇痛效果的观察与评估

1. 定期评估患者疼痛

如果患者疼痛仍未减轻，通知麻醉医生调整 PCA 泵内止痛药的剂量。

2. 监测生命体征

PCA 泵常用的止痛药为吗啡或芬太尼，这类药物可引起低血压、呼吸抑制、窒息、肌肉僵直及心动过缓，如不及时治疗可发生呼吸停止、循环抑制及心脏停搏等，导致严重后果。应定时监测生命体征，做好记录。

(三)管道与皮肤护理

1.管道护理

各类 PCA 泵均须外接输注管道,当患者翻身活动或更衣时有可能发生导管脱出或扭曲,影响药物的输入。因此,应留置足够长的连接导管并予以妥善固定,确保活动时导管不易脱落,并嘱患者活动时勿牵拉 PCA 导管,防止将导管从体内拔出。

2.皮肤护理

注意观察局部皮肤有无发红及分泌物渗出,如发生感染应立即报告医生及时拔管并加强抗感染治疗。患者使用 PCA 泵后可出现知觉减退。因此,应指导或协助患者定期翻身、变换体位,保持床单位整洁、平整,预防压力性损伤的发生。

(四)PCA 泵常用药物与不良反应

PCA 技术作为药物镇痛的补充措施,用于癌痛患者阿片类药物的剂量滴定,频繁爆发痛的控制、吞咽困难、胃肠道功能障碍以及临终患者的持续镇痛治疗。

1.常用镇痛药物

常用强阿片类药物包括吗啡注射剂、氢吗啡酮注射剂、芬太尼注射剂、舒芬太尼注射剂、羟考酮注射剂等。临终患者的镇痛治疗方案中通常需要联合镇静药物,并参考近期治疗方案,首选推荐咪达唑仑联合吗啡持续输注。

2.镇痛药物不良反应的观察及处理

(1)呼吸抑制:密切观察患者的呼吸频率及血氧饱和度,若发生呼吸抑制,应立即停药、上氧,协助医生对症处理。

(2)寒颤:吗啡等镇痛药使用后,可出现寒颤等不良反应。当患者出现寒颤,给予吸氧,嘱患者深呼吸,注意保暖。解释出现寒颤的原因,缓解患者紧张和恐惧情绪。谨慎使用热水袋或其他保暖用具,以免造成烫伤。

(3)下肢麻木伴无力:由于硬膜外导管尖端移位至神经根处,镇痛药物剂量过大,或硬膜导管偏向一侧,局麻药未能扩散所致,减慢输注速率可有所缓解。肢体麻木感拔管后很快消失,无须特殊处理。在留置 PCA 泵期间应要注意预防跌倒。

(4)尿潴留:由于使用 PCEA 时,吗啡直接渗入蛛网膜下腔所致。若发生尿潴留,可按摩腹部、热敷,必要时导尿。

(5)嗜睡:部分使用 PCA 泵的患者会出现嗜睡现象。护士应密切观察患者的呼吸频率、节律和深浅以及皮肤、口唇和甲床的颜色,并及时报告麻醉医生。患者嗜睡期间,护士应加强巡视,上床栏,做好陪护的安全防护宣教,避免出现坠床、自行拔管、烫伤等意外事件的发生。

(6)低血压:可能与体位变动、血容量不足或因阻滞神经后引起周围血管扩张有关。因此,在病情允许的情况下,可适当加快输液速度。必要时暂停使用 PCA 泵。

(7)皮肤瘙痒:由于吗啡等药物诱发组织胺释放引起的不良反应。瘙痒多局限于头颈部,也可散发于躯体。轻度瘙痒1~2天可自行消失;对于较严重者,嘱咐患者避免抓伤皮肤,给予抗组胺药物治疗,如苯海拉明等。

（8）抑制肠蠕动：吗啡、芬太尼等阿片类药物有抑制肠蠕动的不良反应。应注意观察患者的肠鸣音、排气、排便等情况。指导患者在病情允许的情况下多活动，如增加翻身次数或床边活动、热敷腹部等增进肠蠕动，严重腹胀的患者可持续胃肠减压或肛管排气。能进食的患者可以鼓励多吃富含纤维素的蔬菜和水果，如韭菜、香蕉等。

（五）PCA 泵常见故障及解决方法

1. 堵塞

检查输液管路是否通畅，留置针头是否堵塞，若通畅，解开按键锁，按启动输液即可。

2. 无液

检查镇痛泵药盒有无药液，若无药液，视情况撤泵或通知麻醉医生加药。

3. 气泡

检查输液管道内是否有气泡，若有气泡，取下镇痛泵，解开镇痛泵按键锁，按排气键排净管道内气体，重新连接好镇痛泵，按启动输液。

4. 机器故障

联系镇痛泵负责人，更换新的输液装置。

（六）健康宣教

（1）向患者讲解镇痛治疗的重要性。
（2）向患者介绍 PCA 泵的原理及其安全性。
（3）向患者说明使用要点。防止管道牵拉、扭曲，刺激伤口，加重疼痛；感到不适时（嗜睡、恶心呕吐等），告知医护人员。

（王英、易彩云）

第三节　血管通道护理

静脉治疗是肿瘤化疗中最常用、最直接有效的给药途径。恶性肿瘤患者由于疾病特殊性，输液种类多、药物刺激性强并治疗周期长，静脉治疗风险大，所以，护士应根据患者的治疗方案、治疗时间、血管特性、年龄、合并症、输液治疗史以及患者对血管通道装置的偏好等来建立安全、合理、有效的血管通道，以满足肿瘤患者治疗需要、保障治疗顺利完成。

一、肿瘤患者静脉治疗的特点

（一）药物刺激性大、风险高

药物治疗是肿瘤患者的主要治疗手段，常见的抗肿瘤药包括传统的细胞毒性药物、新型的分子靶向药物等。传统细胞毒性类抗肿瘤药由于缺乏选择性，在杀伤肿瘤细胞的同时，也不同程度地损伤正常组织器官。在静脉给药时药物直接毒性或药物产生的变态反应易损伤血管内皮细胞，引起静脉炎出现红肿热痛等不适，持续地刺激血管内膜，静脉壁受损后通透性增加，增加了药物渗漏的几率，从而使血管周围皮肤组织损伤，引起溃疡甚至坏死等局部组织毒性反应。

(二)输液药物种类多、量多、输液时间长

在肿瘤的治疗过程中，为预防抗肿瘤药物引起的不良反应以及增强患者自身的免疫功能、对抗手术或放疗等治疗带来的不适，往往需要补液、护心、营养等支持对症治疗，也多以静脉给药为主要方式，例如为减少药物的肾毒性需静脉补液水化，同时补钾、输注甘露醇利尿治疗，而这些药物因 PH 值的高低、渗透压的大小会引起血管内膜的刺激与受损，并且持续长时间的静脉内输注会加重受累血管的刺激从而静脉损伤的风险加大。

(三)化疗具有周期性，需反复静脉用药

按肿瘤特点和抗肿瘤药物的作用机制，为有效控制肿瘤，需反复多次静脉化疗。抗肿瘤药物多为化学及生物碱制剂对血管刺激性和损伤性强，加之反复多次外周静脉穿刺造成的静脉壁机械损伤，可导致给药静脉及其周围组织发生疼痛、肿胀和条索状改变等，为继续静脉给药造成困难。

二、肿瘤患者静脉治疗工具的常见类型

(一)外周静脉通道装置

1.一次性静脉输液钢针

一次性静脉输液钢针又称头皮钢针，由 PVC 材质及不锈钢做成，针尖锋利，易于穿刺，是最基础的外周静脉通路穿刺工具，穿刺时及输液过程中易损伤血管发生药物外渗现象，不可在血管内留置，正逐步被留置针或其他输液工具替代。

(1)结构：穿刺钢针、单翼或双翼穿刺手持柄、与钢针相连接的延长管。

(2)适用范围：单次浅静脉采血、短时(<4 小时)单次输注无刺激性药液，严禁用于腐蚀性药液的输注。

2.外周静脉留置针

外周静脉留置针又称外周静脉短导管、套管针，由生物原材料制成，套管材质柔软，可将套管留置在外周静脉内进行输液，对血管刺激小，减少了药物外渗的概率，减少了对患者静脉穿刺的次数，操作简单方便，是目前最常用的外周静脉通路穿刺工具。

(1)结构：有开放式留置针(普通型和安全型)和密闭式留置针(普通型和安全型)两大类。开放式留置针主要由导管、针芯、针座、蝶翼等组成；密闭式留置针主要由导管、针芯、针座、蝶翼、延长管、肝素帽一体化设计的整体密闭式系统组成(图 12-3-1)。

(2)适用范围：预期<6 天的静脉输液治疗，但连续输注发疱性药物、肠外营养或输液渗透压>900 mOsm/L 不可使用。

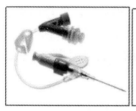 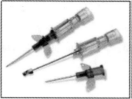 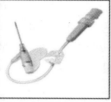 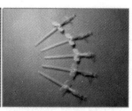

安全型密闭式留置针　　　　安全型开放式留置针　　　　普通型密闭式留置针　　　　普通型开放式留置针

图 12-3-1　外周静脉留置针

3. 中等长度导管

中等长度导管又称中线导管，由硅胶或聚氨酯制成，其长度为 7.5~25 cm，由肘部或上臂静脉穿刺后，导管尖端可到达腋窝水平或肩下部的静脉，新生儿还可经头皮静脉、下肢静脉留置。与留置针相比，可更好地稀释药液，减少或避免药液对血管的刺激，留置时间更长。是外周静脉通路与中心静脉通路之间的桥梁装置。

（1）结构：有不透 X 线的、有刻度标识的导管以及与其相连接的连接器部分。临床有单腔和双腔导管，规格 2~6Fr。

（2）适用范围：预期 1~4 周的静脉输液治疗，连续输注发疱性药物、肠外营养或输液渗透压>900 mOsm/L 不可使用，间歇性或短期输注高渗透压、腐蚀性药物需谨慎。

（二）中心静脉通道装置

1. 经外周穿刺的中心静脉导管

经外周穿刺的中心静脉导管简称 PICC，是经外周静脉（贵要静脉、肘正中静脉、头静脉、股静脉等）穿刺，导管尖端放置于腔静脉的导管。由生物相容性好、柔软的聚脲胺脂或硅胶材质制成，目前具有抗感染作用的抗菌涂层、肝素涂层的导管已在临床使用。

（1）结构：导管长度 55~60 cm，有普通型、耐高压型两种类型，据导管开口设计又分为末端开口型、三向瓣膜型、末端开口后端有压力控制安全阀三种结构。有单腔、双腔、三腔，规格 1.9~6Fr。

（2）适用范围：任何性质的药物输注。

2. 中心静脉导管

中心静脉导管简称 CVC，是指经皮肤直接自颈内静脉、锁骨下静脉、股静脉穿刺，沿血管走向将导管送至腔静脉的导管。导管的材质和特性同 PICC。

（1）结构：导管长度 13~40 cm，有普通型、耐高压型两种类型，导管末端为开口型的结构。有单腔和多腔，规格 14~24 Ga。

（2）适用范围：任何性质的药物输注。

3. 植入式静脉输液港

植入式静脉输液港简称 PORT，是完全埋入皮下的闭合血管通道系统，通过皮下植入的港座连接置入静脉中的导管而建立的中心静脉通道。导管的材质和特性同 PICC，使用 PORT 给药时须专用的蝶翼针即无损伤针进行穿刺。按港座放置的部位不同主要分为胸壁港和手臂港(图 12-3-2)。

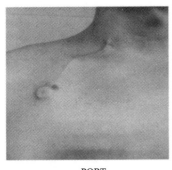
PORT

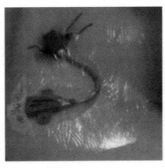
CVC

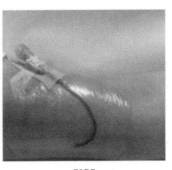
PICC

图 12-3-2　常见中心静脉血管通道

(1)结构:导管长度 45~75 cm,有普通型、耐高压型两种类型,导管开口设计分为末端开口型和三向瓣膜型。有单腔、双腔,规格 4.5~8Fr。

(2)适用范围:任何性质的药物输注。

三、肿瘤患者常见血管通道置入技术

上臂植入式输液港围术期
全流程演示(视频)

(一)外周静脉血管通道置入的要求

1. 穿刺部位的选择

宜选择上肢静脉作为穿刺部位,建议从非惯用手开始,避开静脉瓣、关节部位以及有瘢痕、炎症、硬结等处;成年人不宜选下肢静脉;小儿不宜首选头皮静脉;行腋下淋巴结清扫的患者应选健侧肢体进行穿刺。

2. 血管的要求

选择粗而直、有弹性、不易滑动的静脉,腐蚀性药物以近心端静脉给药最佳。有血栓史和血管手术史的静脉不应进行置管,有上腔静脉压迫症的禁止上肢静脉穿刺输液。

3. 无菌的原则

接触穿刺部位、导管前后严格执行手卫生;达到足够的消毒范围及消毒时间:一次性静脉输液钢针直径≥5 cm,外周静脉留置针直径应≥8 cm,待消毒液自然干燥后再进行穿刺;穿刺时采用"非接触原则"避免污染穿刺点。

4. 穿刺的要求

提高一针穿刺成功率,避免在同一部位反复穿刺,防止增加药物渗漏的几率。对于静脉穿刺困难和静脉穿刺失败时,应在超声引导下置入外周静脉短导管。

5. 中等长度导管按 PICC 的要求

（二）中心静脉血管通道置入技术

1. 穿刺部位的选择

PICC 置入部位宜以上肢肘关节上下 2~5 cm 为主，肘关节上优于肘关节下。除此之外还可选择颈部、下肢，新生儿和儿童还可选择头部；CVC 多选择颈部、锁骨上区，腹股沟区因接近会阴部易污染不好固定尽量避免选择；PORT 的穿刺部位多为颈部、锁骨上区，而手臂 PORT 的穿刺部位以上肢上臂中上部为宜。同时，建议从非惯用手开始，避开静脉瓣、关节部位以及有瘢痕、炎症、硬结等处，行腋下淋巴结清扫的患者应选健侧肢体进行穿刺。

2. 血管的要求

原则上应选择血管管腔较大、静脉瓣较少、血流速度快的血管，静脉直径宜大于/等于导管直径的 45%。有血栓史和血管手术史的静脉不应进行置管，有上腔静脉压迫症的禁止上肢静脉置管。

3. 无菌的原则

严格遵守无菌技术操作和标准预防原则，做好手卫生，建立最大化无菌屏障。

4. 穿刺的要求

应由经过专业培训并取得置管资质的医护人员进行置管操作；导管置入后应通过 X 光检查或其他定位技术确定导管尖端位置并纳入医疗记录中。

5. 穿刺的方法

（1）套管针直接穿刺法：也就是临床上常说的"盲穿"置管法。一般使用套管针（成人选用 14~16G 号、儿童选用 18~20G 号）直接进行静脉穿刺，见回血后，将套管针向前推进 1~2 cm，确定针在静脉内撤出穿刺针芯，再通过留在静脉内的外套管置入导管。这类穿刺方法常用于 CVC、PICC 置入。

（2）导丝导入法：又称塞丁格（Seldinger）技术，是经皮穿刺并用导丝交换方式置入各种导管的技术。使用金属穿刺针直接进行静脉穿刺，见回血并确定穿刺针在静脉内，将导丝插入穿刺针，沿针管将导丝送入静脉内后再撤出穿刺针，然后将相应型号的导管沿导丝送入静脉内。这类穿刺方法多用于 CVC、胸壁港的置入。

（3）微插管鞘技术穿刺法：简称 MST，也称改良的塞丁格穿刺技术是将原塞丁格技术进行改进，首先用小号针头或 21G 套管针进行静脉穿刺，然后通过套管或小号针头送入导丝，再拔出穿刺针或套管，扩皮后沿导丝送入扩张器/插管器组件，最后拔出导丝及扩张器，通过插管器置入导管。因是很小的穿刺针穿刺所以对不可看到的但可触摸的静脉能提高穿刺成功率，同时也能减轻对血管的创伤。此类穿刺方法常用于 PICC、胸壁港的置入。

（4）超声引导下的改良塞丁格穿刺技术：该穿刺技术借助超声诊断仪探测到穿刺靶血管，直观显示血管的横断面及纵断面，清晰地区分动脉和静脉，并测量静脉内径及深度，清楚地观察到血管状态，避开静脉瓣和分支，选择安全的置管位置。再在超声诊断仪的引导下使用改良塞丁格技术进行静脉穿刺可提高一针穿刺成功率，可有效解决肥胖及血管条件差患者的置管难题，同时避免了反复穿刺对血管的损伤，减少了并发症的发生。且其常规的穿刺部位为肘关节上方，活动不受影响，使患者生活质量也得到提高。此类穿刺方法目前在 PICC、手臂港的置入中广泛应用。

四、肿瘤患者常见血管通道的使用及维护

（一）外周静脉血管通道装置使用及维护的注意事项

1. 遵循无菌操作原则

严格执行无菌技术操作，防止感染。

2. 加强观察，及时处理

使用外周静脉通路输液前、中、后，均应检查导管有无回血、穿刺部位及静脉走行方向有无红肿，询问患者有无疼痛与不适。如有异常情况，应及时拔除导管并处理。

3. 妥善固定

外周静脉通路工具固定要牢固，防止管道扭曲、断裂及管针脱出。外周静脉留置针使用透明敷料固定应做到无张力粘贴，其延长管与穿刺血管呈"U"型固定，"Y"型部分高于穿刺点高举平台法固定，同时，"Y"部分勿压迫穿刺血管，以免影响输液的通畅性。另外，外周静脉留置针签有操作日期及时间的记录标签粘贴在针座尾部，封闭针座。

4. 正确冲封管

外周静脉留置针输液前用生理盐水冲管确定在静脉内，输液结束用生理盐水脉冲冲管正压封管，输液间隙至少每隔 24 小时冲封管一次，保持管道畅通。冲管和封管首选一次性使用装置如单剂量小瓶或预充式导管冲洗器。

5. 加强患者宣教

指导其穿刺侧手臂可适度活动，睡眠时注意避免压迫穿刺血管，以免血流缓慢导致静脉血栓形成。尽量选择宽松的衣袖，更衣时防止将导管勾出或拔出。

6. 拔除的时机

一次性静脉输液钢针疑有污染、出现并发症或当日治疗结束时应立即拔除；外周静脉留置针留置期间加强观察，出现并发症或结束治疗及不需要时应及时拔除。

7. 使用时长

中等长度导管按中心静脉血管通道装置的要求使用和维护，中等长度导管推荐留置时间 1~4 周或遵照产品使用说明书。

（二）中心静脉血管通道装置使用及维护的注意事项

1. 严格无菌操作

中心静脉通道的维护和使用须经过维护培训合格的医护人员实施，严格执行无菌技术操作和落实手卫生，防止感染。

2. 按时维护

治疗间隙期间 PORT 应至少 4 周维护 1 次、PICC 和 CVC 应至少一周维护 1 次，维护时，宜使用专用护理包，使用合格的皮肤消毒剂，皮肤消毒面积应大于敷料的面积。穿刺点渗液、压痛及有感染征象时必须及时维护（具体维护流程见附录一、附录二）。

3. 加强观察与处理

每次输液前，均应检查导管刻度、完整性，脱出血管外的导管不应再次送入血管内；检查穿刺部位、周围皮肤情况及静脉走行方向有无红肿，并询问患者有无疼痛与不适；测量患者双侧臂围并于置管前对照；输液过程中，观察输液滴速、导管有无漏水及断裂等情况，如有异常情况，应及时处理置管相关并发症。

4. 正确冲封管

给药前应用生理盐水冲管，并抽回血以确定导管在静脉内。如无法抽回血或推注有阻力，不应强行冲管，应查找原因确定其通畅性。输液结束用生理盐水脉冲冲管正压封管，输液间隙至少每隔 7 天冲封管 1 次（PORT 至少 4 周），抽血或输血及输液完大分子（如 TPN、脂肪乳、甘露醇、50%葡萄糖注射液等）后用 20 mL 生理盐水及时冲管，保持管道畅通，不能用静滴或推注的方式代替脉冲冲管加正压封管。

5. 冲封管工具的选择

冲管和封管必须使用大于或等于 10 mL 注射器或预充式导管冲洗器。宜使用一次性单剂量生理盐水冲管；PICC/CVC 可用 0~10 μ/mL 肝素钠液封管、PORT 可用 100 μ/mL 肝素钠液封管。

6. 妥善固定

导管固定要牢固，防止发生贴膜翘起、脱落，导致管道扭曲、断裂及脱出；位置摆放合适，避免导管打折；导管不应接触丙酮、乙醚等有机溶剂，不宜在穿刺部位常规使用抗菌软膏。

7. 敷料更换的频率

导管在置入 24~48 小时内更换敷料一次；留置期间无特殊情况纱布敷料常规 48 小时更换一次，透明敷料常规 5~7 天维护一次。将纱布敷料与透明敷料一起使用，应视同纱布敷料 48 小时更换一次。当敷料潮湿、卷边、松脱、完整性受损应更换敷料。

8. 输液接头更换的频率

附加的肝素帽或无针接头应至少每 7 天更换一次；肝素帽或无针接头内有血液残留、完整性受损或取下后，应立即更换。

9. 加强患者宣教

指导其带管手臂可适度活动、多做握拳运动，日常生活自理。置管侧手臂避免提举重物、做引体向上的运动；避免在置管侧手臂测血压，翻身时避免置管侧手臂受压；除耐高压导管外，严禁使用普通导管做高压注射，防止导管破裂。尽量选择宽松的衣服，更衣时注意防止将外露部分的导管移动。除 PORT 外，CVC、PICC 带管期间勿游泳、淋浴时注意保护导管处防进水。

10. 拔除的时机

中心静脉血管通道装置留置时出现不能解决的并发症时应及时拔除；应每日对保留导管的必要性进行评估，不需要时应尽早拔除。应由接受专业培训的医护人员拔除。

（林琴、袁忠）

第四节　造口护理

患者因治疗所做的开口叫造口，如喉头水肿的患者行气管切开叫气管造口，肠道梗阻的患者行肠造口，膀胱切除的患者行泌尿造口等，造口改变了原有的通道和方式，对患者的生理、心理、社会生活带来严重的影响，所以要施以特殊的护理，以使其尽快康复，适应新的生活。

一、气管造口护理

气管造口术是抢救危重患者的急救手术，是经切开颈段气管前壁并插入气管套管，使患者直接经套管呼吸的一种手术方法。

(一)目的

(1)防止或迅速解除呼吸道梗阻，保证重症患者呼吸道通畅，改善呼吸。
(2)便于从气道内吸出分泌物、给氧或行机械通气。

(二)适应证

(1)喉梗阻 任何原因引起的3~4度喉梗阻。
(2)下呼吸道分泌物阻塞 如昏迷、颅脑损伤、胸部外伤、呼吸道烧伤等。
(3)某些手术的前置手术 如颌面部、口腔、咽、喉部手术时，为防止血液流入下呼吸道或术后局部肿胀阻碍呼吸，行预防性气管切开。

(三)操作流程

1.评估
(1)核对医嘱：床号、姓名、病案号、操作项目。
(2)评估患者：评估患者的病情、意识、生命体征、呼吸情况、血氧饱和度、患者的合作度、有无痰鸣音、痰液量、黏稠度、气管切开处有无出血。
(3)评估环境：环境清洁、安静、明亮，减少房间内人员走动，根据季节调节室温。
2.准备
(1)患者及其亲属心理准备：向患者介绍手术的必要性和可能发生的意外，做好患者及其亲属心理安慰工作，完善术前签字。
(1)操作者准备：操作人员2人，工作服穿戴整齐，洗手，戴口罩。
(2)用物准备：气管切开包、气管套管(选择合适型号)、照明灯、吸引器、手套、消毒液、棉签、吸痰管、利多卡因、生理盐水，必要时备抢救药物。
3.操作程序
(1)体位：一般取仰卧位，垫高肩部，头后仰，保持正中位。
(2)麻醉：消毒颈部切口皮肤，操作者戴手套，铺治疗巾，暴露颈部，进行局部麻醉。

(3)气管切开：在环状软骨3~4环处切开气管软骨环，注意避开第1环。

(4)插入气管套管：使用血管钳或气管扩张器撑开气管切口，插入带有管芯的气管套管，并迅速拔出管芯。吸尽呼吸道分泌物，置入套管内管。

(5)切口缝合：缝合套管上方的切口，套管下方切口不缝合，以避免发生皮下气肿。

(四)护理要点

1. 体位

取半卧位或平卧位，翻身或改变体位时，头颈部及上身应保持在同一直线。

2. 保持下呼吸道通畅

室温20℃~22℃，湿度60%左右为宜。及时清除套管内分泌物，分泌物黏稠时可进行雾化吸入或蒸汽吸入，经气管套管持续泵入0.45%的氯化钠溶液，2 mL/h，保持气道的湿化。

3. 保持颈部切口清洁

每天更换纱布垫2~3次，解开气管垫时，勿将气管套管系带解错，建议采用颜色和质地区分。用消毒液棉球消毒气管切口处及周围皮肤，一个棉球用一次，进行半弧形消毒，消毒面积为切口周围15 cm，第一遍由外向内，第二遍由内向外，消毒切口或放入清洁气管垫时应动作轻柔，幅度不要过大，以免将气管套管拉出，引起危险。注意观察造口周围有无红肿、异味及分泌物颜色等异常情况。

4. 套管护理

气管套管内管每4~6小时清洗一次；若患者术后呼吸平稳、套管通畅者，外套管一般在手术后7~10天内不予更换。长期戴管者，1~2个月更换一次。定时吸痰和更换湿化液，保持套管通畅。套管系带松紧适宜，打结勿太紧或太松，以能伸进一指为宜。

5. 并发症的观察与护理

(1)皮下气肿：分离气管前软组织过多、切口过长及皮肤切口缝合过紧、气管切开或插管时发生剧烈咳嗽易导致皮下气肿发生。一般在24小时内停止发展，一周左右可自行吸收。严重者应立即拆除伤口缝线。

(2)纵隔气肿和气胸：为气管切开术后的严重并发症。常与分离气管前筋膜分离过多有关。少量纵隔气肿常无明显症状，可自行吸收；严重者可致心肺功能紊乱，可行纵膈引流术缓解。气胸明显时可引起呼吸困难，应立即抽出积气。

(3)出血：多因损伤血管、甲状腺以及术中止血不彻底等有关。少量出血可在套管周围使用纱布压迫止血；出血多时，应立即打开伤口，结扎止血。

6. 拔管

原发疾病治愈，完全堵管24~48小时，患者睡眠、活动时呼吸平稳时可拔管，拔管后1~2天内密切观察呼吸情况。

二、肠造口护理

肠造口即消化系统或泌尿系统疾病要通过外科手术治疗对肠管进行分离，将肠管的一端引出到体表形成的一个开口，根据造口排泄物分为大便造口和泌尿造口。"造口人"的身体外形发生了变化，排泄物不能随意控制，在社交、饮食、异味处理、造口袋的使用以及其他问题上给患者带来严重的困扰，有的患者甚至对生活感到悲观失望，对前途失去信心。因此，造口人士作为社会上特殊群体，更需要人们的理解和社会的认可与支持，对患者实行专业的肠造口评估、管理、康复指导，使其尽快达到自我护理显得尤为重要。

(一)目的

(1)评估造口情况，及时发现及处理肠造口早期并发症。

(2)保持造口及周围皮肤清洁，避免造口周围皮炎的发生。

(3)指导患者及其亲属学习护理知识，帮助患者达到自我照顾造口的目的。

(4)评估患者对造口的心理接受程度，帮助患者及亲属克服对造口的心理障碍。

(二)适应证

适用于各种原因行肠造口手术后的患者。

(三)操作流程

1.评估

(1)患者的病情、年龄、意识状态及治疗的目的。

造口护理技术(视频)

(2)手术方式、造口的类型、肠造口周围皮肤的完整性(有无皮肤发红、皱褶、凹陷)及造口有无异常情况(造口是否平坦、造口出血、造口隆起或内陷)。

(3)患者及其亲属对造口的认知程度及心理反应。

(4)患者自我照顾的能力。

2.准备

(1)护士：着装整洁，洗手、戴口罩。

(2)物品：治疗盘、治疗碗、镊子(2把)、弯盘、治疗巾、造口测量板、造口袋一套(底盘、袋、夹子)、剪刀、小方纱或柔软的纸巾、棉球若干、外用生理盐水或清水、屏风，笔、污物袋。必要时备剥离剂、皮肤保护粉、皮肤保护膜、防漏膏或防漏条。

(3)环境：清洁、舒适、隐藏、光线充足。

3.操作程序(见附录三)

4.评价

(1)患者理解肠造口的目的及配合的注意事项，愿意合作。

(2)患者能参与自我护理肠造口。

(3)造口护理及并发症处理方法正确，造口袋选择适当。

(4)患者掌握饮食、活动、穿衣等注意事项。

5.健康教育

(1)充分按压底盘至少10分钟，30分钟内避免弯腰活动，防止底盘松脱。

(2)指导患者保持平卧位与造口侧卧交替，防止造口底盘渗漏污染伤口。

（3）排泄物达到 1/3 满及时倾倒，防止漏出；泌尿造口使用抗反流造口袋。

（4）更换泌尿造口动作宜快，防止尿液浸湿衣物，造口内有支架管时，更换造口底盘或造口袋时需妥善保护好支架管，防脱落，造口内无支架管时，更换底盘时需用清洁棉球堵住尿液出口，防止尿液浸湿皮肤导致造口底盘粘贴不牢。最好选择在清晨进食进水少的情况下更换。

（5）泌尿造口由于尿液排泄的特殊性，原则上选择微凸或者凸面底盘较为合适。同时建议选用两件式造口袋，方便每天清洗。

（6）患者睡觉时需接床边引流袋，防止尿液过满而逆流，同时避免造口底盘松脱。

（7）泌尿造口容易发生泌尿系感染，尤其是输尿管皮肤造口，造口护理时注意清洁卫生，同时注意观察感染表现，如出现尿液浑浊，有异味，肾区酸痛，发热等，应及时就诊，同时要注意多饮水，每日饮水不少于 3000 mL，多进食含维生素高的水果，加强锻炼，增加身体抵抗力，预防泌尿系感染。

（8）泌尿造口容易发生尿酸盐结晶，主要为磷酸盐沉积造口黏膜及其周围皮肤形成片状褐色或灰色的结晶附着。可出现黏膜及皮肤轻微出血、血尿、肠造口有强烈尿味。处理：更换底盘时用柔软的毛巾沾白醋水(醋与水的容积比例为 1∶3)清洗、去除肠造口及其周围结晶物，若结晶不易清洗，也可先用白醋水湿敷，再擦拭，或用稀释的苏打水擦拭。然后再用清水清洗干净。指导多饮水、进食酸性食物，进食含维生素 C 果汁或每天口服维生素 C 300 mg、多喝红梅汁，以稀释和酸化尿液。

（朱小妹、宋小花）

第五节　皮瓣的护理

皮瓣是指自身带有血供，包含皮肤与皮下组织或更深层次组织在内的复合组织块。将之由身体一处转移至另一处的过程称为皮瓣移植。形成皮瓣的部位称为供区，接受皮瓣的部位称为受区。若将计划的皮瓣立即掀起并转移至受区，称为即时皮瓣移植；若将计划的皮瓣先经延迟手术，使其血供更加丰富后再行移植，称为延迟皮瓣移植。

一、皮瓣的概述

皮瓣自身携带血供的方式有两种：一种是与供区不完全分离，以蒂相连。蒂可为皮瓣的全层组织，也可为部分层次的组织，如皮下组织、肌肉、筋膜等，或仅为血管束。以此方式携带血供的皮瓣称为带蒂皮瓣，将其转移至受区的过程称为带蒂皮瓣转移。另一种是完全与供区分离的皮瓣中的知名血管与受区知名血管相吻合，使皮瓣直接从受区血管获得血供。以这种方式携带血供的皮瓣称为游离皮瓣，其转移过程称为吻合血管的游离皮瓣移植。

皮瓣移植后早期完全依赖自身携带的血供维持生存。以后，随着愈合过程的进展，可逐渐从供区获得新的血供，同时对自身所带血供的依赖性逐渐减小，甚至可以完全不需要。此时可将带蒂皮瓣的蒂部切断，即断蒂。

二、皮瓣的分类

皮瓣有多种分类方法，常用的皮瓣分类法有以下几种。

（1）按供受区的远近与转移方式分类可分为局部皮瓣（在受区邻近部位形成的皮瓣）和远位皮瓣（距受区较远部位形成的皮瓣）。

（2）按血供类型分类可分为肌皮动脉供血皮瓣（进一步分为随意型皮瓣与肌皮瓣）和直接皮动脉供血皮瓣（主要指轴型皮瓣）。随意型皮瓣可在全身各处形成，而肌皮瓣和轴型皮瓣只能在一些特定部位形成。

（3）按组成成分分类可分为单纯皮瓣和复合皮瓣，其中复合皮瓣包括筋膜皮瓣、肌皮瓣、骨肌皮瓣、感觉皮瓣等。

（4）按皮瓣血供的解剖学特点与临床应用形式分类可分为轴型皮瓣、预构轴型皮瓣、组合皮瓣和静脉皮瓣。

三、皮瓣的护理

（一）皮瓣血运的观察和护理

皮瓣血运的观察PPT

1. 皮瓣观察的频率

术后需要防止和监测血管危象的发生，按要求观察皮瓣。术后 3 天内每小时观察一次，术后 4~5 天每 2 小时观察一次，术后 5~7 天每日 2~4 次，并准确做好记录。

2. 皮瓣温度的观察

皮瓣温度的观察通常以与健侧皮肤温度的比较值作为标准。皮瓣温度需借助工具测量。常用工具包括半导体皮温计和远红外热成像技术。一般皮瓣温度应等于或略高于健康皮肤 1℃~2℃，若低于健康皮肤温度 3℃ 并伴有色泽的改变，常提示有血液循环障碍。皮温突然增高、局部刺痛或疼痛加剧提示感染可能。

3. 烤灯的使用方法

保持室温在 25℃~28℃，室温过冷引起皮瓣血管痉挛，皮瓣温度较低时可用 40~60 W 的烤灯照射，距离为 35~45 cm。如果局部距离烤灯太近，加快皮瓣代谢速度，皮瓣处于缺血缺氧状态，反而不利于皮瓣的成活。

4. 皮瓣颜色的观察

一般手术后皮瓣颜色较健康皮肤处稍红或与健侧的皮肤颜色一致。如皮瓣色泽青紫，常提示静脉回流受阻；皮瓣苍白表示动脉供血不足；发绀变黑则表示皮瓣坏死。在自然光线下观察皮瓣变化比较可靠。

5. 观察皮瓣毛细血管充盈反应

毛细血管充盈反应是皮瓣微循环最直接最可靠的观察，是判断皮瓣回流的重要指标。可用棉签或手指轻压皮瓣，使其变苍白后迅速移开，若皮瓣在 1~2 秒内颜色恢复正常者为血运良好。如超过 30 秒则提示毛细血管充盈慢；1 分钟后不能恢复提示血管危象。

6.观察皮瓣肿胀程度

正常情况下,术后72小时内皮瓣呈轻度肿胀,柔软富有弹性,3~5天逐渐消退。当发生血液回流障碍时,皮瓣区域明显肿胀变硬、皮纹消失、表面光亮、有水疱或皮纹出现;当动脉供血受阻时,肿胀不明显,但皮瓣区域明显皱缩、皮纹增多、组织瘪陷。

7.针刺出血试验

对一些皮瓣颜色苍白,无法马上判断是否为动脉堵塞所致时,可采用此法。要求在无菌状态下以7号针头刺入皮瓣5 mm,拔出后轻轻挤压周围组织,正常皮瓣有鲜红血液溢出。动脉危象时表现为无鲜血涌出或速度慢,静脉危象表现为深红色或紫黑色血液快速溢出。但该方法在临床应用中不宜频繁使用,尤其是接受抗凝药物治疗的患者,易造成皮瓣瘀青。

8.注意事项

病房尽量减少探视人员,避免交叉感染,室内严禁吸烟,因为烟草中的尼古丁可引起血管严重痉挛,危及皮瓣的存活。

(二)术后的体位

根据手术麻醉情况选择合适的体位,术后制动,抬高患肢,应使移植物部位略高于心脏水平,如头面部取半卧位,肢体取抬高位,以利于静脉回流,减轻局部组织水肿。但如移植物皮肤苍白,则宜放平或稍低位。术后应嘱患者卧床休息1周,协助患者翻身,避免因突然体位的改变使皮瓣牵拉、扭转,不可牵拉植皮肢体,防止皮片滑动与移位,尽量用手托住肢体,帮助翻身。

(三)疼痛的护理

患者手术后疼痛较明显,皮瓣静脉回流受阻时,肌肉代谢产物如乳酸、钾离子等堆积而造成疼痛,称为缺血性疼痛。护士要评估患者的疼痛原因、程度,遵医嘱对症处理,了解患者对疼痛的认识,释放患者的心理压力,分散注意力,应用镇痛泵,指导患者术后深呼吸及保护伤口的咳嗽排痰方法等。

(四)预防感染,纠正血容量不足

遵医嘱给予抗生素预防感染,保持患处干燥清洁,若出现污染等情况及时给予换药等处理。定时观察,检查局部纱布敷料渗血情况,妥善固定术后留置的各种导管,保持管道的通畅,监测患者脉搏、血压等生命体征,观察意识状态,及时发现可能出现的并发症,注意失血性休克早期表现。每日补液量为2000~3000 mL,观察小便颜色、性质、量,评估血容量,保证皮瓣血液灌注。

(五)饮食护理

指导患者多进食富含维生素、高蛋白、低脂、易消化、粗纤维等食物,避免辛辣刺激食物。

（六）心理护理

患者术后心理压力大，有效的护理措施可以缓解患者术后出现的抑郁、焦虑等心理情绪，这些不良心理因素会导致一系列不利反应，甚至引起皮瓣发生血管危象。护士应耐心与患者进行沟通，在护理操作的过程中动作轻柔、准确，向患者介绍各项操作的目的、步骤方法和意义。对患者的询问态度和蔼、耐心细致解答，尽量满足患者合理要求，倾听患者的心声，向患者讲述成功的事例，增加患者的治疗信心，加强与病患和亲属的沟通，促进医患间的交流，使患者身心和谐，增加机体自身免疫系统，促进病症尽快痊愈。

（七）血管危象的防治

1.血管危象的定义

血管危象是指因吻合血管发生血流障碍，从而危及移植与再移植物成活。由于血管本身的问题而发生血管危象者，大多发生在术后 24 小时之内。血管外因素造成的血管危象则无规律，但都有一定的诱因或征象，如水肿、感染、体位突变等。一般来说，术后3 天血管危象的发生率较为少见。血管危象可分为动脉危象和静脉危象。

2.血管危象的表现

动脉危象与静脉危象的表现见表 12-5-1。

表 12-5-1　动脉危象与静脉危象的表现

鉴别项目		动脉危象	静脉危象
危象发生时间		吻合术后 1~3 小时内多见	吻合术后 10~24 小时内多见
病变速度		突起，变化快	逐渐发生，变化慢
皮肤变化	颜色	苍白	发紫
	指腹	瘪陷	丰满、膨胀
	皱纹	加深	不明显或消失
	温度	下降	下降
	脉搏	减弱或消失	存在
	毛细血管充盈时间	延长或消失	缩短，晚期消失
	指端渗血	减少或不出血	较多，为紫色

3.血管危象的防治

发生血管危象时，早期可能是血管痉挛，原因有神经性和肌肉性痉挛。神经性痉挛是因术后交感神经兴奋所致，常因疼痛、低温、寒冷、情绪激动、烦躁所致。肌肉性痉挛常因术中对血管牵拉、分离、创伤等机械因素刺激及术后炎性物质对血管壁的化学刺激以及固定不充分引起。若不及时纠正痉挛，栓塞不可避免。一旦发生血管危象，立即按血管痉挛紧急处理。

（1）严密观察皮瓣的动态变化，每 10~30 分钟观察一次。

（2）镇静镇痛，局部制动，减少刺激，调节体位。

（3）环境温度至少需保持在25℃，局部红外线照射。

（4）纠正血容量不足。

（5）应用解痉药。

（6）应用右旋糖酐，改善微循环。

（7）严禁主动与被动吸烟。

（8）经上述处理病情1~2小时没有解除者，应立即手术探查。

（宋小花、易彩云）

第六节　引流管护理

一、胸腔闭式引流

胸腔闭式引流术（closed thoracic drainage，CTD）是通过在胸腔内置入引流管，将其中的气体、脓液有效排出，促使患者呼吸恢复正常的一种治疗手段，广泛应用于血胸、气胸、脓胸的引流及开胸术后。

（一）目的

引流胸膜腔内积气、血液和渗液；重建胸膜腔内负压，保持纵隔的正常位置；促进肺复张。

（二）适应证

（1）中量、大量气胸、开放性气胸、张力性气胸、血胸、脓胸。

（2）胸腔穿刺术治疗下肺无法复张者。

（3）剖胸手术后引流。

（三）常见并发症

包括切口感染、肺部感染、胸腔感染、纵隔气肿、皮下气肿、气胸、引流口渗液等。

1.切口感染

保持切口敷料清洁、干燥并及时更换，同时观察切口有无红、肿、热、痛等炎症表现，如有异常，及时报告医生并采取抗感染措施。

2.肺部感染和胸腔内感染

因开放性损伤易导致胸腔或肺部感染，应密切观察体温变化及痰液性状，如患者出现畏寒、高热或咳脓痰等感染征象，及时通知医生并配合处理。

3.纵隔气肿与皮下气肿

由于肺泡破裂溢出的气体进入肺间质，形成间质性肺气肿。肺间质内的气体沿着血管鞘进入纵隔，甚至进入胸部或腹部皮下组织，导致皮下气肿。皮下气肿及纵隔气肿随胸腔内气体排出减压而自行吸收。吸入较高浓度的氧气可增加纵隔内氧浓度,有利于气肿消散。若纵隔气肿张力过高影响呼吸及循环,可作胸骨上窝切开排气。

(四)护理要点

1.术前准备

(1)患者准备:向患者简要说明排气疗法的目的、意义、过程及注意事项,以取得患者的理解与配合。

(2)用物准备:无菌手套和无菌手术衣、皮肤消毒液(常用碘伏)、局部麻醉药(1%或2%利多卡因)、无菌胸腔闭式引流包、无菌胸腔闭式引流装置及无菌蒸馏水或生理盐水。胸腔闭式引流装置使用时需严格检查内包装和瓶体是否完好,并分别在水封腔和调压腔注入无菌蒸馏水或生理盐水至标记水位线,注水后将水封腔的加水口密封盖拧紧,确保处于密闭状态。

2.术中配合

协助医生摆好体位,一般为坐位或侧卧位。插管过程中需密切观察患者的生命体征,并注意安慰和支持患者。

3.有效的引流

(1)确保引流装置安全:所有接口的地方要用胶带加固,防止脱开。引流瓶应放在低于患者胸部且不易绊倒的地方,任何时候其液平面都应低于引流管胸腔出口平面60 cm,以防瓶内液体反流进入胸腔。引流管长度适宜,妥善固定于床旁,既要便于患者翻身活动,又要避免过长扭曲受压。密切观察水封瓶液面,确保水封瓶中的长管末端始终在液面下

胸腔闭式引流的固定操作流程

3~4 cm。经常观察调压腔的液面,必要时添加无菌生理盐水,确保调压腔的长管末端距离液面深度与要求的负压相符。

(2)保持引流管通畅:密切观察引流管内的水柱是否随呼吸上下波动及有无气体自水封瓶液面溢出。必要时,可请患者做深呼吸或咳嗽,如水柱有波动,表明引流通畅。若水柱波动不明显,液面未见气泡冒出,患者无胸闷、呼吸困难,可能肺组织已复张;若患者症状缓解不明显,甚至出现呼吸困难加重、发绀、大汗、胸闷、气管偏向健侧等症状体征,可能为引流管不通畅或部分滑出胸膜腔,应立即通知医生及时更换导管或做其他处理。如同时引流液体,应定时观察和记录引流液的量、颜色和性状,每次观察引流量后可在积液腔做一个标记。如果出现引流液浑浊或超过70 mL/h应及时通知医生。

(3)定时挤压引流:引流液黏稠或为血液时,应根据病情定时挤捏引流(由胸腔端向引流瓶端的方向挤压),防止胸腔积液或渗出物堵塞引流管。

(4)预防导管脱出:搬动患者时需要用两把血管钳将引流管双重夹紧,防止在搬动过程中发生引流管滑脱、漏气或引流液反流等意外情况。若胸腔引流管不慎滑出胸腔时,应嘱患者呼气,同时迅速用凡士林纱布及胶布封闭引流口,并立即通知医生进行处理。

4.引流装置及伤口护理

严格执行无菌操作。引流瓶内引流液达到2/3满时进行更换，更换时应注意连接管和接头处的消毒，更换前用双钳夹闭引流管近心端，更换完毕检查无误后再放开，以防止气体进入胸腔。伤口敷料每1~2天更换1次，有分泌物渗湿或污染时及时更换。

5.肺功能锻炼

鼓励患者每2小时进行1次深呼吸、咳嗽(但应避免持续剧烈的咳嗽)和吹气球练习，协助患者经常更换体位，病情允许时可协助患者在床上坐起或下地走路，以促进受压萎陷的肺扩张，加速胸腔内气体排出，促进肺尽早复张。

6.拔管护理

观察引流管拔除指征，如引流管无气体逸出且患者无呼吸困难等症状1~2天后，夹闭引流管1天患者无气急、呼吸困难，X线透视示肺已全部复张，可拔除引流管。拔管前做好患者和物品的准备，拔管后注意观察有无胸闷、呼吸困难，切口处漏气、渗出、出血、皮下气肿等情况，如发现异常应及时处理。

二、腹腔引流

外科治疗中手术创面往往较大，渗液较多，这些渗液会导致腹腔感染，造成术后并发症，对治疗效果产生不利影响。腹腔引流是利用管道等途径将腹腔内液体引流出体外的一种引流方法，在外科临床实践中用途十分广泛，是腹部外科手术后的一种预防感染等并发症的治疗手段。

(一)引流的目的

及时排出腹腔积存液体、气休、异物和坏死组织，消除残腔、死腔，防止感染，促进炎症消退，促进伤口愈合，减少并发症的发生。

(二)引流的适应证

(1)急性腹膜炎；腹腔脓肿或坏死组织脱落，病灶未能彻底清除，继续渗血者。

(2)肿物或脏器切除残腔未能消灭，创面广泛剥离或未能止血，有积液、积血或渗液、渗血可能者；消化道吻合或修补术后，有渗漏或破裂可能者。

(3)开放性损伤感染严重，高度怀疑感染者。

(4)减压作用，如胆总管切开术后放置"T"形管引流液胆汁，以降低胆总管内压力。

(三)引流的观察及护理

1.保证有效引流

(1)放置腹腔引流管遵循捷径、低位原则：腹腔引流管尽可能放在腹部液体积聚较低部位和附近需要引流部位，以利腹腔内残留液体和继续产生的渗液充分引流，感染严重时，可以放置2根引流管，便于术后腹腔引流和灌洗。

(2)保持引流袋低于引流出口水平：在下床活动时引流管不能高于腹腔引流出口，"T"型管在平卧位时引流管应低于腋中线，避免引流液逆行，引起逆行感染。

（3）保持引流管通畅：防止引流管受压、扭曲，折叠等，观察引流通畅情况，若引流液为浑浊性脓液或血性液体，要定时捏挤引流管以防血块或脓痂堵塞。如有堵塞，可用生理盐水反复冲洗引流管，冲洗过程注意推吸液体的量、阻力大小以及患者的主观感受，经过冲洗处理一般均能将血块或脓痂冲出，解除堵塞，保持引流管道通畅。如果堵塞仍然不能解除，可加入肝素多次反复冲洗，直到引流通畅。观察引流液的颜色、性状和量。若发现引流液突然减少，患者伴有腹胀，发热，应及时检查引流管有无堵塞或引流管是否滑脱，如引流液增多应做好记录，及时查明原因。

2. 预防感染

（1）按时更换引流袋：由于腹腔引流管是机体与外界相通的管道，为了避免引流管引流的脓液、渗血及外界细菌可能导致的污染，普通引流袋应每日更换，抗反流型引流袋可 2~3 天更换 1 次，更换时严格遵守无菌操作原则。

（2）引流管口的护理：腹腔引流液具有一定的刺激性，可刺激引流口周围皮肤产生红肿、疼痛。因此，观察腹壁引流口周围皮肤有无红肿、渗液，保持引流口敷料清洁干燥，一旦渗湿，立即更换。引流口周围皮肤涂氧化锌软膏或凡士林纱布保护皮肤，防止发生皮炎。

3. 导管安全管理

（1）妥善固定：使用黏性敷料将导管按高举平台法固定在身体平坦、方便患者活动的部位，并做好患者及其亲属健康教育，翻身、活动、更换衣服时避免牵拉，以免引起疼痛和管道脱出。如导管脱出应马上通知医生，局部消毒，无菌纱布覆盖，做好患者及其亲属安抚工作，在必要情况下并协助医生做好引流管的重新插入与固定。

（2）术后正确连接引流装置，严格进行无菌操作，如果引流管为多根应予以不同颜色的标签或胶布写字注明，以明确标记，不仅便于操作，即使外出做辅助检查也会给不了解患者情况的医务人员起到警示，有利于降低风险。告知患者及其亲属引流管的注意事项，以取得配合。

4. 引流液的观察

留置引流管期间，观察患者局部引流情况及全身状况。观察引流液的颜色、性状及量，并做好护理记录。若引流液为血性，手术后 24 小时引流量>100~200 mL/h 并伴脉速和血压下降，患者主诉头晕心悸，考虑出血的可能，应迅速通知医生，并做好急诊手术术前的准备。

5. 掌握拔管指征

当患者体温维持正常，引流液非脓性，引流量<5~10 mL/d，患者无发热，无腹胀，白细胞计数恢复正常，可考虑拔管。拔管时应轻柔，避免拔管粗暴，拔断引流管，给患者造成痛苦。拔管后应保持局部敷料清洁，干燥。

三、伤口负压引流

（一）目的

持续有效负压，及时地吸引出伤口的渗血、渗液，预防感染，促进伤口愈合。

（二）适应证

（1）手术污染较严重，引流使炎性渗液排出。

（2）手术区渗血未彻底制止，估计仍有可能渗血或可能因此形成腔隙者，放置引流以防积血及引起感染。

（3）脓肿切开术后放置引流可使脓液及内容物持续排出，避免引流不畅，从而使脓腔逐渐缩小。

（4）胆道和泌尿系手术后，于管内放置引流管，以减轻吻合口压力，同时支撑吻合口以防止变窄。

（5）胸腔手术后，气胸、血胸等放置水封瓶闭式引流，以促进肺组织早日膨胀。

（6）消化道吻合修补术后，预防吻合口瘘。减少各种瘘管流出物污染敷料及刺激周围皮肤，放置引流管引出大部分流出物。

（三）常见并发症

1. 出血

多因损伤周围的血管、淋巴管、神经等，压迫内脏空腔脏器引起漏或者瘘管。表现为活动性出血，出血量>200 mL/h。一旦发现，应立即停止负压吸引，报告医生予以处理。

2. 引流不畅

因管道折叠、扭曲、负压失效而导致。表现为无液体引流出，局部伤口肿胀、疼痛。应保持引流球（袋）有效负压，定期挤捏引流管，保持引流通畅，并教会患者促进引流的方法。

3. 疼痛

因皮肤受导管牵拉、感染引起。表现为引流管出口或伤口红、肿、热、痛。应妥善固定引流管，并注意患者主诉，给予心理护理。

4. 感染

感染多因未执行规范操作、引流失效、引流液逆流引起。表现为发热，伤口红、肿、热、痛，引流液颜色异常，细菌培养有致病菌。应严格执行手卫生，遵守操作规范；及时倾倒引流液或更换负压引流盒；观察局部伤口及引流液的颜色；有感染者遵医嘱给予抗生素。

（四）护理要点

（1）妥善固定引流管，防止脱落、压迫、扭曲。

（2）保持引流通畅、无菌密闭，检查引流管各连接处，确定其连接紧密，防止漏气或脱落造成逆行感染。

（3）遵医嘱调节压力，维持有效负压。

（4）定时倾倒引流液，更换引流管、引流袋，严格无菌操作。

（5）观察记录引流液的量、色、形状、气味，以判断病情变化，为治疗提供重要依据。

（6）观察患者有无出血、发热、引流不畅等并发症，如有异常，立即报告医生。

四、心包纵隔引流

心包纵隔引流管是心脏术后的大多数患者需要安置的一根引流管。体外循环心内直视术容易发生出血、渗血现象，此外术中大剂量的止血剂使用还会造成血凝块形成，安置心包纵隔引流管是为了排出心包、纵隔腔内的积血，预防心包填塞。若心包纵隔引流不当，可因心包填塞危急患者生命。

（一）目的

纵隔引流管的目的是引流出心包、纵隔内残存的积气、积血，稳定纵隔，利于肺脏早期膨胀，预防感染及大出血、心包填塞等并发症的发生。

（二）适应证

原因不明的大量心包积液，有心脏压塞症状需进行诊断性或治疗性穿刺者。

（三）并发症

（1）心肌损伤及冠状动脉损伤引起出血。
（2）心律失常。
（3）感染。

（四）护理要点

1.保持引流管通畅

引流管引流不畅的常见原因主要有胸壁切口偏小、引流管放置不当、引流管扭曲、引流管近端侧孔暴露在外、血块堵塞、包扎切口时使引流管受压等，护理人员术后对引流管畅通情况进行严密观察，护理要点如下：

（1）每班检查缝线是否妥当固定，以防止管道留置期间，缝线因时间过久，消毒液浸泡而老化断线。此外，使用3M胶布"工"字型进行二次固定，适时检查胶布是否固定妥当，防止管道牵拉、扭曲、打折，同时检查受压处皮肤情况，避免因管道造成的压力性损伤。

（2）体位引流抬高床头30°~45°，2小时翻身1次，使用震动排痰仪对无禁忌有需求患者机械辅助排痰。对可自行咳痰患者教导排痰方法，在患者咳嗽时两手向内轻轻挤压可减少患者因咳嗽引起的张力性疼痛。此外患者在咳嗽时怀抱软枕，用力咳嗽时患者双手自行用力向内抱住软枕，也可减轻胸廓由于扩张、胸骨相互摩擦引起疼痛。

（3）适时挤捏，严密观察引流管道是否通畅，即管内液面是否随呼吸上下波动，手术后前4小时，每15~30分钟挤捏一次保持管道通畅。此外可采用双腔闭式引流管路处连接可定量调节装置的方法来行低负压引流术。设置负压为1.57~1.96 kPa，水封瓶平面低于引流管胸腔出口处约60 cm，严格观察生命体征变化及引流液颜色、性状、引流量，以防止因负压大小不当造成管道引流不畅堵塞或出血情况加剧的情况。

除此以外，常用传统型双手挤捏引流管，左手按压引流管前端，右手在后按压引流管向后挤捏让管腔变窄的过程中形成负压，然后先放开左手，后松右手，使引流管在负压作用下带动引流液流出，从而保持通畅。

2. 引流液观察

常规术后 3 小时内有较多引流液，其后引流量逐渐减少，引流液的颜色逐渐变淡，一般由鲜红色逐渐变为淡红色，直至变为无色液体。每小时记录引流量情况，可于水封瓶外侧粘贴引流液面水平标识，观察引流量变化。也可在引流瓶上垂直粘贴一条胶布，每小时引流页面水平处划一短线，便于在一条胶布上动态观察引流量变化情况。

（1）活动性出血：如 4 小时内引流出大量血性液，出现原有引流液较少，突然引流量增加>300 mL/h，或引流量 150~200 mL/h，且无减少趋势，引流液颜色鲜红，手触摸引流管有温热感。同时伴有血压，尿量显著下降，心率进行性上升，可判断为活动性出血。需使用鱼精蛋白，维持循环稳定，同时管道保持通畅。

（2）急性心包压塞：如连续 3 小时引流量增多 > 200 mL/h，CVP 突然升高，CVP>25 cmH$_2$O，颈静脉怒张，心音遥远，动脉压下降，且患者烦躁不安，尿量减少，四肢凉，药物治疗无效，引流管可见血凝块。或者原引流量>50 mL/h，突然减少。CVP 升高，引流管内有血凝块。可判断为急性心包填塞，及时床旁彩超可明确诊断，立刻进行二次开胸引流。

3. 拔管护理

手术后 48~72 小时，引流量明显减少，且颜色变淡，引流液逐渐转为淡红色或黄色液体，引流量在 30 mL/d 以下，即可拔除引流管。拔管时指导患者深吸气后屏气，待导管拔除后再呼气，以达到成功拔管的目的。同时注意观察伤口愈合情况，如有红、肿、痛、流液等情况，立即通知医生。伤口痊愈前禁止擦洗。拔管后应严密观察患者的呼吸状况，协助患者翻身、拍背，嘱患者自行咳嗽咳痰，促进肺复张。但若拔管后 3~4 天，腹胀，食欲差，胸闷，强心利尿治疗差，彩超提示心包积液，应警惕迟发性心包压塞的发生。

五、膀胱造口管引流

（一）目的

膀胱造口引流是将引流管从耻骨联合上方插入膀胱引流尿液，目的是有效解除尿路梗阻，保护肾脏功能，维持机体水电解质代谢和内环境的平衡。

（二）适应证

（1）急性尿潴留患者，无法从尿道插入导尿管，又不适合做急诊前列腺切除术者。
（2）膀胱或前列腺出血严重者。
（3）严重的氮质血症患者。
（4）插入导尿管后，引起剧烈疼痛，使用解痉止痛药物无法缓解疼痛者。
（5）尿路有严重感染的患者。

（三）并发症

1. 造口感染

膀胱造口术后尤其是永久性造口术，很多患者会出现尿路感染、尿液浑浊，部分患者由于护理不当，出现造口感染、红肿。

2. 泌尿系结石形成

致膀胱容积变小，尤其是未定期夹闭造口管，会引起膀胱挛缩。

3. 膀胱癌

少部分长期留置膀胱造口患者会有膀胱癌发生，考虑膀胱造口管刺激膀胱引起。

（四）护理要点

1. 心理护理

由于患者可能需要终生带管生活，且由于排尿方式的改变影响了他们的自身形象，患者常出现如敏感、抑郁、悲观等心理问题。多与患者谈心，树立患者的生活信心同时做好亲属的思想工作，生活上给予协助，鼓励患者多些爱好，如看电视、看书，能行走的患者可适当到户外散步。

2. 管道护理

经常巡视病房，妥善固定引流管，防止折叠或脱落。间断轻挤压引流管以促进沉淀物的排出，预防引流管堵塞。引流袋不可高于造口，置于膀胱区下方，防止尿液返流造成逆行感染。指导患者或亲属及时放尿及放尿方法。

3. 预防感染

住院期间每天用 0.02% 呋喃西林 500 mL 进行膀胱冲洗，每周更换抗反流引流袋，每月更换造口管。每天用 0.05% 碘伏或 0.1% 新洁尔灭消毒造口 2 次，用无菌纱布覆盖。鼓励患者多饮水，每天饮水量 2000~3000 mL，从而达到自冲的目的。

4. 出院指导

（1）指导患者居家期间不要自行做膀胱冲洗，防止不规范操作致尿路感染，鼓励患者多饮水，多排尿，进行生理性膀胱冲洗。水量大约每天 2000 mL，嘱患者睡前、夜间、晨起都要适量饮水，尽可能昼夜均匀分开，增加尿量起到稀释尿液、冲洗尿路的作用。不随意服用抗生素，以及对肾脏有较大影响的相关药物、保健品，同时注意对影响自己身体健康的食物适当忌口。每月 1~2 次车前草煮水服，有利于排尿，每次用量 5~10 g。让患者自己学会造口消毒和更换引流袋的规范操作。注意保护造口周围皮肤清洁，必要时外涂氧化锌软膏。

（2）保持引流管通畅：妥善固定引流管以防用力牵拉。注意观察造口周围有无渗湿，有无尿量减少或无尿，若出现上述情况则表示引流管有移位或脱落，应及时到医院处理；尿液引流不通畅时，先挤压造口管和引流管，如无效，及时到医院检查。发现阻塞不要自行冲洗，随时就诊。引流管应适时采取间断关闭开放训练，使膀胱肌保持排尿、储存尿液功能，避免发生膀胱肌无力。

（3）按时更换引流袋：抗反流引流袋每周更换一次，引流管和引流袋的位置切忌高于膀胱区，引流袋应置于膀胱区下方，防止尿流逆行导致感染。造口管应每月更换一次，告知患者定时更换造口管的必要性，不按时更换会造成感染和结石。

（4）注意观察尿液的变化：指导患者学会正确观察尿液的颜色、性质，正常尿液应是淡黄色、清亮，尿液异常如有浑浊、脓性、白色沉淀物或血尿，多为泌尿系感染，应尽早到医院就诊治疗。

（易彩云、彭维、李卫平）

第七节　膀胱冲洗

膀胱冲洗PPT

通过导尿管将冲洗液或药物灌入膀胱，再利用虹吸原理将灌入膀胱内的液体引出膀胱，以达到膀胱内冲洗、消炎、止血以及防止膀胱内血凝块形成的目的。临床常见为持续性冲洗和间断性冲洗两种方式。膀胱冲洗是膀胱肿瘤、前列腺增生、膀胱结石等下尿路疾病术前、术后的重要治疗手段。

一、膀胱冲洗目的

（1）使尿液引流通畅。

（2）治疗某些膀胱疾病。

（3）清除膀胱内的血凝块、黏液、细菌等异物。

（4）膀胱或前列腺手术后预防血块形成。

（5）预防膀胱感染。

二、操作方法

（1）核对医嘱及患者身份信息。

（2）留置导尿管。

（3）冲洗液连接冲洗装置，倒挂于输液架上，排气后关调节器。

（4）连接冲洗装置，打开调节器进行冲洗。

（5）悬挂膀胱冲洗标识牌、处置用物并做好记录。

（6）冲洗过程中观察患者反应及流出液颜色及量，及时处理异常情况。

三、注意事项

（一）操作前注意事项

（1）讲解冲洗目的及注意事项，取得患者配合。

（2）注意保暖，保护患者隐私。

(3)评估留置管道的种类及管道通畅情况。如患者已留置的尿管是双腔气囊导尿管,持续膀胱冲洗时需更换为三腔气囊导尿管。冲洗时将三腔气囊导尿管较细的一端连接冲洗器,较粗的一端连接集尿袋,遵循"细进粗出"的接管原则。若患者已置有膀胱造口管,需先留置双腔气囊导尿管,将冲洗器连接导尿管,膀胱造口管连接集尿袋行"逆行冲洗",即从尿管冲入、自膀胱造口管引出。特殊情况遵照医嘱执行。

(4)遵医嘱选择膀胱冲洗液,生理盐水、0.02%呋喃西林溶液、3%硼酸溶液等都可以作为膀胱冲洗液,其中最常用的是生理盐水。膀胱癌根治术+回肠原位新膀胱术后第3日开始行代膀胱低压冲洗,每日1~2次,用0.9%氯化钠溶液或5%碳酸氢钠溶液做冲洗液。

(二)操作后注意事项

(1)严格执行无菌操作,防止医源性感染。

(2)保持尿管通畅,防折叠、扭曲。翻身或下床活动时尿袋应低于耻骨联合。

(3)冲洗时,冲洗液瓶内液面高于床面约60 cm,使产生一定的压力,利于液体流入。冲洗速度根据冲洗目的、流出液的颜色及患者自我感受进行调节,一般为80~100滴/分。如果流出液鲜红或有血块,可以将滴速调至100~140滴/分或更快滴数,靠冲洗液的压力压迫止血,同时可防止血块形成或进一步增大,避免造成尿管堵塞。如果滴入药液,冲洗液须在膀胱内保留15~30分钟后再引流出体外,或根据需要延长保留时间。

(4)寒冷季节,冲洗液可加温至34℃~37℃,以防低温刺激膀胱引起膀胱痉挛。但不可自行使用加温器加温冲洗液、防止温度过高导致膀胱黏膜损伤。

(5)避免牵拉导尿管,以免造成黏膜损伤,冲洗速度不可自行随意调节,冲洗时若患者感觉不适,应减缓冲洗速度,必要时停止冲洗,密切观察;若患者感到剧痛或有出血情况应暂停冲洗并通知医生查看、处理。冲洗过程中应密切观察流出液的颜色与量,及时准确记录。

(6)若排出量少于冲洗量,应考虑是否有管道堵塞,可挤压引流管或用注射器抽吸使之恢复通畅,必要时可更换导尿管。

(7)膀胱冲洗期间,病情许可时,指导患者多饮水。

(8)留置尿管时,每日行会阴护理2次。

(9)导尿管堵塞的挤压手法 挤压时一手用力压住远离尿道口的导尿管10~15 cm处(从导尿管穿出尿道口开始算),使引流管闭塞,另一手挤压靠近会阴部的导尿管,即食指、中指、无名指、小指指腹及大鱼际肌用力,快速挤压引流管,然后两手同时松开时,所产生的负压可将堵塞尿管的血凝块、黏液、细菌等异物自引流管排出,反复此操作。

(10)心理护理:观察患者有无恐惧、焦虑等心理反应,及时予以心理护理。

四、常见并发症的预防及处理

(一)感染

1. 发生原因

(1)尿管破坏了泌尿系局部的防御机制,尿道分泌物无法排出,细菌在局部繁殖。

(2)膀胱冲洗破坏了引流系统的密闭状态,增加了逆行感染的机会。

(3)未严格遵守无菌操作原则。

(4)引流管的位置过高,致使尿液倒流回膀胱,引起逆行感染。

(5)冲洗液被细菌污染。

2. 临床表现

排尿时尿道烧灼感,常有尿急、尿频、尿痛、排尿不畅,下腹部不适等膀胱刺激症状,急迫性尿失禁,膀胱区压疼,尿常规检查可见脓尿、血尿、尿培养细菌阳性等表现。

3. 预防及处理

(1)安抚患者,加强心理护理。

(2)留置尿管的时间尽量缩短,尽可能不冲洗膀胱。

(3)膀胱冲洗时,严格遵守无菌操作原则,行尿道护理。

(4)冲洗管的位置低于患者膀胱位置,防逆行感染。

(5)使用前应仔细冲洗液有效期、观察瓶口有无松动,瓶身有无裂缝,其溶液有无沉淀等。

(6)必要时局部或者全身使用抗生素。

(二)血尿

1. 发生原因

(1)插尿管时损伤尿道。

(2)冲洗液灌入过多且停留时间过长后放出,导致膀胱内突然减压,黏膜急剧充血而引起。

(3)继发于膀胱炎。

(4)膀胱痉挛可加重出血程度。

2. 临床表现

尿外观呈洗肉水状,甚至有血凝块,血常规每高倍镜视眼红细胞高于5个。

3. 预防及处理

(1)留置尿管时动作轻柔,防损伤尿道。

(2)防止灌洗液过多并停留在膀胱内时间过长。

(3)避免引起膀胱痉挛及膀胱炎现象发生。

(三)膀胱痉挛

1. 发生原因

(1)导管堵塞、膀胱出血致尿管引流不畅，膀胱内压力增高，引起膀胱逼尿肌持续过度收缩。

(2)尿管气囊过大压迫后尿道口及膀胱三角，刺激逼尿肌收缩。

(3)冲洗液温度过低或冲洗过快，不断刺激膀胱三角区黏膜，诱发膀胱痉挛。

(4)因咳嗽咳痰等活动引起腹部压力骤增，导致导尿管移动摩擦膀胱三角区及膀胱颈部黏膜而诱发膀胱痉挛。

(5)老年患者长期便秘或前列腺增生，直肠内粪便及留置尿管对膀胱三角区的双向压迫造成膀胱痉挛。

2. 临床表现

表现为不同程度尿意、便意、尿频、尿急、膀胱区和会阴部难以忍受的胀痛和阵发性痉挛性疼痛、导尿管旁有尿液溢出、患者焦虑不安等。

3. 预防及处理

(1)做好心理护理，缓解患者的紧张情绪。

(2)在病情允许的情况下，尽早停止膀胱冲洗。

(3)冲洗时密切观察，保持管道通畅，避免冲洗液温度过低，将冲洗液温度升至35℃~40℃左右能减少痉挛发生。

(4)必要时给予镇静剂、解痉镇痛药减轻患者痛苦。

(5)教会患者应对膀胱痉挛的方法，如深呼吸，屏气呼吸等。

(6)选用光滑、组织相容性强、型号合适的硅胶导尿管。

(李卫平、易彩云)

练习题

一、选择题

【A型题】(5题)

1. 气管切开的位置一般选在气管第几环(　　)。

A. 2~3气管环　　　　　　　　B. 3~4气管环

C. 1~2气管环　　　　　　　　D. 5~6气管环

E. 4~5气管环

2. 气管套管内套管应每(　　)清洗消毒一次。

A. 4~6小时　　　　　　　　　B. 2~4小时

C. 6~8小时　　　　　　　　　D. 8~12小时

E. 24小时

3. 外周静脉留置针输液间隙至少每隔(　　)冲封管一次。

A. 12小时　　　　　　　　　　B. 24小时

C. 8小时　　　　　　　　　　　D. 36小时

4. 尿酸盐结晶,给予醋水湿敷时醋与水的合适比例是(　　　)。

A. 1 : 1　　　　　　　　　　　　B. 1 : 3

C. 1 : 5　　　　　　　　　　　　D. 3 : 3

E. 5 : 3

5. 一旦发现血管危象的征兆,下列措施不正确的有(　　　)。

A. 马上拆除敷料,解除缝线张力

B. 给予保暖

C. 给予抗凝解痉药物

D. 立即冰敷

E. 严禁主动与被动吸烟

【B 型题】(4 题)

问题 1-2

A. 24 小时　　　　　　　　　　　B. 3 天

C. 1 周　　　　　　　　　　　　D. 10 天

E. 2 周

1. 脑室外引流管留置的时间通常不超过(　　　)。

2. 脑室外引流管拔管前需夹闭引流管的时间(　　　)。

问题 3-4

A. 300 mL　　　　　　　　　　　B. 600 mL

C. 10 mL　　　　　　　　　　　　D. 50 mL

E. 100 mL

3. 减压抽液时,首次抽液量不宜超过(　　　)。

4. 如为诊断性抽液,抽取(　　　)即可。

二、是非题(4 题)

1. 气管造口术后,病房湿度应控制在 40% 左右为宜。(　　　)

2. 全自动注药泵输入过程中,需要观察泵入速度、时间与用药反应并记录。(　　　)

3. 由于血管本身的问题而发生血管危象者,大多发生在术后 24 小时之内。(　　　)

4. 膀胱冲洗常见为持续性冲洗和间断性冲洗两种方式。(　　　)

三、填空题(3 题)

1. 全自动注药泵输液过程中,需要观察通道是否通畅,避免(　　　)、(　　　)、(　　　)。

2. 中心静脉导管抽血或输血及输液完大分子药液后用(　　　)生理盐水及时冲管,输液间隙期 PICC、CVC 至少(　　　)冲封管一次、PORT 至少(　　　)冲封管一次。

3. 形成皮瓣的部位称为(　　　),接受皮瓣的部位称为(　　　)。

四、简答题(2 题)

1. 胸腔闭式引流患者术后如何护理?

2. 简述伤口负压引流并发感染的常见原因及预防措施。

参考答案

一、选择题

【A 型题】(5 题)

1. B　2. A　3. B　4. B　5. D

【B 型题】(4 题)

1. C　2. A　3. B　4. D

二、是非题

1. ×　2. √　3. √　4. √

三、填空题(3 题)

1. 打折　扭曲　受压

2. 20 mL　7 天　4 周

3. 供区　受区

四、简答题(2 题)

1.(1)保持管道的密闭;

(2)严格无菌操作,防止逆行感染;

(3)维持引流通畅;

(4)观察、记录;

(5)拔管及拔管后观察。

2.(1)伤口负压引流合并感染的原因:未执行规范操作;引流失效,引流液逆流引起。表现为发热,伤口红、肿、热、痛,引流液颜色异常,细菌培养有致病菌。

(2)预防及护理措施:应严格执行手卫生,遵守操作规范;及时倾倒引流液或更换负压引流盒;观察局部伤口及引流液的颜色;有感染者遵医嘱给予抗生素。

第十三章

肿瘤穿刺护理技术

第一节 脑室穿刺引流术

脑室穿刺引流术PPT

脑室穿刺引流术(External ventricular drainage，EVD)是神经外科常见的抢救技术，通过穿刺放出脑脊液以抢救脑危象或脑疝。同时也可以诊断某些颅内压增高疾病，引流脑室内的血性液体或炎性液体等，减轻对脑室的刺激，为后续抢救和治疗赢得时机。

一、适应证

(1)脑积水引起脑危象者。

(2)脑室出血者。

(3)颅内感染须经脑室注药者。

(4)脑脊液分流术。

(5)开颅术中或术后颅内压监测。

(6)先天性脑积水。

(7)脑室造影。

二、禁忌证

(1)硬脑膜下积脓或脑脓肿者。

(2)脑血管畸形。

(3)严重颅内高压者，视力低于0.1者。

(4)脑室内巨大占位。

(5)弥散性脑肿胀或脑水肿。

三、穿刺部位及操作方法

1. 枕入法(穿刺侧脑室三角区)方法

枕入法穿刺是作颅骨钻孔,部位选在枕外隆凸上方4~7 cm,离中线3 cm,穿刺方向与矢状面平行,对准眉嵴。穿刺深度不超过5~6 cm。

2. 额入法(穿刺侧脑室前角)方法

颅骨钻孔部位在冠状缝前1 cm,离中线2.5 cm,穿刺方向与矢状面平行,对准两外耳道连线,深度不超过5 cm。

3. 侧入法(穿刺侧脑室下角或三角区)方法

穿刺侧脑室下角时,在耳廓最高点的上方1 cm处作颅骨钻孔,穿刺针垂直刺入。穿刺三角区时,在外耳道上方和后方各3 cm处钻孔穿刺。

4. 经眶穿刺法

经眶穿刺方法:用小圆凿在眶上缘中点、眼眶前缘的后方1 cm处,经皮凿开眶顶;用脑针向上45°,并稍指向内侧做穿刺,穿入侧脑室前角底部。

四、护理

1. 操作前护理

(1)向患者及其亲属介绍脑室穿刺引流的目的、意义及操作中可能出现的意外,并签署知情同意书。

(2)头部备皮。

(3)充分评估患者病情、意识、瞳孔、生命体征等情况,是否为适应证,有无操作禁忌,指导配合方法。

(4)准备用物:包括颅骨钻、脑室引流装置等,完善术前相关准备。

2. 操作后护理

(1)严密观察:观察神志、瞳孔、生命体征,脑脊液引流量及性状。正常脑脊液无色透明、无沉淀。术后缓慢持续引流脑脊液,每日引流量不超过500 mL为宜。若脑脊液颜色加深或大量血性,提示脑室内出血;若脑脊液混浊,呈毛玻璃状或有絮状物,提示发生颅内感染。应及时报告医生处理并留取标本送检。

(2)妥善固定:保持引流管通畅 引流管开口高于侧脑室平面10~15 cm,维持正常颅内压。引流管不可受压扭曲、折叠,翻身或搬动患者、外出检查等操作时,应夹闭引流管。若引流管内不断有脑脊液流出、管内液面随患者呼吸、脉搏等上下波动表示引流管通畅;若引流管无脑脊液流出,应查明原因,不可强行注入生理盐水冲洗,以免导致脑脊液循环受阻、感染、脑血栓等发生。

(3)及时拔管:引流时间不超过1周,以免发生颅内感染。拔管前行头部CT检查,并夹闭引流管24小时,严密观察患者有无头痛、呕吐等颅高压症状。若无上述症状,即可拔管。拔管后加压包扎,并严密观察神志、瞳孔、生命体征变化,伤口敷料有无渗血渗液,有无脑脊液漏,出现异常及时报告医生处理。

(王睿、易彩云)

胸腔穿刺术PPT

第二节　胸腔穿刺术

胸腔穿刺术(thoracentesis)常用于检查胸腔积液的性质，抽液或抽气减压以及通过穿刺进行胸腔内给药等。

一、适应证

1. 诊断性

主要用于采取胸腔积液，从而行胸腔积液的常规、生化、微生物学以及细胞学检测，明确积液的性质，寻找引起积液的病因。

2. 治疗性

(1)抽出胸膜腔内的积液、积气，减轻液体和气体对肺组织的压迫，使肺组织复张，缓解患者的呼吸困难等症状。

(2)抽吸胸膜腔的脓液，进行胸腔冲洗，治疗脓胸。

(3)胸膜腔给药，向胸腔注入抗生素、促进胸膜粘连药物以及抗癌药物等。

二、禁忌证

(1)体质衰弱、病情危重难以耐受穿刺术者。

(2)对麻醉药物过敏。

(3)凝血功能障碍，严重出血倾向的患者，在未纠正前不宜穿刺。

(4)有精神疾病或不合作者。

(5)疑为胸腔棘球蚴病患者，穿刺可引起感染扩散，不宜穿刺。

(6)穿刺部位或附近有感染。

三、穿刺部位及操作方法

1. 术前准备

(1)熟悉患者病情。

(2)与患者亲属谈话，告知检查目的、大致过程、可能出现的并发症等，并签署知情同意书。

(3)器械准备：如胸腔穿刺包、无菌胸腔引流管及引流瓶、皮肤消毒剂、麻醉药、无菌棉球、手套、洞巾、注射器、纱布及胶布。

2. 穿刺部位

胸腔积液患者一般选在胸部叩诊实音非常明显的区域进行穿刺，通常以肩胛线或腋后线第7~8肋间为主，也可根据病情需要选择腋前线第5肋间或者腋中线第6~7肋间，心包积液患者多选择剑突下和左肋缘交界的夹角处、左侧肋骨的第五肋间且距离心浊音界内侧1~2 cm处作为穿刺点。可选择超声波或者结合X线的检查方式为包裹性积液患者进行检查，气胸者将腋前线4~5肋间或者锁骨中线2~3肋间做为穿刺点，标记待穿刺的部位。

3.操作方法

协助患者选择坐位，与椅背保持面对面，嘱其将两个前臂放在椅背之上，前额在前臂上保持伏状。如果患者无法起床，可协助其选择半卧位，上举患侧前臂并抱于枕部。心包积液和胸腔积液的患者需要选择半卧位，将床头抬高 30°~45°。

置管操作方法：常规消毒穿刺部位的皮肤，将无菌穿刺包打开，铺设洞巾和佩戴无菌手套，在下一肋骨上缘的穿刺点自皮到胸膜壁层注射 2% 利多卡因局部麻醉。手术操作者用左手中指和示指对穿刺部位的皮肤进行固定，右手拿穿刺针并缓慢刺入麻醉部位，发现无任何针锋抵抗感之后，即可进行抽液处理，待抽出液体后，在助手的配合下将导丝置入，并将穿刺针退出，采用括针对皮下组织进行扩张，将中心静脉导管置入，深度控制在 8~12 cm，将其与引流管连接，消毒穿刺点，覆盖无菌纱布，稍用力压迫穿刺点，贴膜进行固定，无须进行缝针处理。

抽液抽气量：每次抽液、抽气时，不宜过多、过快，防止胸腔内压骤然下降，发生复张后肺水肿或循环障碍、纵隔移位等意外。减压抽液时，首次抽液量不宜超过 600 mL，抽气量不宜超过 1000 mL，以后每次抽吸量不应超过 1000 mL；如为脓胸，每次尽量抽尽；如为诊断性抽液，抽取 50~100 mL 即可，置入无菌试管送检。如治疗需要，抽液或抽气后可注射药物。

四、护理要点

1.穿刺置管前

向患者及其亲属说明胸腔穿刺置管引流的必要性、原理、治疗效果及注意事项等，消除疑虑，增加患者治疗配合度；术前指导患者练习穿刺体位，并告知患者在操作过程中保持穿刺体位，不要随意活动，避免咳嗽或深呼吸，以免损伤胸膜或肺组织。必要时给予镇静药。

2.穿刺置管中

保持室内温、湿度适宜，以免穿刺时患者因身体暴露而发生感冒；保持室内安静，避免谈论涉及患者隐私的话题，以免引起患者情绪波动，影响手术；帮助患者调整舒适的穿刺体位，嘱咐患者尽量避免肢体活动、咳嗽或深呼吸，以便医生顺利完成穿刺；穿刺过程中应密切观察脉搏、面色等变化，注意询问有无异常感觉，以判定患者对穿刺的耐受性。如有任何不适，应减慢或立即停止抽吸。若患者突然感觉头晕、心悸、冷汗、面色苍白、胸部有压迫感或剧痛、晕厥，提示可能出现胸膜过敏反应，应立即停止抽吸，取平卧位，遵医嘱皮下注射 0.1% 肾上腺素 0.3~0.5 mL，密切观察血压变化，警惕休克发生。

3.穿刺置管后

(1)记录穿刺的时间、抽液、抽气的量、胸腔积液的颜色以及患者在术中的状态。

(2)观察脉搏和呼吸状况，注意有无血胸、气胸、肺水肿等并发症的发生。

(3)观察穿刺部位，如出现红、肿、热、痛，体温升高或液体溢出等及时通知医生。保持穿刺部位敷料干燥。

(4)严密监测患者生命体征变化，指导患者取半卧位，以利于引流；加大病房巡视力度，观察引流管有无扭曲、反折、折断现象；胸腔积液首次引流量≤1,000 mL，之后每1小时引流1次，引流量每次<500 mL，每日引流量为1,000~2,000 mL，胸腔引流时间一般为2~7天，部分患者的引流时间为10天左右。避免积液引流过快，引起复张性肺水肿和纵隔摆动，同时观察记录引流液颜色、性状；叮嘱患者自行活动时保持引流管低于穿刺部位，以免引流液反流，发生逆行性感染。

(5)嘱患者静卧休息，鼓励患者做深呼吸，促进肺膨胀。

4. 胸痛

胸痛是胸腔引流术后的常见并发症，在术后早期比较明显。为减轻患者的疼痛感，护士应先与患者沟通，告诉患者疼痛的原因为胸水减少、胸膜粘连；同时叮嘱患者取健侧卧位，如果患者疼痛难忍则予以止痛药物缓解疼痛。

5. 引流管的护理

每24小时更换穿刺部位无菌纱布，更换时严格执行无菌操作，以免伤口感染；妥善固定导管，告知患者日常活动尽量减小动作幅度，以免活动力度过大或外力牵拉导致导管脱落；观察患者穿刺部位有无肿胀、渗血、疼痛、脓点或发热等感染问题。

6. 饮食护理

患者日常饮食应以清淡、易消化为主，避免食用生冷、辛辣等刺激食物，减少过激反应发生，维持每日正常营养摄取的同时可适量食用温性的瓜果蔬菜，补充各维生素，增强其免疫能力及抵抗能力。

(彭维、易彩云)

第三节　腹腔穿刺术

胸腔穿刺术PPT

腹腔穿刺术(abdominocentesis)是指为了诊断和治疗疾病，用穿刺针经腹壁刺入腹膜腔抽取积液，以明确腹水的性质、降低腹腔压力或向腹腔注入药物，进行局部治疗的方法。目前广泛应用于临床，尤其在不明原因腹水等疾病的诊疗方面具有十分重要的价值。

一、适应证

(1)各种原因不明的腹水或疑有腹腔内脏器破裂者，抽液化验和病理检查协助诊断。
(2)大量腹水引起严重胸闷、气短等压迫症状，适量放液以缓解症状。
(3)需人工气腹或腹腔内注射药物(抗生素、抗结核药、抗癌药)进行治疗。
(4)诊断性穿刺以明确腹腔有无积血、积脓。

二、禁忌证

(1)疑有较大的卵巢囊肿或多房性肝包虫病者。
(2)妊娠中晚期。

（3）腹腔慢性炎症广泛粘连或严重肠胀气者。

（4）有肝性脑病先兆，躁动不能合作者。

三、穿刺部位及操作方法

1. 体位

安置患者于舒适体位，一般坐在靠背椅上；体弱者在床上取坐位、半卧位、平卧位或侧卧位，暴露腹部。放腹水者，腹下部置一次性垫巾。

2. 选择穿刺点

（1）左下腹部脐与髂前上棘连线中外 1/3 的交界点，此处不易损伤腹壁动脉。

（2）脐与耻骨联合连线的中点上方 1.0 cm 稍偏右或偏左 1.0~1.5 cm，此处无重要器官且易愈合。

（3）侧卧位，在脐水平线与腋前线或腋中线之延长线相交处，此处常用于诊断性穿刺。

3. 局部麻醉

常规消毒穿刺部位皮肤，打开腹腔穿刺包，术者戴无菌手套、铺无菌孔巾，2%利多卡因在穿刺点自皮肤至腹膜壁层做局部麻醉。

4. 穿刺、放液、腹腔内注药

左手固定穿刺部位皮肤，右手持针垂直刺入腹壁，待进入腹腔后，用注射器抽取腹水标本。诊断性穿刺时，可直接用 20 mL 或 50 mL 注射器。如为腹腔内注药，待抽到腹水时即可将药液注入腹腔。大量放液时，可用 8 号或 9 号针头，在放液过程中，用血管钳固定针头并夹持橡皮管。术中观察患者有无穿刺反应，若出现头晕、恶心、心悸、面色苍白等立即停止放液，并做相应的处理。大量放液后，束以多头腹带，以防腹内压骤降、内脏血管扩张引起血压下降或休克。

5. 拔针

术毕，拔出针头，针孔处用2%聚维酮碘消毒后覆盖无菌纱布，以手指压迫数分钟，再用胶布固定。

6. 测量腹围、包扎

再次测量患者腹围，进行放液前后腹围比较，并用腹带进行腹部包扎。

7. 整理、送检标本

清理用物；及时送检标本；记录放液量及性质。

四、护理

1. 操作前护理

（1）术前评估：了解患者病情，意识状态；患者对穿刺目的、方法的认识水平；患者的心理反应及合作程度。

（2）术前准备：

1）仪表：服装整洁、洗手，戴口罩。

2）物品：注射盘、注射器、穿刺针、血管钳、消毒液、棉签、治疗巾、无菌手套、洞巾、2%利多卡因注射液。

3)环境：清洁、舒适。

2.操作后护理

(1)术毕嘱患者平卧8~12小时，并使穿刺孔位于上方，注意穿刺点有无渗液，以免腹腔积液继续漏出，如有漏出，可用蝶形胶布压迫粘贴。必要时以多头腹带加压包扎。

(2)若系诊断性穿刺，抽出少量腹水用于相关检查检验后，即可拔出。

(3)若为治疗放液，放液不宜过快、过多，一次一般不超过3000 mL，一般最多不超过5000 mL，放液速度不可过快。

(4)及时更换穿刺处伤口敷料，保持敷料清洁、干燥。

(5)放腹腔积液时若流出不畅，可将穿刺针稍做移动或稍变换体位。

(6)观察病情变化：观察脉搏、血压等生命体征，放液前后均应测量腹围及复查腹部体征等，注意有无腹痛、腹胀及肝性脑病等并发症。

(7)抽出的腹腔积液分别做常规、生化及其他特殊检查(如细菌培养等)。如需在腹腔积液中找肿瘤细胞则尽可能多收集一些，一般最好在100 mL以上。

(王婧、邓诗佳)

第四节　经皮穿刺肝肿块活检术

经皮穿刺肝肿块活检术PPT

经皮肝穿刺活检术(percutaneous liver biopsy，PLB)在影像设备引导下(CT或B超等)，用专用活检针或活检枪经皮穿刺肿物从而获得病变组织进行病理学检查，是明确肝脏疾病病因、判断病情严重程度，从而指导临床治疗的重要手段。

一、适应证

(1)超声显示肝脏占位需要确诊者；

(2)肝癌患者放疗或肝动脉栓塞化疗前需经病理确诊者；

(3)临床或其他影像技术疑为肝癌，而超声仅有异常回声者；

(4)原发部位不明的转移性肿瘤；或需要取活细胞做细胞培养、肿瘤免疫、药物实验等。

二、禁忌证

(1)严重心、肺、肾疾病或其功能衰竭患者；

(2)凝血功能障碍患者；

(3)大量腹水或重度黄疸患者；

(4)严重贫血或严重恶病质不能耐受患者；

(5)疑为肝包虫病或肝血管瘤患者；

(6)右侧脓肿、膈下脓肿、胸腔积液或穿刺处局部感染；

(7)肝性脑病、神志不清不能配合完成操作的患者；

(8)儿童、老年人与不能合作的病者。

三、护理要点

1. 术前护理

(1)环境准备：穿刺活检操作前通风半小时。每日使用紫外线消毒机进行空气消毒，1小时/次。操作台、治疗车、手术床等表面使用含消毒液专用抹布擦拭消毒。洗手区域设施完善。穿刺室内光线充足，保持室温在22℃~24℃，湿度55%左右。

(2)护理评估：评估患者生命体征、饮食情况、营养状况、意识状态；有无禁忌证；过敏史及用药史；评估患者血常规、凝血功能、肝肾功能等。对使用抗凝药物、抗血小板药物治疗(如波立维、阿司匹林等)的患者需停药1周以上后方能行经皮肝穿刺活检术。

(3)心理护理：向患者讲解肝脏穿刺术的目的和必要性、方法、注意事项、不良反应、手术的可靠性以及成功实例等，让患者消除顾虑，以良好的心理状态接受手术，指导其放松技巧如肌肉放松、冥想放松等，消除紧张恐惧感。

(4)术前准备：术前半小时测血压、脉搏，排空膀胱；指导患者练习屏气方法(在深呼气末屏气片刻)；遵医嘱术前注射止血药，防止出血的发生。建立静脉通道，吸氧装置备用，心电监护仪放置于手术床旁。

(5)物品准备：活检针、穿刺套管针、一次性穿刺包、一次性外科手套、5 mL注射器、无菌纱布、含10%甲醛溶液的标本固定盒、载玻片、3M敷贴、盐酸利多卡因注射液和凝血酶注射液，必要时准备腹带。

2. 术中护理

(1)体位准备：协助患者取仰卧位或侧卧位，双手或右手屈肘置于枕后或头顶，协助患者暴露穿刺部位，女性患者注意保护隐私部位，严格遵守无菌操作原则。

(2)配合穿刺活检操作，随时监测患者的生命体征，密切观察患者面部表情、呼吸、脉搏、血压、疼痛等，如发现异常，立刻报告医生进行处理。

(3)给予语言和非语言的鼓励安慰，增加患者信心和安全感。

3. 术后护理

(1)协助患者返回病房，立即给予心电监护，密切观察患者的穿刺点有无出血、体温、血压、脉搏、呼吸、疼痛，穿刺术后4小时内每15~30分钟测量1次生命体征并记录。穿刺部位无菌纱布加压包扎，做好健康宣教，交代术后注意事项。

(2)肝穿术后绝对卧床24小时，24小时后可起床走动，一周内禁止进行剧烈运动、提重物等增加腹部压力的动作。

(3)遵照医嘱予以患者止血药物、止痛药物。

(4)将装有病理标本的标本固定盒及载玻片贴条码标识，送至病理科。

(5)如出现并发症如出血、气胸、肠穿孔、腹膜炎等立即报告医生及时处理，必要时请相关科室协助治疗。

(卢雯、易彩云)

第五节　CT引导下肺部穿刺活检术

CT引导下肺部穿刺活检术(视频)

CT引导下经皮穿刺活检是胸部疾病诊断的重要手段之一，操作方法简单、并发症少。通过此项检查可获得细胞组织学材料，可克服常规X线技术定位不准、超声检查容易受肺部气体干扰所造成的检查局限性，可方便地用于肺部疾病的介入性诊断，螺旋CT透视技术的应用使该技术快速准确，成为肺部疾病确诊的重要手段。

一、适应证

（1）肺部孤立性或多发结节性病灶需排除恶性病变者。

（2）肺部转移性肿瘤的分期及分类。

（3）肺部良性病变的进一步确诊。

（4）肺部病变透视或支气管镜活检失败者。

（5）纵隔良性、恶性肿瘤的鉴别诊断，心包肿瘤和囊肿的定性诊断。

（6）放疗、化疗前取得细胞学、组织学诊断为临床提供治疗依据。

（7）胸腔积液、胸膜肥厚性病变伴肺内肿块的定性诊断；取得肺部感染的细菌学资料以制定治疗计划。

二、禁忌证

（1）凝血功能障碍的患者。血液凝固机制障碍伴血小板$<40×10^9$/L或凝血酶原时间在16秒以上者为绝对禁忌证。

（2）严重的器质性心脏病，无法纠正的心律失常和心功能不全，新近发生的心肌梗死患者（6周内）。

（3）严重的肺功能不全伴呼吸困难，不能平卧者。

（4）严重的肺动脉高压（平均肺动脉压>35 mmHg）、肺动脉、静脉瘤或其他血管性肿瘤患者。

（5）肺包虫病、肺大疱、胸膜下大疱患者，只有在穿刺部位证实无病变时方可进行。

（6）穿刺部位皮肤和胸膜腔急性化脓性感染者暂不宜进行。

（7）不合作患者不宜穿刺。

三、穿刺部位及操作方法

1.穿刺部位

根据病灶位置选择适合的穿刺体位，CT扫描观察结节与周围血管和叶间胸膜的毗邻关系，与胸壁、肺门及心脏大血管的距离，选择穿刺路径以避开肺大泡、叶间胸膜、较大血管和支气管，紧邻心脏大血管结节避免穿刺路径指向心脏大血管为原则。选择病灶最大截面为穿刺中心层面，病灶内有坏死区应避开，按照CT定位线体表划线标记穿刺中心层面并固定体表金属定位标记物，以2.5 mm或5.0 mm层厚、2.5 mm或5.0 mm层间距扫描拟穿刺层面及上下层面共3~5层，根据体表定位标记物选定穿刺点，测量穿刺点到预定穿刺目标的距离和角度。

2. 操作方法

（1）术前准备：

1）患者的术前检查应包括血常规、凝血全套、肝肾功能、心电图及肺功能测定（尤其是动脉血气检查）等，对于凝血功能障碍或心电图异常者适当给予治疗。应有最近的胸部CT扫描片，以便于手术时定位。

2）术前应向患者解释穿刺目的意义、操作方法、可能出现的并发症，征得患者的同意并签署知情同意书。对紧张不安、咳嗽气道分泌物多的患者，术前30分钟可应用阿托品（0.5 mg，皮下注射）和（或）可待因（30 mg，肌内注射），也可用地西泮（5 mg，肌内注射）或异丙嗪（25 mg，肌内注射）。

（2）活检方法：

1）查对患者信息后嘱患者进入CT检查室并协助患者按照术前拟定的体位就位，用标尺测定术前拟定的穿刺点体表定位坐标，放置"栅格"定位器，定位器中心位于坐标处。

2）训练患者呼吸屏气，进行CT扫描。

3）根据CT图像确定病灶穿刺路径，包括以下要素：术者操作方位，如针尖偏左侧，术者应站在患者右侧，反之亦然；用"栅格"确定穿刺点坐标（穿刺点位于"栅格"内的某一格）。确定活检针的矢状面角度，活检针的进针深度，确定活检针的切割长度。

4）穿刺点常规消毒、铺巾，用2%利多卡因注射液5 mL逐层局部麻醉至胸膜。

5）检查活检针并调整切割长度。

6）活检针经穿刺点垂直穿过皮肤，嘱患者平静呼吸后屏气，然后根据穿刺角度、进针深度，穿刺病灶。

7）进行CT扫描，或调整角度、进针深度，确认位置无误。

8）按下切割按钮，再行CT扫描，确定穿刺针在病灶内。

9）拔出穿刺针，术毕，敷贴穿刺口。

10）进行CT扫描，观察有无气胸、肺渗出等。

四、护理要点

1. 术前护理

（1）患者准备：简要介绍手术过程，做好患者心理指导、稳定患者的情绪，使之配合。行出凝血时间、血小板计数和凝血酶原时间测定。服用抗凝或抗血小板聚集药物患者停药1周后穿刺。术前对患者进行呼吸训练，叮嘱患者反复练习浅吸气状态下屏气，每次幅度一致。咳嗽患者服镇静药，精神过度紧张者可给予少量镇定药；术前禁食4~6小时，并签署活检检查同意书。

（2）器械准备：胸穿包、注射器、试管、载玻片及19~22G各型号抽吸针。

（3）药物准备：局麻药物，止血及急救药物，盛有组织标本固定液（10%甲醛）标本瓶、病理标本送检单等。

2.术中护理

(1)根据病灶位置协助患者取仰卧位，俯卧位或侧卧位，选择合适穿刺针。

(2)皮肤消毒局麻后，指导患者屏住呼吸，避免咳嗽及深呼吸，防止发生气胸与出血。

(3)密切观察，了解穿刺过程及穿刺情况，动态观察 CT 图像，观察有无气胸、出血等并发症。出现异常，立即配合医生做好紧急处理。

3.术后护理

(1)术后嘱患者卧床休息并严密观察 2~4 小时，遵医嘱给予抗生素预防感染。

(2)穿刺后出现咯血者，遵医嘱给予止血药物，保持呼吸道通畅，防止窒息发生，必要时行体位引流、吸氧、气管插管及吸引器吸引。严密观察神志、血压、脉搏、呼吸，及时做好护理记录。

（彭维、易彩云）

第六节　骨髓穿刺术

骨髓穿刺术PPT

骨髓穿刺术(bone marrow-puncture)是指在无菌技术操作下，用特制的穿刺针刺入骨髓腔以取得活体骨髓液的方法。多用于了解骨髓造血功能，协助血液病、传染病、寄生虫病的诊断，是协助诊断造血系统疾病、肿瘤或感染的一种比较常用的诊断技术。

一、适应证

(1)各种不明原因的贫血，粒细胞减少，血小板减少或外周血三系细胞均减少。

(2)外周血疑似诊断或初步确诊白血病及白血病的治疗过程中。

(3)发热待查的患者做骨髓细菌培养、找疟原虫等。

(4)骨髓腔注药治疗疾病。

(5)骨髓干细胞培养及骨髓移植。

二、禁忌证

血友病等出血倾向严重的患者。

三、穿刺部位及操作方法

1.确定穿刺部位

(1)髂前上棘穿刺点，为最常用穿刺点，位于髂前上棘后 1~2 cm 处骨平面，易固定，操作方便。

(2)髂后上棘穿刺点，取侧卧位，髂骨后上棘位于第 5 腰椎水平旁开 3 cm 左右处。

(3)胸骨穿刺点，取仰卧位，取胸骨中线相当于第 2 肋间水平，胸骨体上端为穿刺点。

（4）胸椎棘突穿刺点，取坐位，双手扶在椅背上，上身前屈，取 3~4 腰椎棘突为穿刺点。

2. 皮肤消毒

常规皮肤消毒，铺无菌洞巾，术者戴无菌手套，以 1%~2% 利多卡因注射液 2~3 mL 局部浸润麻醉直到骨膜，按摩注射处。

3. 穿刺

将骨髓穿刺针的固定器固定在距针尖 1.0~1.5 cm，术者用左手拇指和示指固定穿刺部位，右手持针向骨面垂直刺入，当针尖触撞骨质后，则穿刺针左右旋转，缓钻骨质，当感阻力消失，且穿刺针已能固定在骨内时，表示已进入骨髓腔。拔出针芯，接上干燥的注射器，用适当的力量抽吸，若针头确在骨髓腔内，抽吸时患者感到疼痛，随即便有少量红色髓液进入注射器，骨髓液吸收量以 0.1~0.2 mL 为宜。

4. 穿刺后处理

抽取骨髓液后，重新插下针芯，左手取无菌纱布，置于针孔处，右手将穿刺针一起拔出，随即将纱布盖于针孔上并按压 1~2 分钟，用胶布将纱布固定。

四、护理要点

1. 评估和观察要点

（1）评估患者病情、意识、皮肤、心理状态、配合程度。

（2）评估患者出、凝血情况，有无药物过敏史。

2. 术前护理

备好用物，做好患者心理护理及穿刺知识宣教。

3. 术中护理

（1）体位：根据穿刺部位协助患者采取适宜的体位。

（2）协助医生完成穿刺，观察患者穿刺过程中有无不适，如有异常及时报告医生。

（3）术毕，局部无菌纱布按压 1~2 分钟后用胶布固定。

4. 术后护理

（1）观察患者生命体征，有无渗血、血肿、感染等。

（2）保持穿刺部位干燥，观察有无渗液、渗血等。

5. 指导要点

（1）指导患者拔针后用力按压穿刺点至不出血为止，并卧床休息 1 小时。

（2）告知患者当日勿洗澡，穿刺伤口 48~72 小时内勿弄湿，防止污染。

6. 注意事项

（1）严格无菌操作。

（2）穿刺针进入骨髓后避免摆动过大，以免折断。

（3）抽取骨髓液时逐渐增加负压。如做细胞形态学检查，骨髓液抽吸量不宜过多。

（4）骨髓液抽取后应立即涂片。

（5）血友病、穿刺部位有污染及皮肤病的患者不宜穿刺。

（李媛媛、易彩云）

第七节　腰椎穿刺术

腰椎穿刺术(视频)

腰椎穿刺术(lumbar puncture)简称腰穿,常用于诊断或治疗神经系统疾病,是通过蛛网膜下隙获取脑脊液进行化验检查或向蛛网膜下隙注射药物等所采取的一种诊疗技术。

一、适应证

(1)主要用于中枢神经系统疾病的诊断和鉴别诊断,如脑膜炎、脑炎、脑膜脑炎、蛛网膜下腔出血、脑膜癌变、脑瘤、炎性脱髓鞘疾病、脊髓病变、吉兰-巴雷综合征等。

(2)颅内压力和动力学测定,了解蛛网膜下腔有无阻塞。

(3)药物注射如蛛网膜下隙麻醉及治疗,颅内疾病如白血病鞘内给药治疗。

(4)椎管内占位病变的造影。

(5)放射性核素脑池扫描进行造影检查。

二、禁忌证

(1)颅内压明显增高和明显视盘水肿,特别是后颅窝占位性病变或已有早期脑疝症状的患者,穿刺取液可引起或加重延髓和小脑嵌入枕骨大孔(脑疝),导致患者突然死亡。

(2)穿刺局部皮肤有炎症、败血症和脊椎结核患者不宜做腰穿,以免发生医源性中枢神经系统感染。

(3)临床拟诊为脊髓压迫症的患者,在未明确脊髓病变性质之前不宜做腰穿,更不能做动力学测定,易加重病情甚至致完全截瘫。

(4)病情极度危重如休克、衰竭、濒危状态或躁动不安者,不宜强行做腰穿检查。

三、穿刺部位及操作方法

(1)患者取侧卧位,背部与床边垂直,头颅前倾,双膝向腹部屈曲,使腰部后突并保持整个脊柱在一个水平面上。

(2)穿刺部位在3~4腰椎棘突间隙或4~5腰椎棘突间隙,3~4腰椎棘突间隙相当于两侧髂嵴最高点连线与脊柱的交点。

(3)常规消毒铺无菌孔巾,术者戴无菌手套,1%利多卡因注射液浸润麻醉,深达黄韧带。

(4)左手固定穿刺点皮肤,右手持合适腰椎穿刺针,水平方向垂直进针,针尖稍向头侧,针头斜面与脊柱纵轴平行,缓慢刺入为宜。经棘上韧带及黄韧带时阻力增加,突破后即有"落空感",继续进针穿破硬脊膜,成人进针深度为4~6 cm,儿童为2~4 cm,拔出针芯有脑脊液流出。

(5)接测压管,测脑脊液的静水压即初压,如颅内压不高,可缓慢放出脑脊液 2 mL,再测终压,并注意按压颈静脉时压力变化情况,然后以无菌试管留取脑脊液(一般2~4 mL)送检。椎管内注射者,待取出与注入药液等量的脑脊液后,将药缓慢注入。操作完毕,拔出腰穿针,覆以无菌纱布、胶布固定。

(6)术后平卧 4~6 小时。

四、护理要点

1. 评估和观察要点

(1)评估患者病情、心理状态、配合程度。

(2)评估患者凝血功能、穿刺部位皮肤,有无局灶性感染或脊柱结核、有无明显颅高压或脑疝先兆及脑脊液漏、有无过敏史。

2. 术前护理

(1)备好用物及急救药物,以防意外发生。

(2)协助患者排空大小便,在床上静卧 15~30 分钟。

3. 术中护理

(1)取体位:去枕侧卧于硬板床上,背部与床板垂直,头向胸前屈曲,双手抱膝使其紧贴腹部,使脊柱尽量后突以增宽脊椎间隙,便于进针。

(2)协助医生完成穿刺,观察穿刺过程中患者生命体征,有无不适,如有异常及时报告医生。

(3)协助医生抽取所需脑脊液于无菌试管中送检,若需做细菌培养,试管口及棉塞应用乙醇灯火焰灭菌。

(4)穿刺完毕后拔出穿刺针,针孔用碘酊消毒后覆盖无菌纱布并稍加压迫防止出血,再用胶布固定。

4. 术后护理

(1)协助患者去枕平卧 4~6 小时,24 小时勿下床活动。

(2)观察患者脉搏、呼吸、面色,注意有无头痛、腰背痛、脑疝等并发症。穿刺后出现颅内压降低症状如头痛、头晕、恶心或呕吐,指导患者卧床休息至 24 小时,多补充水分和饮料,遵医嘱静滴葡萄糖注射液或生理盐水。

(3)保持穿刺部位干燥,观察有无渗液、渗血,预防感染。

5. 指导要点

(1)告知患者卧床期间头部不可太高,以防头痛、眩晕或呕吐等症状的发生,但可转动身体。

(2)告知患者术后 24 小时内不宜淋浴。

6. 注意事项

(1)穿刺针推进时,如深度感到阻力突然降低,则提示针尖已进入蛛网膜下隙。

(2)脊髓腔内化疗通常是通过腰椎穿刺,鞘内注射给药。一般以 0.9%氯化钠注射液 5 mL 或脑脊液将药物稀释,缓慢注射。切忌过浓、过快注入,同时可以给予地塞米松 5~10 mg 鞘内注入。鞘内给药后,患者去枕平卧 6~8 小时,观察有无头痛、恶心等不良反应。

(3)观察引流液颜色、性状、量,并做好记录。

(王睿、易彩云)

第八节　骨肿瘤穿刺活检

一、目的

骨肿瘤的诊断需要结合临床表现、影像学表现及病理检查,而病理结果为判断肿瘤良性、恶性的金标准。获取术前病理诊断的方法是活检,活检分为穿刺活检、切开活检及切除活检。穿刺活检是目前获取病理诊断的主要途径。骨肿瘤穿刺活检的目的是为了获取肿瘤组织,明确病理诊断,指导制定下一步准确的治疗方案。

二、适应证

穿刺活检分细针抽吸活检和空芯穿刺针活检。

1. 细针抽吸活检

是所有活检技术中损害最小的,主要的适应证包括肥胖患者,肿瘤毗邻重要的血管神经以及位置较深的肿瘤。

2. 空芯穿刺针活检

较细针抽吸活检使用更粗的针,能够取得较多的肿瘤组织并保留组织的结构,在肿瘤良恶性诊断、组织类型诊断及肿瘤分期和亚型诊断方面比较有优势。临床中对于性质不明的骨肿瘤是进行空芯穿刺针活检的适应证。

三、骨肿瘤穿刺活检注意事项

骨肿瘤穿刺活检可导致感染、出血或血肿、病理性骨折、肿瘤污染或种植等并发症。活检方式和路径的选择均须考虑到后期的手术方案,不合适的活检可能导致肿瘤播散、活检失败、神经血管损伤,有时甚至导致手术方案的选择减少,增加患者的肢体截肢率。因此,活检前应周密计划。在 CT 和超声辅助下经皮穿刺活检能够准确定位肿瘤位置,有效降低血管神经损伤和出血的并发症,还可明显提高活检的准确率。为避免活检通道被肿瘤细胞污染的可能,活检通道应选择在能与肿瘤一起整块切除的位置。

四、护理要点

1. 穿刺前准备

(1)预防病理性骨折:肿瘤生长可破坏骨质,轻微外力即可引发病理性骨折,因此需要注意预防病理性骨折。上肢骨肿瘤患者避免提举重物,可使用上肢悬吊带固定;下肢骨肿瘤患者避免下地负重,可扶拐杖下地活动,注意预防坠床和跌倒;骨质破坏严重者应卧床休息,患肢制动。

（2）肿瘤局部护理：怀疑恶性肿瘤者，肿瘤局部不能用力按摩挤压，不能热敷，理疗，不能涂药、油和刺激性药膏，不能随便用中草药外敷，以免刺激肿瘤生长。

（3）疼痛管理：肿瘤浸润神经或压迫邻近组织器官可导致疼痛。全面评估患者的疼痛部位、性质、持续时间，为患者创造安静舒适的环境，鼓励其适当参与娱乐活动以分散注意力，并与患者共同探索控制疼痛的不同途径，如松弛疗法、音乐疗法等，同时鼓励亲属参与镇痛计划。根据患者疼痛程度，按三阶梯止痛疗法控制疼痛。

（4）完善检查：穿刺前协助患者完善心电图、血常规、凝血功能等检查。

（5）心理准备：主动聆听患者的倾诉，鼓励患者宣泄不良情绪，营造和谐的住院环境，帮助患者适应住院生活。告知患者穿刺活检创伤较小，并发症相对较少，减轻患者的焦虑、恐惧感。告知患者在穿刺过程中如出现明显不适及时告知穿刺医生。

（6）皮肤准备：检查手术区域及附近的皮肤，如有溃疡及皮肤病需要报告医生处理。穿刺前用肥皂水清洗穿刺处及周围的皮肤，清除皮肤和毛发上的污垢和大部分细菌，根据情况做好术前备皮，预防感染。

2. 穿刺术中护理

（1）核对患者信息、器械、用物，无菌操作下协助医生消毒皮肤，准备麻醉药品。

（2）与患者交流，分散其注意力，缓解患者术中不安情绪。

（3）穿刺过程中严密观察患者生命体征，实时监测，保持呼吸道通畅。

（4）嘱患者配合穿刺体位，勿随意改变或移动。

3. 穿刺后护理措施

（1）体位：术后使用体位垫抬高患肢，以促进静脉回流，避免肿胀。

（2）饮食：恶性骨肿瘤患者因疾病消耗和疼痛影响进食可导致营养不良。全面评估患者的营养状况和进食情况，鼓励患者增加蛋白质和维生素的摄入。因疼痛影响进食时应积极控制疼痛。对口服摄入不足者，通过肠内、肠外营养支持改善营养状况。

（3）预防出血：穿刺后适当加压包扎穿刺点，预防出血。注意观察穿刺点伤口有无渗血、穿刺侧肢体末梢血运、感觉和运动情况。肢体末梢血运观察包括：皮肤颜色、温度、感觉、毛细血管充盈反应、动脉搏动情况和有无肿胀。

（4）预防感染：穿刺点用无菌敷料覆盖，保持敷料清洁、干燥。注意观察穿刺点有无红、肿、热、痛及渗液。发现异常，立即报告医生，配合医生处理并采取相应护理措施。

（王婧、王玉花）

第九节　麦默通旋切术

麦默通旋切术即使用麦默通真空辅助乳腺微创旋切系统（the mammotome system）在 B 超引导下，利用真空负压吸引原理进行乳腺组织的活检和较小乳腺良性肿瘤的微创切除术。超声引导下麦默通旋切术是目前治疗乳腺良性肿块的常用手术方法，具有微创、准确、

麦默通旋切术PPT

美容、无痛等特点，同时为乳腺结节的诊断提供了重要证据。

一、适应证

(1)小于 3 cm 的乳腺良性肿物、纤维腺瘤、结节、多灶性病变及微小钙化。

(2)病理性质不明，需要进行切除活检的乳房肿物。

二、禁忌证

(1)肿物较大(>3 cm)或肿物较小(<0.5 cm)。肿物较大切除不完整，复发风险较大。肿物太小，B 超无法探及，不利于手术操作。

(2)患者不能耐受手术：如患有高血压，严重心肺系统疾病、出血性疾病、贫血、皮肤感染等。

(3)明确诊断为恶性肿瘤患者，反复穿刺增加癌肿播散可能。

(4)月经期、怀孕期及哺乳期患者为相对禁忌证。

三、操作前准备

1.患者准备

(1)完善相关检查：血常规、传染病学、出凝血时间、胸片、心电图、血压等。

(2)准备开衫上衣、长毛巾(2 条)、胸带。

(3)心理护理：向患者解释麦默通治疗的原理、手术麻醉及过程、术中配合要点、治疗效果、术后可能出现的并发症及预防措施。

2.用物准备

纱布、弹力绷带、无菌巾、无菌手套、中单、麦默通包、络合碘、旋切针、穿刺针、B 超机、麦默通旋切系统、利多卡因注射液、肾上腺素、0.9%氯化钠注射液、外用盐水、10 mL 注射器、1 mL 注射器、石蜡油棉球、真空桶、砂轮、胶布、标本容器、病理标签、口罩、帽子等。

四、术中护理配合

(1)手术体位：患者取仰卧位，患者肩部视情况垫 5~10 cm 厚软枕。

(2)心理护理：向患者介绍手术间环境，手术开始前与患者交流，指导患者看 B 超屏幕或听音乐。

(3)调试仪器：连接各路管道，调试仪器处于完好备用状态。

(4)术中配合：术中与手术医生积极配合。术中密切观察患者出血情况，与患者进行沟通，鼓励患者说出疼痛的感受。

(5)妥善保存标本：根据组织标本来源正确处理标本，在标本盒上正确记录患者详细信息。

五、术后护理

1. 一般护理

术后常规检测生命体征，加压包扎48小时。密切观察切口敷料有无渗血渗液，皮肤有无青紫的情况。保持伤口敷料干燥，清洁，防止发生出血感染等并发症。随时观察患者有无胸闷、气促、呼吸困难，如有上述情况及时处理。

2. 健康教育

指导患者腹式呼吸的方法，术后24小时指导患者适当活动患侧上肢，可做握拳，屈肘动作，术后48小时患侧肩关节运动，禁止幅度过大。术后遵医嘱使用止血药和抗生素。

3. 出院指导

术后1周禁止淋浴，出院后1周避免碰撞，患侧上肢1个月内避免提重物、重体力活动及牵拉活动(骑车、开车、拖地、抱小孩、洗衣服等)。指导患者乳房自我检查方法，每3~6个月到医院复查。

(王婧、宋小花)

练习题

一、选择题

【A型题】(5题)

1. 为维持正常颅内压，通常情况下留置的脑室外引流管开口需高于侧脑室平面(　　)。

 A. 5~8 cm   B. 10~15 cm

 C. 20~25 cm   D. 25~30 cm

 E. 30~35 cm

2. 经皮穿刺肺活检术禁忌证有(　　)。

 A. 患有出血性疾病或近期严重咯血者

 B. 肺部良性病变的患者

 C. 心包肿瘤和囊肿的定性诊断

 D. 胸腔积液、胸膜肥厚性病变

 E. 同意穿刺患者

3. 腰椎穿刺脑脊液呈红色见于(　　)。

 A. 蛛网膜下腔出血   B. 脊髓肿瘤

 C. 化脓性脑膜炎   D. 脊髓蛛网膜粘连

 E. 结核性脑膜炎

4. PCA泵使用禁忌(　　)。

 A. 患者既往发生过低血压

 B. 心绞痛

 C. 患者精神不正常

D. 患者无法自己按压键钮给药

E. 慢性腰腿痛

5. 患者，女，60 岁，行肺段切除术术后 2 小时，患者自觉胸闷，呼吸急促，水封瓶内见有少量淡红色液体，水封瓶长玻璃管内的水柱不波动，该患者可能发生了(　　)。

A. 肺水肿

B. 呼吸中枢抑制

C. 开放性气胸

D. 引流管阻塞

E. 胸腔内出血

【B 型题】(6 题)

问题 1-2

A. 仰卧位　　　　　　　　　　B. 侧卧位

C. 俯卧位　　　　　　　　　　D. 坐位

E. 半卧位

1. 腰椎棘突做骨髓穿刺应采取何种体位(　　)。

2. 髂后上棘骨髓穿刺应采取何种体位(　　)。

问题 3-4

A. 超洁净区　　　　　　　　　B. 洁净区

C. 半洁净区　　　　　　　　　D. 清洁区

E. 污染区

3. 层流洁净病房属于(　　)。

4. 护士站属于(　　)。

问题 5-6

A. 侧卧位　　　　　　　　　　B. 平卧

C. 中凹位　　　　　　　　　　D. 坐位

E. 半卧位

5. 诊断性穿刺的卧位(　　)。

6. 腹腔穿刺术后卧位(　　)。

二、是非题(5 题)

1. 血性胸腔积液，可以排除结核性渗出性胸膜炎。(　　)

2. 骨肿瘤穿刺活检创伤小，不会导致病理性骨折。(　　)

3. 肿物较大(>3 cm)或肿物较小(<0.5 cm)是麦默通旋切术的禁忌证。(　　)

4. 胸腔闭式引流术中，气胸者将腋前线 4~5 肋间或者锁骨中线 2~3 肋间做为穿刺点。(　　)

5. 临床中性质不明的骨肿瘤都是进行空芯穿刺针活检的适应证。(　　)

三、填空题(3 题)

1. 在临床上首选的骨髓穿刺部位是(　　)。

2. 心包穿刺术常用的穿刺部位是(　　)。

3. (　　)为判断肿瘤良性、恶性的金标准。

四、简答题(2题)

1.胸腔穿刺术穿刺部位如何选择?

2.脑室穿刺后的护理措施是什么?

参考答案

一、选择题

【A型题】(5题)

1.B　2.A　3.A　4.C　5.D

【B型题】(6题)

1.C　2.B　3.A　4.C　5.A　6.B

二、是非题(5题)

1.×　2.×　3.√　4.√　5.√

三、填空题(3题)

1.髂后上棘

2.剑突下与左肋缘相交的夹角处或左侧第5肋间,心浊音界内侧1~2 cm处

3.病理结果

四、简答题(2题)

1.(1)胸腔积液患者通常以肩胛线或腋后线第7~8肋间为主,也可根据病情需要选择腋前线第5肋间或者腋中线第6~7肋间。

(2)心包积液患者多选择剑突下和左肋缘交界的夹角处、左侧肋骨的第五肋间且距离心浊音界内侧1~2 cm处做为穿刺点。

(3)气胸者选择腋前线4~5肋间或者锁骨中线2~3肋间做为穿刺点。

2.(1)严密观察:观察神志、瞳孔、生命体征,脑脊液引流量及性状。

(2)妥善固定:保持引流管通畅 引流管开口高于侧脑室平面10~15 cm,维持正常颅内压。

(3)及时拔管:引流时间不超过1周,以免发生颅内感染。拔管前行头部CT检查,并夹闭引流管24小时,严密观察患者有无头痛、呕吐等颅高压症状。若无上述症状,即可拔管。

附录

附表 1　PICC 维护操作流程(CVC、中长导管参照此流程)

步骤	具体操作
操作前准备	1.环境准备:清洁、温湿度适宜、光线充足的场所,用屏风遮挡患者
	2.用物准备:PICC 换药包(小药杯 2 个分别放入棉球 5、4 个,弯盘 2 个,钳子 2 把,纱布 2 块)或专用维护包、0.9%氯化钠溶液 10 mL1 支、预冲式 10 mL 注射器或 10 mL 注射器 1 付、输液接头 1 个、无菌手套 1 付、清洁手套 1 付、75%酒精、络合碘、10×12 cm 透明敷贴 1 张、无菌输液贴或胶带贴 1 张、无菌纱布 1 块、速干手消毒剂×1 瓶、胶布、尺、砂轮、笔、PICC 维护记录单
	3.操作者准备:操作者衣帽整齐、修剪指甲、洗手、戴口罩
患者评估和宣教	1.取携用物至床旁,向患者和(或)亲属解释操作目的和操作方法,指导患者将头偏向对侧
	2.检查穿刺点局部有无肿胀、发红、渗出物;观察外露导管刻度;测量臂围,与 PICC 记录是否一致
撕脱敷贴	1.用一只手稳定住导管的圆盘或连接器,另一只手以导管进口为中心 2.将敷贴从四周向导管进口处剥离 3.从穿刺点下方至上方撕下敷贴
建立无菌区	1.洗手,打开 PICC 换药包 2.使用无菌方法将输液接头、透明敷贴、无菌输液贴、预冲式 10 mL 注射器或 10 mL 注射器加入换药包中 3.准备 10 mL0.9%氯化钠溶液 1 支,按无菌原则打开生理盐水备用 4.倒消毒液:右手戴无菌手套,右手持小药杯,左手分别倒入 75%酒精及络合碘 5.抽吸 0.9%氯化钠溶液:右手持 10 mL 注射器,左手持 10 mL0.9%氯化钠溶液进行抽吸 6.左手戴无菌手套,在患者手臂下铺无菌巾,确定无菌区

续附表1

步骤	具体操作
消毒	1. 用无菌纱布包裹连接器及输液接头，一手持导管，一手消毒 2. 先用酒精棉球消毒3次（酒精勿接触穿刺点及导管），再络合碘棉球消毒3次，待干 3. 以导管进口处为中心向外做擦拭消毒，包括穿刺点、皮肤、导管体外部分和连接器，直径应大于20 cm，皮肤待干
更换输液接头	1. 新输液接头经生理盐水冲洗排尽空气 2. 将旧的输液接头取下，用酒精棉签/酒精棉片对导管的螺纹口外围擦拭消毒15遍，连接新输液接头 3. 用预冲式10 mL注射器或10 mL生理盐水注射器脉冲正压封管
粘贴透明敷贴	1. 导管呈"s"状或"U"状位置摆放 2. 无菌透明敷贴以导管入口处为中心，敷贴覆盖导管入口处的导管、下缘不超过圆盘或连接器， 3. 无张力粘贴、敷贴平整无气泡 4. 将导管连接器柄及导管接头稳妥固定 5. 脱无菌手套，洗手 6. 把书写换药日期及时间的胶布以高举平台法横贴在导管连接器上加强固定
维护后处置	1. 整理用物，垃圾分类处理 2. 根据患者情况进行相关健康教育，完成维护记录

附表 2　输液港维护操作流程

步骤	具体操作
操作前准备	1.用物准备：PICC换药包(小药杯2个分别放入棉球4~5个，弯盘2个，钳子2把，纱布2块)或专用维护包、无损伤针1个、0.9%氯化钠溶液1支、100u肝素钠稀释液1瓶、10 mL、20 mL注射器各2付、输液接头1个、无菌手套1付、10×12 cm透明敷料1张、无菌开口小纱布1张、75%酒精、络合碘、胶布、速干手消毒剂1瓶 2.环境准备：清洁、温湿度适宜、光线充足的场所，用屏风遮挡患者 3.操作者准备：操作者衣帽整齐，洗手、戴口罩
患者评估	1.检查输液港港座局部情况，触摸港座周围皮肤 2.询问患者置管侧手臂及肩部、胸部有无疼痛，麻木等不适 3.查看上次维护时间及使用情况
建立无菌区	1.携用物至床旁，暴露输液港穿刺部位，检查穿刺部位，确认注射座的位置 2.洗手，打开换药包，使用无菌方法将无损伤针、输液接头、透明敷贴、无菌输液贴、注射器等无菌物品放入换药包中 3.准备0.9%氯化钠溶液、肝素钠稀释液，按无菌原则打开备用 4.倒消毒液：右手戴无菌手套，右手持小药杯，左手分别倒入75%酒精及络合碘 5.抽吸0.9%氯化钠溶液及肝素钠稀释液：右手持注射器，左手持0.9%氯化钠溶液及肝素钠稀释液分别进行抽吸，左手再戴另一只无菌手套 6.抽0.9%氯化钠溶液的注射器连接无损伤针，排气，夹闭延长管
消毒	1.先用75%酒精棉球以输液港注射座为中心，由内向外，擦拭消毒3遍，消毒直径大于10~12 cm 2.再用络合碘重复以上步骤 3.自然待干
穿刺	1.铺无菌孔巾 2.非主力手的拇指、食指和中指固定注射座，将输液港的注射座拱起，主力手持无损伤针，自三指中心垂直刺入，穿过隔膜，直达储液槽底部
冲管	1.穿刺后抽回血，确认针头是否在输液港内及导管是否通畅 2.用20 mL0.9%氯化钠溶液脉冲冲管-正压封管，移去无损伤针延长管处注射器 3.如需静脉输液则安装输液接头，连接输液器 4.如无须输液用3~5毫升肝素钠稀释液正压封管，夹闭延长管并稳妥固定
固定	1.在无损伤针针翼下垫厚度适宜开口纱布确保针头平稳 2.撤孔巾，以穿刺处为中心透明敷料粘贴，固定好无损伤针 3.注明维护日期、时间

续附表2

步骤	具体操作
拔针	1. 当无损伤针已使用7天或静脉给药结束后，需要拔除无损伤针 2. 洗手、戴清洁手套 3. 撕除敷料、检查局部皮肤 4. 非主力手的拇指、食指和中指固定注射座，主力手持针翼拔出针头，用方纱无菌压迫止血5分钟，检查拔出的针头是否完整 5. 消毒注射座及周围皮肤 6. 建议穿刺点输液贴(或止血贴)覆盖24小时
整理用物	1. 洗手，做好各种记录 2. 清理用物，垃圾分类处理

附表 3　肠造口维护操作流程

项目	步骤	要点及注意事项
准备	1. 核对医嘱，备齐用物至患者床旁 2. 核对并检查造口袋 3. 核对患者姓名、病案号、做好解释工作 4. 协助患者采取舒适体位 5. 腰下铺治疗巾，置弯盘	检查造口袋的型号、款式、造口袋的质量、有效期 根据造口情况选用不同规格的造口袋
揭除	1. 剥离造口袋，一手轻按腹壁，一手将造口底盘缓慢撕下 2. 用纸巾擦去造口及四周残留的粪便 3. 用外用生理盐水棉球清洗造口及周围皮肤 4. 用小方纱或纸巾擦干皮肤	从上至下剥除，勿扯伤皮肤，粘贴过紧可以使用剥离剂 造口缝线拆除后用清水清洗即可，勿用乙醇、碘酒、化学制剂的湿纸巾或其他消毒液清洗
检查	1. 观察造口黏膜及周围皮肤、排泄物情况 2. 观察患者及亲属对造口的接受程度及反应	若造口出血、肠黏膜为紫黑色或造口回缩情况，应通知医生 皮肤若有红、肿、糜烂或破损，可使用皮肤保护粉，严重者可加用皮肤保护膜 若造口周围皮肤不平整或凹陷，可用防漏膏或猪油膏填补，以增加密合度，或使用凸面底盘的造口袋
佩戴	1. 根据评估结果选择合适的造口袋，用测量板测量造口大小 2. 先用笔在底盘背面画后用剪刀修剪出造口的大小 3. 撕除底盘被称，从下往上粘贴造口底盘，如为二件式造口袋，则安装造口袋，闭合锁扣 4. 夹紧造口袋的开口 5. 必要时使用腰带，松紧合适 6. 指导患者饮食、活动、衣着、沐浴等知识	造口底盘孔径大于造口 0.2~0.3 cm 轻拉造口袋以检查与底盘是否紧密接牢，注意腰带锁扣朝向两侧，袋体方向朝下 住院期间根据医嘱饮食，注意饮食卫生，忌食生冷辛辣食物，多饮水，少吃洋葱、大蒜、汽水、啤酒等产气及臭味大的食物 以宽松、舒适、柔软衣着为宜，勿过紧 避免抬举重物或过分使用腹压，咳嗽或打喷嚏时用手按压造口周围皮肤，以免造成造口旁疝
记录和整理	1. 记录造口评估情况及处理措施 2. 记录排泄物的性质、颜色、量、气味 3. 协助患者取舒适体位 4. 整理病床单位 5. 处理用物 6. 洗手	

参考文献 ————————————————————————————————

[1] 魏文强, 沈洪兵. 中国癌症防控历史、现状与展望[J]. 中华疾病控制杂志, 2019, 23(10): 1165-1168, 1180.

[2] Tahan HM, Watson AC, Sminkey PV. Informing the content and composition of the CCM certification examination: a national study from the commission for case manager certification: Part 2[J]. Prof Case Manag, 2016, 21(1): 3-21, E1-E2.

[3] 覃惠英, 吴晓丹, 张惠婷. 肿瘤个案管理临床实践[J]. 中国护理管理, 2017, 17(12): 1591-1594.

[4] 徐波, 陆宇晗. 肿瘤专科护理[M]. 北京: 人民卫生出版社, 2018: 33-35.

[5] 闻曲, 刘义兰, 喻姣花. 新编肿瘤护理学[M]. 北京: 人民卫生出版社, 2011.

[6] 谌永毅, 成琴琴, 刘翔宇, 等. 护士在安宁疗护中的角色和地位[J]. 中国护理管理, 2018, 18(3): 311-315.

[7] 谌永毅, 吴欣娟, 李旭英, 等. 健康中国建设背景下安宁疗护事业的发展[J]. 中国护理管理, 2019, 19(6): 801-806.

[8] 谌永毅, 刘翔宇. 安宁疗护专科护理[M]. 北京: 人民卫生出版社, 2020.

[9] 孙燕. 内科肿瘤学[M]. 北京: 人民卫生出版社, 2001.

[10] 李秀华. 肿瘤专科护理[M]. 北京: 人民卫生出版社, 2018.

[11] 陈新谦. 新编药物学[M]. 北京: 人民卫生出版社, 2011.

[12] 尤黎明, 吴瑛, 王君俏, 等. 内科护理学[M]. 北京: 人民卫生出版社, 2017.

[13] 许秀芳, 李晓蓉, 刘玉金, 等. 肿瘤介入护理学[M]. 北京: 科学出版社, 2011.

[14] 李麟荪, 徐阳, 林汉英, 等. 介入护理学[M]. 北京: 人民卫生出版社, 2015.

[15] 秦月兰, 郑淑梅, 刘雪莲, 等. 影像护理学[M]. 北京: 人民卫生出版社, 2020.

[16] 王荣福, 李少林. 核医学临床和教学参考书[M]. 第2版. 北京: 人民卫生出版社 2015.

[17] 安悦, 黄钢. 核医学[M]. 第3版. 北京: 人民卫生出版社, 2015.

[18] 张永学. 核医学(研究生教材)[M]. 第2版. 北京: 人民卫生出版社, 2014.

[19] 申宝忠. 分子影像学[M]. 北京: 人民卫生出版社, 2010.

[20] 王治国. 临床检验6σ质量设计与控制[M]. 北京: 人民卫生出版社 2012.

[21] 王治国. 临床检验质量控制技术[M]. 第3版. 北京: 人民卫生出版社, 2014.

[22] 李少林. 放射防护学[M]. 北京: 人民卫生出版社, 2011.

[23] 李亚明. 核医学教程[M]. 第3版. 北京: 科学出版社, 2014.

[24]黄钢，李亚明.核医学(国家卫生和计划生育委员会住院医师规范化培训规划教材)[M].北京：人民卫生出版社，2016.

[25]潘中允.实用核医学[M].北京：人民卫生出版社，2014.

[26]张永学，高再荣.核医学[M].第3版.北京：人民卫生出版社，2016.

[27]谭天秩.临床核医学[M].第3版.北京：人民卫生出版社，2013.

[28]中华医学会.临床诊疗指南：核医学分册[M].北京：人民卫生出版社，2006.

[29]陈宇导，张峰，吴春兴，等.核医学科核素治疗病房的辐射防护及管理[J].中华护理杂志，2014，49(5)：574-576.

[30]中华医学会核医学分会.131¹治疗分化型甲状腺癌指南(2014版)[J].中华核医学与分子影像杂志，2014，34(4)：264-278.

[31]杨雷，王宁.甲状腺癌流行病学研究进展[J].中华预防医学杂志，2014 48(8)：744-748.

[32]米文杰，陈迹，静脉用药集中调配基础知识问答[M].人民卫生出版社，2016.

[33]李乐之.外科护理学[M].北京：人民卫生出版社，2019.

[34]徐波.肿瘤专科护理[M].北京：人民卫生出版社，2018.

[35]王红光，王世波，方占海，等.经单侧额外侧锁孔入路显微手术治疗双侧前循环动脉瘤的临床疗效观察[J].中华神经外科杂志，2021，37(1)：64-67.

[36]柳琪，朱孜冠，程刚，等.达芬奇机器人手术系统辅助游离腓骨瓣修复下颌骨及口底缺损一例报告并文献复习[J].中华显微外科杂志，2017，40(4)：320-323.

[37]顾立强，汪华侨，刘小林，等.风正帆悬 再度启航 奋进新时代--《中华显微外科杂志》换届改选暨第十届编委会第一次全体会议召开[J].中华显微外科杂志，2019，42(5)：521-524.

[38]许淑仙，张建华.机器人辅助妇科腹腔镜围术期病人心理护理干预效果研究[J].护理研究，2019，33(11)：1982-1984.

[39]石远凯，孙燕.临床肿瘤内科手册[M].第6版.北京：人民卫生出版社，2015.

[40]谌永毅，李旭英.血管通道护理技术[M].北京：人民卫生出版社，2015.

[41]徐波，陆宇晗，肿瘤专科护理[M].北京：人民卫生出版社，2018.

[42]Galluzzi L，Buqué A，Kepp O，et al. Immunological effects of conventional chemotherapy and targeted anticancer agents[J]. Cancer Cell, 2015, 28(6)：690-714.

[43]陈静，赵德华，楚明明，等.静脉用抗肿瘤药物临床应用的药学管理[J].肿瘤药学，2020，10(3)：364~372.

[44]李爽，于洁，米硕.生血益髓汤防治TP方案化疗所致骨髓抑制的临床效果[J].现代肿瘤医学，2021，29(8)：1386-1390.

[45]师悦，李崇慧.化疗药所致周围神经毒性中西医治疗进展[J].中医药临床杂志，2017，29(3)：327-330.

[46]王闫飞，付巧英，陈晓艳，等.单中心奥沙利铂超敏反应的处理及转归真实世界研究[J].中国肿瘤临床，2020，47(14)：729-735.

[47]杨宝峰，陈建国，药理学[M].第9版.北京：人民卫生出版社，2018.

[48]米文杰，陈迹，静脉用药物集中调配基础知识问答[M].北京：人民卫生出版社，2016年.

[49]徐波，陆宇晗.肿瘤专科护理[M].北京：人民卫生出版社，2018.

[50]倪军，张力.肿瘤免疫治疗相关不良反应研究进展[J].中华内科杂志，2021，60(1)：84-89.

[51]方元，王辉，李宁，等.肿瘤免疫治疗中不可忽视的免疫相关不良反应[J].中华肿瘤杂志，2020，42(1)：17-21.

[52]毛燕君，许秀芳，李海燕.介入治疗护理学[M].第2版.北京：人民军医出版社，2013.

[53]李麟荪.徐阳.林汉英.介入护理学.北京：人民卫生出版社，2015.

[54]肖书萍，陈冬萍，熊斌.介入治疗与护理[M].北京：中国协和医科大学出版社，2016.

[55]姜保国，陈红著.中国医学生临床技能操作指南[M].北京：人民卫生出版社，2020.

[56]中国临床肿瘤学会指南工作委员会.恶性血液病诊疗指南 2020[M].北京：人民卫生出版社，2019.

[57]徐波，陆宇晗.肿瘤专科护理[M].北京：人民卫生出版社，2018.

[58]鲍鑫宇，周庆伟，钱航.督灸联合西医常规治疗肺肾气虚型缓解期哮喘 30 例[J].中医研究，2013，26(7)：66-68.

[59]陈苏娟，顾敏，唐庆艳，等.李氏砭法铜砭刮痧对乳腺癌患者癌痛及生活质量的影响[J].中国临床护理，2019，11(4)：292-296.

[60]刘凤选，梅御寒，刘芝修.耳部全息铜砭刮痧方法的临床应用[J].中国护理管理，2019，19(10)：1445-1448.

[61]尹大一，王铁.核医学技师实用手册[M].北京：人民卫生出版社，2015.

[62]李少林，王荣福.核医学[M].第 8 版.北京：人民卫生出版社，2013.

[63]王荣福，李少林.核医学临床和教学参考书[M].第 2 版.北京：人民卫生出版社，2015.

[64]姜小鹰.护理理论学[M].北京：人民卫生出版社，2012.

[65]谭天秩.临床核医学[M].第 3 版.北京：人民卫生出版社，2013.

[66]陈宇导，张峰，吴春兴，等.核医学科核素治疗病房的辐射防护及管理[J].中华护理杂志，2014，49(5)：574-576.

[67]中国临床肿瘤学会甲状腺癌专业委员会.复发转移性分化型甲状腺癌诊治共识[J].中国癌症杂志，2015，25(7)，481-496.

[68]杨雷，王宁.甲状腺癌流行病学研究进展[J].中华预防医学杂志，2014 48(8)：744-748.

[69]Siege JA, Sseks B. Penmingon CW, et al. Doe Oiniatin to Mininize Radiation Risk for Children Undegoing CT snd Nueleur Mdie lnmging 1 Migided and Derimemnal[J]. J Nud Med. 2017. 58(6)：865- 868.

[70]刘珈.肿瘤热疗技术与临床实践[M].北京：中国医药科技出版社，2009.

[71]李丽珍，钟秋红，黄昌辉，等.超声引导下经皮微波消融与 CT 超声引导下肿瘤射频消融治疗原发性肝癌的临床比较[J].中国 CT 和 MRI 杂志，2017，15(1)：76-78，82.

[72]唐劲天.肿瘤热疗生物学[M].北京：人民卫生出版社，2010.

[73]王延明，王能，许赟.微波消融治疗 7403 例肝癌的严重并发症[J].中华肝胆外科杂志，2016，22(10)：655-660.

[74]Boland J W, Boland E G. Constipation and malignant bowel obstruction in palliative care[J]. Medicine, 2020, 48(1)：18-22.

[75]Li D, Li H, Liu H, et al. Impact of Electroacupuncture Stimulation on Postoperative Constipation for Patients Undergoing Brain Tumor Surgery[J]. Journal of Neuroscience Nursing, 2020, 52(5)：257-262.

[76]Judith E, Guido J, Dylus J, eal. Chemotherapy sensitivity testing on ovarian cancer cells isolated from malignant ascites. [J]Oncotarget, 2020, 11：4570-4581

[77]Executive Committee of the International Society of Lymphology. The diagnosis and treatment of peripheral lymphedema：2020 Consensus Document of the International Society of Lymphology[J]. Lymphology, 2020, 53(1)：3-19.

[78]BOSSI P, ANTONUZZO A, CHERNY N I, et al. Diarrhea in adult cancer patients：ESMOclinical practice guidelines[J]. Ann Oncol, 2018, 29(Suppl 4)：126-142.

[79]耿刚，贾立群，贾英杰，等.阿片类药物不良反应中医诊疗专家共识[J].中国肿瘤临床，2019，46

(7)：321-323.

[80]韩易，孙涛，郑夏林，等.生理脱毒期阿片类药物依赖者任务态 f MRI 前扣带回功能连接的研究[J].中华医学杂志，2019，99(9)：700-703.

[81]徐波，陆宇晗，李秀华.肿瘤专科护理[M].北京：人民卫生出版社，2018：160-166.

[82]尤黎明，吴瑛.内科护理学[M].第 6 版.北京：人民卫生出版社，2017.

[83]陈思涓，谌永毅，谭慧，等.恶性肿瘤伤口评估及管理的研究进展[J].中国护理管理，2018，18(11)：1558-1561.

[84]赵德华，王继生，楚明明，等.抗肿瘤药物引起手足综合征的机制及防治措施[J].中国现代应用药学，2019，36(11)：1437-1442.

[85]钟健，陈素锦，王凤娟.思维导图健康教育对乳腺癌治疗并发手足综合征的影响[J].中国卫生标准管理，2020，11(18)：154-157.

[86]彭雪，杨文博，张寒，等.抗肿瘤药物诱导的手足综合征的诊疗进展[J].现代肿瘤医学，2019，27(8)：1461-1464.

[87]Radchenko C, Alraiyes AH, Shojaee S. A systematic approach to the management of massive hemoptysis [J]J Thorac Dis, 2017, 9(Suppl 10)：S1069-S1086.

[88]张文静，底瑞青，叶琳，等.鼻咽癌放疗后鼻出血干预研究现状[J].护理研究，2021，35(1)：99-104.

[89]单侠，张忠，王磊.成人低级别脑胶质瘤患者术后癫痫发作与控制的研究进展[J].中华神经外科杂志，2020，36(2)：200-202.

[90]陈净华，娄光明，黄宇勇.鼻咽癌放疗后大出血的诊治[J].中国耳鼻咽喉颅底外科杂志，2017，23(4)：359-362.

[91]孙耕耘.急性呼吸窘迫综合征柏林诊断标准：来自开胸肺活检的启示[J].中华肺部疾病杂志：电子版，2016，9(002)：117-119.

[92]蔡卫新.神经外科护理学[M].北京：人民卫生出版社，2019.

[93]徐波，陆宇晗.肿瘤专科护理[M].北京：人民卫生出版社，2018.

[94]郑修霞.妇产科护理学[M].第 6 版.北京：人民卫生出版社，2018.

[95]中华医学会呼吸病学分会肺栓塞与肺血管病学组，中国医师协会呼吸医师分会肺栓塞与肺血管病工作委员会，全国肺栓塞与肺血管病防治协作组.肺血栓栓塞症诊治与预防指南[J].中华医学杂志，98(14)：1060-1086.

[96]Cederholm T, Bosaeus I, Barazzoni R, et al. Diagnostic criteria for malnutrition-An ESPEN Consensus Statement[J]. Clin Nutr. 2015；34(3)：335-340.

[97]宋春花，王昆华，郭增清，等.中国常见恶性肿瘤患者营养状况调查[J].中国科学：生命科学，2020，50(12)：1437-1452.

[98]刘明，石汉平.中国恶性肿瘤营养治疗通路专家共识(2018)[M]，北京：人民卫生出版社，2018.

[99]许静涌，杨剑，康维明，等.营养风险及营养风险筛查工具营养风险筛查 2002 临床应用专家共识(2018 版)[J].中华临床营养杂志，2018，26(3)：131-135.

[100]石汉平，凌文华，李薇.肿瘤营养学[M].北京：人民卫生出版社，2012.

[101]石汉平，李薇，齐玉梅，等营养筛查与评估北京[M].北京：人民卫生出版社，2014.

[102]中国抗癌协会，中国肿瘤营养治疗指南(2020)[M].北京：人民卫生出版社，2020.

[103]王国蓉.皮远萍.肿瘤专科护理与循证实践[M].北京：人民卫生出版社，2016.

[104]闻曲.成芳.李莉.实用肿瘤护理学[M].北京：人民卫生出版社，2015.

[105]黄玲芳，万昌丽.儿童及青少年脊柱肿瘤患儿父母负性情绪的质性研究[J].解放军护理杂志，

2017, 34(9): 8-12.

[106]刘嘉, 骆峻, 曾庆琪.恶性肿瘤患者心理因素与社会支持的研究进展[J].中国肿瘤外科杂志
      2017, 9 (5): 331-333.

[107]李雪琴, 肖文艺.肿瘤化疗患者家庭护理服务的作用[J].中国肿瘤临床与康复, 2015, 22(5):
      634-636.

[108]周春娟, 严晓霞.社会支持对老年肺癌患者术后康复的影响[J].解放军医院管理杂志, 2020, 27
      (3): 230-232.

[109]励建安, 黄晓琳.康复医学[M].北京: 人民卫生出版社, 2016.

[110]杨宇飞, 陈俊强.临床肿瘤康复[M].北京: 人民卫生出版社, 2018.

[111]刘慧宇, 赵秋利, 范硕宁.癌症幸存者延续性护理的研究现状[J].中国全科医学, 2020, 23(12):
      1566-1570.

[112]杨昕宇, 吕利明, 朱礼敬, 等.癌症幸存者重返工作岗位体验质性研究的系统评价[J].护理研究,
      2020, 34(16): 2930-2935.

[113]杨昕宇, 吕利明, 王硕, 等.癌症幸存者社会疏离的研究进展[J].中华护理杂志, 2020, 55(8):
      1270-1275.

[114]黄霜, 黄佳雨, 王国蓉, 等.癌症患者复发恐惧与疾病应对方式的相关性研究[J].中国实用护理
      杂志, 2018, 34(27): 2146-2150.

[115]赖小玲, 黎淑仪.治疗后宫颈癌患者复发恐惧现状及影响因素分析[J].护理学杂志, 2019, 34
      (7): 69-72.

[116]李英华, 陈万青, 马文娟.健康素养与癌症防控[J].中华预防医学杂志, 2020, 54(1): 113-116.

[117]Islami F, Chen W, Yu XQ, et al. Cancer deaths and cases attributable to lifestyle factors and infections
      in China, 2013[J]. Ann Oncol, 2017, 28(10): 2567-2574.

[118]王自盼, 岳树锦, 王璟, 等.大肠癌幸存者体力活动相关临床实践指南推荐意见的内容分析[J].
      中华现代护理杂志, 2020, 26(1): 50-55.

[119]徐红, 张静.美国国立综合癌症网络《2020年宫颈癌临床实践指南》病理内容更新解读[J].中华
      病理学杂志, 2021, 50(1): 9-13.

[120]刘勇, 杨海玉.2015版美国癌症协会乳腺癌筛查指南解读[J].中华肿瘤防治杂志, 2016, 23(4):
      275-278.

[121]李玉, 刘俐惠, 石增霞, 等.美国癌症协会临床指南简析《头颈部肿瘤幸存者护理指南》[J].中国
      实用护理杂志, 2019(3): 161-165.

[122]牛晓辉.2020版美国NCCN《骨肿瘤临床实践指南》解读[J].中华外科杂志, 2020(06): E008
      -E008.

[123]方友强, 周祥福.2020版美国国立综合癌症网络前列腺癌临床实践指南要点解读[J].中华腔镜
      泌尿外科杂志(电子版), 2020, 14(6): 405-408.

[124]程绪平, 陈萍, 冯丹, 等.NCCN指南2018心理痛苦管理第二版对我国癌症患者心理痛苦管理实
      践的启示[J].中华肺部疾病杂志(电子版), 2019, 12(4): 536-538.

[125]齐伟静, 胡洁, 李来有.2018.V1版《NCCN癌症临床指南: 心理痛苦的处理》解读[J].中国全科
      医学, 2018, 21(15): 1765-1768.

[126]张方圆, 沈傲梅, 马婷婷, 等.中国癌症症状管理实践指南计划书[J].护理研究, 2018, 32(1): 8
      -12.

[127]金佳, 黄丽华.妇科癌症幸存者延续护理的研究进展[J].中华护理杂志, 2017, 52(5): 598-603.

[128]彭金娣, 张涛, 吴霞霞.针对性护理措施对乳腺癌术后行调强放疗患者皮肤损伤及上肢功能的影

响[J].中国医学创新,2020,17(34):93-96.

[129]张姬,许映佩.品管圈活动在晚期肿瘤患者压疮护理中的应用[J].中西医结合护理(中英文),2017,3(1):47-49.

[130]孙秋华.中医护理学[M].北京:人民卫生出版社,2017.

[131]张扬,李国宏,刘敏.我国外科出院患者延续护理实施现状及建议[J].中华护理杂志,2016,51(4):409-412.

[132]孟方,段培蓓,胡倩.我国延续护理研究现状的文献计量学分析[J].中国护理管理,2016,16(4):540-544.

[133]WEAVER N, COFFEY M, HEWITT J. Concepts, models and measurement of continuity of care in mental health services: a systematic appraisal of the literature[J]. J Psychiatr Ment Health Nurs, 2017, 24(6):431-450.

[134]Alvarez R, Ginsburg J, Grabowski J, et al. Thesocial work role in reducing 30-day readmissions: the effectiveness of the bridge model of transitional care[J]. Journal of Erotological Social Work, 2016, 59(3):222-227.

[135]陈伟菊,林清然,翟萃球.延续护理实践模式探索与对未来发展趋势的思考[J].中国护理管理,2017,17(4):444-448.

[136]全国护理事业发展规划(2016-2020年)[J].中国护理管理,2017,17(1):1-5.

[137]O'Hara JK, Baxter R, Hardicre N. Handing over to the patient: A FRAM analysis of transitional care combining multiple stakeholder perspectives[J]. Appl Ergon, 2020, 85:103060.

[138]Monkong S, Krairit O, Ngamkala T, et al. Transitional care for older people from hospital to home: a best practice implementation project[J]. JBI Evid Synth, 2020, 18(2):357-367.

[139]Jackson ML. Transitional Care: Methods and Processes for Transitioning Older Adults With Cancer in a Postacute Setting[J]. Clin J Oncol Nurs, 2018, 22(6):37-41.

[140]祁俊菊,江领群.延续护理概论[M].北京:人民卫生出版社,2016.

[141]LECLERC AF, JERUSALEM G, DEVOS M, et al. Multidisciplinary management of breast cancer[J]. Arch Public Health, 2016, 74:50.

[142]高凤莉,丁舒,黄静,等.我国三级医院护理专科门诊建立与实践现状的调查分析[J].中国护理管理,2017,17(10):1297-1302.

[143]梁寅寅,陈文均.乳腺癌多学科团队实践进展[J].中国护理管理,2019,19(3):473-476.

[144]谭慧,谌永毅,胡兴.肿瘤患者医院-社区-家庭三位一体照护模式的研究进展[J].中国护理管理,2015,15(02):175-178.

[145]张扬,李国宏,刘敏.我国外科出院患者延续护理实施现状及建议[J].中华护理杂志,2016,51:409-412.

[146]Chen W, Zheng R, Baade PD, et al. Cancer statistics in China, 2015[J]. CA Cancer J Clin, 2016, 66(2):115-132.

[147]张扬,李国宏,刘敏.我国外科出院患者延续护理实施现状及建议[J].中华护理杂志,2016,51(4):409-412.

[148]王少玲,黄金月.延续护理实践的现状与发展趋势[J].中国护理管理,2017,17(4):433-438.

[149]李旭英,谌永毅,沈波涌,等.安宁疗护全人照护模式[J].中国护理管理,2018,18(S1):69-72.

[150]谌永毅,吴欣娟,李旭英,等.健康中国建设背景下安宁疗护事业的发展[J].中国护理管理,2019,19(6):801-806.

[151]陆宇晗.我国安宁疗护的现状及发展方向[J].中华护理杂志,2017,52(6):659-664.

[152]张雪梅, 胡秀英.我国安宁疗护的发展现状、存在的问题及发展前景[J].中华现代护理杂志, 2016, 22(34)：4885-4888.

[153]周娟, 马英豪, 赵广利, 等.2010-2019年765例甲状腺癌病例特点分析[J].中国病案, 2021, 22(3)：79-82.

[154]倪鑫, 巩纯秀, 葛明华, 等.中国儿童甲状腺结节及分化型甲状腺癌专家共识[J].中华实用儿科临床杂志, 2020, 35(20)：1521-1530.

[155]秦嘉黎, 石香玉, 刘善廷.甲状腺癌病因学研究新进展[J].中华耳鼻咽喉头颈外科杂志, 2020, 55(7)：711-715.

[156]李贺, 郑荣寿, 张思维, 等.2014年中国女性乳腺癌发病与死亡分析[J].中华肿瘤杂志, 2018, 40(3)：166-171.

[157]郑荣寿, 孙可欣, 张思维, 等.2015年中国恶性肿瘤流行情况分析[J].中华肿瘤杂志, 2019, 41(1)：19-28.

[158]Song JH, Kim YS, Heo NJ, et al. High salt intake is associated with atrophic gastritis with intestinal metaplasia[J]. Cancer Epidemiol Biomarkers Prev, 2017, 26, (7)：1133-1138.

[159]Naseem M, Barzi A, Brezden-Masley C, et al. Outlooks on Epstein-barrvirus associated gastric cancer[J]. Cancer Treat Rev, 2018, 66：15-22.

[160]安澜, 曾红梅, 郑荣寿, 等.2015年中国肝癌流行情况分析[J].中华肿瘤杂志, 2019, 41(10)：721-727.

[161]Zeng H, Chen W, Zheng R, et al. Changing cancer survival in China during 2003-15：a pooled analysis of 17 population-based cancer registries[J]. Lancet Glob Health, 2018, (5)：e555-e567.

[162]Jiang HY, Chen J, Xia CC, et al. Noninvasive imaging of hepatocellular carcinoma：From diagnosis to prognosis [J]. World J Gastroenterol, 2018, 24(22)：2348-2362.

[163]机器人结直肠癌手术中国专家共识(2020版)[J].中华胃肠外科杂志, 2021, 24(1)：14-22.

[164]中国结直肠癌诊疗规范(2020年版)[J].中华外科杂志, 2020, 58(08)：561-585.

[165]寇振, 罗执芬, 周云, 等.结直肠癌术后患者应用奥沙利铂联合卡培他滨方案化疗对外周血淋巴细胞亚群的影响[J].中华实用诊断与治疗杂志, 2021, 35(3)：306-309.

[166]郑修霞.妇产科护理学[M].第6版.北京：人民卫生出版社, 2018.

[167]徐波, 陆宇晗.肿瘤专科护理[M].北京：人民卫生出版社, 2018.

[168]李晶, 张丙忠.妇科恶性肿瘤化疗手册[M].北京：人民卫生出版社, 2018.

[169]王宇, 宋淑芳, 刘凤.我国宫颈癌流行病学特征和发病高危因素的研究进展[J].中国妇幼保健, 2019, 34(5)：1207-1209.

[170]Abu-Rustum NR, Yashar CM, Bean S, et al. NCCN Guidelines insights：cervical cancer, Version 1.2020[J]. J Natl Compr Canc Netw, 2020, 18(6)：660-666.

[171]李霞, 杨爱凤, 杜娟, 等.宫颈癌患者术后尿路感染的相关因素分析及膀胱功能训练对尿潴留预防效果探究[J].中华医院感染学杂志, 2017, 27(7)：1612-1615.

[172]陈雪峰, 吴雪萍, 张飞亚, 等.全程护理模式在宫颈癌精准放疗中的实施效果[J].中国全科医学, 2020, 23(S2)：250-252.

[173]李乐之, 路潜.外科护理学[M].第6版.北京：人民卫生出版社, 2017.

[174]王燕.延续护理对膀胱癌术后化疗患者治疗依从性的影响[J].中国医药指南, 2019, 17(2)：210-211.

[175]方友强, 周祥福.2020版欧洲泌尿外科学会前列腺癌诊疗指南更新要点解读[J].中华腔镜泌尿外科杂志(电子版), 2020, 14(6)：401-404.

[176]司龙妹，张佩英，张萌，等.盆底肌训练防治前列腺癌根治术后尿失禁的最佳证据总结[J].中华护理志，2020，55(12)：1859-1864.

[177]李萍，吴春燕，金珍珍，等.去势抵抗性前列腺癌患者疲乏、疼痛及生活质量的纵向分析[J].护理学杂志，2020，35(13)：27-29，40.

[178]Gorski LA, Hadaway L, Hagle ME, et al. Infusion Therapy Standards of Practice, 8th Edition[J]. J Infus Nurs. 2021；44(1S Suppl 1)：S1-S224.

[179]Jaha L, Ismaili-Jaha V, Ademi B, et al. Massive hematuria due to an autogenous saphenous vein graft and urinary bladder fistula in an extra-anatomic iliofemoral bypass：a case report[J]. J Med Case Rep. 2019；13(1)：359.

[180]谌永毅，李旭英.血管通道护理技术[M].北京：人民卫生出版社，2015.

[181]吴玉芬，杨巧芳.静脉输液治疗专科护士培训教材[M].北京：人民卫生出版社，2018.

[182]郭叶群，谢秋幼，虞容豪.气管造口拔管策略及其在意识障碍患者中的应用进展[J].中华物理医学与康复杂志，2018，40(9)：708-711.

[183]丁炎明.造口护理学[M].北京：人民卫生出版社，2017.

[184]杨琳，卞薇薇.皮瓣移植术后血液循环观察的研究进展[J].中华护理杂志，2019，54(9)：1329-1333.

[185]魏丽丽，韩斌如.规范化早期活动流程在重症蛛网膜下腔出血脑室外引流患者中的应用[J].中国护理管理，2020，20(4)：613-618.

[186]李业海，林建浩，叶景，等.超长皮下隧道脑室外引流术的临床应用价值研究[J].中华神经医学杂志，2020，19(7)：700-705.

[187]万学红，卢雪峰.诊断学[M].第9版.北京：人民卫生出版社，2018.

[188]李乐之，路潜.外科护理学[M].第6版.北京：人民卫生出版社，2017.

[189]尤黎明，吴瑛，王君俏，等.内科护理学[M].北京：人民卫生出版社，2017.

[190]李麟荪，徐阳，林汉英，等.介入护理学[M].北京：人民卫生出版社，2015.

[191]秦月兰，郑淑梅，刘雪莲，等.影像护理学[M].北京：人民卫生出版社，2020.

[192]万学红，卢雪峰.诊断学[M].第9版.北京：人民卫生出版社，2018.

[193]周国永，刘伟波，张翠禄，等.多层螺旋CT引导下经皮穿刺活检术的临床应用优势分析[J].中国当代医药，2017，24(16)：124-127.

[194]姜保国，陈红.中国医学生临床技能操作指南[M].北京：人民卫生出版社，2020

[195]徐波，陆宇晗.肿瘤专科护理[M].北京：人民卫生出版社，2018.

[196]陈新谦，金有豫，汤光.陈新谦新编药物学[M].第18版.北京：人民卫生出版社，2018.

[197]万学红，卢雪峰.诊断学[M].第9版.北京：人民卫生出版社，2018.

[198]夏冬娜.自发性气胸胸腔闭式引流术的综合护理要点分析[J].中国医药指南，2020，18(32)：231-232.

[199]雷秋成，陈焕伟，王峰杰，等.肝癌肝切除术后不放置腹腔引流管的初步探讨[J].中华肝脏外科手术学电子杂志，2021，10(1)：53-58.

[200]姚丽，狄桂萍，肖磊.信息-动机-行为技巧模型在长期留置膀胱造瘘管患者护理中的应用[J].中华现代护理杂志，2019(17)：2217-2220.

[201]农小珍，蒙瑜，何巧娟，等.新型膀胱冲洗引流装置对持续膀胱冲洗患者尿路感染及尿液菌落数的影响[J].中华医院感染学杂志，2020，30(20)：3191-3195.

[202]马铮铮，钮美娥.经尿道前列腺电切术后持续膀胱冲洗的研究进展[J].护理学杂志，2020，35(6)：98-100.

[203] Samadder NJ, Giridhar KV, Baffy N, et al. Hereditary cancer syndromes – a primer on diagnosis and management：part 1：breast-ovarian cancer syndromes[J]. Mayo Clin Proc, 2019, 94 (6)：1084-1098.

[204] 陆国辉, 张学. 遗传性肿瘤遗传咨询[M]. 北京：北京大学医学出版社, 2021.

[205] 吴欣娟. 安宁疗护专科护理[M]. 北京. 人民卫生出版社, 2020.

[206] 林彩频, 陈莉莉, 曹艳雯. 人文关怀在终末期癌症患者姑息护理中的应用研究[J]. 中医肿瘤学杂志, 2019, 1(05)：32-36.

[207] 常志学, 陈丽君. 肿瘤护理人文关怀实施及评价的研究进展[J]. 中国癌症防治杂志, 2021, (2)：226-230.

[208] 羊波, 赵云, 孟爱凤, 等. 对晚期肿瘤患者实施多学科护理团队安宁疗护研究[J]. 护理学杂志, 2018, 33(24)：1-4.

[209] 王英, 成琴琴, 魏涛, 等. 肿瘤专科安宁疗护病房的建设与实践[J]. 中国护理管理, 2019, 19(6)：806-810.

[210] 刘晓红. 晚期癌症患者的心理、心灵关怀和社会支持探讨[J]. 中国护理管理, 2018, 18(03)：289-293.

[211] 胡雁, 陆箴琦. 实用肿瘤护理[M]. 第2版. 上海科学技术出版社, 2013.

[212] 段毅楠, 曹洪丽. 作业治疗对恶性肿瘤患者生活质量影响的研究进展[J]. 中国康复理论与实践, 2020, 26(12)：1427-1431.

[213] 吴海霞, 吴茜, 陈静娟, 等. 国内外肿瘤患者生活质量测评工具的研究进展[J]. 中华现代护理杂志, 2019, 25(29)：3838-3840.

[214] 劳贤邦, 黄庆娟. 自控镇痛泵在胃癌根治术后应用的效果分析及护理对策[J]. 护士进修杂志, 2013, 28(19)：1805-1806.

[215] 樊榕榕, 李华艳, 何苗, 等. 胸腔镜术后自控镇痛患者规范化镇痛管理模式的研究与应用[J]. 护理学杂志, 2019, 34(13)：57-60.

[216] 于健春. 临床营养学[M]. 北京：人民卫生出版社. 2021.

[217] 杨月欣, 葛可佑. 中国营养科学全书(第2版)[M]. 北京：人民卫生出版社. 2019

[218] 李涛, 吕家华, 郎锦义, 等. 恶性肿瘤放射治疗患者肠内营养专家共识[J]. 肿瘤代谢与营养电子杂志, 2017, 4(03)：272-279.

[219] 中华医学会放射肿瘤治疗学分会. 肿瘤放疗患者口服营养补充专家共识(2017)[J]. 中华放射肿瘤学杂志, 2017, 26(11)：1239-1247.

[220] 中华医学会肠外肠内营养学分会. 肿瘤患者营养支持指南[J]. 中华外科杂志, 2017, 55(11)：801-829.

[221] 中华医学会肠外肠内营养学分会. 成人围手术期营养支持指南[J]. 中华外科杂志, 2016, 54(9)：641-657.